U0200253

赵洪钧医书十一种

赵洪钧医学真传
修订版

赵洪钧　著

学苑出版社

图书在版编目（CIP）数据

赵洪钧医学真传/赵洪钧著 . —修订本 . —北京：学苑出版社，2019. 10
（赵洪钧医书十一种）

ISBN 978 - 7 - 5077 - 5809 - 2

Ⅰ . ①赵…　Ⅱ . ①赵…　Ⅲ . ①中医临床 - 经验 - 中国 - 现代
Ⅳ . ①R249. 7

中国版本图书馆 CIP 数据核字（2019）第 204311 号

责任编辑：黄小龙
出版发行：学苑出版社
社　　址：北京市丰台区南方庄 2 号院 1 号楼
邮政编码：100079
网　　址：www. book001. com
电子邮箱：xueyuanpress@163. com
销售电话：010 - 67601101（销售部）、010 - 67603091（总编室）
印 刷 厂：北京通州皇家印刷厂
开本尺寸：710mm×1000mm　1/16
印　　张：24. 875
字　　数：408 千字
版　　次：2019 年 10 月第 1 版
印　　次：2019 年 10 月第 1 次印刷
定　　价：68. 00 元

出版说明

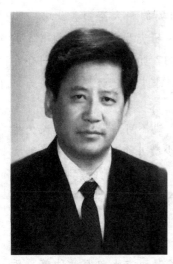

赵洪钧先生

"宁可架上药生尘，但愿世间人无恙。""不为良相，愿为良医。"自古以来，中国的医生都有一种普济苍生的大胸怀。每一个用心做医生的人，都值得人们尊敬。事实上，做好一个医生，很不容易，那是对一个人品德、悟性和毅力的极大考验。赵洪钧先生就是一位难得的好医生。

赵先生出生于1945年，1968年毕业于原第七军医大学，后长期在原籍做临床工作，直至1978年考取中国中医研究院首届中西医结合研究生。1981年研究生毕业后，在河北中医学院任教15年。1996年辞去教职，1998到2000年在英国行医一年半。后主要在故乡河北省威县白伏村应诊，诊务之余从事中医和中西医结合临床与基础理论研究。可以说半个世纪以来，赵先生不是在做临床，就是在做临床研究。传统中医讲究"半日临证，半日读书"，赵先生可谓此中典范。和赵先生面谈出版事宜的时候，也可以感觉到他是一个快意恩仇的真君子。

近些年来，网上流传着一些关于赵先生的争议。比如先生当年因为论文《近代中西医论争史》引起争议，没有在中国中医研究院拿到硕士学位证。赵先生对于读经典的看法，对于某些中医人和中医书的看法，也引起了很多人的争议。在今天来看，这些事情都已成为过眼云烟，对于某些人和事来说，是非对错已经不重要，不过，学术上的论争，却可以继续，并且大家可以有理有据地一直辩论下去，这样才有利于学术的提升。

我们大家都知道，作为中医，著书立说是很不容易的。很多书稿，要么校释古文，要么汇集临床医案，而就某些学术问题，举例子，讲逻辑，然后总结出自己观点的著作极为少见。赵先生的大多数著作观点鲜明，论据充分，发人深思，是中医书里的佳品。从赵先生的临床疗效和他的著作来看，赵先生可谓是"博古通今，医贯中西，学验俱丰"。这就是本社不计盈亏，出版《赵洪钧医书十一种》丛书的原因。好的著作，应当分享给读者，流传于后世。

以下简单介绍一下本套丛书11个分册：

《近代中西医论争史》是赵先生的处女作，也是他的成名作，更是近代中西医关系史的开山之作，填补了医学史研究的一大空白。此书一出版，好评如潮。在国内，该书被有关学界指定为研究生必须精读的书。美国著名汉学家席文教授（N sivin）为此书做了17页的英文摘要，刊登在《CHINESE SCIENS》1991年10月号。韩国学者李忠烈已经把此书译为韩文，正在出版中。

《内经时代》不但"笔酣墨畅，才气横溢，锐不可当"（周一谋先生语），而且被认为是"20世纪中医史上出现的少数几个奇迹之一"（郭文友先生语）。此书确有"一览众山小"的气概，给人以理性的震撼和启迪。台湾"中央"研究院语言历史研究所李建民研究员称此书"小景之中，形神具备"，"值得反复咀嚼"，确实有益于"一切和《内经》打交道的人，更快、更好地把握《内经》"。

《希波克拉底文集》是赵先生的译著，是了解西方古典医学的第一手资料。希波克拉底是西方医学的始祖，西方第一部医学专著以他的名字命名为《希波克拉底文集》。

《中西医比较热病学史》也是开创性的工作，既有历史意义，也有重要的现实意义。作者通过对中西医热病的概念、诊治等方面的比较，探讨怎样使更多的临床医生能看病。

《伤寒论新解》展现了赵先生及其导师马堪温先生在逻辑学、科学学、伤寒学以及中西医结合方面的深厚功底。该书以全新的视角，提出了不少仲景学说的新观点。

《中西医结合二十讲》分析了涉及中西医结合的20个重大理论问题，理清了中医经典及其与旧学的关系，深化了中西医结合理论，并运用现代科学阐述了一些中西医结合的独到见解。该书内容或可对中西医结合的科研方法、政策制定等提供一些参考。

《医学中西结合录》是赵先生的临床佳作，其中验案近900例，涉及中西医内、外、妇、儿、五官、皮肤各科，是先生40年临床心血的浓缩。从中不难看出，作者在中西医理论和临床方面的深厚造诣，值得中西医临床工作者认真参考。

《赵洪钧临床带教答问》是赵先生40年中西医临床经验的总结，由临证真传和医理心典两篇组成，详述了先生临床诊疗感悟和在诊疗过程中遇到的医案的评述与分析，立论精辟，有重要的临证参考价值，是中医临床医师不可缺少的指导书。

《赵洪钧医学真传》浓缩了赵先生的医学思想。此书由博返约、授人以纲、示人以巧，殊为难得。内容分为理法传心和临床示范两部分，理法传心部分是作者多年来读书、临证、治学的感悟和真确心得；临床示范以内、外、妇各科分门别类收录病例，每种疾病虽用药不同而治病相同，以体现同病异治的特点。凡论深入浅出，言简意赅。

《赵洪钧医学真传续：方药指迷》是赵先生在中药和方剂方面的经验之作。正如先生所说："虽然不敢说，有关方药的拙见对后人很有帮助，但毕竟是我殚精竭虑，读书、临证五十年所得。把它们带进坟墓我心有不甘。"此中拳拳之心，很是感人。该书重点阐述作者临床最常用的中药60多种。介绍每一种方药，都是先略述其功效，接着列举较多的古今名医验案，进一步说明。这样就像跟着古今名医诊治疾病，临床经验少的人能够印象深刻，专家也能从中有所收获。

《赵洪钧医论医话选》为赵先生数十年来的各种医论医话的合集，有的讲解经典，有的论医学教育，有的谈医德医风，有的研讨医学史，内容丰富，观点独到新颖，可读性强。孟庆云老师称赞赵洪钧老师有史家的眼光和思维，令人境界超升；阐释的中西医学要蕴及其闪光点对读者有思路的启迪和激扬；勇于批判现实中的浊流和妄论，催人锐意进取。

这次《赵洪钧医书十一种》丛书的面世，得到了河北中医学院和各界朋友的大力支持，谨致谢忱。也欢迎读者诸君多提宝贵意见。

黄小龙
2019年7月

修订说明

　　本书是洪钧读书、治学、临证近 50 年的心得要领，亦即洪钧晚年临床学术由博返约的代表作，特别是其中的"一字真传"是洪钧中西医结合学术思想的集中体现。由于意外的原因，第一版书中出现了明显不当或错误之处，主要集中在自序、一字真传和几个病案上。此次修订了旧版中的不当或错误之处，对洪钧的主要临床思想、特别是"一字真传"也阐述得更加严密。

赵洪钧

2019 年 5 月 15 日于石家庄寓所

自　序

洪钧殚精竭虑从医近五十春秋，略得斯道要领。今老矣，谨勉力整理所得成文留待后贤。书成历两寒暑，取名《赵洪钧医学真传》。

真传者，传授读书、临证、治学之真确心得也。一己之心得固不能字字前无古人，然自觉略具新意且浓缩、实用，尤能授人以纲、示人以巧。

外此，文字亦力求典雅流畅。

称许如上，或有自视过高之嫌。

然而，斯作尚有更突出之两大特点。

一乃务求中西医结合或融会贯通中西医。

二乃无不紧密联系临床实际，且着意纠正目前医界最常见之偏差。

是否值得自许如上，读者一览便知。然呕心沥血，聊以自慰，和者多寡，非所知也。是为序。

2011 年 7 月 25 日威县赵洪钧于石家庄寓所

目 录

一、理法传心 …………………………………………… 1

（一）一字真传——虚 ……………………………… 2

  1. 理法传心 ………………………………………… 2

  2. 举案说法 ………………………………………… 9

（二）两字心法——正邪 …………………………… 67

  1. 理法传心 ………………………………………… 67

  2. 举案说法 ………………………………………… 70

（三）三字撮要——病证治 ………………………… 97

  1. 理法传心 ………………………………………… 97

  2. 举案说法 ……………………………………… 100

（四）四字纲领——虚实寒热 …………………… 133

  1. 理法传心 ……………………………………… 133

  2. 举案说法 ……………………………………… 140

（五）五字示范——中西医结合 ………………… 150

  1. 理法传心 ……………………………………… 150

  2. 举案说法 ……………………………………… 151

（六）六字宝典——脏腑证治纲要 ……………… 186

  1. 理法传心 ……………………………………… 186

  2. 举案说法 ……………………………………… 187

（七）七字秘诀——心病还需心来医 …………… 234

  1. 理法传心 ……………………………………… 234

  2. 举案说法 ……………………………………… 236

（八）八字至嘱——切忌滥用抗菌西药 ……………………… 255

　　1. 理法传心 …………………………………………………… 255

　　2. 举案说法 …………………………………………………… 258

（九）九字箴言——滥用皮质素贻害无穷 ………………… 263

　　1. 理法精要 …………………………………………………… 263

　　2. 举案说法 …………………………………………………… 267

二、临床示范 ……………………………………………………… 287

（一）内科摘要 ……………………………………………………… 287

　　1. 高血压病 13 案 …………………………………………… 287

　　2. 感冒或流感 12 案 ………………………………………… 300

　　3. 慢性胃炎 3 案 …………………………………………… 309

　　4. 心脏病 4 案 ……………………………………………… 311

　　5. 结核病 3 案 ……………………………………………… 315

　　6. 哮喘 2 案 ………………………………………………… 321

　　7. 再生障碍性贫血治验 1 案 ……………………………… 323

　　8. 神经症 3 案 ……………………………………………… 324

　　9. 尿潴留 2 案 ……………………………………………… 326

　　10. 其他 19 案 ……………………………………………… 328

（二）外科举隅 ……………………………………………………… 346

　　1. 软组织化脓性感染 7 案 ………………………………… 346

　　2. 切口感染 11 案 …………………………………………… 351

　　3. 四肢血管病 5 案 ………………………………………… 360

（三）女科略例 ……………………………………………………… 366

　　1. 月经紊乱 8 案 …………………………………………… 366

　　2. 不孕不育二案 …………………………………………… 370

　　3. 早孕反应或恶阻 3 案 …………………………………… 377

　　4. 流产 3 案 ………………………………………………… 379

　　5. 产后奶水不足 4 案 ……………………………………… 380

　　6. 产后病 4 案 ……………………………………………… 382

致谢 ………………………………………………………………… 386

一、理法传心

问：请问本题目是何意？

答：理法传心是就医学的理和法传授我的心得。

问：似乎只有中医有理、法、方、药之说，且旧时病案常常如此要求。莫非西医知识也不出理、法、方、药四方面内容吗？

答：理者，理论也；法者，治疗法则或大法也；方者，方法、方剂也；药者，药物也。既然每一个病人的诊治，都不出理法方药四方面内容，必然因为全部中医知识由理法方药四方面组成。

至于西医，习惯上无理、法、方、药之说。实际上也大体如此。比如，没有关于流感的理论，不可能诊断流感，于是，不可能找到正确的流感的治疗原则、方法和药物。其它西医各科疾病的诊治无不如此，故西医知识也由理法方药四方面组成。

问：如此说来不是可以中西医结合地传授理法心得吗？

答：是的。确实应该如此。以下所讲就打破了中西医的界限而且融合了双方的优势。

问：先生会同时传授方药心得吗？

答：关于方药的拙见，打算另写一本书，本书较少涉及有关心得。

问：先生将如何就理法给我们传授心得呢？

答：我将拙见整理为一字真传、二字心法、三字撮要、四字纲领、五字示范、六字宝典、七字秘诀、八字至嘱、九字箴言等计九个题目传授。每个题目都由理法精要和举案说法两部分组成。

以下逐题讲授。

（一）一字真传——虚

1. 理法传心

我殚精竭虑从医近50年，自觉最重要、最扼要、最能提纲挈领的心得只有一个字——"虚"。

也可以改为两个字，即"正夺"。

或者改为三个字，即"正气夺"。

或者按近世习惯说法，称做"虚证"或"不足之证"。

至此，诸位已经明白，"虚"字在这里是"正夺"、"正气夺"、"虚证"或"正气不足"之意。

读书治学和临床经验都告诉我：病多虚证，人多虚人。

无论自中医看还是自西医看，不管病属内伤还是外感，包括内、外、妇、儿、五官等科，不必问患者是男女老幼，大略如此。

粗略估计，病以虚为主者在十之七八，兼有虚证且治疗中必须顾及者又有十之二三。

极言之：无病不虚！

听到这里，诸位很可能觉得闻所未闻、大惑不解而发问。

以下就诸位可能有的疑问设问设答。

问：中医传统理论中最简明的辨证纲领是"八纲"，怎么到先生这儿成了一纲呢？莫非其他七纲，在各种疾病中出现的频率，只有大约十之二三吗？

答：我对"八纲"的详细见解，请参看旧作《中西医结合二十讲》的第十讲"西医要引进八纲"。其中明言："虚实寒热是最重要的中医病理概念"。又说："寒热与虚实相比，以虚实更重要。虚实二者，以虚更重要。"

总之，虽然"虚"不能综揽八纲，但它远比其他纲领证多见且更重要是没有疑问的。

问：尊见有没有中医经典依据呢？

答：愚见有明白无误的，充分的经典依据。令人奇怪的是，据我所知，二千多年来没有人认真推敲，从而真正读懂这几句医家非常熟悉的经文。

问：哪几句经文呢？何以见得它们支持尊见呢？

答：学过中医者大概无人不知"邪之所凑，其气必虚"（《素问·评热论》) 这句经文。其含义是明白无误的，即：人之所以得病（被邪凑或受邪），就是因为（正）气虚。得病之后，自然不会不虚了——据理言应该更虚，因为不好想象，病人会更加正气充实。

《内经》又说："邪之所在，皆为不足"（《灵枢·口问》）。

这两句话的含义更清楚：受邪者皆虚或皆有不足。

如果把疾病理解为人体受了损害，疾病都有"虚"更理所当然。

经典还从正面肯定，不虚者不得病，说："恬澹虚无，真气从之，精神内守，病安从来"。（《素问·上古天真论》）"卒然逢疾风暴雨而不病者，盖无虚，故邪不能独伤人。"（《灵枢·百病始生》）

遗憾的是，二千年来，没有人根据上述经文得出我这样的结论。

问：你是一看到上述经文就得出上述结论的吗？

答：大体如此。我年轻时读到"邪之所凑，其气必虚"，就想到：这不是说凡病人必虚吗？不过，那时不是很明确，也不很自信。因为，那时自己的理论知识和临床经验都比较少，不敢提出前人从来没有明确提出的见解。加之，对虚实涉及的逻辑问题不是很清楚，甚至潜意识地认为，虚实寒热出现的几率是均等的。于是，此前没有明确提出这个多数人初看很难接受的结论——尽管这不过是重复经典。

经过数十年的不断思索和实践，我终于确认，《内经》所说是正确的。二千年来，没有人像我这样强调虚的重要性，除了传统认识束缚和经验限制的因素之外，还有逻辑思维方面的因素。

问：逻辑思维方面的因素，是什么意思呢？

答：比如，诸位听到我说"无病不虚"，很可能认为这是在说：病只有虚证。也很可能认为，虚的同时不会存在实证、热证、寒证等。其实不是此意。虚证为主或兼有虚证者虽然最常见，却不等于其他证型非常少见。虚证可以和任何证并存，也可以出现在任何层次或部位。当然，虚证比其他证型出现的几率都高得多是肯定的。

问：为什么虚证和实证可以并存呢？

答：虚是对正气状态的判断，实是对邪气状态的判断。于是，二者并存的情况很常见。可以说，实证几乎都同时伴有正气夺，只不过当前以邪气盛为主要矛盾方面。

注意！这不等于说，绝大多数虚证也伴有邪气盛。

问：您的意思是说正气夺者不能伴有邪气盛吗？

答：不是。正气夺的同时伴有邪气盛的情况也不是很少见。如肝硬化腹水、癌瘤消耗状态、慢性阻塞性肺气肿、肾功能衰竭等即是。于是，正气夺的同时邪气盛者无不是危重、危急情况。又，伴随明显正夺的邪气盛，一般是有形之邪。除上面提到的肝硬化腹水、癌瘤之外，还有下面将提到的尿潴留和高年久病而便秘等。

其余有关八纲的逻辑分析，请参看附在旧作《伤寒论新解》中的"八纲辨证研究中的逻辑问题"。

问：生活常识能够帮助我们理解尊见吗？

答：支持愚见的生活常识大家太熟悉了。试看：

诸位一日三餐，说明诸位的身体一日三虚。

诸位每分钟要呼吸大约 20 次，说明诸位的身体每分钟约 20 虚。

诸位每天要睡眠 8 个小时左右，说明诸位的身体每天要花 8 个小时左右的睡眠补充精力（无疑属于正气）。

如果说，把睡眠看作人体在进行补充有点勉强的话，每日多次进食水，每分钟 20 次左右的呼吸是人体在进行补充则毫无疑义。

需要补充，无疑是有了不足，也就是有了正气夺。

把睡眠看作补益不是我的创论。下面还会讨论这个问题。

问：可否就大家熟悉的典型实证，说明此类证也大多伴有正夺并且治疗中也可以、或者最好、或者必须兼顾正夺呢？

答：可。比如大承气汤证。此证固然是胃家有燥屎（还有热），而且用大承气攻下效佳。但须知，见此证大多是伤寒发病 4、5 日之后。患者食少数日，加之多次发热汗出，必已有正夺。此所以伤寒家主张"下不厌迟"（按：即慎用攻下之义），且少用一下再下之法。即便一下，亦偶有出现意外者。故使用大承气有不少禁忌。如脉数、脉涩等，实际上都是顾忌正夺太甚。其余禁忌不一一具体说明。

当然，可以同时输液扶正，于是大承气汤的禁忌症（已是死症），大多不再属于禁忌。可见中西医结合必有更好的疗效。

尿潴留（中医称之为癃闭）也是这样。

潴留的尿固然是有形实邪因而必须除掉，但是，造成尿潴留的原因最多见的是虚。比如，目前常见的西医说的前列腺增生肥大所致者，患者绝大多数是老年人，必然早有正夺。即便初始原因不是明显的正夺，一旦尿潴留，患者就减少或不能进食水，再加上坐卧不安、极其痛苦、无法入睡，时间稍长就会出现明显的正夺。于是，治疗时必须顾及正夺。比如，导尿的同时支持输液，就是古人没有的扶正手段。

再如肠梗阻，无疑大多数首先是实证。不去除梗阻的原因使肠管通畅，梗阻不可能好。但是，肠梗阻患者无疑都已经有了正夺。试想：不通畅的消化道，怎么能正常进食并吸收呢？不能正常进食、消化、吸收的人，怎么能不虚呢？至于较严重的肠扭转，导致大量呕吐和肠管内大量渗出，发生休克，就已经是危及生命的正夺。这种情况下，当务之急是纠正休克——快速扶正。当然，为了避免大段肠管坏死，还必须尽快手术。一旦休克纠正、甚至还没有完全纠正——即纠正了严重的正夺，患者可以耐受手术，立即手术。

问：当代理论物理学支持尊见吗？

答：当代理论物理学家、诺贝尔奖获得者薛定锷（E. Schrodinger）提出："生物赖负熵为生"或"生物以负熵为食"。然而，熵增是宇宙的普遍规律。处在这个大环境中的生命，必然经常面临负熵不足——也就是中医说的"正夺"。试想，生命高度有序，智慧更是高度有序，熵增（即趋向无序）的宇宙中为什么会出现生命呢？为什么会进化出智慧呢？只能说：局部的、一定时间内的有序是可能的，但必须以其他地方的更大无序为代价。试想，人必须摄入食物获得能量才能生存。这就要以动植物的死亡（熵增）为代价。万物生长靠太阳。动植物的有序是以太阳核反应的衰竭（熵增）或其他形式的熵增为代价。总之，人类这个居于食物链顶端的物种，这个有序度最高的物种，在对抗整个宇宙走向无序的过程中，必然总会感到不足。尽管生命和其中的顶尖物种人类，是自然进化出来的，但作为个体的人，必然不断地虚耗以致最后死亡。

问：当代医学不能很好地解释睡眠——即为什么人要花那么多时间睡觉。单单用躯干和四肢需要休息解释不通。说大脑需要休息似乎也勉强，特别是花那么多时间。把睡眠看作补益，可以得到当代理论物理学的支持吗？

答：可以。按照薛定谔的看法，维持或提高事物的有序度，要不断地消耗负熵。故秩序紊乱、不稳定，就是虚。睡眠就是人体中有序程度最高的中枢，又特别是其中的大脑皮层需要调整、恢复、稳定秩序。于是，睡眠就是人体在进行补益。

当然，从失眠会使人感到多么疲倦、劳累，乃至各器官功能紊乱或低下等，也能说明睡眠对人体是一种补益。

由此逆推，困倦等就是正夺或虚的表现。

于是，失眠必然导致正气夺，睡眠就是人体在补充正气。

问：按中医的本意，"邪之所凑，其气必虚"的邪，指的似乎是外感病因，即常说的外感六淫。于是，内伤病不适于尊见的推理，可以这样说吗？

答：习惯上或常人心目中的邪气，确实多指外感之邪，即常说的六淫（按：实则四淫，请参看《中西医结合二十讲》第八讲）。不过，这不等于说我的推理不适用于内伤。

实际上，早在孔夫子时代，气就有了精神、情志和心理的含义。他说："君子有三戒。少之时，血气未定，戒之在色；及其壮也，血气方刚，戒之在斗；及其老也，血气既衰，戒之在得。"（《论语·季氏》）

其中的气，就是指精神、情志或心理，也包括人体的其他生理功能。

所以，汉语早已把不利于健康的精神称作"歪风邪气"。比如，人们常说社会风气不好，某单位或团体内的气氛不正常，某人脾气乖戾等等。

总之，恶性情志或心理刺激也是邪气——和正气相对而且损害正气。我想诸位不难理解，每一次大怒、大惊恐、大悲、大忧思，甚至大喜都导致机体高负荷、超负荷和内部紊乱。于是，情志过度，对机体会造成损害。

关于大喜也有害，可能需要略作解释。

比如，体育竞赛夺冠或其他意外获大奖甚至博弈获胜等，虽然属于喜事，却是剧烈的精神刺激。参加者常常为了追求这种刺激。这样的刺激，同样使机体高负荷或超负荷。这就是为什么年老体弱者，常常不能耐受这样的喜事。

所以，我早就说过，内伤病本质上都是虚证。尽管对躁狂型精神病中西医都用峻法如大吐下、电休克、胰岛素休克、强镇静药等治疗，因而是按实证治，中医对此有气有余之说，但比较少见。实际上，这两种情况也已经有正夺，且终究会以正夺为主。

问：西医并无虚实之说，为什么自西医看也是病多虚证呢？

答：西医虽然不使用"虚"这个字眼儿，也没有虚实辨证的习惯，但是，它的许多病理概念和临床诊断，都很清楚地表示正气不足或"正气夺"，也就是属于中医说的虚证。

旧作《中西医结合二十讲》中说过："人体的一切组织受损、器官功能不全、营养物质不足和调控机制紊乱而见不足（洪钧按：必然会表现为不足）都属于'虚'……虚证必然远较实证多见……虚证可分为：营养不良性虚证、器官衰竭性虚证和调节紊乱性虚证。"

有关详细论述，请参看旧作。以下略作举例说明：

广义的营养不良，如热量摄入不足、维生素缺乏、微量元素缺乏、贫血、低蛋白、低血糖等，无疑都是虚证。内环境紊乱，如脱水、低钠、低钾、酸中毒、碱中毒也都是虚证。缺氧，显然也是虚。各系统或器官的功能减退或衰竭，如呼吸衰竭、循环衰竭（休克和急慢性心功能不全）、肾功能衰竭、肝硬化、肺心病、甲状腺机能减退，更是严重的大虚无疑。一切血管病导致的全身或局部供血不足，如急慢性心、脑、肾、肺、四肢、肠系膜血管病等，首先属虚。目前危害国人乃至全人类最厉害的高血压病，本质上也是虚证——对此将结合临床实例在本节和本书"内科摘要"中进一步说明。目前常见的糖尿病，是虚证大概没有什么疑义。老年病基本上都是虚证，也是应有之义。他如前列腺肥大，虚也；免疫机能低下，虚也；性功能减退，虚；结核病，虚也；老慢支，虚也。其实，凡慢性炎症，如慢性肠炎、慢性肝炎、慢性肾炎、慢性胃炎、慢性尿道炎、膀胱炎乃至慢性鼻炎、慢性结膜炎、慢性角膜炎、慢性泪囊炎等等一切慢性炎症，必因正夺较重所致。至于各种虚损，如大劳、大饥、久劳、久饥、妇女多产、久病失治、久立、久卧、久视，乃至当今常见的椎间盘脱出或椎管狭窄所致慢性腰腿痛、颈椎病等自然属虚。各种外伤，也无不虚字当先。妇女产后、各种外科手术后必然有虚。

问：以上自西医看虚证，颇有启发。这是否中医的本意呢？

答：显然是的。近著《赵洪钧临床带教答问》说过："自西医看，所谓正气夺，一是机体的物质基础不足或受损；二是机体的机能（或功能）低下或受损。注意！二者居其一即属正气夺，二者并存（不少见）就更是虚。于是，西医说的一切营养不足或生命物质损失都是正气夺，一切内脏功能低下都是虚。即西医说的心、肝、脾、肺、肾、肠、胃、内分泌器官、脑和性器官等机能低下就都是正夺。贫血、低蛋白、低血钾、低血糖和一切生命物质丧失乃至一切营养不良属虚也毫无疑问。"

问：那么，是否把握住一个"虚"字，就无往而不利呢？

答：不能这样简单理解，因为它的意义是广泛而深远的。此说不仅在中医方面是空前的创论，而且同时从根本上提纲挈领地、融会贯通地结合了有关中西医理论。她不但吸纳了西医知识，把虚证深化、具体化，有助于更精确的认识虚证，治疗时针对性更强，而且特别有利于指导中西医结合治疗。总之，拙见不但集中西医两家之长，而且具有鲜明的独创性。

还有，把虚证概念引进西医也使西医受益。比如，认识到以上所说都是虚证，就会更重视西医的扶正，还会进而结合中医扶正，而不是像时下很多人那样，一味去邪或解决局部问题。总之，此说的理论和临床实践意义都是空前的。加之此说很容易把握，因而便于普及，其意义就更大了。

问：可否中西医结合地给虚证下一个比较准确的定义呢？

答：可以定义如下：

虚，正夺或正气夺指机体的物质基础和/或生理功能受到损害。这时在临床上就表现为虚证。

需说明，尽管机体的物质基础受损，必然损害生理机能，反之亦然，但还是同时从两个角度定义为好。因为在不少情况下，在现有检查手段范围内，一个方面的损害已很明显，另一方面的损害还可以是阴性。

另请注意，物质基础受损，不仅仅指贫血、维生素缺乏、热量摄入不足等这些微观构造的有序性受损，还包括机体的宏观有序性遭到破坏。最简单的如体表创口，关节脱位，较常见且典型的如二尖瓣狭窄、房间隔缺损、腹主动脉瘤等——西医称之为形态异常或病理解剖变化——它们无不导致不同程度的功能障碍，即无不属虚。

问：按照尊见，"虚证"最常见，于是"补益"方药——包括西医扶正手段——应该最常用，是这样的吗？

答：是的，不但据理推应该如此，深研经典和著名医家的代表作也会得到这样的结论。

问：请举例说明。

答：先以《伤寒论》为例。伤寒第一方为桂枝汤。此方就是以温补为用的。可见，仲景治外感首重温补。我曾经新解桂枝汤的功用为"补中益气"，于是，补中益气法就是伤寒第一法。补中暗含甘温，故补中益气法实际上是温补法。再统计《伤寒论》诸方，桂枝汤类方计19方。桂枝在伤寒113方中出现43方次，出现的频率仅次于甘草（70方次），足见仲景更多用温补，也就是更重视虚证（和寒证）。

联想到甘草首先也是补益药，则仲景更重视补益无疑。

吴瑭著《温病条辨》，至今奉为温病经典。此书的第一方也是桂枝汤，足见温病家也把补虚放在第一位。

至于由李杲开先河的脾胃派，主张"脾胃内伤，百病由生"，就是认为，最常见的病因是脾胃不足。他创制的甘温除热、特别是补中益气汤，影响深远。

继李杲而起的温补学派，如他的弟子王好古、罗天益等都遵循他的思想多用温补。明代的薛己、孙一奎、赵献可、张介宾、李中梓乃至李时珍等，也无不提倡温阳补虚。

创制补阳还五汤的王清任，那样重用黄芪，也是重视大虚。

温补思想对临床各科及众多医家产生了深远影响，成为明清医学主要流派。如李士材之学一传沈朗仲、马元仪，再传尤在泾，均系一代名医。又如清初之张璐，论杂病每取法于薛立斋、赵养葵、张景岳诸家方论。他如高鼓峰、吕留良、董废翁等医家都不同程度地继承和发展了温补学派的学术思想。

简言之，到了清末，重视虚证，因而多用温补已经是多数著名医家的共识。当然，还没有到我这么重视虚证的程度。

问：西医也有补益法吗？

答：显然有的。如缺铁性贫血补铁，巨幼红贫血补充维生素 B12，低蛋白静脉输入白蛋白，严重贫血或大出血后输血，低血糖时给糖，低钠时补钠，低钾时补钾，脱水时补水，还有补充微量元素、各种维生素等等，就是西医的补益或扶正法。不过，目前最常用、也最典型的西医补益法是输液、静脉营养和输血等。有关详细拙见，请参看旧作《医学中西结合录》中的"输液要点"。本书的"两字真传"中也将提及。

简言之，到西医那里一看，几乎个个病人在输液，就知道这一补益手段使用多么广泛了。当然，输液涉及的理论问题比较复杂，时下的医生们，对这种补益法用得是否恰当是另一回事。有兴趣的同道，最好参看旧作《医学中西结合录》和《赵洪钧临床带教答问》中都有的"输液要点"。

问：可否结合临床说明尊见呢？

答：请参看以下典型病案。

2. 举案说法

为了中西医结合地说明虚证的重要性，先从几个我主持或参与处理的，一般人会认为与中医无关的，很典型的"西医"病案说起。

案1：高年颅脑损伤

2009年11月，泰山大人病危，我不得不积极干预且终于转危为安，足以证明重视虚证的意义。为此简单介绍如下：

1. 扼要现病史

泰山大人出生于1916年。2009年10月31日上午大约10时，他突然仰面跌倒在书房里。因为摔得很重，他的孙女在隔壁就听到"咚"的一声。大约半分钟之后，她跑去看时，见爷爷仰面躺在地板上。头的右侧流出不大的一弯鲜血——事后才知道是耳朵里流出来的。医生带着担架赶到时，老人已经基本上清醒——他自己坐起来挪到担架上。就这样迅速被120送往某部队医院并进入ICU。

医院通过颅脑CT做的诊断是：右颞骨骨折、右颅底骨折、脑挫裂伤、右脑颞部脑内血肿、脑脊液耳漏等（其他旧病如糖尿病、高血压等见下文）。然而，治了20个小时，没有好转，那里告病危。于是，迅速转入另一家差不多在国内是最大、最好的部队医院，也是住进了神经外科的ICU病房。

按：在讨论院方的处理之前，我想强调：一定要有虚实——特别是虚证概念。

岳父此前的旧病不必说——久病且病多必然主虚。目前也要虚字当头。面对94岁高龄的病人，无论他罹患哪一科的疾病，医生都首先要想到他的正气不足。况且，较重且复杂的颅脑损伤，首先也是正气严重受损。显然，青壮年时期他的伤病比现在严重，很可能不死，现在不很严重，却很可能要命。原因在哪里？就是他的生命物质基础和功能大大不如当年了。用中医的话说就是高年正夺，用西医的话说就是全身退行性变，用中西医结合的话说就是多脏腑（多系统、多器官）老年性衰退。

打个比喻，就像一盏油快干的灯随时可能熄灭一样，如此高龄的人，随时都可能溘然逝去。再加上其他打击（更虚），就更是如此。不能把注意力总放在新病上。他之所以好好地立在书房里突然仰面跌倒，而且摔得那么重，主要是因为他的正气夺。年轻人不会好好地跌倒，跌倒也不会伤情如此严重。

2. 分析院方的处理

以下结合颅脑损伤的处理原则说一下院方对岳父的处理。

他属于闭合性颅脑损伤，头皮和颅骨没有开放的伤口（耳内有一点，只需很简单的处理，从略），故不需要紧急止血（出血是常识都知道的直接正气夺）以及其他创口（创口也是正气损伤）处理等。

转院过程中他把正确的存款密码告诉了孙女。数日后又告诉了长子。我赶到时，讲述当年的经历仍然井井有条，只是定向力不完整和近期记忆丧失，异常烦躁，不认识多数家人。所以，他一直意识朦胧，没有昏迷，吞咽、咳嗽等反射正常，不必担心呼吸道因为呕吐物、出血、舌后坠等阻塞而窒息（阻塞物是实邪，窒息则迅速大虚）。一般说来，也不必给他下胃管，更不必做气管切开。但是，入院之初给他下了胃管，这不利于恢复。

昏迷病人常规要保留尿管。岳父虽然大体清醒，但高年男子平时常常排尿不畅（正夺之故），受伤并卧床更容易尿潴留，故给他保留尿管是必要的。

他是否需要开颅探查呢？

为此说一下，什么情况下，闭合性颅脑损伤需要开颅探查。

主要是密切相关的三种情况：即脑疝形成、较大的颅内血肿以及非手术疗法不能控制的颅内高压（一般是因为血肿太大或迅速增大）。

显然，开颅需确认有以上三种情况、特别是前两种之一。

然而，CT发明之前，颅脑损伤的定性、定位、定量诊断，都相当困难。定位、定量诊断尤其困难。所以，那时省以下医院很少能开颅。目前的趋势则相反——开颅过于积极且普及——县和县以上医院大都能开颅。

其实，不是较严重的颅脑损伤都需要开颅。

开颅一定要慎重！

为了进一步认识目前开颅过于积极地危害性，说一下为什么要慎重开颅。

慎重开颅是因为：①开颅手术无疑是再一次颅脑严重损伤，于是再一次严重损伤正气。尽管这种损伤在专业人员的控制之下，但是，除非局麻下做的微创穿颅引流，其损伤范围之大以及全麻对机体的打击还是超过一般颅脑外伤。②和胸腹部严重外伤可以开腹、开胸而大体上修复腔内的脏器并恢复功能不同，受损的大脑无法通过开颅修复，只能清除血肿和破碎脑组织等，缓解次生损害。换言之，开颅的损伤很大，修复作用却很小。③三是和开腹、开胸不同，开颅后常常不能短时间内清醒，于是引起一系列问题。这一系列问题都可以归结为一个字——虚。比如，昏迷本身就是大脑有序性或功能严重受损所致。这一人体中枢大虚，必然导致全身大虚。再如，多日不能进食水，虽然有输液支持（西医扶正），却不可能完全满足机体需求。于是，患者必然越来越虚。

岳父也有手术指征。不过还好，大概是因为他的年龄太大了，两家医院都没有给岳父开颅。否则，除非微创手术，他早已死去。

颅脑损伤的非手术治疗，也要重视虚。

岳父病危就是因为非手术处理不当加剧了正夺，而目前这是国内神经外科和神经内科的通病。

简言之，时下很重视使用脱水剂、利尿剂、抗菌药、皮质激素、镇静剂、促进脑外伤恢复药等，而常常忽略恰当支持输液、输血。即多数神经外科医生不很理解西医扶正的重要性，更不知道如何结合中医扶正。

岳父的每天收费清单有 16 开两大张，要支付 3000 元左右。其中支持输液花费不超过 100 元，故 95% 以上的钱用于其他昂贵的药物。显然是医生们更重视其他药物，而那些药物很多是有害的。

结果，岳父受伤后第 16、17 天，居然出现了低血糖、低血钠，而后又出现了高血钾等随时可以致命的情况。眼看危在旦夕，内人和内弟等希望我前往尽力。

3. 我的意见

于是，我在第 18 天赶到他住的医院。

这时，岳父从神经外科转入老年病房不足半天。

转科的理由是：颅脑损伤已经好了，不必住在神经外科。神经外科不熟悉内科。

这显然有些莫名其妙——没有内科基本素养的人怎么可以做外科医生呢？

但是，看看两次生化报告单，确实证明那里缺乏内科基本功。

2009 年 11 月 2 日 12 时报告：血糖：2.4mmol/L——这时病人在监护室，家属不知道是否有典型的低血糖表现。

11 月 16 日早 6 时半至 7 时半，两次测血糖分别为：2.4 mmol/L、3.8 mmol/L。这时患者全身苍白、大汗淋漓，昏迷加深，显然是典型低血糖表现无疑。然而，那里还是不静脉给糖，是家属尽力喂了半碗糖水才慢慢好转。当天 15 时出的报告（早晨出现低血糖时采的血），血糖：1.8mmol/L，显示低血糖更严重。

然而，转入老年病房的主要诊断是：高血钾症。

这个诊断非常难理解，见下文。

更出乎意外的是，我到达病房几分钟就发现，那里的医生竟然不知道病人有严重的尿潴留。

注意！这是非常常见且典型的有形邪气盛，而且非常容易除掉——导尿——我想不必非要把尿管导尿看做西医特有的理论和手段。

于是迅速了解病情，大约 2 小时之后，向那里的主管大夫和科主任提出口头建议，并于次日一早提交书面意见如下：

关于 XXX 同志的病

【主要既往史】

1. 土地革命战争、抗日战争和解放战争中，多次因为腹痛、呕吐住院或休养。后来的病史证明，那时他就有胆囊炎和胆道结石。战争年代他受过伤，但没有受过重伤，故战伤对他的健康影响不大。

2. 1967 年底曾经做过甲状腺良性肿瘤手术，没有后遗症。

3. 1970 年 5、6 月份，因弥漫出血坏死性胰腺炎在某军区总院做手术。术中发现有两块不规则球形胆囊结石，大小分别约直径 3 厘米和 2 厘米左右。当时因病情危重没有切除胆囊。术后发生严重胰腺周围脓肿，脓肿切开引流后遗留左侧结肠瘘。最后第四次手术（换药等简单处理伤口不计在内），结肠瘘愈合。此后一直身体比较好。

4. 数年后发现糖尿病，口服常用降糖药之外，最近 10 年基本上坚持注射胰岛素。最近是甘精胰岛素 14 单位肌内或皮下注射日 1 次。

5. 他的糖尿病应该和坏死性胰腺炎有关。

6. 发现糖尿病不久，又有高血压。一直不很高，大体上坚持服用降压西药。最近口服厄贝沙坦 150mg，日 1 次。

7. 2005 年曾经突然晕厥跌倒在沙发上一次，急诊入某医院，约 5 小时后清醒。当时 CT 可疑脑梗死。住院观察约 10 天出院。

8. 2007 年春天因早搏、逸搏、心跳过缓、左束枝传导阻滞等担心心跳骤停，在贵院安装了起搏器。

9. 连本次在内，已经在贵院住院六次。前几次的住院病历应该不难调出。

【关于最近的诊断】

今天是摔倒受伤后第 19 天，在贵院神经外科的诊断是清楚的。

最后诊断是：1. 重型颅脑损伤 ①右颞叶脑挫裂伤②蛛网膜下腔出血③右颞骨骨折④脑脊液耳漏2. 高血压病3. 高血压心脏病4. Ⅱ型糖尿病5. 冠状动脉硬化性心脏病6. 心脏起搏器安装术后状态7. 动脉粥样硬化8. 结石性胆囊炎9. 前列腺增生。

其中2~9都是老毛病，目前均无明显恶化。

问题是诊断1。

既然已经出了神经外科，似乎颅脑损伤基本上好了。病人也应该大好。

但是，近3、4天多次出现危重情况。特别是低血糖、严重营养不良（消瘦、体重下降、低蛋白等）、低钠、呕吐不能进食和精神日差（烦躁、昏睡、定向力以及近期记忆力基本丧失等）亟待处理。

【近日处理原则】

没有必要再就此次住神经外科之初的诊治过多讨论。

当务之急是迅速纠正目前最严重的问题。

毕竟是93岁的人了。19天几乎没有进食水，还有时呕吐，没有达到无可挽回的地步已经不容易了。

我认为，出现目前的情况的原因，除了高年和受伤之外，主要是药物干预措施不恰当所致。主要不当、后果以及应采取的措施有：

1. 长期使用脱水剂和强利尿剂导致内环境紊乱，特别是低钠和血容量不足——尽管没有出现休克。故建议在严密观察下补钠。补钠一般不需要给高渗钠。特别是很可疑血容量不足（血管充盈很不好）更应该考虑适当多给生理盐水。

2. 一直给热量不足，导致严重营养不良。消瘦、体重下降之外，低蛋白、特别是白蛋白低是明显的证据。外伤之初，完全不能进食的伤员，一般（没有大量失血、渗出和原有营养不良者）不必考虑使用白蛋白、脂肪乳等。葡萄糖尽量多给一点，使之接近维持基础代谢所需热量的水平，则不但必要也不困难。问题是此前每日给糖没有超过100克。于是身体只能动用储备——分解脂肪和蛋白质以便糖原异生。结果，低蛋白之外，还多次出现低血糖。这虽然和原有的糖尿病以及不适当地使用胰岛素有关，给糖太少也是重要原因。故建议近日每天给糖200克左右并适量给与白蛋白和脂肪乳等。

3. 长期使用脱水剂和强利尿剂容易出现低钾，实际上也有过典型的低钾报告。但是，纠正低钾中又出现"高钾"，这有些不符合常理。当时每天给钾 4 克（按氯化钾计），连用 4 天不应该出现高钾。建议迅速确认血钾高低，因为给糖的同时必须给钾。否则，患者会越来越乏力、饱胀、不能食乃至呕吐、心律紊乱等。

4. 严重食欲不佳且多日呕吐，主要也是药物干预不当导致内环境紊乱之故。长期大量使用抗生素等对胃肠道副作用明显的药物，也是重要原因。

5. 建议试用中药静脉注射剂参麦注射液和黄芪注射液。据我的经验，他们对该患者的新旧疾病和目前的状态都有好处。（下略）

经过与那里的医生反复交流，此后大体上是按照上述意见处理的。岳父的情况也迅速好转。我在那里呆了 8 天，离开前又提出书面意见如下：

（上略）现在看来，岳父的病大体上已经没有生命危险，加之有其他亲属病危，我今天中午即离开，特告辞并致谢！

总的来说，岳父很幸运。94 岁的人（他前天过了 93 周岁生日）肯定有颅骨骨折、脑挫裂伤和脑内血肿，居然至今没有出现肢体运动和感觉障碍，意识也几乎正常，是很少见的。

这无疑是所有参与其治疗和护理的医护人员的功劳！

目前的问题是：营养不良；胃肠功能待恢复；还在保留尿管；特别是肝脏损害比较明显——入院之初检验未见损害。相信您们会恰当处理。

以下意见供参考。

1. 假如不再出现意外情况，每日输液量不必超过 1500ml. 其中给盐约 250 毫升，糖约 150 克。如果复方氨基酸是含盐的（现在用的配方是木糖醇配齐渗透压，不一定好），盐（生理盐水或平衡盐水）就再少给。静脉给钾每日 1～1.5 克。当然，随着食量增加，液体即逐渐减少。食量基本恢复，就停止输液（大约 10 日内）。

2. 7～10 日内，最好再给悬浮红和血浆各一次。

3. 多项转氨酶升高，显然应该怀疑是药物相关性的（依达拉奉最可疑）。由于其他肝脏损害症状（食欲极差、黄疸、腹胀、消化不良等）不明显，对此，我的看法是不一定积极使用不安全的保肝药。必要时，请消化专家会诊。

4. 5 日后可以试行停止保留尿管。恢复自主排尿且进食基本正常，此病就基本恢复了。只是，如此高年的人，在死亡线上挣扎了 20 多天，完全恢复需要较长时间。

5. 输液中给钾最好和糖在一起——即溶解在糖里。

对此，我们看法不很一致，但目前已经不是大问题。（下略）

结果是，岳父在我离开后约四周大体康复出院。

也许有必要提及，给岳父用过的毒副作用很明显的几种药物如下：

奥拉西坦、依达拉奉、派拉西林那/舒巴坦钠、单唾液酸四己糖神经节甙脂、中/长链脂肪乳、奥美拉唑、左旋卡尼丁。

这几种药物的毒副作用在岳父身上都很明显。换言之，使用它们都是弊大于利。

按：如果用一句话总结我和那里的医生的分歧，就是：我更注重扶正，他们更注重祛邪。

我重视扶正，故坚持在恰当给钾的同时多给糖、补钠、多次输血，以便满足基础代谢需要的热量，并迅速纠正内环境紊乱和营养不良。至于为什么糖尿病人还要多给糖以及如何给，从略。

他们更重视祛邪，故坚持长期使用脱水剂、利尿剂、抗菌药、皮质激素等。他们也使用促进神经损伤恢复的药物（大多很昂贵），却不想想，病人已经明显低蛋白、低钠、不断出现低血糖，那些药怎么会有效。

从纯西医角度看老年病房的处理，问题也很明显。

比如，主要诊断高血钾症，就不是如何给钾的问题，而是最初根本不能给钾。当时的处理就更是错误的。

问题是怎么会出现高血钾呢？18 天基本上不进食水，一直支持输液的人，尿量不少，唯一的可能是输液中给钾太多了。实际上给的不多，加之没有其它支持高血钾的依据，即便有一次血钾较高的检验结果，也要另找原因。

比如，我在那里时两次查血肌苷高。主管大夫说是肾脏有了问题。我说，主要是给糖太少，患者身上的脂肪已经大量动用，只好分解组织的蛋白质，于是肌苷高。参看患者快速消瘦，血浆蛋白特别是白蛋白低，显然更支持拙见。给糖较多之后，肌苷迅速正常，更说明拙见是对的。

最后，有必要说一下，我到那里之后的第 3 天，就开始让岳父口服中药。处方如下：

人参 15g，党参 15g，黄芪 20g，当归 10g，白芍 10g，川芎 10g，熟地 20g，怀牛膝 20g，五味子 10g，山萸肉 10g，生山药 20g，肉苁蓉 15g，陈皮 12g，桂枝 12g，生甘草 5g，生姜 20g，大枣 6 枚（掰）。

这是一个气血双补、五脏皆补的方子。

至 2010 年 3 月底，岳父还在大体服用上方，只是剂量小了一些。

还值得介绍的是，岳父出院后约 50 天，再次住院，而且接受了开颅手术。因为要就此讲解如何看待正邪关系，有关内容请看下一节"两字心法"中的"94 岁高龄脑出血开颅"。

案 2：小儿胸膜炎

小儿胸膜炎，病情危重，按说不应该在家治疗。但是，2009 年 12 月 23 日，我不得不揽下了这个患儿。

这是因为，当地最大的医院再三动员这个孩子的家长带着他转院。那里的医生说，孩子很可能治不好，随时可能死，不死也要留下严重后遗症，赶快去省内或国内最好的医院去吧！否则他们完全不负责。于是，22 日下午孩子出了院，家长带着他找我。

什么病呢？

大约 25 天之前，孩子有点发热、咳嗽——应该是感冒或流感。家人给他用了点非处方西药，热退，但咳嗽不利落。如此反复数次，大约 10 日前开始在某诊所肌内注射——药名不详。注射 3、4 天，咳嗽加重。又呆了两天，孩子突然烦躁、气短、面色苍白、昼夜不吃不睡。于是，20 日下午，去当地最好的医院就诊。那里给孩子照胸片发现左侧胸腔积液——怀疑脓胸。左肺被压缩 50% 以上。21 日上午住了院。没想到，尽管那里收住院，却反复说很可能治不好！特别是，他们对"胸腔积液"或"脓胸"没办法——做个诊断性穿刺也不敢。

23 日上午 10 左右，我看到了胸片。情况大体如上述。于是对患儿家长说：既然这个医院不敢给做胸腔穿刺，住在那里也没有什么意思。最好再去更大的医院住院。实在没有条件，回家来治也可以。

患儿是我的当家重孙，这也是为什么病家来找我，我也相当积极地揽下这个很难处理的病人。我知道病家的经济条件很有限。一定要他去省城等地住院，无异于把孩子往死路上推。那样拖来拖去，转来转去，很可能还没有做有效治疗，患儿就死了。当然，也要病家相信我。尽管是当家，看病却不是看人情脸面。嫡孙的父母不相信我，也会去找别人就诊。总之，就这样，23 日傍晚，患儿从医院里来到我的诊室。

这是我第一次近距离看这个孩子。

孩子还是很烦躁、不断咳嗽（不深）、消瘦且面色苍白得可怕（典型的重度贫血并缺氧面容）。检查不合作，但啼哭比较有力——注意！这是胸腔积液不严重的表现。左胸心前区听不到心音。气管略右移，右胸心音较强，律齐，心率约 120 次/分。左上肺呼吸音存在，左下肺叩实。患儿可以吃奶（母乳已经很少且清稀）并少量饮水。看情况，患儿不像住院医生说的那么危险。

但是，看了看用药情况却大吃一惊。

原来，患儿住院约 60 个小时，花费 1000 元。

用了什么药呢?

22 日的住院病人一日清单上有：5mg1 支的地塞米松（氟美松）用了 6 次计 11 支，即 55mg；每支 1g 的进口的头孢曲松钠用了 4 次，即共 4g；阿奇霉素用了两次各 1 支。当然，离不开输液。大液体给的是 5% 葡萄糖和生理盐水。还用了盐酸氢溴索、细辛脑注射液、苯巴比妥、安痛定等。

显然，抗生素和皮质激素的用量之大有点吓人。成年人用这么大量也算大剂量了，而患儿 15 个月，体重只有不足 10kg。然而，给糖却很少——当天 25g。

这时，天快黑了。鉴于此前用药那么多。当晚，我没有使用任何西药，只开中药如下：

人参 10g，党参 10g，黄芪 15g，当归 6g，白芍 10g，川芎 7g，熟地 15g，陈皮 10g，桂枝 10g，茯苓 10g，五味子 8g，生姜 25g，大枣 5 枚（掰），生甘草 3g。立即水煎，不限量，不拘次数灌服。可以加糖调味。

24 日上午 9 时，患儿情况好转，但仍然烦躁、咳嗽，且面色严重苍白。听心音左侧强。左肺呼吸音也较前好。于是，嘱咐继续服中药观察。中午 12 时左右，患儿体温突然升高至 40℃，同时腹泻。于是，口服中药减量，加西医处理如下：

生理盐水 200ml + 10% 葡萄糖 400ml + 头孢曲松钠 0.5g + 青霉素 240 万单位 + 10% 氯化钾 5ml + 氟美松 2mg，静脉滴注。

25 日上午 9 时，患儿情况继续好转。不再烦躁。夜间睡眠较多，睡眠表现正常。腹泻只一次，量不多。清晨 6 时后喂中药两次，可以饮水和哺乳，也可以喝娃哈哈。腹部平坦。检查不合作。气管移位不明显。啼哭有力。心音有力，律齐，约 110 次/分，左侧心音大体正常。全肺无痰鸣，左肺呼吸音稍弱，左胸中下部轻度叩浊。其母称，患儿夜间发烧一次，体温在 39℃ 左右。因为怕扰动患儿，没有测体温。发热约 1 小时自退。西医处理如前。中药加附子 5g。下午 2 时左右，患儿情况大好。据家长称，面色接近发病前。已经完全不烦躁，他自己可以玩耍，还自言自语。若非带着头皮针，已经不像有病的样子。

次日的处理原则是：减少西药用量。中药维持原方。若喂服中抛洒较多，即每天一剂。否则，2~3 日一剂。3 日后停止输液。停用头孢曲松钠。青霉素改为 60 万单位肌内注射日 2 次。

如上处理，患儿在两周后基本恢复。这时又让他去化验了一次血常规，血红蛋白不足 8g/dl。于是同时做抗贫血治疗。大约 20 天后一切大好。

按：患儿的感冒、咳嗽为什么变成了胸膜炎呢？

第一是患儿营养不好，特别是贫血数月没有得到纠正。

令人难解的是，患儿住院期间那里的医生从来没有说他贫血。

患儿早有贫血，是我仔细询问患儿的母亲才知道的。原来，早在 4 个月前，患儿去医院化验过血常规。当时血红蛋白 7g/dl，他的母亲却因为经济紧张等没有给孩子治疗。贫血的孩子一般食欲和消化也不好，故他日渐消瘦并一直面色苍白。于是，他的抵抗力很差。其次是治疗不当。诊所里很可能给他注射了地塞米松。这样，严重的咳嗽反复不愈，就是情理之中，只是变为胸腔积液的不多见。

胸水是有形的实邪，但治这个孩子显然要扶正为主。不敢抽胸水，就更要扶正。可惜，医院里却大用抗生素、皮质激素等，每日给糖不足 25 克，于是孩子迅速消瘦而呼吸困难不能迅速缓解。

案3：妻子难产的启示

孕期妻子一个人在东北某部队医院工作，产前 3 天才回到威县。那时（1972 年）东北供应很不好——高粱米是主食，故怀孕期间营养不好。她是虚弱体质，产前早破水，再加上头盆不称，于是难产。当时正值严冬（11 月 17 日），只有火炉取暖，室温不足 10℃。长时间在那样的条件下生产，也非常不利。总之，看见犬子的头发后，六七个小时没有进展。她非常疲惫，宫缩无力且越来间歇越长。天快黄昏，看来再拖一夜她会更疲惫，即不大可能自己生出来。然而，按西医原则，这时不宜再做剖宫产。于是，亲自为她做产钳助产——本院的医生没有人做过。由于经验不足，造成重Ⅱ度裂伤。这时，虽然没有直肠和膀胱损伤，胎盘也完整娩出，出血不是很多，妻子却感到心慌不支。特别是，突然出现很严重的腹胀。

当时自己的中医理论和经验还很不足，于是，请中医同事开中药。具体方子记不清楚了，总之是大补气血之剂。我只记得，人参用量大约30g。服药后迅速好转，不但心慌不支很快缓解，严重的腹胀也迅速消失。

按：《金匮要略》说：妇人妊娠，宜常服当归散（按：当归、黄芩、芍药、芎穷、白术）。然而，后人重用补益气血之剂治难产的验案不多。这显然是因为古时的大夫（基本上都是男人）很少治难产，因而这方面的经验积累少。只是有的地方有产后服用生化汤的习惯。总之，妇女胎前产后，特别是围产期，服用补益气血之剂，有益无害。如果妻子在怀孕期间断续服用补益气血之剂，甚至在产程开始时服用大补气血之剂，就很可能顺利生产。

妻子生产中虽然出现一点危急情况，她对后果还是很满意，因为大体同时有两个同行非常不幸。一个是邻县县医院的一位医生难产，做剖宫产意外死亡。另一个是，她工作的医院里一位护士臀位临产，胎头娩出困难，结果胎儿窒息死亡。这位护士差不多和她同时生产，接生的还是妇产科主任。

总之，我认为，断续服用平补气血之剂，应该作为孕期和围产期常规。

生化汤出自《傅青主女科》，组方为：当归八钱、川芎三钱、桃仁十四粒、炮姜、炙甘草各五钱，黄酒、童便各半，水煎服。有的方剂书上说此方的功用是：活血化瘀，暖宫止痛。其实，此方更有补血之效。拙见以为，其中再加党参或人参、黄芪、桂枝和熟地等更好。

案4：孙子的腹泻

犬子的犬子2001年出生。他早产1个月，出生时体重只有2200g，体质不算好。加之母乳不很充足，半年之后就断奶改用奶粉喂养，更不能说他的正气充实。

他的毛病主要是改吃奶粉后腹泻。不是很严重，却断续三个月不好。

这时——即9个月大时，他回老家到了我的身旁——由内人喂养。其实，早在他还在石家庄时，我就告诉他的母亲，孩子是脾胃先天不足。治疗的原则有二：

一是减少食量——减轻胃肠道负担。

二是使用补益脾胃之剂。

注意！减轻胃肠道负担或减少食量是婴儿腹泻治疗第一法。

但是，面对至亲，也是医生的母亲，却舍不得让孩子少吃——实际上是尽量多喂，又舍不得让孩子服中药。于是，回老家之后，又断续腹泻约20天。

这时，我严令减少奶粉喂食量三分之一，于是，次日腹泻停止，而且再没有复发。

同时，还让孩子口服中药补中益气汤——不久改为补中益气丸。办法是我拿着药丸让他看着吃，而且露出味道很好的样子。这样数日之后，给他半个药丸，他就像吃饼干一样迅速吃完。

当然，不久他的食量增大：饿得快，多喂点也不再腹泻。

后果不太好的是，他会走路之后经常偷偷跑到我的药房里找中药蜜丸大嚼不止，经过几次严厉训斥才不再偷吃。

当然，总的来说还是利大于弊。因为他很容易口服中药（西药也不难喂），他的体质迅速改善。

按：犬子的犬子的问题首先是虚，不必再讲什么道理了。喂食太多是最常见的婴儿腹泻的原因，我也在上文强调了。注意！这在中医称作积食或食积——属于邪气盛。治食积固然可以使用消导之剂，但最重要的还是培补脾胃。我严令减食之前，几乎一直在使用多酶片、乳酶生等，基本无效，足以说明问题。

案5：颅脑损伤术后

堂侄因颅脑损伤急症住院手术。术后第24天眼看无望，改由我主持处理。到2010年5月中旬，还在治疗中。简单介绍如下：

1. 伤后前两天的简况和我的看法

2010年1月3日中午，堂侄某（60岁）骑着电瓶车和小轿车相撞致颅脑损伤。据说当即昏迷，约30分钟后大体清醒。肉眼看不出他的头颅有损伤。

1月3日13点3分首次头颅CT显示：①左额及右顶部头皮血肿；②左额骨及右顶骨骨折；③两侧额颞部硬膜下血肿；④蛛网膜下腔出血；⑤两侧筛窦内高密度阴影。

又4小时后，再次昏迷且逐渐加深并有瞳孔不等大、呕吐等。

17点43分复查颅脑CT示：双额脑挫裂伤明显；周围水肿带明显。遂开颅手术。当天18点30分发出病危通知，19点30分开始手术，21点10分手术完毕。

术前体温 36.5℃，脉搏 87 次/分，呼吸 19 次/分，血压 156/81mmHg。

术后诊断是：①脑挫裂伤；②硬膜下血肿；③蛛网膜下腔出血；④右顶骨骨折；⑤左额及及右顶部头皮血肿；⑥脑疝形成。

做的手术是：①双侧额颞开颅脑内血肿清除术；②去骨瓣减压术。

给的麻醉是：静脉、吸入复合麻醉加气管插管。

术后第 2 天我才得知，侄子出了车祸且已经手术。上述情况是我根据复印的病历整理出来的。

按：怎样看上述诊治呢？

不难看出，术后诊断比术前 CT 显示多了一个"脑疝形成"。

无论是否颅脑外伤所致，所谓脑疝，都包括：小脑幕切迹疝、枕骨大孔疝（又称小脑扁桃体疝）和大脑镰下疝（又称扣带回疝）。

一般说来，颅脑损伤后脑疝形成，应该尽快手术。

但是，术后第 3 天（1 月 6 日）下午，我问主管大夫：哪里发生了脑疝？他竟然回答不上来。连这样的常识问题都不知道，却做出"脑疝形成"诊断，而且是在术后，全部诊治措施是否适当都值得怀疑。

先说是否应该手术。

据首次 CT 所示（见上），侄子属于重型颅脑损伤。

不过，手术记录说：额骨正中处有 Y 形骨折线，共长约 7cm。这与术前 CT 所示出入较大。又，手术中没有发现左额部头皮血肿。看来 CT 这一影像手段，也不是很可靠。

加之，复查头颅 CT 不提示血肿增大（见上），而不断增大的颅内血肿是颅脑损伤后脑疝形成的最常见的原因，故手术可以暂缓。

总之，不宜这么积极手术。至少可以再观察数小时（他中午 13 时左右入院，傍晚昏迷加深）而后再复查头颅 CT 并结合临床表现判断——尽量争取不手术。

有人可能说：观察中病情加重且患者死了怎么办？我看，手术的风险更大。试看，术前让家属签字的"手术同意书"中列出了术中和术后可能出现的 15 种致死、致残等严重后果。"麻醉知情同意书"又列出了 10 类、数十种并发症和意外死亡的可能。足见，手术风险之大。实际上，术后情况确实很不好，见下文。

术前他的生命指征完全正常，尽管病危通知说得很严重，实际上没有随时可以致死的情况，还不需要紧急开颅。

特别是准备给他做的手术破坏很大，就更要慎重决定。

试想，清除硬膜下和脑内血肿自然要开颅、切开硬脑膜和血肿部位的蛛网膜并再损伤部分脑组织。去骨瓣减压则是在两颞额部各去掉颅骨5×6cm大小。这样的两侧开窗必须切断部分颞肌，遗留巨大的颅骨缺损。加之麻醉中必须气管插管，手术打击之大可想而知。我相信，正常青年人经过这样的手术（假如为了试验），也可致死。即便不死，他的大脑和全身功能也必然严重受损。

再说目前颅脑损伤后药物干预的通病，以便说明目前很多人不理解虚证的重要性。

侄子近午饭时受重伤。饥饿的他受重伤，而且严重损伤中枢，必然立即大虚。

问题是此类患者住院后，医生一般立即给他使用强脱水剂和强利尿剂——为了降低颅内压。给侄子最先用的就是甘露醇、速尿等。实际上，这又是损伤正气。我相信，正常人使用一次常用剂量的甘露醇和速尿之后2小时，就会感到头昏、乏力、困倦、口干、无食欲甚至心慌气短。原因很简单：强力脱水、利尿必然造成内环境紊乱，特别是脱水、低钠、低钾——尽管这时血钠和血钾还会在正常范围内。目前很多急性脑血管病患者，住院后被治得半死不活或越治越重，主要是降低颅内压的措施用得太猛。颅脑损伤后强力脱水、利尿，同样是加重正气夺。不要认为脱水、利尿只会减轻脑子里的水肿，而是其他一切没有水肿的器官、组织和细胞会同时脱水，于是严重损伤正气（包括脱水、丢钠、丢钾等内环境紊乱）。加之脱水剂和利尿剂会连续使用20天或更久，于是几乎每个病人都会发生内环境紊乱，以及必然伴有的严重营养不良和衰弱。正气一夺再夺，结果必然是全身情况越来越差，即大虚、再大虚。

2. 第三天简况和我的看法

1月6日下午4时，我到监护病房探视，见侄子还在保留气管插管。他深昏迷，眼球固定，两瞳孔等大、正圆，对光反射消失。体温38℃。脉博110次左右。呼吸35次左右。血压106/76mmHg左右。脉博微弱。四肢冰冷、寒战。

按：意识状态和生命指征，显然都不好，且不说。

为什么他四肢冰冷、寒战呢？

原来，正在用冰毯物理降温——赤身躺在冰毯上，盖着一层布单。据说降温前体温接近40℃。

体温接近40℃就要冰毯物理降温吗？

我就此对值班的副主任说：数十年前，西医处理内科高热，也使用过类似的物理降温措施。现在没有人用了。我认为，内科病高热如此处理也是错误的。我的侄子在饥饿状态下受了重伤，而后做了破坏很大的手术。现在的做法等于把他赤身裸体放到冰天雪地之中。莫非他比你我更耐寒？显然，你我不穿衣服到室外冻一夜，不死也差不多。故请你赶快给病人停止冰毯降温。

就这样停用了冰毯降温，然而侄子已经在冰毯上躺了12个小时以上。

如果有哪位神经外科专家不同意我的上述看法，只好请他脱光衣服在0℃以下的环境中（或者像对侄子那样如法炮制）体验一下物理降温。如果他在感冒发烧，体验一下这样的物理降温更能有收获。

严重脑外伤术后，目前有所谓亚低温疗法。我不认为这种疗法可取。当然，侄子接受的物理降温，不属于亚低温疗法。

3. 关于气管插管

气管插管问题也很严重。侄子保留插管84小时后，还是深昏迷，院方给他做了气管切开。

按：气管插管是很残酷的——通过咽喉往气管里插进一根相当硬又粗的管子。当然，也可以说这是很高的技巧。特别是清醒插管，患者很痛苦。问题是气管插管保留时间太久会产生很多问题，于是，对昏迷过久的病人要做气管切开——再从这里插管。

或问：病人还在深昏迷，没有吞咽、咳嗽等反射，更不会吐唾，拔出气管插管不做气管切开，很有可能因为呕吐、舌后坠等窒息。莫非这时不应该切开气管吗？保留经口腔或鼻腔的气管插管时间过长，造成咽喉和气管等严重损伤怎么办？

答：事已至此，无路可退，只好切开。然而，这种情况早就在意料之中。那么，明明知道开颅术后患者很难短时间清醒，就应该慎重开颅，或者尽量做只需局部麻醉的穿颅引流术。须知，持续过久的经咽喉气管插管，对咽、喉、气管等很可能造成不可逆的损伤。侄子至4月4日仍然吞咽困难（呛），偶尔答话从来没有声音（没有声带振动），除了脑损伤（按：包括手术损伤）的原因之外，只能是气管插管所致。

4. 关于院方的药物干预

1月5日用的主要药物有：头孢哌酮钠/舒巴坦纳2mc×2支；盐水250ml×5瓶；5%葡萄糖500ml×2瓶；氯化钾注射液1g；泮托拉唑注射液40mg；乙烯谷酰胺针2ml，100mg；氟美松注射液5mg×4支；速尿20mg×2支；氨甲环酸0.2g×1支；20%甘露醇250ml×2；甘油果糖注射液250ml；肾必氨基酸250ml；麻黄素30mg×1支；芬太尼0.1mg×2支；七氟烷（吸入剂）。

以上计：液体总量2750ml（不计脱水剂），其中盐水1250ml（可能有500ml不是用于静点）、5%葡萄糖1000ml（其中含糖50g）；氯化钾共1克。

按：此后院方的药物干预大体如此。简单说来，液体总量不少。给糖、给钾都太少了。这是目前支持输液中最常见的偏差。我见过的大医院的资深大夫，大多也不了解给糖（以及相应给钾）的重要性。须知，盖尽管低钠、低钾也是虚，却相对少见（侄子也出现过低钠，且直到我接手时还是血管充盈不好）。这是因为机体保钠、保钾（特别是保钠）的机能很强。糖就不同了。只要机体不死，就必须消耗能量维持基础代谢。人体维持代谢的常规能源主要是糖。给糖不足就是逼着机体分解脂肪、特别是分解宝贵的蛋白质充作燃料。这已经不是拆东墙补西墙，而是拆下门窗、梁檩、柱子当柴烧。

总之，尽管院方后来也给侄子输过血、脂肪乳和白蛋白，还是导致严重消耗。

5. 监护病房里的褥疮

侄子在监护病房呆了23天。他转入普通病房的次日（1月27日）我去看时，发现他竟然发生了褥疮。骶部的褥疮已经比较重，双足后跟都有明显的坏死，只是还没有溃烂。枕部出现了较重的头发脱落，再过几天也可能坏死形成典型的褥疮。

按：由于涉及到理赔等问题，尽管我对院方的服务态度、技术水平、诊治效果不满意，却不能轻易把侄子揽下来。加之，已经做了手术，病人在监护病房，每天只允许家属看两眼，此前我只在1月6日去探视过一次。然而，出现如此严重的褥疮，已经不是一般技术问题，而是整个诊治、护理和管理水平太差。再加之还出现了其他预后极差的情况，我决意让侄子转院到方便我主持处理的地方，以期尽最大努力挽回生命。

6. 其他预后不良的问题和处理

其他预后不良的情况有五：

一是严重消耗；二是严重吞咽困难；三是顽固的呃逆或抽泣样呼吸；四是顽固腹泻；五是严重且顽固的尿路感染。至于意识模糊（GSC 评分不超过 5 分）则是早就料到的脑外伤再加上手术损伤的不良后果，而且肯定与严重消耗伴随的全身情况不佳（大虚）有关。

以下逐一说明病情和处理方法、结果：

①关于严重消耗：为什么会严重消耗，上面已经说明。即长期给热量不足，却大用脱水剂、强利尿剂和皮质激素的必然结果。还有那次长时间使用冰毯物理降温，也必然加重消耗。不再说为什么。总之，在 ICU 期间，他的体重下降 10kg 左右。

要想纠正，最好是恰当支持输液（包括血、蛋白、脂肪乳等）的同时，尽量多进食水。但是，转院之初侄子还带着胃管，又完全不能坐起，从胃管注入少量流食几乎完全不消化——严重腹泻。只好先加大输液量并多次输血、给脂肪乳等。

我接手转院后的头 10 天左右，每天液体总量 3500ml 或略多。其中给糖 250g～300g，钾 3g～4g。三日后血管充盈大好。一周后顽固呃逆停止，可见这一症状也和全身情况太差（包括内环境紊乱）有关。

值得强调指出的是，从我接手开始一直静脉使用黄芪注射液、参麦注射液，最初还同时使用刺五加注射液。尽管它不能代替西医的扶正，也不能代替进食水，却是近几年才有的中西医结合扶正手段。除非像此案情况这么差，它们的疗效都很突出。

为了保证热量和维生素等摄入较多且同时补脾肾，从 2 月 10 日开始，还在每天输液约 2500ml 的同时，口服山药蜂蜜糖水如下方：

生山药 100 克，加水 2000ml，煮沸约 30 分钟后，弃去山药。在剩下的大约 1800ml 的山药水中，加入葡萄糖 50g，白糖 50g，蜂蜜 50g，食盐 6g，氯化钾 1g，维生素 C2g。不限量、不限次数口服。争取一昼夜服完。服不完即弃去另制。

此外，还一直每日口服的西药食母生 20～30 片，多酶片 3～9 片。

他一直不能吞咽药片，这些药片都是轧细后和入蜂蜜水中口服的。

注意！每日服完山药蜂蜜糖水相当于约 2000ml 液体。所含热量相当于 150 克葡萄糖的燃烧值。其中钠、钾、水溶维生素足以维持基础代谢。

还一直口服其他中药煎剂，见下文④。

②关于吞咽困难：吞咽困难很顽固，至4月6日，已经拔除胃管两个月，进食水仍然呛咳（至5月初，基本上不再呛咳）。看来，这一脑损伤和气管插管造成的后遗症很难恢复。问题是这一症状严重影响进食。喂他半碗粥常常需要1个小时。长期如此，他就可能因为进食太困难而死。

③关于顽固呃逆：转院之前，他的顽固呃逆是持续性的，于是呈抽泣样呼吸。内环境大好之后，自行停止。后来因发热等再次发作。这次采取多方措施（中药丁香柿蒂汤为主，西药用氯丙嗪、胃复安小剂量穴位注射），数日好转。

④关于顽固腹泻：他的顽固腹泻，在监护病房里就有，一般会认为是菌群交替症，其实也是大虚的表现之一。我多方设法中西医结合治疗处理了一个多月，最后好转。中药先后服用过参苓白术散、补中益气丸、附子理中丸、四君子汤加减、补中益气汤加减、十全大补汤加减、真人养脏汤加减和扁豆山药粥。这些方子大多有效但早期疗效不满意。最后是服用真人养脏汤加减、扁豆山药粥的同时再服用西药苯乙哌啶片、乳酸杆菌素片彻底好转。下面附上最初服用扁豆山药粥的疗效观察记录。

2月7日记录：34天前侄子某因车祸致脑外伤手术。术后24天出重症监护室——带着胃管、尿管和气管切开的气管套管插管。此后改由我主持治疗。至今最顽固的是腹泻——显然是肠道菌群交替症。完全停用抗生素已经4天，已使用人参健脾法、补中益气法、附子理中法、参苓白术散法等治法疗效不佳。不得已今天试用扁豆山药粥：

白扁豆200克（去皮微炒），生山药500克（微炒）

上两味共轧细粉。每次取25~30克如煮粥法做成较稠的粥，加白糖令适口，当点心每日3次。

这是我第一次使用此方（张锡纯先生常用山药粥，不同时用白扁豆），为了体验其口味和效果，我自己也同时口服一次。

服药前我感觉天很冷（正在下小雪），有点瑟瑟缩缩。服药后不久（还喝了一杯豆奶），自觉冷感消失，且有点头晕，自己切脉感觉有力。服上方3个小时后，还是没有冷的感觉——我的居室内只有8℃。此前多日，我坐在微机前感到手冷，身上也冷。现在一点冷的感觉也没有。在室外走一遭——正在下雪——也不觉得冷。此方的口感也不错。加糖后比维维豆奶味道还要好。

2月10日记录：上方效果很好。侄子服上方后先是腹泻由每天10来次减少到2、3次，而且成形（但不成条）。昨天下午5时至今约24小时没有排便。

⑤关于顽固尿路感染：仔细看复印的病历发现，从术后第2天开始，验尿一直呈严重的尿路感染，而那时正在使用足量的多种抗菌药。

如何理解这一现象呢？

我看首先还是大虚之故——患者的免疫体系基本上被摧毁。

大量滥用抗菌药和皮质激素，则在加重正夺的同时引起菌群失调。于是不仅消化道感染（菌群失调）问题顽固，尿路也发生严重感染。此后，虽然停用抗生素10多天，后来又换用数种抗菌药，而且同时输液、口服中药扶正，尿路感染还是未能完全控制。总的来说，这还是大虚的缘故，因为我治了两个月，还是未能纠正他的负氮平衡——即他还是在不断消瘦。

他的尿路感染严重反复3次。第一次是2月12日，表现为尿混浊、发红并突然寒战高热至体温40℃。值班医生很紧张，给他使用皮质激素的同时又使用解热药。多数同行会认同这样处理。然而，虽然暂时好转，却不能根本解决问题。结果2月20日再次反复。为此重新静脉使用已经停用的抗菌药。先后使用过青霉素、头孢菌素、左氧佛沙星等。几乎不间断使用两周后，暂停输液，目的是看：①单靠进食水能否维持营养；②尿路感染是否反复。

3月20日是停止输液第7天，侄子的尿再次严重发混、色红，并再次高热。这时我嘱咐有关医生再次输液并使用抗菌药，但不再给他使用皮质激素和解热药。就这样他的体温多数情况下每天在36.5℃～38℃之间浮动，尿混浊、色红逐渐好转。

4月9日再次停止输液，持续到4月25日。中间体温曾经达到39℃，我嘱咐不要采取任何措施。自那时至5月中旬，他再没有出现尿液混浊、色红，也再没有出现高热。可以认为，这个很顽固的问题基本上解决了。抗菌西药对解决此问题有作用，但更主要的是他的全身情况因为中药扶正、营养改善而明显好转，他的免疫功能得以重建。

7、2010年4月9日小结：至今为止，侄子没有主动说过一句话。再三问他，最多只能说四个字。一直不能肯定他认识自己的妻子和儿子——尽管他睁着眼四处观望不像呆傻的样子。始终自己不会翻身，更不能起坐。由于长时期补充（包括输液和进食）不足，他已经是大骨枯槁，大肉陷下。目前只能说预后不佳。

在我看来，受伤之初，没有现代医疗手段，他可能不死——因为古时不可能开颅探查。一旦像他这样手术开颅，没有现代手段支持，他非死不可。故请明白，即便他近期不死，或较快康复，主要不是因为及时地给他做了开颅手术，而是恰当使用了中西医扶正疗法。即治疗颅脑损伤（其他损伤略同），一般是扶正比祛邪更重要。

所以，我再三嘱咐侄子的家人，一定要不怕费时费力给他喂水、喂饭、喂中药。否则，他没有希望。

8、2010 年 5 月 14 日小结：近一个月来，侄子的情况向好的方面发展，尽管总的来说和一个月前相比没有长多少本事。

主要的好转是：①进食情况好转。虽然还不能完全自己进食，但喂食、喂水不很困难了。香蕉、饼干等他可以自己拿着吃。呛咳也有明显好转。②可以停止输液了。中间最长停止输液时间 16 天，他的情况基本稳定。故可以说，他已经不需要输液维持生命。③全身营养状况明显改善。他还是非常消瘦，但体重在慢慢回升。皮肤日益变得润致，即不像原来那样因为严重营养不良而枯槁。④体温逐渐正常。这一个月中，体温很少超过 38℃。超过也不用药就自动出汗热退。后半个月，体温基本正常。这说明他体内的感染病灶基本上都被清除。⑤体力略有改善。一个月之前他不能坐起——坐起来立刻像睡觉一样闭了眼。近来他可以坐半小时以上，特别是可以坐着喂食。双腿也开始自己活动。

最后再强调一下：自从我接手主持侄子的治疗，中医大补之法一直没有停止。其间凡输液，一直每天使用黄芪注射液、参麦注射液。初期还使用多日刺五加注射液。扁豆山药粥连续使用 2 月余。此外还同时服用补益煎剂。处方基本上是十全大补加五味子、山萸肉、生山药、补骨脂、怀牛膝、阿胶等。

结语：像打仗一样，给侄子治病这一仗，打得很艰苦。不难想象，多少人为此付出了艰苦的劳动。他情况不好时（前两个月），每昼夜要有 8 个家里人护理和跑前跑后。好在他有 3 个儿子和 3 个孙子可以完全脱产（正值农闲季节）照顾他。否则，他早已因为家属护理不周而死。静脉穿刺日益困难，医院的护理人员也付出了极大的努力。因为预后不良的症状太顽固——多次反复，我曾经两次想放弃。在门人等帮助下，终于坚持下来了。想放弃主要不是因为他没有活下来的希望，而是因为想到他最后还是生活完全不能自理。那样不仅对亲人是沉重负担，他自己也失去了生存的意义。

还有经济问题。

我主持治疗之前的 24 天，他花费近 4 万元。此后我主持治疗 110 天，花费约 2 万元。尽管大部支出可能由肇事对方赔偿，但是，假如一直维持前 24 天的医疗支出水平，四个多月的总花费会超过 20 万元。普通农家很少人能预先垫支这么多钱，且莫说日后可能得不到赔偿。

按近年的收入情况，在我的家乡，普通农民夫妇俩一生也很难积累 20 万元的财富。于是，这场车祸的卫生经济学意义，也是我不得不考虑的。我揽过来的目的之一是，尽量减轻他的家庭和社会为此付出的经济代价。侄子最后可能得到 20 万元左右的赔偿，但无论如何是我们的社会付出了很多本来不应该付出的代价。

站在医院创收的角度看问题，病人花钱多是好事。可惜，对全社会来说，卫生资源浪费是经济污染。我的做法会影响很多人的利益——我接手后没有再让侄子做一次 CT，也几乎没有做过血液生化检验，粪尿检验也只做过 3、4 次。我觉得那些检查、化验都不必要，过度的检查、化验是卫生资源浪费。于是，我接手之后的医院从中收益很小。这很可能引起不少人不满意。结果，我不得不承担这么多方面的压力。这也是我为什么感到很艰苦的原因之一。

案 6：主动脉瘤支架植入术后

洪钧按：门人胡小忠读过上文后，结合中西医理论和两例主动脉瘤支架置入术，写的心得颇有助于进一步阐明拙见。全文如下：

吴瑭在《温病条辨》里有这么一句话"仲子曰：敢问死？孔子曰：未知生，焉知死。瑭以为医者不知死，焉能救生。"

我也有同感：面对危重病人，不能判断什么情况完全无可救药而且即将速死，就不可能知道什么情况可以转危为安。

先生关于重视正夺、特别是关于高年正夺的理论，很有助于理解危重病和高年多病患者的诊疗原则决策。

最近看了一些危重病医学的资料。其中谈到"危重病的生理储备"。这对理解虚、正夺、正气夺很有好处。

先略述两个概念：

何为危重病？

危重病是各种原因导致的多系统的急性生理功能破坏，使得机体不能利用体内生理储备进行代偿，或生理储备已经耗竭，无法代偿，没有外界干预，就不能维持生命的疾病。

何为生理储备？

生理储备是指，机体提供维持正常生理状态以外的额外功能的能力。年轻人和老年人的区别就在于，机体器官可提供的生理储备的多少。生理储备随年龄增加而降低。患有慢性病也会加速降低生理储备。理解危重病与生理储备的关系，对危重病的诊治都非常关键。

例如，在一定的范围内，机体可以通过自体输血、增加心率和心排血量代偿病理性的血管扩张。但是，当发生严重感染时，由于大量细胞因子和一氧化氮释放，产生心肌抑制因子，破坏了机体的代偿机制，就会出现低血压和组织灌注不足。因此，理论上，我们要通过输液等扩容手段以及血管收缩药进行干预。自然同时要控制感染、缓解炎症，最后达成正常生理储备恢复。抢救感染性休克的措施首先不是抗感染和抗炎。这就是抢救感染中毒性休克的理论依据。

再如，慢性阻塞性肺病患者，安静状态下生理储备也非常低。加之间歇性发作的肺炎会导致生理储备消失，于是需要机械通气才能够维持生命。随着疾病长期持续，蛋白分解代谢（即负氮平衡）及肺纤维化进一步降低生理储备，会导致不能脱机。

总之，生理储备持续减低规律是：危重病时间越长，生理储备越低，直至耗竭。

生理储备降低这个现代医学的概念与先生说的虚、正夺、正气夺的概念何其相似！

年龄是影响生理储备的重要因素。正如先生在"两字真传"里所说：实际上，全世界没有一个 80 岁左右的人的体能、器官或内脏功能还和他（她）20 多岁时一样。简言之，"正常""健康"或"身体硬朗"的高年人也无不正夺。

慢性病和外伤、各类手术也会加速生理储备的降低，即加剧了"正气夺"，病人会更"虚"。

为了结合临床说明生理储备的重要性，略举两例如下：

病例一：某男八十岁，慢性主动脉夹层动脉瘤 7 年，CT 发现动脉瘤体积巨大（最大直径 15cm），有破裂的风险，已经明显压迫左侧肺部和支气管，引起呼吸困难并有明显的胸水。既往有冠心病、高血压多年。怎么治的呢？

如果仅仅从祛邪的角度看问题，必须外科手术。现代医学的进步，使手术方式有了很大改进，给该患者提供了手术的可能。即采取相对微创放置支架隔绝动脉瘤，只是仍然需要全麻插管。该患者就是选择了手术。然而，尽管顺利放置了支架，避免了瘤体破裂的高风险，但未能解决左肺和支气管的压迫。结果，术后只能长期维持鼻气管插管接呼吸机辅助通气支持——多次脱机失败。显然是因为患者高龄加上慢性心肺疾病，心肺功能的生理储备已经显著降低，加上手术和全麻插管的打击，这种降低是不可逆的。术后两个多月，患者一直在ICU，还是死于多脏器功能衰竭。

通过上述分析现在知道，该患者不适于手术治疗，因为已经存在明显的"正气夺"，当务之急是"扶正"，纠正心肺功能不全。

从祛邪的角度来说，手术未能解决关键的气道受压这个"主邪"，也是失败的。

病例二：某男二十多岁，被面包车撞伤胸部，急诊送到医院。CT发现创伤性主动脉夹层（大动脉血管壁内膜、中膜撕裂）。如果不治疗，夹层病变延伸，沿途血管供血障碍，相应的脏器也会急性缺血。其次是破裂的风险。即便不破裂，也会如上例患者一样，病变血管在高压血流冲击下形成动脉瘤压迫周围器官组织，出现各种严重问题。况且最后仍然可能死于瘤体破裂。

此例作了几乎和上例同样的手术：胸主动脉腔内修复术（全麻下放置支架）。术后患者气管插管接呼吸机通气支持，持续镇静镇痛。术后第三天第一次脱机失败。当日我值班，观察了试图脱机的全过程：氧饱和度下降，患者躁动明显。但是，一周后我再次见到患者时，他已经恢复得很好：能正常下床活动、饮食。如果不是面部还有一些擦伤的血痂，根本想不到他10天前因车祸发生过严重的内伤。

同是主动脉夹层，同样的手术，生死殊途！从生理储备的角度理解，显然因为后者年轻且没有慢性病的消耗，因而生理储备较好，于是不仅手术顺利，术后恢复也很快。

病例一并非死于主动脉瘤，而是死于多脏器衰竭。

需要指出，多器官功能不全综合征（MODS）就是描述危重病后，从生理储备降低到器官逐渐受到损伤，再到器官衰竭的病理生理过程。在

ICU 出现之前，没有呼吸机、体外循环、复苏术等生命支持，没有自主呼吸或心跳的患者，等不到 MODS，已经死亡。病例一术后在 ICU 内的病理演变是清楚地：开始有原发损伤、接着出现一系列其他器官损伤或引起炎症细胞因子的大量释放，导致间接损伤。结果出现广泛的微血管损伤、MODS、器官衰竭。正如真言提到：邪气还包括疾病过程中出现的，损害机体（即正气）的病变或中间产物。可以称之为次生邪气。它们对正气的损伤常常比始动病因还要严重，因而原则上必须及时除去。然而，对大虚、即严重正气夺的病人来说，当代医家已经回天无力了。

洪钧又按：另有门人梁小铁就病例一和小忠的问答也颇有启发。附如下：

问：《金匮要略》有言："夫病痼疾，加以卒病，当先治其卒病，后乃治其痼疾也。"气道受（瘤体 7 年的）压迫明显属于"痼疾"，瘤体面临破裂属于"卒病"，需要先处理，原则上没错，但具体做法上，除腔内修复术置入支架外还有别的方法吗？或在手术的同时有什么"扶正"的措施可做而没有做？

答：例一患者的左肺基本上没有功能了。左肺被压迫又有大量胸水，置入左侧支气管支架以开放气道算是扶正的措施，但被证明是失败的。术后一月左右，在监护病房试图置入支气管支架没有成功，因为动脉瘤的压迫依然存在，导致气道支架不能撑开，无奈只有取出，勉强靠右肺代偿。我想，这时的扶正措施，还有中医药改善右肺功能，即增加右肺的生理储备。

又，病例一如此巨大的动脉瘤居然没有破裂是很罕见的（注：成人正常主动脉直径3cm左右）。置入支架隔离动脉瘤以避免动脉血流的冲击是扶正的措施，但同时也减少了患者的心肺功能的储备，导致病情的恶化，更何况支架置入丝毫没有减轻瘤体对气道的压迫。

除了相对"微创"的支架置入术，还可以选择开胸切除动脉瘤并用人工血管重建，但这样病人会死得更快，因为他已经很虚弱，不能耐受这样大的手术。

还值得一提的是，本例死亡患者住院七十多天，治疗费用 70 多万元。绝大多数人终生不能创造 70 多万元的剩余财富，于是，我们的社会负担不起这样的医疗高消费。给一个接近生命终端的人，花这么多钱，即便他多活一两年，也是得不偿失。

总之，尽管医学在飞速进步，当代医疗技术还是不能解决一切问题。其实，永远有不治之症。权衡利弊，对高龄多病患者，一般最好选择非手术的综合治理，即中西医结合的药物干预。

从纯医学科学角度看，这样做是充分认识到高年正夺，于是不轻易冒险手术加重其已经有的严重生理储备不足。先生的理论和验案足以证明，中西医结合的药物干预，疗效很好。从人道主义角度看，这样做是尽量避免在接近生命终端时，再像病例一那样让高年人忍受极其巨大的痛苦。从卫生经济学角度看，这样做不但符合我国国情，对全社会也都有利。

案7：肺心病误治速死

张 HX，男，62 岁，邻村张庄人，2007 年就诊。

患者与我同年，但 2005 年之前互不熟悉。他自年轻时就有慢性气管炎，但是，至 2004 年还在抽烟，于是病情逐年加重。尽管如此，2005 年退休前他还照常上班，也可以做轻体力劳动。当然，他肯定有了慢性阻塞性肺气肿，也必然有肺心病。他似乎与邢台某大医院的医生关系密切，因为近几年我们经常见面，他却多次去那里诊治，没有咨询过我。2005 年仲夏，他首次告诉我他的检查结果——典型慢阻肺、肺心病。右肺上有一个肺大泡，两肺还有几个小的囊肿样肺气肿泡。其实这是不用作 CT、磁共振、胸片也知道的。所谓肺气肿，就像发馒头或面包一样，其中常有较大的气泡。

他说，某医院的医生准备给他做穿刺或肺切除。我说，他的病没有做手术的道理。手术治不好他的病，而是必然加重病情，甚至加速死亡。

他犹豫到 2006 年夏末，开始找我服中药。处方略如下：

陈皮 20g，茯苓 10g，半夏 8g，五味子 10g，当归 10g，白芍 15g，川芎 10g，熟地 15g，桔梗 10g，桂枝 20g，附子 10g，山萸肉 10g，党参 15g，黄芪 15g，生三仙各 10g，生甘草 5g，生姜 20g。水煎，日一剂。

金匮肾气丸 9g，日 2 次；补中益气丸 9g，日 2 次。

他坚持服上方三个月，情况好转。

该年 12 月中旬，我赴南京等地讲学，而后又在石家庄小住赶写《医学中西结合录》。这时他的情况也比较好——每天骑自行车锻炼 10 公里左右，没有明显呼吸困难。然而，一天偶然吐痰带血，他立即到邢台某医院就诊。那里怀疑他患了肺癌，给他做放疗。病情立即加重。农历正月下旬我一回乡，就听说他病危。请我去看时，他已经两周不能平卧，不能睡觉，也几乎不进食。面对我他3次说：生不如死！请我务必尽力。然而，由于过度放疗，他发生了严重的右侧液气胸，左侧也有胸腔积液，我也无回天之力了。给他抽了两次胸腔积液和积气，只有轻度缓解。严重呼吸困难，自觉死亡随时降临，这样拖延了大约20天，痛苦可想而知。

我坚信，即便是癌瘤，此案仍应坚持以中医为主的治疗，而且要以补益为主。当然，给氧等当代手段也常常是必要的。

总之，做重要治疗之前，医家和病家都应该慎重。

过度或过分积极的治疗，也是误治，常常导致严重后果。如果医家出于经济目的这样做，就是严重的道德问题。

按：患者是典型的慢性阻塞型肺气肿，早就有了肺心病。属于肺肾大虚是没有问题的。即便发生了肺癌，也不能放疗，一般也不宜化疗。总之，迅速使他致死的，不是慢阻肺和肺心病，而是放疗。故须知，放疗和大多数化疗，都会严重损伤正气。对癌瘤患者采取放疗和化疗之前，都要权衡利弊。如果放疗和化疗不可免，最好同时服用中药补益气血之剂。为此，下面介绍已经见于《医学中西结合录》的一案。

案8：乳癌中西医结合治疗

这是在英国行医时的一个病例。

患者琳达，女，49岁，伦敦东区社工，1999年3月就诊。

发现乳癌，准备手术，术后还要化疗和放疗。患者担心化疗后严重头发脱落等，要求同时结合中药治疗。

她是一个文化水平不很高的人，主动要求中西医结合治疗，是听取了英国医生的建议。看来，我国这方面的成果，得到了国外医学界的认可。

手术、化疗、放疗自然是英国医生做的，琳达只是坚持服用中药到化疗停止。

我给他开的方子，是补益气血稍加活血化瘀药。结果没有出现化疗的副作用（曾经因为淋巴回流障碍而积液，抽出后迅速好转），患者很满意。所以，就诊时有空常闲聊，以便互相了解，特别是通过她了解英国的社会保障制度。

她的职业是社工。其他病人也有的这样填写职业。我原以为是政治工作人员之类。实际上，这是社会福利工作者的简称，是国家发工资的家政人员。她的工作是给那些老弱病残等无力自己照顾生活的人提供免费服务。英国自从1948年实行全民卫生保健公费制，其中包括全民老弱残疾福利。无父母或父母无力照顾的儿童也由国家包下来，给他们提供一个接近家庭的环境。生活不能完全自理的老年人，可以在家里等社工上门服务，较严重的则进入免费的福利院。这就是英国的社会主义。我还通过琳达了解了不少伦敦下层人的生活和心态。

按：显然，放疗和化疗，无不损伤正气。于是，要使用补益气血之剂对抗放疗和化疗的不良反应。该患者不用中药，也不一定出现严重的放、化疗反应。但是，同时服用中药总是更保险。外国人还这样看重中西医结合治疗肿瘤，国人更应该充分利用这一优势。

案9：股骨骨折术后不愈合

殷 YL，男，35 岁，广宗侯寨村人，2009 年 6 月 1 日初诊。

病史概要：6 年前因车祸致左腿股骨中段骨折（无粉碎、无开放），先后四次手术，六次住院，花费 10 万余元，至今切口严重感染不愈合并跛行。

患者自述：2003 年 3 月 11 日（阴历二月初九），骑摩托车出车祸造成左腿股骨干骨折，在广宗县医院作内固定手术。出院不久，因跌倒致钢板固定近端股骨骨折。于是第二次住进县医院，再次做内固定术。此次从侧面加一钢板，但手术很不成功——钢板固定不稳。于是，是年 7 月 5 日（阴历六月初六）不得不再次住进医院治疗。这次住的是邢台矿务局医院。7 月 13 日（阴历六月十二日），进行骨折后的第三次手术。手术发现骨折处约 10cm 股骨坏死，于是去除死骨，伤肢靠外支架固定支持。约 2 月后，外支架插入处明显感染，只好第四次次住院约一个月。又半年后，在邢台矿务局医院第四次手术。这次是在髓内针内固定的同时移植异体骨约 6cm。此次住院治疗一个月。出院后一周，患处出现红肿，有波动感，只好第六次住进院。此次住院三个半月。开始一个月通过输液给抗生素。后二个半月，不再输液给抗生素，只是每天换药。出院后患处一直流脓——切口中部有一个流脓的窦道。就这样，5、6 年来，伤口从未真正愈合，患者后来不再就医换药，只是自己包扎。此外，曾经先后在当地和临西等地服中药 4 个月，完全无效。近日听朋友说我善治疑难证，特来就诊。

检查见左腿股外侧中部伤口中段有一窦道，局部有较大量白色脓液。伤口局部组织僵硬、发黑（色素沉着）、凹陷。患者一般情况尚可。虽有明显跛行，但可离杖步行。左下肢约短 6cm。处理如下：

中药煎剂：红参 15g，党参 12g，黄芪 20g，当归 10g，白芍 15g，川芎

10g，熟地 15g，怀牛膝 20g，补骨脂 15g，陈皮 20g，桂枝 10g，生甘草
10g，云苓 10g，生三仙各 10g，鹿角胶 10g。常规水煎，日一剂。

中成药：金匮肾气丸、补中益气丸各 9g，日 2 次

局部处理是：①取出窦道内的引流物，并嘱不要再引流，也不必找医
生换药，②窦道及周围湿热敷每天至少 3 次，每次 30 分钟左右；③湿热敷
或局部清洗后，敷以干净卫生纸。

2009 年 6 月 30 日四诊：流脓明显减少，窦道仍未愈合。一般情况如
前。守前方。

如上处理至 7 月中旬，窦道虽未愈合，但局部和全身情况明显好转。
不料，患者对疗效不满意。他于 2009 年 7 月 28 日再次住矿务局医院。于 8
月 5 日第 5 次手术。这次手术是：取出髓内针、钢丝（捆绑钢板用的）和
移植的死骨，但遗留钢丝两个未取出。此次共住院 24 天，花费 8000 余元。

但是，出院后约 10 天，原窦道处再次化脓破溃。

患者给矿务局医院打电话，那里的医生说：只能再输液使用抗生素并
每天换药，最好再住院。病家再没有财力去住院，于是在家输液 10 天左右
并每天换药。

如此处理不见好转。

患者于 2009 年 9 月 16 日六诊：查全身和局部情况略如首次就诊时。
于是，仍然处理如前。

10 月 28 日八诊：患者面有喜色，称窦道已经 18 天没有破溃。全身亦
无不适。气色、精神均好。脉舌象大体正常。仍处理如前，并告知三周左
右之后窦道不见破溃，即可停药。

患者问：近期内可否做轻劳动。

答曰：可。

按：我给患者开的中药，就是大补气血之剂。或问：他就诊时并无明
显虚象，为什么要大补气血呢？道理很简单：我们是要他身上——特别是
受伤处，快快长肌肉、长骨骼，还要他的化脓窦道快快长肉芽，这都需要
气血充实。

又，闭合且单纯股骨干中段骨折，完全没有必要做内固定。他受伤时
还年轻，身体很好，完全可以通过简单的外固定并牵引，在 3~4 个月基本
康复。总之，该患者本来不应该落到这种地步。

为说明这一点，特查看 1974 年人民卫生出版社出版的著名骨科专家陈

中伟的著作《创伤骨科与断肢再植》，其中论及股骨骨折治疗原则如下：

（三）小夹板与骨牵引合并应用 适用于成年闭合性股骨干骨折。

（四）手术整复髓内针固定……对儿童与一般新鲜的闭合性股骨骨折，应用骨髓内针固定是完全没有必要的。

（五）手术整复钢板螺丝钉固定，适应于成人股骨下 1/3 股骨畸形愈合或应用小夹板与骨牵引合并应用不能达到良好整复者。

（以上见 1974 年人民卫生出版社出版，陈中伟著《创伤骨科与断肢再植》135－138 页。）

由上述文献可知，该患者完全没有必要做钢板、髓内针固定。不必要的手术，以及手术操作失误给患者带来巨大的痛苦和巨额的经济负担，显然是医家的罪过。可惜，目前这样知识和技能不足又不负责任的医生太多了。

一旦发生术后感染，如上中西医结合地处理就是最佳选择。

最后取出髓内针是必要的。取出钢丝和死骨就不一定必要。而且，髓内针、钢丝和死骨，都是此前错误手术导致的恶果。

患者本人也认为，首次受伤后，不作任何专业处理——就靠卧床休息，也不会出现后来那么多问题。当然更不会受那么多罪，花那么多钱。

案 10：虚人感冒

李 QY，女，35 岁，2008 年 1 月 16 日初诊。

患者曾经多次来看感冒迁延不愈。但是，这次感冒后还是先在他处用的西医疗法。先是口服西药 4、5 天，无效。紧接着输液 5、6 天，还是无效。她的体温最高时只有 37.3℃。但是，体温超过 36.8℃，就头痛、头晕。又一直恶寒怕风，特别是食少、上腹不适。其人体型高瘦，面色㿠白。脉沉弱，尺脉不可及。处理如下：

党参 10g，黄芪 15g，桂枝 20g，白芍 15g，川芎 8g，陈皮 20g，茯苓 10g，半夏 10g，生姜 30g，大枣 5 枚（掰），生三仙各 10g，生甘草 5g。水煎，日一剂。

补中益气丸 9 克，日 2 次。

服上方 3 日，诸症悉退。

按：本案的题目已经做了"虚人"的判断。根据是：其人体型高瘦，面色㿠白，脉沉弱，尺脉不可及。据此，说他是虚人，应该没有异议。虚人外感之初无不表现为虚证。试看她"体温最高时只有 37.3℃。但是，体温超过 36.8℃，就头痛、头晕。又一直恶寒、怕风，特别是食少、上腹不适"都是典型的虚证表现。

或问：凡虚人感冒就一律使用本案的方子吗？仲景治表虚不是使用桂枝汤吗？你为什么不照用桂枝汤呢？

答：就此案而言，照用桂枝汤也可以。实际上，煎剂中包含了桂枝汤。不过，我觉得最好再加上参芪。假如对易水学派，特别是始于李东垣的温补学说比较熟悉，见外感（目前95%以上是感冒）初起，十有九应该用补中益气法。当然，也可以参照当代《方剂学》教材，使用人参败毒散或参苏饮等。

再问：目前银翘解毒片、桑菊感冒片、清热解毒口服液等很常见，莫非不能用他们治感冒初起吗？

答：按照《温病条辨》的原则，是不能用的。吴鞠通说："太阴风温、温热、温疫、冬温，初起恶风寒者，桂枝汤主之；但热不恶寒而渴者，辛凉平剂银翘散主之。"感冒初起是否90%以上怕冷、怕风，我想绝大多数人都有切身感受。有的人可能变为热证，即表现为"但热不恶寒而渴"，但一般要在半天或一天以后出现。而虚人感冒常常在数日甚至十数日之后还是恶寒、恶风为主。为说明拙见，下面再举两案。

案11：虚人感冒须用补

邱 WX，女，42 岁，威县张霍寨人，2007 年 12 月 9 日就诊。

感冒近一个月不利落，以轻度恶寒、流涕和乏力为主，服西药多次无效。体高瘦，面色萎黄，脉弱，舌嫩苔少。处理如下：

党参 10g，黄芪 15g，白术 5g，苍术 5g，当归 10g，白芍 15g，川芎 10g，熟地 20g，陈皮 20g，茯苓 10g，桂枝 20g，生三仙各 10g，生甘草 5g，生姜 20g，大枣 5 枚（掰）。水煎，日一剂。

补中益气丸 9g，日 3 次

按：患者每年会因感冒就诊 3、4 次，处理原则大体同上。她说：吃西药片不管事儿，熬中药一剂就大轻，不过 3 剂就利落了。

由脉证很容易看出患者体虚，治疗应该用补是没有问题的。至于用什么方子，可以根据自己的经验或爱好。就此案而言，给她桂枝、四君、四物、八珍、十全大补、补中益气甚至二陈都可以。照今方剂教材扶正解表方用败毒散、参苏饮也可以。但还是气血同时补益为好，特别是要注重补气。

或问：如此说来，中医治病不是没什么准儿了吗？

答：不但中医如此，解决一切问题都如此——大方向必须正确。比如你从北京到南京，必须往南走。如果南辕北辙，适得其反。

案 12：感冒并高血压

周 XL，女，61 岁，威县方家营村人，2008 年 1 月 5 日初诊。

感冒约 20 天不愈，服西药多次无效。主要症状是：恶风，自汗，乏力，腿酸，轻咳，食少，口干而多酸。近日走路略快即感心悸。体型消瘦，面色萎黄，略见虚肿。脉沉滑，重按有力，舌质淡嫩，舌苔黄厚而润。血压：186/106mmHg。处理如下：

党参 15g，黄芪 20g，川芎 10g，怀牛膝 20g，五味子 10g，桂枝 20g，白芍 20g，当归 8g，生姜 30g，陈皮 20g，茯苓 10g，生三仙各 10g，生甘草 5g，大枣 10 枚（掰）。水煎，日一剂。

香砂养胃丸 6g，日 2 次；人参健脾丸 6g，日 2 次；复方降压片 1 片，日 3 次；心痛定片 10mg，日 3 次。

按：患者此前从未就诊，她的主诉就是感冒。但是，一切脉就发现她有高血压。高血压可以和感冒互相加重。仔细询问发现，患者性躁急又勤劳，这是血压高的主要原因。显然，这样的人必有虚损。高血压本质上也是虚证。故他虽然脉象沉滑有力，却要舍脉从证。

如果不参考西医，该患者就是桂枝汤证。也可以用桂枝加桂，或者再加上附子。那样也可以疗效不错，但血压这么高，还是加上川芎、怀牛膝并同时服用降压西药好。

又，单看舌苔和口干，不宜用姜、桂、附，只是舌质淡嫩更代表本质。换言之，此案一定不要清热，滋阴也无必要。

案 13：虚人感冒

石 RX，女，56 岁，威县管安陵村人，2008 年 1 月 8 日初诊。

头痛、咽痛、咳嗽吐痰约 10 天，服西药并输液一周无效。目前胸骨后憋痛，食少、乏力、恶寒，稍活动即心悸。体型消瘦，面色苍白。二便可。脉沉细，舌暗。处理如下：

党参 15g，当归 12g，熟地 15g，五味子 10g，桔梗 8g，半夏 8g，桂枝 20g，白芍 15g，陈皮 20g，茯苓 10g，生姜 30g，生三仙各 10g，生甘草 5g，大枣 5 枚（掰）。水煎，日一剂。

补中益气丸 9g，日 2 次。

1月13日再诊：头痛、咽痛、咳嗽、吐痰均见轻。面色、精神好转。食量增多。脉象仍见沉细，舌暗。患者说上年曾经在邢台市人民医院做胃镜诊为慢性胃炎。上方加附子8g。

按：以上4案用药出入很小，不再细说本案的方和药。

或问：以上所举都是虚人感冒，给他们用补益方药好理解。然而，显然不能说人群中都是虚人。那么，平时没有明显正气夺的人（非虚人），感冒后不是不能用补益法吗？

答：一般说来，感冒前没有明显正气夺的人，感冒后还是要首先用补益法。大概诸位都有这样的生活经验：平时健壮的人，感冒后喝两大碗姜糖水或加姜的热面条（按：即《伤寒论》服桂枝汤后啜热粥之义），而后蒙上被子出点儿汗（即温覆取汗），感冒就好了。这也是用的温补法。只不过常识不认为姜糖水或热流食是药物，更不是医生开出来的方子。由此可见，"邪之所凑，其气必虚"那句话是对的。即平时很强壮的人，受邪之后还是要给他补益。

倘谓不然，且反其道而行之试试：让这样的患者饿两顿饭，同时让他们脱掉衣服在冷风中吹（简言之是让他们饥寒交迫），结果如何大概是尽人皆知的。

再问：以上所举都是感冒。莫非其他外感初起也都和感冒初起一样需要补益吗？

答：关于伤寒和温病初起，上文已经有说明，不再说。

其他外感病，如中医说的痉、湿、暍，治疗他们主要不是虚实问题。不过，这三种病显然相对很少见，以至于当代青年大夫可能大多没有见过，日后见到的机会也不多。古时，甚或三十年之前，还很常见的痢疾和疟疾，起手的治法不能以补益为主。可惜，这两种病也非常少见了。至于鼠疫、霍乱和天花，我也没有亲自诊治过。

我年轻时麻疹还比较多见，它的治疗原则与流感无异。

从西医角度看，过去比较常见或相当常见外感病还有伤寒、流行性脑脊髓膜炎、乙型脑炎、猩红热、脊髓灰白质炎等。

目前，这些病都基本上被消灭了。

不过，有必要说明，他们虽然可以表现为特殊疾病——即能够查出特异的病因，也可以有特异的临床表现。

但是，一定要知道，并非大多数的相应病原体的感染者会出现典型临

41

床表现。相反，这些病种流行时，只有很少量的感染者有特异的临床表现。其他大多数人（99%以上），可以没有症状或者表现为伤寒太阳病或温邪在肺卫即止。

简言之，很多西医说的传染病初起、特别是非典型病例与感冒或流感的表现没有大区别。于是，自中医看，它们的治疗原则和感冒、流感也没有区别。

案 14：恶阻覆杯即效

赵 Y，24 岁，威县十里村人，2009 年 12 月 12 日初诊。

结婚 2 年，停经近 3 个月，已经诊为早孕。近 10 多天来，食少、乏力、不时呕恶、严重烧心、大便数日一行。面色苍白，精神倦怠。脉滑而弱。舌可。处理如下：

党参 12g，黄芪 20g，当归 10g，白芍 15g，川芎 8g，熟地 15g，香附 8g，陈皮 15g，桂枝 15g，茯苓 10g，生姜 30g，大枣 7 枚（掰），生甘草 5g。水煎，日一剂。

维生素 B6 片 100mg，日 3 次

12 月 17 日再诊：病大好。患者称，12 日就诊当晚服中药后半小时左右即感饥饿，但丈夫开车外出。没办法，只好吃馒头、喝热水。半夜里又下床吃馒头 3 次——即一夜共 4 次。

按：我治早孕反应，至今没有见过无效者。而是大多像此案这样效捷——只是一般不会不这么饿。

凡恶阻都是虚证应该没有疑问。盖患者不能进食，还频频呕吐，岂有正气不夺之理。实际上，恶阻稍重的孕妇就面黄、体瘦、头晕、头痛、乏力甚至心慌气短等。数十年前，因为恶阻而严重营养不良合并晚期妊娠中毒（营养愈差，愈容易发生晚期妊娠中毒）而死者，并非罕见。

或问：如此说来，引起恶阻的原因就是虚么？

答：可以这样理解，尽管从字面上来看此证是妊娠所致。盖妊娠乃体内又多了一个消耗营养的机体。加之，这个新机体的代谢废物也要母体排泄，于是大大增加了母体的负担，结果常常出现虚证。至于为什么多数人先表现为不欲食甚至频频呕吐，大概是胎儿发育的早期产物——包括大量增加的激素引起的调节紊乱。调节紊乱本质上属于虚，再加上进食减少甚至不能进食，恶阻就毫无例外的属于虚证。

为说明拙见，再附上一案。

案15：恶阻一诊即愈

李 JP，22 岁，威县时庄村人，2007 年 7 月 31 日就诊。

结婚 4 个月，末次月经约 80 天前。约 40 天前，出现恶心不欲食。近一周来进食即吐。已经输液 2 日无效。体型中等，精神可。脉滑，舌红。处理如下：

陈皮 15g，茯苓 10g，半夏 6g，当归 6g，白芍 15g，党参 10g，黄芪 15g，白术 5g，桂枝 15g，生三仙各 10g，甘草 4g，生姜 25g。水煎，日一剂。

维生素 B6 片 10mg，日 3 次

患者再未就诊。

2008 年 3 月 28 日：她的丈夫带着她的婆婆来看病，顺便提及她的情况。原来，她一诊即愈。大约 25 天前，顺利产下一子。

案16：原发不孕一诊即效

董 JG，23 岁，威县马安陵村人，2009 年 2 月 13 日初诊。

结婚一年不孕求治。17 岁月经初潮，周期 30 天左右，经期 5 天左右。近来月经多后期，最多 46 天。末次月经 4 天前，尚未干净。饮食、二便、睡眠均可。一般情况好。脉舌象大体正常。处理如下：

党参 12g，黄芪 15g，当归 8g，白芍 12g，川芎 8g，熟地 15g，香附 8g，补骨脂 10g，陈皮 12g，茯苓 10g，五味子 8g，桂枝 12g，生三仙各 10g，生甘草 4g。常规水煎，日一剂。

补中益气丸 9g，日 2 次；金匮肾气丸 9g，日 2 次。

2010 年 3 月 16 日：JG 的婆婆带着她的弟媳来看月经不调，称 JG 已生一子 3 个多月。可见 JG 就在就诊的那个月怀孕。

按：此案就诊时，没有虚象，为什么也给她大肆补益呢？

对此需要多说几句。

比如，假如反过来，我们让患者保持饥饿状态，却又不至于死，会发生什么情况呢？我是过来人，知道什么叫长期饥饿和严重营养不良。妇女在那种情况下就会闭经，不难想象也不会排卵，于是不可能怀孕。这就是为什么"三年困难时期"，特别是其中的 1960、1961 年我国出生的人口很少。由此不难理解，怀孕是母体的正气充实或比较充实的情况下才会发生的。治不孕（或促进怀孕）的第一法应该是补气血、益精血，而且要先后天同时补益。在这一点上，男女双方的治疗没有区别，即双方可以服同一个方子。

为了更通俗一些，举个例子类比说明：促进怀孕就像促进种子（按：古时或称治不孕为"种子"）生根发芽。基本条件是：种子成实且土壤的肥力、温度、湿度等都好。这样就不难理解上述关于不孕的治疗原则。

下面再附上几个验案。其中有的就诊时有明显的正气夺，自然更应该治以补益法。

案 17：慢性胃炎并不孕

张 SY，31 岁，威县大宁村人，2008 年 11 月 18 日初诊。

自上年冬天开始，经常四肢无力、憋胀。又食少且常常食后即吐。又常常头晕、怕冷。曾经在邢台市某医院诊为慢性胃炎，用药无效。又在本县中医院服中药 20 多剂，无效。目前饮食、二便、睡眠可。体略瘦，面略黄。脉见沉弱而弦。舌苔略厚。2006、2007 年两次人流，此外无明显不良精神刺激。欲生第二胎。处理如下：

党参 15g，黄芪 20g，当归 10g，白芍 15g，川芎 10g，香附 8g，柴胡 6g，五味子 8g，夜交藤 20g，陈皮 15g，桂枝 15g，附子 10g，茯苓 10g，生三仙各 10g，生甘草 5g，生姜 30g。常规水煎，日一剂。

逍遥丸 6g，日 2 次；香砂养胃丸 6g，日 2 次。

11 月 23 日再诊：恶寒大好，体力仍不太好。不再呕吐。脉象仍见弦弱。处理如上。

12 月 4 日三诊：病情无大进退。欲生二胎。末次月经 15 天前。中药煎剂如上。成药改为金匮肾气丸、补中益气丸各 9 克，日 2 次。

2009 年 12 月 20 日四诊：已生第二胎 3 个月。又感四肢无力、头晕、头痛等。脉舌象大体如前。血压：110/80mmHg。守上年 12 月 4 日方。

按：毫无疑问，患者初诊时的脉证都主虚。实际上，凡慢性胃炎都首先是虚证，其次是兼有郁证。道理很明显：长期食少岂有正气不夺的道理。

案 18：继发不孕治验案

刘 CH，女，27 岁，威县小王庄人，2008 年 12 月 10 日初诊。

第一胎存活已 5 岁，去年 10 月摘节育环，欲生 2 胎。今年 6 月曾流产一次，当时约怀孕 40 天。一般月经后期 5 天左右，此次已经过期 20 天。无明显不适。体略丰，神可，脉象略见弦滑有力，舌嫩润多齿痕。又，常好发生口腔溃疡，近日加重。血压：140/100mmHg。处理如下：

党参 15g，黄芪 20g，当归 10g，白芍 15g，川芎 10g，怀牛膝 20g，香附 8g，五味子 10g，补骨脂 15g，桂枝 20g，陈皮 20g，生三仙各 10g，生甘草 4g。常规水煎，日一剂。

金匮肾气丸 9g，日 2 次；补中益气丸 9g，日 2 次。

12 月 18 日再诊：服药后无不适，月经仍未至。口腔溃疡大好。脉见滑利。血压 124/80mmHg。守前方。

2009 年 2 月 6 日：患者的亲戚来看不孕，称 CH 作超声诊断怀孕月余。

按：此案有点复杂。本来二诊之后要给她使用破血破气之剂，犹豫再三还是继续处理如前，果然怀孕。读者可能认为患者初诊时已经怀孕，但超声诊断不支持。患者本人也不认为初诊时已经早孕。又，患者初诊时血压略高，多口腔溃疡，服上方后均大好，故治疗有效。由于她就诊后一直未来月经也怀孕，她介绍亲友多人就诊治不孕。

案 19：结婚 32 个月不孕

杨 LF，26 岁，威县白伏村人，2007 年 7 月 28 日初诊。

结婚 2 年 8 个月不孕求治。月经初潮 14 岁，周期 27 天左右。经期 6 天。月经色深，偶有小血块。无痛经史。月经前四五天常有乳房憋胀，月经干净后即消失。有时右侧腰痛。一般情况好。饮食、二便、睡眠可。舌淡，苔薄白。脉沉缓。末次月经 20 天前。三个月前曾在县医院做输卵管通气术。处理如下：

党参 10g，黄芪 15g，当归 10g，白芍 12g，川芎 8g，熟地 15g，怀牛膝 10g，香附 8g，陈皮 10g，茯苓 10g，桂枝 15g，生三仙各 10g，生甘草 4g。常规水煎，日一剂。

金匮肾气丸 9g，日 2 次；补中益气丸 9g，日 2 次。

共断续服上方 38 付，至 9 月初月经应至未至。又 10 日后，出现早孕反应。怀孕后又断续大体服上方 20 付。2008 年 7 月 18 日顺利产下一健康女婴。产后 3 日乳房胀大而奶水不畅。做乳房按摩一次，并同时服下方三剂后，母女皆佳。

党参 10g，黄芪 15g，当归 10g，白芍 12g，川芎 8g，熟地 15g，桔梗 8，王不留行 10g，路路通 20g，陈皮 10g，茯苓 10g，焦三仙各 10g，生甘草 4g。常规水煎，日一剂。

按：自西医看，患者初诊时几乎一切正常，她的丈夫也身体很好。故不孕的具体原因很难说清楚。我治此类患者，怀孕前后的处方都是补益为主，略加活血理气药。该患者最初有舌淡、脉沉、月经色深，更应该如此处理。

案20：产后缺乳

赵 FG，34 岁，威县白伏村人，2010 年 3 月 10 日初诊。

第二胎产后 32 天，奶水不足。体型中等，轻度贫血貌，精神可。饮食、二便、睡眠可。无其他自觉不适。脉象大体正常，舌略淡。处理如下：

党参 15g，黄芪 20g，当归 10g，白芍 12g，川芎 10g，熟地 15g，怀牛膝 15g，苍术 5g，白术 5g，王不留 15g，陈皮 12g，桂枝 12g，生姜 20g，生甘草 5g，大枣 6 枚（掰）。常规水煎，日一剂。

力勃隆 3 片，日 3 次。

2010 年 3 月 17 再诊：奶水大见增多，自觉精神、体力更好。守上方。

按：她算是高龄产妇了，又有轻度贫血貌，属虚无疑。正气充实的母体才可能奶水充足，故奶水不足者无不以虚证为主。

案21：劳损并经漏

郭 XC，女，53 岁，威县四马坊村人，2008 年 3 月 20 日初诊。

近 2 月月经不规则，此次月经已经 20 天不净。服西药益加严重。又腿酸乏力。脉象略见不足。舌润略淡而嫩。处理如下：

党参 12g，黄芪 15g，当归 10g，白芍 15g，熟地 20g，怀牛膝 20g，白术 5g，苍术 5g，陈皮 15g，茯苓 10g，香附 8g，益母草 20g，生甘草 5g。常规水煎，日一剂。

人参归脾丸 9g，日 2 次。

2009 年 2 月 16 日再诊：去年一诊即愈。近来月经又 20 多天不走。自觉胸背憋胀不适，稍劳益重。饮食、二便可。睡眠不很好。一般情况可。脉见沉弦，尺脉不可及。血压：140/90mmHg。仍守上方。

按：如果说经漏之初不一定主虚的话，20 天不止就属虚无疑了。

患者的胸背憋胀不怀疑冠心病，而是劳损，因为我知道患者的子女较多，且她常年制香（香火之香），双手劳动很多——上肢劳损常见肩背和胸肌不适。

又，2009 年就诊血压略高，按说应加川芎。上年未用川芎，大概是因经漏。实际上不必顾虑，照用四物汤就是补血调经。

案 22：经漏

王 YX，女，43 岁，威县五马坊村人，2009 年 2 月 13 日初诊。

停经 2 月后月经滴沥不止 1 个月。此一个月中，只有中间 5、6 日出血较少。近日为鲜血，此前为黑血块。另有少腹疼痛。饮食、二便、睡眠可。偶有时饥饿难忍。后半夜多汗。腿酸乏力。不能直腰。体略瘦，面色略黄。脉略见弦滑而数，舌可。处理如下：

党参 12g、黄芪 20g、当归 10g、白 15 芍 g、熟地 15g、香附 8g、益母草 20g、陈皮 15g、桂枝 15g、怀牛膝 15g、柴胡 6g、五味子 10g、生三仙各 10g、生甘草 5g、三七粉 6g（冲）。常规水煎，日一剂。

逍遥丸 6g，人参归脾丸 9g，日 2 次。

3 月 3 日介绍他人就诊，称服上方 3 日大好。

按：出血滴沥不止 1 个月，又面黄、脉数，属虚无疑。

案 23：室女月经紊乱

张某，19 岁，威县张藿寨村人，2007 年 11 月 17 日初诊。

近 4 个月来，每隔七八天阴道出血一次，持续 5 天左右且量比较多，一直在服西药，毫无疗效。又在他处服中药 6 付，亦无效果。自觉日渐乏力、食少，偶有心悸。患者自幼体弱，月经初潮 14 岁，每年来潮二三次。惟自今年夏天开始，突然频繁来潮。正在读中学，无其他明显诱因。曾经患慢性鼻炎就诊治愈。二便、睡眠可。脉弱，舌嫩略淡。末次月经刚干净。处理如下：

党参 12g，黄芪 15g，苍术 5g，白术 5g，五味子 10g，当归 10g，白芍 15g，香附 8g，益母草 15g，柴胡 5g，茯苓 10g，远志 8g，陈皮 12g，生甘草 4g，桂枝 20g，生三仙各 10g。水煎，日一剂。

逍遥丸 6g，日 2 次；人参归脾丸 9g，日 2 次。

12 月 6 日再诊：服完上方煎剂 5 剂后，一直自购上方成药服用。中间月经干净 15 天。乏力、食少等症悉去。仍处理如前巩固。

按：目前，西医称此种阴道出血为无排卵子宫出血，西药疗效大多不好。我治此证 90% 以上一诊即效——处方大体如上，因为此证总以气虚、肝郁为主。不知道前医开中药 6 剂何以无效。

月经周期 20 天，已经在正常范围。但不知是否稳定，周期最好还是在 29 天左右。

案 24：高心病心脾两虚

陈 XQ，女，68 岁，威县时庄人，2007 年 3 月 23 日初诊。

两年前曾患脑梗死，在县医院做 CT 等检查确认此病。当时没有昏迷，没有肢体瘫痪，主要是说话口齿不清楚。那之前，患者也不知道有高血压。此后大体上没有间断服用西药。此次因春节前感冒病情加重。主要是严重食少、乏力，稍活动就气短。又头昏、眼涩，上午尤重。体型消瘦，精神倦怠。语声低微，且不流利——略笨拙。脉洪大，舌淡嫩。血压：160/80mmHg。处理如下：

川芎 10g，怀牛膝 20g，当归 8g，白芍 15g，茯苓 10g，党参 15g，黄芪 20g，白术 5g，五味子 10g，陈皮 15g，香附 8g，生甘草 4g，生三仙各 10g。水煎，日一剂。

金匮肾气丸 9g，日 3 次；补中益气丸 9g，日 3 次。

2008 年 3 月 28 日再诊：一年前一诊即大好。近来旧病复发。症状略同去年之外，又有精力益加不好。和人说话气力不足，且常常说半截不知道再说什么。因而常欲独处，自觉无生趣。一般情况如前。脉舌象大体正常。血压：150/80mmHg。照取去年方。

按：患者一向瘦弱，目前的血压仅仅略高，为什么诊为高心病呢？

当然，她不仅有高心病。比如，已经有脑梗死。我看还有脑萎缩。也很可能有冠心病。但是，她的气短还是最可能是高心病心衰。自西医看，她的心衰不严重——没有明显下肢水肿。此次的血压又几乎在正常范围。西医对此种情况疗效不好。事实证明，上方效果很好。当然，她的病已经不可能彻底治愈。嘱咐她平时还是要注意服西药控制血压。

总之，Ⅲ期高血压，心、脑都有了问题，必须首先照顾正夺。

案 25：儿童尿床

葛 YS，男，10 岁，广宗人，2009 年 10 月 18 日初诊。

自幼尿床且白天尿频至今不愈。目前需要每夜喊醒 2、3 次，但仍然尿床较频繁。患儿体型高大，但面色苍白。家长说他好出汗，且多困、多睡。脉略沉，舌嫩苔少。处理如下：

党参 12g，黄芪 20g，当归 10g，川芎 10g，怀牛膝 15g，五味子 10g，山萸肉 8g，金樱子 8g，生山药 20g，附子 15g，桂枝 15g，陈皮 15g，生甘草 5g，生姜 20g。常规水煎，日一剂。

金匮肾气丸 9g，日 2 次；补中益气丸 9g，日 2 次。

10月28日再诊：近三日没有尿床——夜间家长没有喊醒。多困、多睡症状也较前好。

患儿共服上方20剂，尿床完全好转。

按：患儿体型高大，却面色苍白，好出汗，又多困、多睡，再参看脉略沉，舌嫩苔少都提示脾肾皆虚。

案26：阳痿早泄一诊大好

苏GL，26岁，威县东堂村人，2010年2月21日初诊。

阳痿并早泄近一年，否认不良精神刺激。饮食、二便可。睡眠欠佳。其余无特殊不适。曾经多方就诊，不效。刚刚在一位中医处连续服煎剂一个月，毫无疗效。形神可。脉略有虚象，舌多裂纹。处理如下：

红参10g，党参15g，黄芪20g，当归10g，白芍15g，川芎10g，熟地20g，怀牛膝20g，五味子8g，生甘草5g，陈皮15g，桂枝15g。常规水煎，日一剂。

金匮肾气丸、补中益气丸各9g，日2次；刺五加片3片，日3次。

3月2日再诊：自觉大好。脉仍有虚象，舌如前。仍守上方。

按：阳痿和早泄的病因大多是不良精神刺激，此患者否认。脉有虚象，故予补脾肾。上方无何特殊，不知为什么前医久治不效。

案27：上腹胀满疼痛2年一诊大好

闫ZH，男，20岁，威县时庄村人，2010年1月27日初诊。

经常上腹胀满、疼痛2年不愈。患者体高瘦，面色微黄，脉滑而弱，舌淡苔白。还可以劳动，其余无大不适。处理如下：

党参15g，黄芪20g，当归10g，白芍10g，川芎10g，陈皮12g，桂枝15g，香附6g，茯苓10g，半夏8g，生甘草4g，生姜30g，大枣6枚（掰）。常规水煎，日一剂。

香砂养胃丸6g，日2次；人参健脾丸12g，日2次。

西咪替丁片0.2g，日3次。

3月1日：昨夜一夜大雪，早7时半患者的父亲冒雪来取药，称患者病情大好。他送ZH上班顺便取药。

按：此案的病情和处理均无特殊，无论怀疑患者所患是消化性溃疡还是慢性胃炎，上方都有效。自中医看来，患者就是脾胃虚寒，且以胃寒为主。又，患者比较劳累，也是病因之一。试看大雪天他还带病去上班就知道他的工作紧张且劳累。

案28：严重头痛、呕吐

村民某女，35岁，2007年12月18日请出诊。

她的丈夫来请时说，患者有头痛老病根儿。结婚之前就有过一次严重头痛、头晕、呕吐。结婚十多年来每年发作1~3次。以前每发作，患者不吃不喝，睡上一天即好。此次不见好转。去病家见患者高枕、静卧、不能睁眼，否则头晕、恶心、呕吐。体瘦，脉象大致正常，舌淡嫩，苔少。处理如下：

党参10g，黄芪15g，白术5g，苍术5g，陈皮20g，茯苓10g，半夏8g，五味子10g，川芎10g，柴胡5g，当归5g，白芍15g，生甘草5g，生姜30g。水煎，日一剂。

逍遥丸、香砂养胃丸各6g，日2次。

按： 见到患者后我记起她好生气，而且每生气即严重纳差。服逍遥丸和香砂养胃丸疗效颇好——近几年有4、5次。此次也不能排除生气。但是她有脾胃虚寒是肯定的。此类患者，不论患了外感还是内伤，都会首先影响消化道且主要表现为纳差食少。

按西医理解，此证首先考虑梅尼尔氏综合征。不过，该患者的眩晕很可能不是内耳性的，而是小脑缺血所致。之所以导致脑缺血，是脾胃虚寒的基础上又气逆、气乱。

所谓气乱，就是神经调节功能紊乱——自然会引起全身紊乱。一般说来，服上方应该迅速好转。不过我告诉了患者的丈夫，若4小时后不见大好，最好输液如下：

10%葡萄糖1000ml＋刺五加注射液80ml＋维生素C2g＋氯化钾1.5g。

按说，患者1天多没有进食，最好同时输液。刺五加的药理接近人参。输葡萄糖就是补充水谷之精气。只是天气很冷，患者的家里更冷，输液很不方便。

次日，患者的婆婆来看病，说患者已经大好。

她提供的患者的其他情况尤其值得注意：患者每次发作，都头痛难忍且恶心呕吐严重。因为疼痛，常常要别人或自己用力拔头发。一般三天才慢慢恢复。又，她虽然体弱，但过日子很要强。这次她病重，主要是她近来每天进城给大商店擦玻璃——一天可挣25元。像她这样的体质和性格，严寒的冬天早出晚归，必然过劳。

注意！常人过劳或过饥，也会头晕。常言说：饿得头发昏。其实，过劳也常见头昏。这都是大脑缺血或血内缺乏营养之故。该患者不过是小脑缺血更严重而已。

又，患者的婆婆说：患者服下汤药首煎后，过了半小时呕吐一部分，此后再未呕吐。昨晚已经进食，今晨起床自觉无大不适。

案29：典型脾虚

李 GF，女，40岁，威县张霍寨村人，2009年5月26日初诊。

上腹胀满不适经常发作约10年，近来复发且加重。目前上腹胀满之外，还有不欲食、食少、乏力、头痛等。服西药数日无效。体型中等，面色青黄。二便可。脉象滑弱，舌淡，苔略白而稍厚密。处理如下：

陈皮12g，茯苓12g，半夏8g，香附8g，枳实5g，川芎8g，桂枝15g，当归8g，白芍10g，乌药6g，党参10g，生三仙各10g，生甘草4g，生姜25g。常规水煎，日一剂。

香砂养胃丸6g，日2次；逍遥丸6g，日2次。

5月29日再诊：自觉大好，诸症悉退。守上方6日巩固。

7月6日三诊：因过劳及强食旧病复发。脉证略如前。仍守前方。

10月10日五诊：旧病复发，10天前就诊适值我赴京出席香山会议，在乡医院输液7日无效。昨天打听到我回籍，今天即来就诊。脉证略如前。仍守前方。

我本来打算给她取药3~5日，她却主动要求取10日。

原来，她家最近要盖新房，不但要尽快痊愈，还要在新房建设中坚持不犯病。

近来当地正值棉花采收季节，农村妇女非常忙，这是她犯病的主要原因。准备盖新房更使她身心交瘁。

除上方外，她还要求给她几天的安定片。看来，她又有了心气虚。

按：以下设问设答说明有关问题。

问：此案就是典型的脾气虚吗？其它脏腑完全不虚吗？

答：在发现患者有睡眠不佳之前，就是典型的脾虚。同时有睡眠不佳，就是心脾两虚。不过，还是以脾虚为主。试看她多次就诊，此前没有诉说睡眠不好，故心气虚很轻。

问：根据什么诊断此案是虚证呢？

答：患者的各种不适（即症状）都是虚象。再结合望诊所得和脉象、舌象，更是虚证无疑。

问：那么，此案是气虚呢，还是血虚呢？

答：一般没有脾血虚之说（在逻辑上是有的），即脾虚就是脾气虚。心虚也说心血不足，也常说心气虚。实际上这两种情况可用一个方子治疗。比如，安神补心丸可以和养血安神丸互相代替。换言之，补心气和养心血用药基本相同。

问：那么，气虚和血虚是截然两途吗？

答：显然不是。实际上，血虚属于气虚。追溯到最早中医经典《内经》去，就不难发现血属于气。血在《内经》中的标准术语是"营气"。《灵枢·营卫生会》说："血之与气，异名同类。"

问：典型的脾虚，健脾即可，比如最好给健脾丸，为什么案中成药使用的不是健脾丸呢？特别是，煎剂中还使用了较多的理气药如陈皮、枳实、乌药、香附等，莫非不担心破气吗？

答：是的。按说可以或者说最好使用健脾法。不过，该患者上腹胀满为主，就应该考虑到她还有气郁。尽管这种气郁是气虚的结果之一，却要适当理气。故以上理气药都用量较小。另须知，陈皮也有健脾作用。本案煎剂的前三味就是二陈汤。此方是最初是治痰饮的（也治脾胃不和），燥湿去痰，也是健脾。

案30：体弱失眠

赵某，男，42岁，威县李寨村人，2007年9月14日就诊。

大便每天2～3次月余，较稀，早起大便尤稀。无腹痛，无里急后重，无脓血。早起多有肠鸣。此外无大不适。曾服西药多次偶有暂效，要求服中药治疗。饮食、睡眠、体力可。体瘦、神可。脉象略见弦滑，舌淡胖，苔不厚。血压：140/90mmHg。处理如下：

党参12g，黄芪15g，桂枝20g，白术6g，苍术6g，五味子10g，生山药20g，附子10g，陈皮12g，半夏8g，茯苓10g，白芍15g，川芎6g，生三仙各10g，生姜30g，生甘草4g。常规水煎，日一剂。

补中益气丸9g，日2次。

按：此证不复杂，更不危重。上方亦无何特殊。照用苓桂术甘散或附子理中丸即可有效。在我看来，还是上方更周到。相信效果很好。问题是，这么轻浅的病，患者为什么要求服中药？

又，患者是一个老实人，长年给抹灰工打下手。经济条件不算好，主动要求服中药就更费解。问他是否服过中药。他说：12年前，失眠、头痛等在他处久治不愈，就诊一次即好，故愿意再服中药。

于是，查出12年前的诊疗记录如下：

1995年2月21日初诊：经常失眠、心悸、头痛、头晕、乏力、食少，服西药正天丸、谷维素等无效。一年前曾经休克2次。体型消瘦，面色萎黄，脉弱，舌黯红。血压：140/100mmHg。处理如下：

党参20g，麦冬15g，五味子20g，山萸肉15g，枸杞子20g，茯苓20g，白术12g，生山药20g，陈皮12g，半夏12g，黄芪15g，远志12g，枣仁15g，丹参15g，川朴6g，生三仙各15g，生甘草5g。常规水煎，日一剂。

人参归脾丸9g，日2次。

2月22日再诊：再无头痛、头晕，仍乏力，血压：134/90mmHg。守前方。

按：当时的记录就是这么简单，此后12年中没有就诊。若非此次就诊提及——服药4日大好且未复发，此案不会作为验案介绍。

现在看来，12年前的病是比较严重的心脾两虚，自西医看是高血压伴神经衰弱。一般说来，类似情况服西药效果不好。上方中，补益气血和安神药量都比较大，且同时给与人参归脾丸。服药后不但心脾两虚症状迅速好转，血压也接近正常。故不要认为高血压不宜补益。患者的高血压也是心脾两虚的表现之一，故血压高而脉弱。他说，12年来还是不时有血压高，冬天舒张压常在100mmHg以上。夏天不常服降压西药。近数月就没有服。

目前的病是不严重的脾虚和高血压。病因都是长年劳累和紧张。当然，他的禀赋较弱，也是重要原因。治则自然是补气健脾。

案31：脑缺血眩晕

李SW，男，41岁，威县吴王母村人，2008年1月12日初诊。

近半年来常头晕、头嗡嗡响，严重时天旋地转、恶心呕吐如饮酒大醉。近2月来约每周严重发作一次。发作与劳累有关。曾经多方检查化验——包括头颅CT，无明显异常。中西药物基本上一直使用，日渐加重。不发作时饮食可，但睡眠不佳，自觉脑子乱。二便可。双耳听力可。体消瘦，神倦，面色青黄。脉大略数，舌淡甚苔白。血压：120/80mmHg。处理如下：

党参15g，黄芪20g，陈皮20g，茯苓10g，半夏8g，苍术6g，五味子10g，桂枝20g，附子8g，当归10g，白芍15g，川芎10g，生姜30g，甘草

5g。水煎，日一剂。

香砂养胃丸6g，日2次；补中益气丸9g，日2次；逍遥丸6克，日2次。

上方的治则是：补气温中、理气升阳。可以断定疗效很好。西医治此证，疗效不好。

5月4日再诊：上次一诊即愈，近日复发，昨天尤剧。脉大，舌淡胖苔白。仍守前方。

5月9日三诊：病大减。

按：眩晕分耳源性和小脑性。该患者的眩晕显然不是耳源性的。

自中医看，此证属虚无疑。他的眩晕不是肝阳上亢，而是清阳不升——即脑缺血的结果。病因是劳累过度。他的体质不很强壮，却是一个架子工，长年努力在高空作业。加之每天工作时间很长，难免虚损。他的舌淡甚，也是气血大虚且清阳不升的征兆。

案32：慢性胃炎

吴XC，女，45岁，威县沙河辛村人，2007年10月8日初诊。

做胃镜诊为慢性胃炎2年，始自2年前父母于短期内先后病逝。常感乏力、饱胀、脊背沉重、视物不清、口干、口臭、大便不畅、失眠多梦。曾经长期服西药好转，最近加重。体型中等，精神、面色可。脉沉弱，舌略胖嫩。血压：90/60mmHg。处理如下：

柴胡6g，当归10g，白芍15g，白术6g，苍术6g，茯苓10g，生甘草5g，香附6g，川芎8g，党参10g，黄芪15g，桂枝20g，陈皮15g，半夏8g，生姜25g，生三仙各10g。常规水煎，日一剂。

人参健脾丸12g，日2次；香砂养胃丸6g，日2次。

11月30日再诊：服上方曾经大好，因农事繁忙暂停治疗。近日复感右肩沉重、口干，希望继续治疗以便除根。患者此前还有：稍见冷风就咳嗽吐痰，每咳嗽就好尿裤子。更有甚者，咳嗽稍重不但小便失禁，还常常想大便——却解不出。又，每不慎食冷物，不久就想大便。此证自8年前生第二胎之后至今经常发作。曾问医生，说妇女都这样，加之上次主要想先治好胃，没有说此证。一般情况同前，脉滑略数有神，舌象接近正常。煎剂上方加五味子8g，附子8g，熟地15g，成药改服补中益气丸、金匮肾气丸各9g，日3次。

按：患者的所谓慢性胃炎，有明显的情志因素。症状也不是完全集中于消化道——脾胃，故首次处理以舒肝解郁、补气健脾、安心神。

总之，不要见西医诊为慢性胃炎，就一心治胃。

没想到患者叙述的病史不完整，可见问诊的重要性。她看上去情况还不错——望诊扫描形、神、色均无大异常，不会想到她还会有那样长时期的脾肾虚。说此案是肝郁并心脾肺肾气虚，显然有理有据。

用药方面，首次的煎剂可以组成四君、逍遥、二陈、桂枝、补中益气、参苓白术、理中数方。读者须知，它们的大方向基本一致。看似特殊的二陈、逍遥也可健脾补中。

或问：如此说来，此案不是可以使用十全大补吗？

答：是的。照用十全大补也大体不错。患者以脾肾虚为主，只要顾全健脾、补肾，效果就会满意，不是说用药一味不可增删。至于份量，多一克、少一克更不是大问题。

再问：到底什么方子最好？

答：最好综合人参健脾、金匮肾气、逍遥散三方。

又，患者虽然多脏腑正气不足，却没有出现过、至今也没有危急情况。这是由于：患者的生活条件不错，故能多方治疗。加之患者还在壮年，一时不会出现危急情况。坚持按二诊服药并注意调摄，很有可能完全康复。

案33：三叉神经痛

按：这是一位网友发到中国中医药论坛赵洪钧专栏中的帖子。副标题是：从气虚头痛头晕案得到的启发。这里略有文字改动。

史 JF，男，76 岁，半个月前左耳周围疼痛，在它处求诊，诊为三叉神经痛。三年前曾患过此病，在邻村针灸而愈。此次发病用针灸、吃止痛药无效。耳部周围疼痛，多于吃饭和洗脸时发作，虽不很剧烈，却也很难受。又终日头晕，每天服眩晕停维持。血压：150/70mmHg。脉微弦，舌淡红，苔黄。

记得以前治疗过三叉神经痛但是疗效不好，拜读赵老师的气虚头痛头晕一案颇受启发。患者年近八十，终日头晕已有几年，应属虚证无疑。于是处方如下：

党参 12g，黄芪 15g，川芎 12g，怀牛膝 15g，当归 10g，白芍 15g，五味子 10g，陈皮 20g，半夏 10g，茯苓 10g，生三仙各 10g，生甘草 5g，钩藤 15g，龙骨 15g，牡蛎 15g。水煎，日一剂。

原按：服上方 5 剂后疼痛大减，只有轻微疼痛。由于家庭条件所限，患者不愿再服中药。遇到这种问题也是无奈。老百姓得了病有好多都是先扛着，等扛不过去了才治疗。

案 34：尿潴留一诊即效

赵 WZ，男，54 岁，威县白伏村人，2010 年 3 月 25 日初诊。

每冬天尿频数年，自去年加重且有少腹酸痛憋胀。7 天前夜间，突然尿频、尿急、尿血。已经服西药 7 天，不再尿血，仍尿频——不足一小时一脬且量少并尿意不尽。自青少年时代就有胃病，经常食少并上腹不适。近 2 年上腹不适好转，仍然食欲不佳。母亲有典型的消化性溃疡，多次发生幽门梗阻。体形消瘦，面色黧黑，神情倦怠。尺脉弱，舌瘦。处理如下：

党参 15g，黄芪 20g，当归 8g，川芎 10g，五味子 12g，怀牛膝 15g，山萸肉 8g，生山药 20g，熟地 20g，茯苓 10g，丹皮 8g，金樱子 10g，生甘草 5g，陈皮 10g，桂枝 12g，柴胡 5g，厚朴 3g。水煎，日一剂。

金匮肾气丸、补中益气丸各 9g，日 3 次。

3 月 30 日再诊：尿频及少腹酸痛均大好。寸关脉可，尺脉弱。处理如前。

按：有老胃病数十年，脉有虚像，肯定是正夺之体。尿频、排尿不畅、少腹酸痛憋胀（必有尿潴留），则是肾气虚所致。对此西医一般诊为前列腺增生肥大。实则不准确。盖排尿不畅不仅是肥大的前列腺阻塞尿道所致，而是全身衰退在下尿路动力状态方面的表现。总之，此病首先主虚。脾肾双补有良好的疗效。

案 35：支气管哮喘

邱 SJ，女，36 岁，威县罗安陵村人，2008 年 7 月 7 日初诊。

咳嗽、气短、吐痰、发烧，久治不愈近 4 个月，近日加重。病始于在蘑菇棚里劳动——在里面待半小时左右就胸闷、咳嗽并轻度呼吸困难。开始在当地肌内注射有效，但次日即反复。又曾经两次输液共 8 天，完全无效。6 月 26 日西医处方大体是：输液给喘定、青霉素、清开灵、病毒唑等，同时口服复方岩白菜素和鸡胆川贝液。7 月 1 日的西医处方是：异丙嗪片 12.5mg 日 3 次、氨茶碱 0.1g 日 3 次、丙酸培氯米松气雾剂、舒喘气雾剂（喘重时喷吸）。此前还曾服中药 19 付，毫无效果。5 月 1 日做心电图示 S－T 段压低。5 月 3 日照胸片正常。6 月 26 日，做胸部 CT 无异常发现。多次验血、尿，仅血沉为 60～80mm/h，其余无异常。近日体温在 37.5℃左右。食欲可，二便正常。月经大体正常。目前心慌气短，头晕眼涩，不能劳动，极其乏力，多困。体瘦（自称发病后明显消瘦）、神倦。脉短而弱，舌红苔剥。血压：110/80mmHg。听双肺满布哮鸣音。处理如下：

陈皮 20g，茯苓 15g，半夏 10g，五味子 10g，麻黄 6g，细辛 3g，桂枝 20g，干姜 6g，生石膏粉 10g，白芍 15g，附子 8g，熟地 20g，生甘草 5g。常规水煎，日一剂。

百喘朋 1 片，日 3 次；地塞米松片 0.75mg，日 3 次；香砂养胃丸 6g，日 3 次；金匮肾气丸 9g，日 3 次。

患者问：何时可好？我说：3 日内不大好，不必再来。

7月9日再诊：果然大好。嘱隔日减去西药 1 次。其余如前。

按：患者的初始病因很清楚，临床表现也很典型，故诊断没有疑问。用皮质激素和平喘西药治此病可以速效，这就是为什么最初肌内注射有效。但是，单用西药常见反复发作者。中医治此证初起最好的方子是小青龙汤。也可以用小青龙和二陈汤合剂。病史较久，须同时补肾。当然，喘重时，也有单用中药疗效不满意的，故最好中西医结合治疗。病大好后，西药（特别是皮质激素）要逐渐减量。

又，这样的病人毫无必要做 CT，患者的 CT 却是邢台某医院给她做的。

7月18日三诊：病情虽然大好，但至今没有全好。前天自觉舒适，于是洗衣服并打扫卫生。昨晚至今晨发热 37.8C 左右，在本村肌肉注射一次热退。今天就诊时精神较好。她补充的病史很值得注意。原来，先是春节前后她的母亲患癌瘤病逝，她伺候了一个多月颇感劳瘁。又，发病四个月来，曾经连续 20 多天几乎完全不进食。她的体重下降了 20 多斤，必然很虚弱。这一情况前两次就诊时没有问清。今天她自己骑电车就诊，脉象略数，舌暗苔剥。双肺听诊大体正常。

处理如下：

陈皮 20g，茯苓 15g，半夏 10g，五味子 10g，山萸肉 10g，麻黄 6g，细辛 3g，桂枝 20g，干姜 6g，白芍 15g，党参 12g，黄芪 15g，当归 10g，川芎 8g，熟地 20g，甘草 5g。常规水煎，日一剂。

补中益气丸 9g，日 3 次；金匮肾气丸 9g，日 3 次；百喘朋 1 片，日 1

~2次；地塞米松片0.75mg，日1~2次。

嘱其再发热时不用西药。

又，初诊前患者每天脱发很多，她去就诊的中医却说是使用的洗发膏不好，看来那位中医经验太少。患者的脱发，显然是迅速严重营养不良的过。近日已经基本上不再脱发。

总之，较长的病史很难一次了解清楚。该患者以哮喘为主要表现，不详细了解病史就会把问题看得很简单。患者20多天几乎不能进食，显然是药物的副作用所致。可惜，不知道当时到底用过什么药。

又，患者的几乎无舌苔（初诊时就有严重苔剥），必然脾胃大虚。今天的方子是平喘的同时脾肺肾同补。给她的西药让她自己掌握——一般每天一次，没有明显呼吸困难，即可停用。

又，如上所述，我的治疗效果不算很好，但患者还是很满意。她一再说：您真是神医！大概是她的儿子就诊疗效更好。另外还有她的一位同村人，也是久病就诊一次即大好。

其实，我的治法很平常，就是在平喘的同时照顾到脾肾大虚。故初诊时就该用参、芪、当归。

按：以下是近作《赵洪钧临床带教答问》关于哮喘的问答。从中不难看出，虽然哮喘不单单是虚实问题，还是不能忽视扶正。

问：中医诊治哮喘也要念念不忘辨四证吗？

答：是的。甚至更简单。张景岳说："气喘之病，最为危候，治失其要，鲜不误人，欲辨之者，亦惟二证而已。所谓二证者，一曰实喘，二曰虚喘。"此说可见于今高等中医教材内科学。

问：如此说来，治哮喘不是掌握好攻补二法即可吗？

答：不是。支气管哮喘或过敏性哮喘的核心病理，是支气管因炎症反应导致狭窄而通气受阻，治此证的核心药物应能扩张支气管。中药中最重要的支气管扩张药有麻黄、细辛、桂枝、白芍等。凡支气管哮喘用中药，必须使用它们，而它们不是典型的补益药，也不是攻下药。中医治哮喘疗效最好的方子是小青龙汤，此方既不能归入补益方，也不能归入攻下方。

问：那么，可以中西医结合地讲一下呼吸困难的诊治要点吗？

答：可以。呼吸困难主要有肺源性的和心源性的。张锡纯先生所说的外感痰喘，基本上是肺原性的。中医治疗以小青龙汤为主。心源性的呼吸困难是心力衰竭所致。中医治疗以补肾纳气为主。也有肺脏和心脏同时功能受损的，这就是最常见的肺心病。这时就要同时使用小青龙和补肾纳气法。

简言之，尽管前人有实喘、虚喘之说，虚喘却远远较实喘多见。盖喘家十九是慢性病（或急性发作），即十九有虚（约半数虚重），治喘的同时必须照顾正夺。喘不重时，常常可以完全以补为治。

案36：肝郁气虚案

孙 SY，女，23岁，威县东郭庄村人，2008年10月17日初诊。

低热不退、全身乏力10余日，在县城就诊服生脉饮等不效。面黄、体瘦，饮食、睡眠、二便可。结婚8个月，月经大体正常。末次月经22天前。脉滑略数，舌可。处理如下：

柴胡6g，当归18g，白芍15g，党参12g，黄芪15g，川芎8g，五味子10g，香附6g，桂枝20g，苍术6g，白术6g，熟地15g，生姜15g，生甘草4g。水煎，日一剂。

逍遥丸6g，日2次；补中益气丸9g，日2次。

10月22日再诊：无明显改善，自诉多汗，神情忧郁。守上方。

10月27日三诊：自觉大好，面色红润，精神好。脉舌象大体正常。守前方。

2009年1月4日，患者的丈夫来看早泄，说患者一直很好。过去她常感冒，近2月多没有感冒。2日前似有小感冒，没有服药就好了。

按：病初没有恶寒、头痛，也没有咳嗽、流涕等，一般说来不是外感。患者的气虚可能是体质性的。给她开的煎剂即逍遥散和补中益气汤合剂加减。给她照用逍遥散原方亦可——此方既可解郁，也可补气。但可能不如同时用补中益气效佳。

案37：母子同补

姜 WW，男，2岁，威县姜七里村人，2010年6月6日初诊。

明显发育、营养不良。面黄体瘦，头发稀疏并有成片无头发，还几乎不会走路。其母一般情况尚可。母子脉舌象大体正常。处理如下：

党参12g，黄芪20g，当归10g，白芍15g，川芎10g，熟地15g，补骨脂10g，怀牛膝15g，五味子8g，女贞子10g，陈皮12g，桂枝12g，生姜25g，大枣7枚（掰），生甘草5g。水煎，母子同服，日一剂，母亲服80%，儿子服20%。

金匮肾气丸、补中益气丸各9g，日2~3次，母子同服比例如煎剂。

母，力勃隆片4片，日三次；子争取1片，日2次。

2010年6月27日再诊：患儿明显好转，走路已经相当快。其母称患儿近来不再好啼哭，即很乖、很好管，进食较前多。特别是她的奶水较前明显多。又，她此前便秘，数日一行，服上方后，大便通畅，日一次。守前方。

按：我治类似情况——还在吃奶的孩子营养不良，都是如上处理：母子一方同时服药补益。记忆中无疗效不佳者。

案38：大便失禁

赵某，男，72岁，威县白伏村人，2005年9月11日就诊。

自称近5日来，大便不干不稀，无腹痛和里急后重，但来不及上厕所——即要拉到裤子里。此外无大不适。14年前，曾患脑血栓，基本无后遗症，亦未复发。查脉象、舌象、血压大致正常。于是疏方。这时患者提醒我说，当年春天曾经就诊治此病，一诊即愈。我已经忘记，于是找出旧方，与新方几乎一味不差。患者还说，此方似乎少服一剂也不行，上次就是服完五剂才好的。处方如下：

党参10g，黄芪15g，五味子15g，桂枝20g，白芍10g，川芎10g，白术10g，生山药15g，附子7g，干姜5g，陈皮10g，茯苓10g，半夏8g，甘草5g，生三仙各10g。常规水煎，日一剂。

补中益气丸9g，日3次。

患者又补充说，近年小便频且不畅。这种大小便异常总是脏器衰败的缘故，以脾、肾气虚为主。遵此意组方遣药即效，不必拘于上方的具体药物。成药中加用桂附肾气丸（略同金匮肾气丸）更好。又，首次服药好转不应该立即停服。凡此类高年虚弱，最好间断服用类似补益之剂——成药即可。（以上已见于《医学中西结合录·老年病》）

2010年4月29日再诊：旧病复发5日——多次大便拉到裤子里，在他处服西药无效。5年过去了，患者还算明白，但更加老态龙钟。他双手颤抖，走路蹒跚，耳聋严重，更使他看起来有些呆。处理如下：

煎剂上方加生山药20g，炒白术6g，山萸肉10g，怀牛膝15g。

成药加金匮肾气丸9g，日2次。

按：《医学中西结合录》中已经提及："这种大小便异常总是脏器衰败的缘故，以脾、肾气虚为主。遵此意组方遣药即效，不必拘于上方的具体药物……凡此类高年虚弱，最好间断服用类似补益之剂——成药即可。"

然而，后两次发作间隔5年，说明上次治疗有效，不能说年老体弱必然有此证。

如何理解这种现象呢？

打个比喻，就像老汽车也可以多年凑合着开动一样，多数老年人带着几样病和多脏腑不断衰败，也可以"正常"存活。自然，这些老机器都不能和当年一样参加正常的拉力赛了！谁敢于不遵循自然法则，就会很快成为开不动、散了架乃至永远熄了火的车！

他还可以骑自行车，尽管只能在平路上稳稳当当地骑，却说明他还有较好的共济运动调节机能，体力也不是很差。偶尔还玩玩骨牌，说明他的思维能力尚可。

他的急性脑血管病至今已经19年，虽然中间几次想复发，都迅速得以制止，故那种可恶的疾病也可以在恰当的预防和治疗中维持20年不复发。

当然，预防和治疗的第一原则是：小心翼翼地、周到地维护正气。

试看，他毕竟老迈了。头发快脱光了。眼眉很长又很白。说话反应迟钝。呆呆地坐在小凳子上。站起来时相当困难。走路时要叉开腿，而且比较慢，总像是小心翼翼。这就是老年正夺！

案39：高年心衰

按：该案最好诊为多器官高年衰退，因为目前患者的主诉是心慌气短，就先诊为高年心衰吧！不过，稍微细心的读者会立即发现，书本上没有"高年心衰"这个病名，但是，我还是觉得她的病不单单是心脏的问题。比如不能说心衰完全是冠心病所致，因为从来没有人给他做出冠心病的诊断。她也没有出现过心绞痛。说她是高心病心衰，更不贴切，因为他从来没有高血压。至于风心病、先心病等和她更没有关系。总之，导致她心衰的原因不是哪一个局部问题。自然，如果有机会做一下病理解剖，她的冠状动脉肯定有了问题。但我认为那也是衰老的结果。她的心肌也必然有了退行性病变，她的肺脏、肝脏、肾脏、大脑、生殖器官乃至消化道等全身一切组织和器官都已经衰老，也毫无疑问。尽管一眼望去她可能还不足80岁。但弱智者也不会认为她像个50岁左右的人。总之，她的外表已经告诉人们，她很衰老了。如果和80年前的她对看，现在的老态龙钟和当年的稚嫩而且生机勃勃，肯定是判若两人了。且看下述简单病案记录：

李ZL，女，86岁，威县西候贯村人，2010年9月10日初诊。

心慌气短，稍劳即加重3、4年。近3个月来又加头晕逐渐加重。已经在多处多次就诊，服用中西药物完全无效。静坐时头晕不重，稍一摇头即感头晕加重并有头颈内嗡响。此外还有平卧困难——平卧不久即感气短，因此常常睡眠不佳。又有上腹胀满、乏力等。双足踝部有轻度指压水肿，下午尤重。患者体型较胖，面色晦暗，满脸皱纹，行动迟缓，但神志清楚，说话有条理。据其子女说，此前她一直坚持不要别人照顾，即还在独立生活。近来独立生活有点困难。食欲和食量可，大小便基本正常——夜尿较频。耳聋较重。脉象沉滑，舌淡。血压130/85mHg。处理如下：

人参10g，党参12g，黄芪20g，当归10g，白芍12g，川芎12g，熟地20g，五味子8g，山萸肉8g，怀牛膝20g，生山药20g，陈皮12g，茯苓12g，桂枝15g，生甘草5g，生姜30g，大枣6枚（掰）。水煎，日一剂。

金匮肾气丸、补中益气丸各9g，日2次。

地戈辛片0.125mg，日2次。

按：患者还没有再诊，但可以断言疗效比较满意。

或问：上方只用中药煎剂和中成药，不用西药地戈辛不行吗？

答：我相信只用中药效果也比较好，但可能不如同时使用地戈辛更好。反之，若只用地戈辛，不用中药，很难效果满意。即便加大地戈辛剂量，按常规达到饱和，对如此高年患者一般也不会疗效满意，却很容易出现毒副作用。

再问：既然是高年多器官衰退，治疗就应该多器官补益，是这样的吗？

答：我想这是毫无疑问的，如果这样治疗无效，不可能再有有效的疗法。

案40：李士材治气虚极

李士材治宋敬夫令嫒。中气素虚，食少神倦。至春初，忽然喘急，闷绝不知人，手足俱冷。咸谓立毙矣！李曰：气虚极而金不清肃，不能下行，非大剂温补，决无生理。遂以人参一两、干姜三钱、熟附子三钱、白术五钱，一服即苏。后服人参七斤余，姜、附各二斤，遂全愈不复发。（《古今医案按·卷五·喘》）

按：李士材是著名的温补学派医家。此案尤其典型。他的辨证就是"气虚极"（金不清肃，不能下行，并非必要的说理）故用大剂温补。但是，"后服人参七斤余，姜、附各二斤"，亦属罕见。

案41：李士材治气虚极

李士材治吴门周复庵。年近五旬，荒于酒色，忽然头痛发热。医以羌活汤散之，汗出不止，昏晕不苏。李灸关元十壮而醒，四君子加姜、桂，日服三剂，至三日少康。分晰家产，劳而且怒，复发厥。李用好参一两，熟附二钱，煨姜十片煎服，稍醒，但一转侧即厥，一日之间，计厥七次。服参三两，至明日，以羊肉羹糯米粥与之，尚厥二三次，至五日而厥定。李曰：今虽痊，但元气虚极，非三载调摄，不能康也。两月之间，服参四斤。三年之内，进剂六百帖，丸药七十余斤，方得步履如初。（《古今医案按·卷三·厥》）

按：年近五旬，荒于酒色，忽然头痛发热，是正夺在先而后感风寒。医以羌活汤散之，汗出不止，昏晕不苏，是严重气虚，故用四君加姜桂有效。再劳而且怒，正气再夺，故复发厥。一夺、再夺、三夺之后，元气虚极。是以两月之间，服参四斤。三年之内，进剂六百帖，丸药七十余斤方大安。大事补益，三年不变，李氏不愧心有定见。

案42：汪石山治气虚

一儿六岁，阴囊胀大如盏。茎皮光肿如泡。一医为之渗湿行气，不效。汪（石山）诊视，脉皆濡缓。曰：脉缓无力者，气虚也！经云：膀胱者，津液之府，气化则能出焉。气虚不足，无能运化而使之出矣！宜升阳补气可也。遂以补中益气汤，去当归、柴胡，加茯苓、牛膝，二帖囊皱肿消。三帖全愈。（《古今医案按·卷三·疝》）

按：汪氏也继承了李东垣的思想。"阴囊胀大如盏，茎皮光肿如泡"一般会认为水湿为患。石山据脉濡缓断为"气虚不足"，用补中益气加减获速效。

案43：薛立斋治脾虚中风

薛立斋治一人。年六十余，素善饮酒。两臂作痛，服祛风治痿之药，更加麻木发热，体软痰涌，腿膝拘痛，口噤语涩，头目晕重，口角流涎，身如虫行，痒起白屑。立斋曰。臂麻体软，脾无用也。痰涎自出，脾不能摄也。口斜语涩，脾气伤也。头目晕重，脾气不能升也。痒起白屑，脾气不能荣也。遂用补中益气汤加神曲、半夏、茯苓。三十余剂。诸症悉退。又用参术膏而愈。（《古今医案按·卷一·中风》）

按：案中云：脾不能摄、脾气伤、脾气不能升、脾气不能荣，总之是脾气虚，故用补中益气加味治愈。

案44：薛立斋治肾亏中风

秀才刘允功，形体魁伟，不慎酒色，因劳怒头晕仆地。痰涎上涌，手足麻痹，口干引饮。六脉洪数而虚。薛以为肾经亏损，不能纳气归源而头晕；不能摄水归源而为痰；阳气虚热而麻痹；虚火上炎而作渴。用补中益气合六味丸，治之而愈。其后或劳役，或入房，其病即作，用前药随愈。（《古今医案按·卷一·中风》）

按：肾经亏损而用"补中益气合六味丸"，必同时有脾阳虚。总之是正气亏损，故此后"或劳役，或入房，其病即作，用前药随愈"。

案45：薛立斋补中益气治中风

宪幕顾斐斋左半身并手不遂，汗出神昏，痰涎上涌。王竹西用参芪大补之剂，汗止而神思渐清，颇能步履。后不守禁，左腿自膝至足肿胀甚大，重坠如石，痛不能忍。其痰甚多。肝脾肾脉洪大而数，重按则软涩。立斋朝用补中益气汤加黄柏、知母、麦冬、五味。煎送地黄丸；晚用地黄丸料加知、柏。数剂诸症悉退。但自弛禁，不能全愈耳。（《古今医案按·卷一·中风》）

按：古人把中风的原因之一说成是痰。汗出神昏，痰涎上涌，其痰甚多，多数人会先用二陈甚至豁痰法。王竹西用参芪大补之剂效佳，可知卒中十九是本虚，只是病初有时有食积、痰淤等暂时的邪气盛，需急则治标。过此以往，特别是中风后遗症，无不以补益为主。

案46：高斗魁治疟疾危证

新安程结先子病疟。每日至辰时大寒，午时大热。热即厥。两目直视，不能出声。颏脱，涎水从口角涌出不止，日流数升，至丑时始汗解。饮食不进，昏冒几绝。予往视之，皆诛伐太过所致也。投以补脾之药，不即效。延他医调治，用柴胡防风南星半夏等药，病势转剧。其家复延予治之。值医者在，予请曰：此何证也，而用前药？曰：子不识乎？此肝疟也。"肝疟令人色苍苍然太息，其状若死。"予笑曰：据子述经言，当得通脉四逆矣！何用前药？予诚不识此何病，但知虚甚耳。请先救人后治病，何如？曰：子用何药？予曰：大剂参附，庶可挽回。医力争参附不便。予漫应曰：谨奉教。医始洋洋色喜而别。是夜用人参一两，黄芪二两，炮姜三钱。比晓，熟地桂附并进。次日辰时，病不复发矣。此缘劳役过度，寒热往来。医认为疟，且时当秋令，一味发散寒凉，重虚其虚。展转相因，肝脾大败。非峻补气血，何由得生！夫病由人生，人将死矣，而乃妄牵经

义，强合病人。及至处方，又乖成法。自误误人，至死不觉，悲夫！（《四明医案》）

按：但知虚甚，先救人，后治病（先扶正，后去邪之意）是重要原则。无论此系何病，但有肝脾大败，即非峻补气血不可。不过，此病确实是疟疾。须知，疟疾日久或素体虚者患疟，必须补益。所谓正气复，邪自去也。

案47：高斗魁论热病禁食之弊

石门吴弁玉，发热多汗便秘，数日不止。医曰：此停食伤寒也，不宜与食，待热退始可以稀粥汤饮之。病势转甚，延予视之。予问曰：肚中饥否？曰：饥。索其日所用药，则芩连枳壳花粉厚朴之属。予笑曰：子但吃饭，病即除矣，无庸此等药也。病者喜甚，曰：吾本无食，医言有食，故耐此数日饿耳。然便秘云何？予曰：致新即推陈矣。胃中久无谷气，故前物积而不下。且子之发热多汗，一味虚症。遂用参术调补而瘥。（《四明医案》）

按：进食水为第一补法，不能进食水则无不迅速大虚。此案已经饥饿数日，故曰：子但吃饭，病即除矣。然则，终于还是使用参术调补而瘥。

案48：程杏轩治半产血晕危证

汪心涤兄夫人，体羸多病，怀孕三月，腹痛见血，势欲小产，延余至时，胎已下矣。血来如崩，昏晕汗淋，面白如纸，身冷脉伏。予曰：事急矣，非参附汤莫挽。金谓用参恐阻恶露，予曰：人将死矣，何远虑为。亟煎参附汤灌之。少苏，旋复晕去，随晕随灌，终夕渐定，续用参、术、草、归、地、枸杞大剂浓煎，与粥饮肉汁间服，旬日始安。再投归脾汤数十剂乃愈。后张效伊芳翁夫人，证同，亦照此法治验。乾隆甲寅秋，予室人叶孕三月，胎堕血晕，日进参十数两乃定。后仍半产数次，势皆危险，均赖补剂挽回。倘惑于浮议，并殆矣。（《程杏轩医案》）

按：血来如崩，昏晕汗淋，面白如纸，身冷脉伏。大虚危候无疑，唯有峻补或能挽回。至于参附、参术何者为先，曰首重人参。盖人参为补药第一也，阴阳皆补也，气血双补也，五脏同补也。

案49：程杏轩治高年虚闭

郑媪年逾古稀，证患便闭，腹痛肛胀，寝食俱废，已经两旬，诸治不应。延诊以下为嘱，切脉虚细而涩，谓曰：此虚闭也，一补中益气汤足矣。何下为。服药两日，便仍不通，自言胀痛欲死，刻不可耐，必欲下之。予曰：下法吾非不知，但年高病久，正气亏虚，下后恐其脱耳。媪曰：与其胀闭而死，莫若脱之为快。因忆心悟篇云：病有不可下，而又不可以不下，下之不得其法，多致误人。沉思良久，于前汤内加入制大黄三钱，仿古人寓攻于补之意。饮后肠鸣矢气，当晚便解，结粪数枚，略能安卧。次日少腹尚痛，知其燥矢未净，仍用前方大黄分两减半，再剂便行两次，先硬后溏，痛止食进而愈。夫补中益气汤，原无加大黄之法，此虽予之创见，然医贵变通，固不容胶柱鼓瑟也。(《程杏轩医案》)

按：寝食俱废，已经两旬，切脉虚细而涩，虚闭无疑。年高病久，正气亏虚，下后恐其脱。然病有不可下，而又不可以不下者，即如此案。终于"寓攻于补"而获效。自今日看来，此案可以同时使用灌肠法通便或者径以手取，则立即见效。为此附我的几句议论如下：

怎么治大便不通呢？

不是医生的人也会说：就用通便或泻下药呗！

其实没有这么简单！

如果问：大便不通，是实证？虚证？

略通中医的人大概会立即选择：实证。

然而，未必尽然！

不知道治过多少次大便不通了，其中两次印象最深刻。

一次是我年轻时碰到一个18、9岁的小伙子大便不通。他不是很精明的人——有点憨，却身体强壮。然而，那时故乡的农民常常以高粱为主食，而高粱常常引起便秘。这个小伙子就是在家使劲拉了半晌拉不出来，才去了医院。我至今记得他哭丧着脸反复对我说：拉不动！拉不出来！快想想法儿吧！

我只好戴上手套给他掏出来！

注意！也许给他灌肠或服用大承气汤等可以解决问题，但是，大便已经到了肛门，憋在那儿已经半天，这时最快捷、方便的通便方法就是：用手掏出来！

这个小伙子的病显然是典型的实证——可以认为他完全没有正气夺——尽管拉屎拉了半天却拉不出来，也消耗正气。

另一个病人不是我亲自治疗的，而是一位作中医编辑的朋友告诉我的他的亲身经历。

这位编辑的母亲患较重的中风后遗症卧床多年。老太太80多岁了，总是大便困难。她的大便不干不稀，却总是不能自己排便。

原因很简单，她已经无力排便。

做编辑的儿子给她试用过多种方法，如口服通便药、使用开塞露等等，均难奏效。灌肠不但麻烦，还容易弄得满床大便。

还是戴上手套给她掏出来最便捷有效。

就这样这位编辑朋友伺候老母已经3、4年（2006年告诉我的）。

这样的病人显然不宜使用大承气汤之类。

因为她的大便不通首先是虚证！

不要以为用手掏大便不雅。

医生这样做是标准的职业行为——尽管病家一般会对你千恩万谢。假如是自己的高年父母患此证，能这样做就是难得的孝顺。

案50：十全大补治中风

王肯堂《灵兰要览》曰：里中一老医，右手足废而不起床者二年矣。人皆传其必不起。过数月，遇诸途。讯之，曰：吾之病几危矣！始服顺气行痰之药了无应验。薄暮神志辄昏，度不可服。命家人煎进十全大补汤，即觉清明，遂服之。浃数日，能扶策而起。无何，则又能舍策而步矣！经云：邪之所凑，其气必虚。吾治其虚，不理其邪，而邪自去。吾所以获全也！（《古今医案按·卷一·中风》）

按：这位无名老医所述经文，正是本节要旨：

邪之所凑，其气必虚。吾治其虚，不理其邪，而邪自去。

至此，反复申述"一字心法"逾五万言。理论上无一字凿空臆说，且融汇中西医毫无牵强。加之，证以古今验案五十例，其中亲自诊治者三十八，无不具有充分说服力。自信一字真传颠扑不破矣！

（二）两字心法——正邪

1. 理法传心

讲完最扼要、最重要的"一字真传"之后，这里再讲授我的两字心法。

问：这两个字和一字真传没有关系吗？

答：关系很密切！实际上很难截然分开。

问：两字心法是哪两个字呢？

答：就是正邪！

问：这两个字有什么提纲挈领的重要意义呢？请略作解释好吗？

答：好的。病种、病证不可胜数，若撮其要，不过正气夺、邪气盛两证而已。方药、疗法不可胜数，若撮其要，无非扶正、祛邪两法而已。于是，面对病人，医家首先要做的、且始终要做的就是判断正邪状态。

问：中医说："邪气盛则实，精（正）气夺则虚。"（《素问·通评虚实论》）。于是，判断正邪状态就是判断虚实，是这个意思吗？

答：主要意思如此，但不完全如此。下面会有进一步说明。

问：正邪、虚实之说是中医的传统理论，它们对西医也适用吗？

答：是的，"一字心法"当中，已经基本上回答了这个问题。

问：请扼要重复一下好吗？

答：好！正或正气指机体的物质基础和生理功能。虚、正夺或正气夺指机体的物质基础和/或生理功能受到损害。这时在临床上就表现为虚证。

物质基础受损，不仅仅指贫血、维生素缺乏、其他营养不良、脱水、低血钠、低血糖等这些微观组成（即有序性）受损，还包括机体的宏观有序性（即宏观正常构造）遭到破坏。最简单的如体表创口，关节脱位，无疑是正气夺。较常见且典型的如肺气肿、二尖瓣狭窄、房室间隔缺损、动脉瘤等西医说的形态异常或病理解剖变化，无不导致某种程度的功能障碍，即无不属虚。

问：如此说来，各种外伤首先是虚证了，是这样的吗？

答：是的。其实也很好理解，因为机体受伤无疑是损伤了正气。

问：那么，外伤后的手术就是扶正疗法了，是吗？

答：主要是扶正，但不完全是。比如，关节复位、骨折对位、骨折内外固定、创口缝合、伤损脏器修复，还有输血、支持输液等等主要是扶正。清除异物、污染、血肿、坏死组织等则是祛邪。有时必须截肢或摘除无功能、坏死、破碎的器官，如外伤性脾破裂做脾切除，主要也是祛邪。

问：那么，非外伤的急症或择期手术也是扶正吗？

答：非外伤手术的目的有的是扶正，有的是祛邪，但任何手术都必然首先损伤正气。

问：为什么择期手术会首先损伤正气呢？

答：开刀的手术都要切开皮肤、皮下、肌肉等正常组织。这无疑是损伤正气。至于开腹、开胸、开颅、特别是心脏直视手术之类，尽管是专业人员通过专业创伤手段打开了重要生命器官，却可因手术损伤随时致死。

打开后不能恰当处理，就完全是置病人于死地。即便是简单的拔牙，也会因损伤组织、出血、疼痛而损伤正气，有时甚至出现严重意外甚至死亡。至于较大的手术，还常需要很复杂的麻醉等，于是更加对正气构成威胁。就是术前的禁食水、灌肠、保留胃管、保留尿管和使用镇静剂等，也对正气不利。所以，做任何择期手术之前，都要权衡机体是否可以耐受术中和术后不可避免的正气损伤。

问：可举例说明哪些择期手术目的是扶正，哪些是祛邪吗？

答：修补或重建之类的手术目的是扶正，如腹股沟疝气修补术。切除或破坏性手术目的是去邪，如各种肿瘤切除术。也有扶正与祛邪兼备的，如因消化性溃疡做的胃大部切除。目前流行的各种支架置入术，目的基本上是扶正。

问：以上对正气、正气夺或虚证的中西医结合解说很严密，但没有说到邪或邪气。如何中西医结合地理解邪气呢？

答：邪气就是一切可能或正在对机体造成损伤、损害的因素。

问：如此说来，邪不就是指的各种病因吗？

答：不完全如此。简言之，这里说的邪气比中西医病因学说的病因还要多。诸位都知道，中医把始动病因归结为六淫、七情、不内外因；西医把始动病因归结为物理、化学、生物、心理、社会等几大类。它们都属于邪气是没有问题的。只是，除此之外，邪气还包括疾病过程中出现的损害机体（即正气）的病变或中间产物。可以称之为次生邪气。

问：请举例说明此类病变或产物好吗？

答：好。比如，中医说的阳明热结燥屎，大结胸证（多数是急性腹膜炎），痰涎壅盛；西医说的外伤后血肿（其中是死血，中医称之为离经之血）、坏死组织，胸外伤造成的气胸或血气胸，腹外伤造成的腹腔内出血、胃肠破裂后内容物漏出，颅脑损伤造成的高颅压、特别是脑疝，幽门梗阻造成的胃潴留，前列腺肥大造成的尿潴留（中医称为癃闭），胸膜炎造成的胸水，门脉高压造成的腹水，青光眼造成的高眼压等，都不是始动病因。它们对正气的损伤常常比始动病因还要严重，因而原则上必须及时除去。

问：中医有寒热之说，它们也能通过判断正邪状态从而更恰当地认识并处理吗？

答：是的。假如寒热指的是始动病因，无论中西医都是治寒以热，治热以寒。这就是邪气盛时用祛邪法。最简单的如冻僵,是最典型的寒因寒证且邪气盛,治疗冻僵首先要置病人于温暖环境以驱逐寒邪。反之,中暑是最典型的热因热证且邪气盛,治疗中暑首先要置病人于凉爽环境以驱逐热邪。这两种情况是常识都可以理解的。假如寒热指的是疾病过程的中间现象,情况就复杂一些。这时需要进一步分析正邪状态。对此,将结合具体病例说明,此处从略。

问:做完正邪状态或虚实判断,如何决定治则呢?

答:大体分以下四种情况。

①单纯正气夺或纯虚证:治法就是扶正或补益。

②邪气盛为主或邪盛是主要矛盾方面:严格而言,没有纯实证,即邪气盛无不伴有正气夺,只是治疗须以祛邪为先。

③正夺为主:治法就是扶正或补益为主,有时完全以扶正为治,所谓正气复邪自去也。

④正邪相持:治法就是一边扶正,一边去邪。

问:以上原则性说明,比较抽象,请举例说明好吗?

答:请看以下典型病案。

2. 举案说法

案1:气管异物

某患儿,18个月,发育营养良好,一向少病。一天上午,正在做饭的姥姥,忽然听到半声啼哭并有跌倒的声音。她赶忙去看时,见外孙倒在地上,全身躁动,面色青紫,呼吸无规律且有时似有似无。于是,迅速设法赶往省儿童医院。但是,那时(20多年前)还没有120,也几乎没有出租车,多数人家也没有电话,患儿在发病后将近一个小时才到达儿童医院。一路上患儿还是一阵阵躁动,面色青紫,呼吸无规律且有时似有似无。总之,一直不清醒也没有正常啼哭。到了急诊室立即给氧,但患儿的呼吸时断时续。缺氧状态不见好转。胸部听诊:心率每分钟140次以上,不齐,双肺呼吸音弱。按惊厥处理无效。数小时后诊断为气管异物,遂通过气管镜取出一粒花生米。但是,患儿再没有清醒。约两周后,他被诊断为植物人。原因是气管异物窒息导致大脑长时间缺氧,造成不可逆的严重损害。

按:这是发生在某省儿童医院的一个引起医疗纠纷的案例。

诸位可能说,此案和正邪有什么关系呢?尽快确诊并取出气管内的花生米不是就完了吗!

是的。这是一个很极端的案例。但是，它说明祛邪多么重要。

又，花生米本来不是和人体势不两立，即一般情况下它不是邪气。然而，一旦它跑到气管，就非得尽可能快地把它除去不可——其他措施几乎完全无效。

毫无疑问，假如阻塞气管的花生米被及时取出或者自己呛出来（比如几分钟之内）患儿就可以完全康复，而且几乎不再需要任何特殊处理。

问题是，当家长不能迅速提供指向气管异物的病史时，经验不足的大夫一时想不到此病因而会耽搁抢救。他的其他处理无助于此病的缓解。

确诊了气管异物，要立即取出。于是，必须使用现代医学手段：现代麻醉、气管插管和气管镜。

多数医生一辈子不会见到如此严重的气管异物，但是，每个医生又都随时可能遇到。所以，中西医知识还是越全面越好。能把二者有机的结合起来，自然是更高的境界。

请注意！一旦高度可疑气管异物，要立即将孩子置于俯卧且保持头低位——可以接近倒悬。这样做的目的，是尽量让异物受重力作用停留在气管比较宽敞的接喉部，因而容易呛出。呛不出也不容易导致气管完全阻塞而严重窒息。同时要尽快联系急救中心或到有条件取出气管异物的医院就诊。

又，顺便说一下，1971年宋子文在美国进食中突然死亡，就是一块食物堵塞了气管，没有来得及抢救。死后尸检才发现死因。

附：门人汪海升读过"两字心法"特别是本案之后的心得：

"两字真传"将中西医诊治要领浓缩为正邪两个字，诚所谓大道至简。深信先生的真传，将使我终生受益，尽管熟练应用于临床尚需历练。

关于气管异物一案，海升略有所得。

我觉得此案既有邪气盛，也有正气夺。

说此案有邪气盛是无可争辩的。但是，有的人也许如先生预料的那样会说："此案和正邪有什么关系呢？尽快确诊并取出气管内的花生米不是就完了吗！"。

说此案也有正夺，特别是说发病前就有正夺，可能招致更多的非议：一颗实实在在的花生米堵塞在正常的呼吸道，何来正夺！看来人们很容易忽视的正气不足。跟老师学习一年，深深体会到：八纲之中，四纲为要；四纲之中，虚实为主；正邪两字，首重正气。此案就是正夺在先——气管异物大多因正夺引起。

为此，海升查了一下资料。

何梦乔等主编《实用急救学》关于呼吸道异物有如下记载：

上海医疗救护中心 1995－1996 年度统计资料分析，因呼吸道急诊呼救 9952 例，其中呼吸道异物约 300 例。8 例因异物造成呼吸道完全阻塞死于现场，其中 5 例是老人，3 例为婴儿。

发病原因为：①饮食不慎；②酗酒吞咽功能失灵；③个别老年人吞咽功能差；④婴幼儿和儿童咳嗽能力弱，反射功能差；⑤昏迷病人。⑥企图自杀者。（《实用急救学》. 上海：上海医科大学出版社，1998 年 10 月第 1 版，309 页。）

海升按：六点发病原因，不是照录的原文，而是我概括的。

分析上述六条致病原因可知，第一条是直接因素，第六条是特殊情况，此外②、③、④、⑤无不是正夺，概括说就吞咽功能不全。婴幼儿、儿童是发育不全，老年是功能退化无疑都是正夺，昏迷和酗酒同样是正夺。死亡病例也进一步证明正夺是发病原因。老师的临床经验也会支持正夺这个结论。青壮年极少发生呼吸道异物，即使发生也会因反射作用——呛咳、喷嚏将异物排出。而婴幼儿、儿童、老年人、及种种体虚不能及时将异物排出者很可能致命。

当然，此案无疑要首先解决邪气盛，即尽快取出异物，而不是先去解决正夺——治疗吞咽功能。"先救急，后治病"，是现代医学急救的原则，与中医"急则治其标，缓则治其本"原则完全相同。

但是，要预防此类问题的发生，必须认识到正夺是本。随着发育，婴幼儿吞咽功能将逐渐健全，老年人则应适当补益延缓衰老，最大限度的保护吞咽功能。总之，要及时处理导致吞咽功能不全的原发疾病。

吞咽功能不全，主要是吞咽调节紊乱。如先生所说：调节紊乱，均属正夺。

总之，要牢记辨证论治的轻重缓急：八纲之中，四纲为要。四纲之中，虚实为主。正邪两字，首重正气。

案 2：常见体内异物急症

多数体内异物是急症。尽快祛邪——紧急取出异物，是当务之急，也是解决问题的最有效的手段。

从医以来，我记不清处理过多少体内异物急症了。

最常见且一般不就医的是结膜内异物——迷眼。每人每年都会多次迷眼。故此证之多见、难受，以及必须尽快除去异物是常人凭直觉就可以理解的。除去异物后，症状大多立即缓解。我想，不必再就此讲什么道理了。

迷眼还包括角膜异物。

角膜异物常常不能通过患者自己揉搓眼睛、流泪而"自动"除去。于是，因此就诊的比较多。注意！角膜异物可以致盲，尽管不太多见。

另请注意，刺激、烧灼性物质如生石灰、浓硫酸等进入结膜囊是更严重的结膜异物。最好的措施是紧急使用大量生理盐水或普通饮用水冲洗。注意！冲洗越早、越快越好，一般只能就近取水。比较清洁的水即可，不可因为没有生理盐水等耽搁冲洗。

仅次于迷眼的体内异物是扎刺儿。收获季节的农民在田间劳动，随时都可能扎刺儿。这种情况还常见于披荆斩棘的战士或探险者。多数扎刺儿者自己就能拔出来或用针拨出来。一旦刺入较深、较大，常常需要就医。当然，医生首先要做的是把刺入物取出来——祛邪。

还有一种比较常见的体内异物是"骨鲠在喉"——包括咽部和食管异物。很多人都有过这样的经历——真是不吐不快。可是，吐不出来、咳不出来又呛不出来怎么办呢？我就两次见过吃鸡而鸡骨头卡在食道里，不得已要用食道镜取出。

我曾经多次给小孩子取出鼻腔异物——豆粒、花生米最多见。

由此可知，小孩子为什么容易发生气管异物。

最常见的外耳道异物是小虫子跑到里面，但广义的外耳道异物应该包括耵聍栓塞。后者很常见，而且没有专用设备和受过训练的专业人员，不大可能取出而解决问题。

我还处理过一例少见的肛门、直肠异物：一个接近可口可乐瓶子大小的玻璃瓶子被塞到里面——非常难处理。此案慢一些取出一般不至于危及生命，但取不出来则必然致死。

尿道异物也不是很罕见。这种异物一般不会致死，但也常常需要急症处理，而且必须取出来。

我还多次取出散弹。这样的火器伤，常常不是很容易把散弹完全取出。

我还不止一次取出断在体内的针灸针。

　　有时，断在体内的针灸针取不出来。这虽然一般不会产生严重后果，病家之惶恐却可想而知。

　　战伤、工伤、车祸等造成的更严重的体内异物，如子弹、爆炸物碎片等射入体内，自然最好把异物尽快取出来。不过，这时异物大多已经造成各种严重的正气夺，加之往往还有其它更足以危及生命的损伤——即危及生命的正夺——不一定优先取出异物。总之，处理这类体内异物，已经不像处理迷眼或小虫子钻入耳朵那样，即便取异物的技术很熟练，也不纯粹是祛邪即可——取出异物来还不是万事大吉。

　　案 3：94 岁高龄人脑出血手术

　　按：上一节"一字心法"中，举的第一个病案就是泰山大人的颅脑外伤中西医结合处理转危为安。其按语最后提及，将在本节介绍他约 50 天后再次因为"脑出血"住院。这次，他终于接受了手术，疗效也相当满意。此次手术对深刻理解正邪关系颇有参考意义，也证明 94 岁的高年人，能够耐受微创开颅手术。简单情况如下：

　　上次，岳父大人是 2009 年 12 月 22 日出的院。

　　下面是出院记录摘要：

　　LDY，男，93 岁，职业军人。2009 年 12 月 22 日出院。入院时情况：患者主因摔伤后意识障碍 1 月余入院。入院查体：体温 36.7℃，脉搏 76 次/分，呼吸 18 次/分，血压 120/80mmHg。辅助检查：2009 年 11 月 18 日：血生化：钠 128mmol/L；肌苷 163umol/L；二氧化碳 18mmol/L；氯 97mmol/L；总钙 2mmol/L；尿素 9mmol/L。2009 年 11 月 17 日头颅 CT："脑挫裂伤，蛛网膜下腔出血，颅底骨折复查"与前片（2009 年 11 月 10 日）比较：右颞叶脑挫裂伤，血肿较前略吸收；双侧硬模下积液，左侧额顶颞部硬膜下积液较前多。诊疗经过（略）。

　　出院时情况：患者晨起神志清，精神可，二便正常，未诉特殊不适。查体：双侧瞳孔等大等圆，对光反射灵敏，双肺未闻及干湿罗音，心脏听诊律齐，心率：70 次/分。出院医嘱：合理膳食；控制并监测血糖、血压；定期复查血糖、离子、肾功；头颅 CT。出院诊断：蛛网膜下腔出血、脑挫裂伤、慢性硬膜下积液、Ⅱ型糖尿病、冠心病、高血压Ⅲ期（高心病）、前列腺增生、贫血。（下略）

　　显然，出院时情况比较好。辅助检查结果中，最值得重视的是：

　　双侧硬膜下积液，左侧额顶颞部硬膜下积液较前多。

此外是出院记录上没有的：双下肢无力，食量没有恢复，睡眠不佳，视力和听力较受伤前差。又有几乎遍身的散在瘙痒皮疹。

出院后继续口服中药等，大约一周后食量大体恢复，也不再因为瘙痒、烦躁而睡眠不佳。这时他可以不扶杖走到客厅里坐在沙发上看电视——拿着手杖是为了更保险。但是，大约半月后他首次出现精神症状，特别是迫害妄想。这时我的妻子（他的长女）还在那里。她查找资料发现，哈乐（治前列腺肥大）可引起精神症状，停用后迅速好转。又大约 25 天之后（2 月 4 日左右），情况再次逐渐不好。起初主要是尿频且偶尔尿床或尿裤子，也有一两次大便失禁。两三天后，出现精神症状。主要还是迫害妄想：连子女给他买衣服也认为是有人在贿赂他等等。于是，不但数日睡眠不好，进食也迅速减少。2010 年 2 月 7 日开始因为下肢严重无力不能起床，神智一阵阵模糊。稍清醒时，也认为家人——包括他的老妻都是假的。特别是他开始绝食并拒绝服药，因而迅速出现浅昏迷。

于是，2 月 9 日（农历 2009 年腊月 26 日）不得不再次住院。

住入某部队医院神经外科之后，医生断定一切都是左侧额顶颞部硬膜下积液所致。他们还认为所谓硬膜下积液是那里有出血——可能是陈旧性的。据说 CT 片子上显示中线结构右移且左脑室受压。估计积液或出血在 80ml 左右。科主任积极建议手术。

然而，这时不但我早已回威县，妻子也于 10 多天前回威过年。

我们无法亲见详细情况。于是同意做损伤最小的钻颅引流术。术前（2 月 10 日）妻子和那里的科主任通了电话。以下是 2 月 12 日以妻子的名义通过电子邮件提出的参考意见。

关于我父亲的病

2009 年 10 月 31 日，我父亲突然仰面跌倒导致颅脑外伤。那次先后在某医院住院 1 天，在另某医院神经外科住院 17 天，在另某医院老干部病房住院 32 天。最后于 2009 年 12 月 22 日出院。其间较详细的诊断和治疗经过、结果请参看出院病历等。

简单说来，那次有相当严重的复杂颅脑外伤，特别是右颞部脑挫裂伤比较严重。治疗过程中有过某些不当（比如给糖太少出现低血糖，用了多种副作用较大的药物导致严重白细胞减少、肝脏损害、呕吐、瘙痒；给热量太少导致明显的消瘦、低蛋白；脱水和利尿药用量太大且时间太长导致低钠等等），但是，纠正了不妥的措施之后，最后结果比较满意。出院时没有遗留意识障碍，也没有肢体运动和感觉障碍。

那次没有手术。

一般说来，那次相当严重的颅脑外伤没有摧垮他，不应该短时间内又因此突然出现类似严重问题——这次住院距那次出院只有50天！

现在看来，病情突然恶化的主要原因有：①出院后过分强调了起床活动，休息不够；②正值隆冬，家里室温太低；③不良精神刺激；④他尿频较重，穿的衣服却不方便小便。于是，他不但夜间因为尿频影响睡眠，白天也常常处于紧张状态。

结果，随着尿频和尿失禁逐渐加重，进食、体力和意识状态都逐渐变差。

这次病重后，我没有在场，除了某主任在电话中谈了他的看法和准备手术之外，最近的情况主要是弟弟妹妹等转告的。近日我将亲赴 XA，但希望主任和主管大夫参考以下看法。

1、对病情的复杂性和严重性要有充分的认识。

他如此高年，长期身患多种疾病，刚刚因为严重伤病出院不久，安装有心脏起搏器，特别是有20多年的糖尿病史，动脉硬化几乎已经遍及全身大中小动脉，病理变化相当广泛而深刻。不要设想，他会像年轻人一样术后迅速全面恢复。术后处理更要照顾周到。

2、所以，尽管已经做了开颅手术，而且引流有陈旧血液。还是不能认为病情像一般老年人的急性脑血管病那样比较简单。上次住院时头颅 CT 就显示左侧额颞部有硬膜下积液。当时不怀疑是出血，也没有出现相应的占位表现。这次为什么会在大体相同的部位出血，比较难解释。

3、不知道术后最新情况如何。开颅72小时后不见完全清醒，情况就相当复杂。

4、据说可以进食，且进食量不是很小。可见早已清醒。只是，我觉得还是要注意调整全身状态——特别是维持内环境稳定和保证营养。比如，不用或尽量少用脱水剂、利尿剂，以免导致严重的内环境紊乱。进食量不足时，要尽量给够热量——当然同时恰当使用胰岛素。上次在 XJ 医院神经外科曾经出现严重低血糖（1.8mmol），极其危险，一定要避免出现那种情况。

5、为了纠正全身情况，提高机体抵抗力，建议尽量多次输血。

6、开颅后大概使用了较大剂量的抗生素，建议最多使用一周即完全停用，以免有关毒副作用不利于恢复。

7、上述西医的扶正（即支持疗法和补充营养、血液等措施）之外，建议使用近年研发的中药注射剂。特别是"黄芪注射液""刺五加注射液""参麦注射液"等有较好的疗效。它们不但对脑血管病有较好的疗效，对此前的糖尿病、高血压、动脉硬化、冠心病等都有效。如果不方便静脉使用这些药物，也可以口服这些注射剂。

9、保护他的消化机能。停用或避免使用消化道不良反应明显的任何药物。最好加用食母生、多酶片、健胃消食片等对消化有帮助又极少见不良作用的药物。

10、在他的所有旧病中，糖尿病是最需要给予充分注意的。过高的血糖固然不利，但不至于速死。血糖过低则肯定是危险情况。而且，出现血糖过低肯定是给糖和热量不足。这样就必然加重消耗，而使他的全身机能更加衰退。总之，即便能少量进食，建议每天静脉给糖150克左右。如进食很少或完全不能进食，每天给糖应不少于200克。至于同时恰当使用胰岛素，则是不言而喻。

11、上次住院证明，奥拉西坦，依达拉奉，派拉西林那舒巴坦钠、奥美拉唑、左旋卡尼丁等对他有明显的毒副作用，要避免使用。（下略）

总之，这次做了开颅手术，而且效果比较好。

但需说明，采取的术式是开颅术中损伤最小的——可以称之为微创开颅。标准的颅骨钻孔引流术，一般是在积液或血肿部位前上沿和后下沿钻两个孔，各放置一根引流管，以保证引流通畅。

而给岳父做的是：局部麻醉下在左额部入发际约1cm处钻孔直径约1.5cm，切开硬脑膜只放一个引流管。手术只用了不足40分钟。

这样，患者出手术室之后就会清醒，当天即可进食水。

据说，手术中和术后第一天共引流陈旧血样液体约90ml。

假设如此，手术就很必要而且必然效果好。

因为尽管理论上硬膜下积液或血肿也可以吸收，但毕竟很慢。特别是血肿超过30ml，不及时清除或引流，必然会作为异物（邪气）对周围脑组织造成持续损害。

如果已经出现明显的高颅压或占位症状，手术就要更积极。

不过，岳父始终没有出现明显的高颅压或占位症状。

所以，我认为还是不能把这次大好完全归功于及时手术。

妻子在邮件中提供的，病情突然恶化的主要原因要考虑在内。

为此，再把她的看法附在下面并做些说明。

妻子认为，病情突然恶化的主要原因有：①出院后过分强调了起床活动，休息不够；②正值隆冬，家里室温太低；③不良精神刺激；④他尿频较重，穿的衣服却不方便小便。于是，他不但夜间因为尿频影响睡眠，白天也常常处于紧张状态。

原因①很好理解，但很多人会忽略，不再说。

原因②在去年这个寒冬很重要：岳父家的室温不超过15℃，而医院病房里是25℃左右。他再次加重是2月初，也能说明问题。

原因③医生和其他外人不会知道：岳父的最爱孙女于2月1日赴澳大利亚留学，临行时老爷子大哭不止。他是身经百战的幸存者，但毕竟老迈了，面对很可能永诀，精神不再坚强。病情从此迅速恶化。

原因④也很容易理解——大小便失禁既痛苦又令人丧气。

注意！这四个原因都进一步导致正夺！

所以，再次住院并且手术效果不错，不完全是手术祛邪的结果。

附：为了方便西医专业人员参考，把此次出院小结附在下面。注意！小结有些小毛病，个别记录与上文不完全一致。

出院小结2010年3月1日．患者LDY，男，93岁，住院号（略）。2010年2月10日入院。入院诊断：1. 创伤性硬膜下血肿 2. 2型糖尿病 3. 冠状动脉硬化性心脏病 4. 高血压病Ⅲ期 5. 前列腺增生症。2010年3月2日出院，住院20天。

患者主因"昏睡10天，加重2天"入院。查头颅CT示：左侧额、颞、顶部硬模下血肿。中线略有移位。心电图检查示：1. 窦性心律60/分；2. 心电图不正常，完全性左束支传导阻滞，左前分支传导阻滞，S_ T异常。血常规示：白细胞3.9×10^9/L……血红蛋白85g/L。血糖7.28mmol/L，糖化血红蛋白12.5%。既往有"高血压病，糖尿病"，病史22年。目前应用"肝精胰岛素注射液"及"阿卡波糖"治疗。空腹血糖4.8～9.6mmol/L左右。餐后2小时血糖控制在10～14mmol/L左右。1997年患"冠心病、病态窦房结综合症"，2007年4月安装心脏起搏器。入科查体：体温36.7℃，脉搏80次/分。心律不齐，心音低弱，各瓣膜区未闻及杂音。肺、腹部未见异常。神经外科情况：神志不清，精神烦躁，言语错乱。GCS评分13分。颈部稍有抵抗感，双侧眼球运动正常。双侧额纹对称，双侧眼睑无下垂，双侧瞳孔等大等圆，直径约 3mm，对光反应灵敏。双侧鼻唇沟对称。口角无歪斜，伸舌不偏。双耳听力减退，悬雍垂居中。咽反射正常，转头耸肩正常。全身深、浅感觉无异常。四肢肌力 3 级，肌张力正常。无肌萎缩及肌震颤，全身感觉系统无异常。双侧角膜反射、腹壁反射对称存在。双侧巴彬斯基征（－），双侧霍夫曼氏征（－）。无异常发汗。入院后行各项化验及辅助检查，急诊行左侧硬膜下血肿钻孔置管引流术。手术顺利，术后给予预防感染，引流液粘稠，给局部注射尿激酶后引流通畅。术后复查头颅 CT：硬膜下血肿较前明显减少，脑组织回弹。拔除头部引流管。现患者恢复良好，今日要求出院。经请示上级医师同意，办理今日出院。

出院诊断：1. 创伤性硬膜下血肿 2. 2 型糖尿病 3. 冠状动脉硬化性心脏病 4. 高血压病Ⅲ期 5. 前列腺增生症。

出院医嘱：1. 注意休息，定期复查。2. 有病情变化，随诊。

案 4：清创草率严重感染

这是我非常遗憾的一次经验。

患者蒋 DJ，男，46 岁，威县东郭庄人。

1997 年盛夏的一天，患者夜间在粪堆旁边小便时不慎跌倒，致使右膝前皮肤严重撕裂伤，黎明时就诊。本来打算亲自给他清创缝合，检查发现撕伤的皮肤可以从膝上翻到膝下，呈一个大袋状。即膝关节前的皮肤完全撕脱，袋内满是滥草、粪便、污泥。患者有多年的高血压和糖尿病，我没有助手，设备、药物条件也不很好。于是让他去医院看急诊。

两个多月之后，病家请我出诊，情况使我大吃一惊。

原来，两个多月中，患者几乎每天高热，早已卧床不起，全身水肿伴有严重腹水，还有黄疸。右小腿严重肿胀溃烂，有多个窦道。已经多位医生诊治，并曾住院治疗。花费万余元，越治越重，眼看病情无望，经济已经不支，请我看一下勉尽人事。

详细询问才知道这是一误再误，从来没有得到正确治疗的结果。

原来，最初某医院的医生没有清创就缝合了，而且没有在皮袋的底部戳口引流。看来那位"外科医生"没有起码的常识。结果，第 3 天即开始高烧，同时肿胀往小腿发展，一天比一天严重。而经治的医生只知道使用抗生素。更错误的是，还大量使用皮质激素。患者住过院，又多次找过外县一位以手术著称的"名医"。岂知他也没有打开原伤口，还是一味地使用大剂量贵重抗生素和皮质激素。结果，滥草、污泥、粪便只能从右小腿的多处窦道中憋出来。小腿的肿胀溃烂自然不可能好。

更为严重的是，全身消耗和紊乱严重。本来很胖壮的人，现在虽然水肿，却严重消瘦——只有肚子很大。

还有一个明显的错误是，输液时只给盐，从来不给糖。理由是患者有糖尿病。似乎糖尿病患者发生低血糖也不能给糖。曾经多次输用白蛋白不能算是错误，但很不经济，也不是最佳选择。

现在是局部严重感染、严重营养不良（凡见低蛋白必已严重营养不良），很可能有菌血症，肝脏功能肯定不好，严重腹水，患者进食很少。加之病家经济情况早已难以支持，继续治疗很困难。不过，患者的血压不高了，尿糖阴性。这样残酷地"治好"了旧病，实在令人哭笑不得。

我很后悔当初的一念之差，于是尽力补救。

局部处理是：切开最初伤口的底部引流——污物和脓液已经很少。肿胀溃烂的小腿湿热敷。

全身处理是：大量给糖和维生素，同时补钾。这不仅由于病家已经无力再大量使用白蛋白或全血，而且因为患者更需要糖和维生素。这就是西医的"扶正"。

怎样大量给糖呢？我的做法是：每天输液开始，推注50%的葡萄糖60ml，结束时重复一次。中间用2000ml10%的葡萄糖。只用500ml的盐水中，也加上60ml50%的葡萄糖。这样可以每天给糖约300g。大量给糖，要注意补钾，用法见旧作《医学中西结合录》"输液要点"。

如上处理10天，患者进食大好，输液逐渐停止。

他是否需要继续使用抗生素呢？

多数同行会毫不犹豫地大量使用，我则认为无关紧要。

就此说一点抗生素使用原则。

最初的医生没有给患者彻底清创（实际上几乎没有清创），没有戳口引流，污染物（即邪气）缝在创口内，无论使用什么抗生素，也无论使用多大剂量，都不可能防止感染并扩散。不过，那时使用抗生素还是有用。否则，患者很可能早已因为败血症死亡了。

经过两个多月，肮脏的污染异物已经从窦道中排出。不必再担心异物、污物感染，所以不必再用抗生素。

小腿肿胀溃烂那么严重，也不必使用抗生素吗？

我的看法是：抗生素已经使用太多了，早就该有效了。至今无效，再用也不会有效。即便有菌血症，抗生素也无效。

目前患者主要是全身情况太差，即中医所谓正夺太严重。除了西医的上述"扶正"方法外，必须同时用中药"扶正"。

总之，当务之急是迅速扶助正气。

顺便说明，多数低蛋白患者——包括肝硬化腹水患者——身上缺的不只是白蛋白。一般而言，给这种患者输全血不但远比白蛋白经济，而且效果更好。这个患者更需要输全血，然而他没有条件。

中医治疗：简单说就是要扶正。主要是温阳利水、补益气血、调理脾胃。处方如下：

党参10g，黄芪15g，附子5g，桂枝20g，茯苓20g，当归10g，白芍10g，川芎10g，熟地20g，阿胶20g（烊），生山药20g，红花5g，陈皮10g，白术10g，生三仙各10g，生甘草5g。常规水煎，日一剂。

上方煎好，服用不拘量，每次一口，昼夜不停，无不适可以每天连进两付。

就这样，患者于30天后终于基本恢复了。此后他还能做轻体力劳动。可惜，3年后死亡。当时我在国外，确切直接死因不详，但肯定和这次严重的误治有关。

按：上文中已经有正邪判断，摘要重复如下：

最初的医生没有给患者彻底清创（几乎没有清创），没有戳口引流，污染物（即邪气）缝在创口内，无论使用什么抗生素，也无论使用多大剂量，都不可能防止感染并扩散。不过，那时使用抗生素还是有用。否则，患者很可能早已因为败血症死亡了。

经过两个多月，肮脏的污染异物已经从窦道中排出。不必再担心异物、污物感染，所以不必再用抗生素。

目前患者主要是全身情况太差，即中医所谓正气不足太严重。除了上述西医的"扶正"疗法外，必须同时用中药"扶正"。

毫无疑问，当务之急是迅速扶助正气。

总之，不要忘记，对这个患者初次处理的大错误是没有祛邪：没有给创口彻底清创，没有戳口引流，污染物缝在创口内。于是，无论使用什么抗菌药，也无论使用多大剂量，都不可能防止感染并扩散。

后来的严重正夺，主要是初次处理没有祛邪所致。当然，医生的其他错误处理也加重了正夺。

案5：甘温法治愈膈下脓肿

这是一个比较复杂的病案，先后治了近两个月，最后才是用甘温法治膈下脓肿。所以，有必要从头说起。

1975年春一天，中午下班出医院门口时，内科同事请会诊。

患者石JT，男，9岁，威县王庄人，回族。因高热、昏迷于凌晨入院。门诊印象脑膜炎、休克等。询问病史，家属说：已经发烧20多天。入院前数小时突然腹痛，发热加重，不久昏迷。体检发现腹部膨隆，肠鸣消失，腹膜炎征象典型，血压也不好。于是，问题严重了。这种情况，外科医生首先会想到伤寒肠穿孔，而我没有见过伤寒肠穿孔治好的病例。病情紧急，不能等待。要治，只有剖腹探查——西医的急则治标。经病家同意，下午一上班亲自手术。

高度怀疑肠伤寒穿孔，按说手术切口要大一些，以便暴露回盲部大段肠管。我犹豫再三，还是先做的脐右旁正中小切口——只容两个手指，希望万一不是肠伤寒穿孔。果然，一打开腹膜，就见到蛔虫——原来是蛔虫性肠穿孔，真是大幸。切口没有再扩大，取出蛔虫4、5条，都是从一个小肠憩室钻出来的。手术顺利，不必担心切口不愈合或穿孔处再瘘。

次日，情况很好。患者清醒，发热很轻，血压正常。

再次日，我轮换到门诊。因为比较放心，虽然主持外科工作，三天没有去病房，没想到出了问题。

拆线的前一天，患者又有高烧。切口一期愈合，高烧却不退。患者已正常进食，高热仍然每天出现。检查病历并询问接手的医生，才知道术后第4天开始中度发烧，因而使用抗生素的同时用了两天皮质激素。问题就从此难办了。好在虽然发烧，其他情况还好。这样拖了大约一周，出现明显的脾周围脓肿。这个手术出现膈下脓肿，不算很意外。但我相信，不用激素很可能不出现。

出现脓肿，可以手术引流。但患者其他情况都好，所以，我和病家都犹豫。最后是家属征得我的同意，先出院在家继续由我治疗。不做手术引流，西医治疗仍然是抗生素为主。因为路远，不便每天看病人。这样又拖了大约十天，发现脓肿继续增大，于是让患者再次住院。

这时，有两种办法可选择。若只懂西医，只有手术引流。手术不复杂，也没有什么危险。因为我还略通中医，就还有另一种选择——用中医药治疗。

决定中医治则的依据是：①患者面色苍白；②脉滑大而略数；③舌苔虽然白而稍厚，但舌质淡；④穿刺抽出的脓液很稀薄。

和体表的疮疡一样，脓液很稀薄是典型正气不足的表现。加之其他脉证也支持正夺，于是，停止一切西医疗法，立即用中药。

中医治则就是甘温补气法扶正祛邪，方中没有一味清热药。疗效甚好，次日体温接近正常，第三天体温正常。又观察了几天出院。当然，脓肿完全吸收需要20天左右。大约三个月之后，患者复查时，已无任何自觉症状，但仍可摸到脓肿处有较大的硬结。2001年，患者陪同他人就诊，检查左肋下无异常，而且，不仔细看不会发现他曾经接受开腹手术。

按：当正气夺是主要矛盾方面时，治疗就要以扶正为主，有时完全以补为治。此案最后就是这样。这时最常用的治法是甘温补气。

以下再对患者入院后的正邪状态略作分析。

昏迷、休克无疑是严重的正气夺，但腹部膨隆，肠鸣消失，急性腹膜炎征象典型，无疑又是典型的邪气盛。不过，这个邪气已经不是最初导致发热的病因。由病史可知，昏迷和休克是突然腹痛、发热加重后出现的，故必然是腹内出现了必须清除的乖戾之气。这时权衡虚实，是虚实同治。输液纠正休克并继续支持输液完全是扶正；手术取出蛔虫并清洗腹腔完全是祛邪；修补小肠穿孔也属于扶正。给抗生素也是祛邪。这四种措施一样不可少。最需要医生恰当决策的是开腹祛邪的时机。一般说来，突然出现严重的急性腹膜炎，不一定等到休克完全纠正才剖腹探查。

手术基本上清除了腹腔内异物和脓液——大邪被除去，加之恰当扶正，患者迅速大好。

但是，腹腔内还遗留有少量邪气。如果处理得当——恰当地支持输液并使用抗生素，很可能顺利康复。

可惜，由于错误的使用皮质激素，正气一时不与邪争，导致腹内感染死灰复燃，且与正气相持。这样相持多日，导致正夺再次加重。即反复高热，患者消耗而脾周围脓肿增大。

这时判断正邪状态是正夺为主，于是完全以补为治。

或问：莫非不能继续同时使用抗生素吗？

答：可以，但不必要。试看单用中药温补效果如此之好，何必再用抗生素呢？

案 6：热衰竭型中暑

按：1964～1969 年，洪钧在重庆原第七军医大学求学。大家知道，那里是著名的火炉。而那时那里群众的居住条件大多很差。我看到很多人家的屋顶就是椽子上直接盖瓦，因而从屋里可以看到很多"光明"。这样的屋顶不很怕雨，但隔热效果很差。于是，大热天老弱病残在室内即可中暑（热射病、热衰竭或热痉挛）。那时，这样的中暑病人，到了医院很难处理。因为天冷时提高室温 10℃ 以上很容易，大热天没有空调则很难让室温降低 3℃。那时只有在室内多放冰块或冷水。可惜，重庆夏日的自来水常常比较热。所以，那时在西南第一流的医院里（第七军医大学第一附属医院就叫"西南医院"，是 1949 年后西南地区接管的最好的医院），抢救中暑经常碰到难题——不少患者抢救不成功。

后来，突然有了很有效的措施——把中暑病人放到防空洞里。较深的防空洞里，终年温度都在 20℃ 左右。

所以，我至今忘不了内科先生讲的这一事实。

现在有了空调，在重庆抢救中暑也很容易了。

但希望诸位由此认识到祛邪的重要性——中暑就是环境温度过高使人体内积攒了过多的热量。过高的气温，就是邪气——中医称之为暑邪因而有中暑这个病名。

读者可能对我这样用正邪理论，解释中暑及其防治是走远路或有点牵强，因为太热了去凉快的地方散热，是人的本能或直觉就得出的结论。

我看，直觉或本能需要上升到理论才算有了理性认识，才能算真正认识到并随时应用于实践。

试看，教科书上明明写着抢救中暑首先是，把病人放到比较凉爽的地方，西南医院在重庆呆了那么多年，为什么没有更早发现防空洞是那时的最佳选择呢？注意！那里不是上世纪 60 年代才有防空洞。

在空调普及的今天，更可能有人认为，把中暑病人放到防空洞里，未免有点不雅。其实，在治疗中暑方面，防空洞和目前普及的空调是等价的——甚至更好。

总之，希望大家记住，对中暑之类的疾病，病因治疗——即祛邪是最关键、也最有效的措施。

为此，举一个我亲自参与或主持的抢救中暑病例。

这个例子已经部分见于《医学中西结合录》如下：

2001 年参加了一位热衰竭型中暑——这是我的诊断——会诊。请来的"专家"问病史、看病人没有花几分钟，却老是拿着几次心电图翻来覆去地看个没完。最后，他的诊断是："前间壁心肌梗死"，主张每天输液不超过 1000ml，不能给盐，硝酸甘油绝对要用。我提示他：3 年前类似发作时，曾经在 12 个小时内给患者输液 1 万 1 千 ml，其中大约盐糖各半。心梗或严重冠心病心衰耐受这样输液是绝对不可能的。目前酷暑，给这么少的液体，还要持续几天这样治疗，后果非常危险。"专家"听不进去。于是，我不管他的"诊断"，催促赶快安装空调。结果是：空调按上不足 1 小时，专家的措施还未及起作用，病人就大好了。心电图（当时已经上了监护）之不可靠，由此可见一斑。

以下对该患者此前和此后的两次发病，以及我诊治的经过做较详细的补充。

为便于理解，先说一下首次发病过程。

他首次发病是 1998 年 7 月初。那天非常热，是入伏的第三天。

当时患者在经营客运，那天快中午时，他在车站与别人争执中有不太激烈的肢体冲突。没料到，大约 20 分钟之后，他突然心慌不支、面色苍白、大汗淋漓、瘫软在地。于是，停止营业去治病。但是，他没有住院，而是跑到比较熟悉的一位村医那里去治疗。然而，病情越来越重，眼看不行了，才特意来找我。

当时，我在某医院帮忙。当天也确实很忙，下午 8 点多了（天快黑定了）才下班。我正要走出医院大门，一辆大轿车快速驶入，拉的就是他。车上有他的伯父认识我，慌慌张张高喊我留步。

我应声立即上车时，他呈半昏迷状态，躺在车尾部的连通座位上。他的车没有空调，我本来全身有汗，上了车立即全身大汗。摸摸他却全身冰凉，几乎没有汗。加之六脉皆无，全身苍白——面部苍白更严重，不能回话，又明显脱水，显然是很典型的急性重症循环衰竭——休克且半昏迷。

这时他已经随时有死亡的可能，来不及详细询问发病经过，更来不及做更多的辅助检查。那个医院也没有高新尖的辅助诊断设备帮助确诊——其实任何辅助诊断手段都无助于他的诊断。

总之，立即抢救重症休克要紧。

进了病房发现没有血压，没有脉搏，心音微弱，心率约 140 次/分。体温 37.5℃。呼吸急促如喘，约每分钟 35 次。

于是立即建立两个输液通道，扩容的同时使用多巴胺等抗休克和西地兰等强心西药。扩容的输液通道用的是输血针头——这样才能保证快速扩容。使用多巴胺等抗休克和西地兰等强心西药的输液通道，用的是普通输液器。

患者还可以少量口服液体。于是让他口服成药生脉饮、藿香正气水的同时服用少量糖盐水。

注意！上述措施是我看到病人大约半小时之内就付诸实施的，而且大约一半具体操作是我亲自动手做的。

病情迅速见好——大约30分钟之后有了脉搏，血压80/60mmHg左右。患者清醒，可以简单回话，但显然不能让他详细叙述病史。

然而，由于发病时家属都不在场，我只知道他发病前没有呕吐、腹泻，没有外伤和出血，没有高热等，但是，我一时还是没有想到他的病是热衰竭型（即循环衰竭型）中暑。这个诊断是他好转后我才想到的。因为当夜阴天，半夜后开始下小雨，次日一日中雨，气温下降到约23℃左右，患者迅速稳定后再没有恶化。据此，最可能的诊断是中暑。

如上所说，气温下降是在天亮以后。我至今难忘那一夜是那么热。我躺在在病房的阳台上，一夜没有睡着，因为不但要多次起来去看病人，而且蚊子很多，要裹紧被单，于是终夜汗出不止。

就这样到第二天早8点左右，12个小时内，我给他输液约11000ml。这不是我一生中抢救脱水、休克用液体量最大、最快的，却使我印象深刻。

注意！如此大量快速给液体不是我有什么偏好或标新立异，而是他的病情需要。比如，开始半小时给了他约1000ml液体，情况明显好转。此后，他尿量增加，输得慢一点，入量就小于出量，血压也开始不稳定或下降。于是，液体必须给得足够快。他也出现过一过性的左心衰竭（呼吸困难并有粉红色痰），但是略减慢输液速度并使用西地兰后迅速好转。

总之，他第一次发病出院后，我才大体确认他的病是热衰竭型中暑。

按：至此我想强调，扶正和祛邪都非常重要。

一般而言，能够迅速祛邪，还是祛邪为先好。比如，假如那一天没有那么热，该患者不会发病。即便那么热而且发病，假如早下雨气温大幅度下降，或者当时已经有空调，他就会迅速自动缓解——不必用那么多液体和其他药物。

　　一旦无法迅速祛邪，就要加强扶正。比如该患者，若非那天我快速给他那么多液体和抗休克、强心西药，还有扶正中药，他很可能死亡。

　　下面介绍他 2004 年第 3 次发病。

　　这次发病是在他逃避计划生育期间——跑到外县租房住。

　　时间也是入伏后第 3、4 天。

　　那天他步行大约 8 公里去赶庙会。在会上买了一辆旧自行车让怀孕的妻子骑着载着大孩子返回，而自己步行。

　　于是，回到租住地方不久，突然发病。

　　表现和上两次完全相同。

　　迅速入住当地的县医院。

　　大约下午 3 点钟，家人得到消息，于是迅速找到我。

　　由于我已经有成竹在胸，于是告诉他的伯父迅速找一辆有空调的轿车，同时家中安装空调。我们尽快去那个县医院把病人接到家中——不再去住别的医院了。

　　我到达那个县医院见到病人时，他还是面色并全身苍白、精神萎靡、大汗淋漓、六脉细数、血压很低。他不能躺，也不能坐——两个人扶着他半躺半坐，就像瘫软在那里。那里的大夫没有明确诊断。

　　当然，这次就在家里抢救，很顺利，迅速稳定。

　　需说明，按中医传统，治此种中暑可以使用白虎加人参汤。由于很容易理解的原因，当天回到家来不及服煎剂。我给他服的是：生脉饮口服液、刺五加口服液和清热解毒口服液。加之我认为，用中药治这样的中暑，最好是补气养阴，于是从次日开始，口服补气养阴之剂如下：

　　人参 5g，党参 10g，黄芪 20g，当归 10g，生地黄 15g，生白芍 12g，麦冬 8g，五味子 8g，山萸肉 8g，生甘草 5g。水煎，日一剂。

　　按：这次从我听说开始，处理是祛邪优先——空调降温去除他体内邪热之气。换言之，一旦进入常温凉爽环境，就去除了他的病因。当然，也同时大力扶正。因为祛邪较晚，中暑太久，邪气盛已经造成严重的正气夺，单靠进入凉爽环境不可能迅速完全大好。所以，输液支持之外，又让他服用补气养阴之剂 10 日左右。

　　自那时至今（2019 年 2 月 11 日）该患者再无类似发作。

　　最后再次请读者牢记，X 光、超声、CT、MR、血液生化等各种高新尖的辅助诊断手段都无助于诊断中暑。诊断此病第一靠病史，第二靠常规体检和医生的经验。

案7：扁桃体炎

2010 年 1 月 21 日，患儿的母亲又带着他来看扁桃体炎。她说，两年前曾经因此病就诊一次，不仅当时效果好，还保持到不久前才复发。于是找出下述记录。

赵 JL，男，13 岁，威县油坊村人，2007 年 11 月 22 日初诊。

自幼好犯扁桃体炎。每感冒或上火即犯。一般每年发作 3、4 次。常常肌内或静脉注射青霉素等治疗。此次发作一周。一个月前曾经因此输青霉素多日。如此频繁发作，家长希望让患儿服中药治疗。患儿身体瘦弱，面色苍白。脉滑而弱。舌苔黄薄而浮。查两侧扁桃体三度肥大。处理如下：

党参 10g，黄芪 15g 连翘 12g，五味子 8g，川芎 8g，白芍 15g，柴胡 6g，陈皮 15g，茯苓 10g，生地 10g，熟地 10g，桂枝 15g，生三仙各 10g，生甘草 5g，生姜 20g。常规水煎，日一剂。

补中益气丸 9g，日 2 次；人参健脾丸 6g，日 2 次。

患儿只就诊一次，效果即如他的母亲所说。

2010 年 1 月 21 日：此次就诊是因为近 2 月扁桃体炎复发 2 次。在乡医院输液使用青霉素、菌必治等 5 天，但总是不利落。

我注意到患者的面容明显发胖。于是问输液中是否用了地塞米松。母子都说用了。再问是否脸看起来明显比此前大，有无多饥、失眠等。患儿说：唉！都有！我妈总嫌我吃得多！患儿的母亲也补充说：前一阵儿他接连好几天晚上睡不着。我很纳闷。小孩子怎么会睡不着呢！我看着他的脸发胖，还以为是好事呢！

这次处理是：煎剂照用上方。成药去人参健脾丸，加金匮肾气丸。取完药之后，病家又说近两个月手背上不断起疱疹。我看了看很像手癣。看来，患者的免疫力明显受损。

这样的年龄，又是大冬天，不应该发生手癣。于是告知这次要服中药一个月左右，因为除了消除地塞米松的副作用，还需要治疗手癣。

按：此案基本上也是以扶正为治。煎剂中的连翘、柴胡不用亦可。假如患者在扁桃体炎刚发作时就诊，可以中药（略同上方）扶正，西药（青霉素类）祛邪。

给该患者使用地塞米松，无论如何都是错误的。他是气虚体质，使用皮质激素必然加重气虚，还会出现阳虚。

案8：高年感冒

邻村王某，是颇有经验的老赤脚医生，2007 年 12 月 28 日来请出诊给他的母亲看感冒。老太太 78 岁，一向身体很好，上年犯过几天高心病轻度心衰，服我开的中药迅速好转。这次因为长她十岁的老伴儿病重近两个月，难免劳瘁。27 日早饭后自觉恶寒、乏力，于是休息并服儿子给的西药。服药一天不见好，且干咳、食欲益差。患者精神、气色尚可。脉微弦，舌可。体温 37.8℃。血压 150/90mmHg。处方如下：

人参 10g，党参 15g，黄芪 15g 当归 10g，白芍 15g，川芎 12g，熟地 20g，白术 5g，五味子 10g，萸肉 10g，陈皮 20g，桂枝 15g，茯苓 10g，生姜 30g，生甘草 5g。常规水煎，日一剂。

这时王某问：可否输液？是否使用抗生素？

我说：可以输液，但不是非输不可。抗生素使用一般剂量无大害，若使用大剂量则害处较大。结果服上方 3 剂痊愈。

2009 年 12 月 30 日，王某又来请给他的母亲看病。病史很简单：感冒小流行，她未能幸免。症状除全身不适外，主要是中等发热一两天、咳嗽、食少。从发病第 2 天开始，王某就给母亲输液——每天菌必治 3g，共输了 7 天。咳嗽似乎略好，但食欲不见好。特别是越来越乏力，又有点心慌气短。于是来请我。老太太的一般情况尚可。脉象稍弱，舌前半干红苔少。处理如下：

党参 15g，黄芪 20g，当归 10g，白芍 15g，川芎 12g，熟地 20g 白术 5g，白术 5g，五味子 10g，山萸肉 10g，陈皮 20g，桂枝 15g，茯苓 10g，生姜 30g，生甘草 5g。常规水煎，日一剂。

显然，处理和两年前几乎完全相同。我相信还是会迅速好转。

果然，2010 年 2 月 4 日因他事见王某，他说：真是怪事！我费了那么多功夫，花了那么多钱，越治越重。吃了你的药，立即见好。服完 5 剂，就没事了。

按：2007 年之前，这位老太太还因为感冒服过中药，我都是给她开的略如上方。大体是十全大补与桂枝汤合剂，疗效都很好。

总之，治高年感冒，补益是第一法。

此案已见于旧作《赵洪钧临床带教答问》，其中有按语如下：

洪钧治高年感冒，十九用温补法。

问：高年感冒十九温补，岂非是说高年人十九正夺吗？

答：是的。常言说：人过四十往下衰，此话不假，尽管按照现代观念四十岁还不算老年。假如患者年过六十，无论内伤外感，都要想到正气已夺。

老太太"一向身体很好"这句话的意思是：青少年、中年乃至老年时期，老太太的身体都比多数同龄人人好。近几年，按她的年龄，身体也不错，却不是说她的身体还和年轻时一样。实际上，全世界没有一个80岁左右的人的体能、器官或内脏功能还和他（她）20多岁时一样。简言之，"正常"、"健康"或"身体硬朗"的高年人也无不正夺。于是，给高年人治病都要补益为先。

案9：感冒一诊即愈

感冒一诊即愈有什么可介绍的呢？

因为病人很满意且她的情况比较特殊。

2010年1月12日下午，患者又因为感冒就诊，她一进诊室就说：上次的药效果真好，吃了一付就好了一多半。于是，找出她上次的就诊记录。

李HX，女，26岁，威县邱霍寨村人，2009年10月20日初诊。

她头裹厚毛巾被人搀扶着进诊室。主诉是：第二胎怀孕5个月（第一胎2岁多病死），感冒5天，已经输液4天。输液中使用了清开灵和青霉素。自觉越治越重。体温从未超过36.5℃，但头晕、眼涩、鼻干、鼻涩、流泪、浑身酸懒。饮食、二便、睡眠可。面色稍黄，精神可。脉滑而大，舌红苔少。平时多渴，近日口渴益重。处理如下：

党参10g，黄芪20g，当归10g，白芍15g，川芎8g，熟地15g，陈皮15g，桂枝15g，五味子8g，山萸肉8g，生三仙各10g，生甘草5g，生姜25g，大枣5枚（掰）。水煎，日一剂。

补中益气丸9g，日2次

疗效即如上述。

这次（2010年1月12日）是患者自己骑电车就诊。她说：上次太重了，自己来不了。这次主诉是感冒3天，在家口服西药两天无效。症状和上次差不多。咽疼之外，又有咳嗽较重。她不敢咳嗽，担心把孩子咳"掉了"（按：乡人称流产为"掉了"）。她的第一胎夭折，可以理解她很小心。剧烈咳嗽确实有可能导致流产。她为了减少咳嗽用力，痰都不敢用力咳出，而是下咽。脉象不像上次那么大。舌象大体正常。上次没有很注意她的口渴，这次加上了茯苓。

结果又是一诊即愈。

按：患者第一次就诊时怀孕 5 个月，第二次怀孕 7 个多月。再参看其他脉证，属于正夺无疑。于是，我的治则是气血两补，脾肺肾三脏同补。又，自西医看，她没有任何使用清开灵和青霉素的指征。于是自西医看原来的治疗也是错误的。自中医看，更不能使用它们清热祛邪。那样治必然越治越重。

或问：既然是伤寒初起虚证，照用桂枝汤原方效果怎样呢？

答：用桂枝汤肯定有效，但不如上方效捷。试看，上方煎剂也包括了桂枝汤，此外增加了偏于补肺的黄芪，肺脾肾三脏同补的党参，以及心脾肺肾同补的五味子等。内含四物汤，则系补血。口渴而加用茯苓，是仿五苓散意。

案10：古人论疝气

喻嘉言治封翁胡养冲少腹有疝。形如鸡卵，数发以后，渐大而长。从少腹坠入睾囊甚易，返位甚难。下体稍受微寒即发。发时必俟块中冷气渐转暖热，始得软溜而缩入。否则如卧酒瓶于胯上，半在少腹，半在睾囊，坚硬如石。其气进入前后腰脐各道筋中，同时俱胀。上攻入胃，大呕大吐。上攻巅顶，战栗畏寒。喻曰：是为地气上攻。《元会运世》论戊亥所以混茫者，由地气之混于天也。以大剂参、附、姜、桂，急驱阴气。呱呱有声，从大孔而出，立时痊愈。后仍举发，更医服十全大补汤，二十余剂不效。喻曰：凡孕妇病伤寒者，不得已而用麻、桂、硝黄等药，但加入四物，则万药即不能入胞而伤胎。岂欲除块中之邪，反可用四物护之乎！即四君亦元老之官，不可以理繁治剧。必须姜、桂、附子之猛，始克制伏阴邪。但悍烈之性，似非居恒所宜服。发时服之，亦有口干舌苦之患。而坚块远在少腹，又漫无平期。于此议治，当先以姜、桂、附子为小丸，曝令干坚，然后以参、术浓为外廓，俾喉胃间知有参、术，不知有姜、桂、附子。递送达于积块之所，猛烈始露，庶几坚者削，而窠囊可尽空也。

震（即《古今医案按》的纂辑者俞震）按：西昌（即喻嘉言）此说，似是而非。外廓之药，包其猛烈之药，使不犯咽膈则可，若到胃中必须消化，方能以药性达于病所。若使不化，则入肠泻出矣。岂有到小腹胯间而后化之理哉。其说本于吕元膺紫雪裹理中丸法也。但彼以紫雪治喉中之热，理中治中焦之寒，亦谓药入中焦即化耳。热药冷服，同此义也。白通汤加人尿猪胆汁，以其阴盛格阳，而用阴药为向导。岂可引作外廓之证哉！朱砂、青黛为衣，亦借其色为心肝二经之向导。岂竟护送此药到心肝哉！故节删其说而录之。（《古今医案按·卷三·疝》）

洪钧按：古代中医始终对疝认识不清，那时说的疝不仅仅指现在说的腹股沟邪疝、直疝和股疝，还包括某些少腹痛。但是，喻嘉言治的此例是腹股沟疝无疑——最可能是较重的直疝。

对这种疝辨虚实寒热不是完全没有用，但是，除非恰当手术，此案不可能好。出现嵌顿时，手法还纳会立即见效——也是手术。只是，彻底好转还是必须恰当开刀手术。

一般说来，药物治疗无效。

故喻嘉言之说虽然颇费心思，却是一厢情愿。俞震很少批评前贤，但他对喻的批评有破无立。

这是因为，在中医理论体系内不可能解决疝的问题。

不过，正邪理论对认识疝的诊治还是颇有意义。

如：疝本来是虚证——正气夺。一旦嵌顿，就是邪气盛的急症。

也有正夺太重的情况：高年，疝囊太大，特别是疝囊颈太大很难修复，手术风险很大。即便是现代条件下手术也要很慎重。

近代名人而且和中医有关的吴汝纶（1840~1903年），最后死于嵌顿疝。他宁死不求治于中医。不过须知，当时中医固然治不好他的病，但在1903年，严重嵌顿疝找西医治也是凶多吉少——即便他住在上海、广州或北京。

为此，把他当年的病情附在下面。

吴如伦所聘学堂教习日本人早川新次以报丧书寄其本国，中述延米医治疗事，谓："正月九日下午，突有先生之侄某，遣使送书，报先生病状，且言先生不信汉医，专望西医之诊视，乞伴米国医偕来。小生不敢暇，即与米医交涉。十日晨发安庆，夜半到吴氏宅。直抵病床询问，见其容态已非现世之人。惊其病势之急激，知非等闲之病。亲戚辈具述疝气之亢进，腹部膨胀如石，热度高，米医不能确定病名，小生疑为肠膜炎也。是夜及次日，米医种种治疗，病势益恶。先生自觉难起……小生酬知己之恩，正在此时，与米医议良策，奈传教兼通医术之人内科非所长。先生病势益恶，至十二日早朝呼吸全绝……先生于卫生医术，生平注意……今兹之病，斥一切汉医不用，辩汉医之不足信，特由安庆奉迎西医，闻生等一行到宅，甚为欣喜。岂料米医毫无效验！米医云："若在上海或日本，得与他医协议良法，小生亦觉此地有日本医士一人，或可奏功。遗憾何极！"

总之，治疗疝气我们还是要尊重还原论（包括机械论）——不认识人体的详细构造，不可能认识到疝的发病原理，更谈不到如何手术修复。

案11：脾胃虚并营养不良

李ZQ，女，22岁，威县南关人，2010年5月1日初诊。

正在外地读大一。自幼食少，初三时曾经晕倒一次，高中时期多次发作食少、多困、乏力等。近2月复发且较重。食欲不佳且不能多食。尽管比常人食少，还是常感上腹不适。白天多困，精力不佳，夜间常失眠——上高中时即曾如此，但不重。患者体型瘦小，面色晦黄。口唇色黑，脉微弦，舌淡嫩而胖。大便数日一行。处理如下：

党参12g，黄芪15g，当归8g，白芍12g，川芎8g，熟地15g，五味子8g，茯苓10g，生龙骨15g，生牡蛎15g，陈皮12g，桂枝12g，生甘草4g，生姜20g，大枣6枚（掰）。水煎，日一剂。

逍遥丸6g，日2次；人参健脾丸12g，日2次。

患者共服上方10剂，5月30日，其母就诊，称患者服上方一周即大好，早已返校读书。

按：此案纯属正夺。患者的脾胃虚弱主要是体质性的，与读书用功过度也有一定关系。一般说来，在这个年龄容易治。较轻时，单服上方成药即可。我已经嘱咐她想复发时自购服用。

案12：攻补兼施治中风

太史杨方壶夫人，忽然晕倒。医以中风之药治之，不效，迎李士材诊之。左关弦急，右关滑大而芤。本因元气不足，又因怒后食停。乃进理气消食药，解黑屎数枚。急改用六君子加姜汁，服四剂而后晕止。更以人参五钱，芪、术、半夏各三钱，茯苓、归身各二钱，加减调理，两月即愈。此名虚中，亦兼食中。（《古今医案按·卷一·中风》）

按：此证是虚实夹杂，故治疗攻补兼施。但总的说来正夺是本，即"本因元气不足"。理气消食不过是急则治标。一旦解黑屎，即"急改用六君子"等。

案13：攻补兼施治中风

给谏晏怀泉夫人，先患胸腹痛，次日卒然晕。手足厥逆。时有医者，以牛黄丸磨就将服矣！士材诊之，六脉皆伏，惟气口稍动。此食满胸中，阴阳痞隔，升降不通，故脉伏而气口独见也。取陈皮、砂仁各一两、姜八钱、盐三钱、煎汤灌之，以指探吐，得宿食五六碗，六脉尽见矣。左关弦大，胸腹痛甚，知为大怒所伤也。以木香、青皮、橘红、香附、白术煎服，两剂痛止。更以四君子加木香、乌药，调理十余日方瘥。此是食中兼气中。（《古今医案按·卷一·中风》）

按：此案先用吐法——因为食满胸中；继以疏肝理气——因为胸腹痛甚为大怒所伤；最后补气、理气兼施，可见尽管早期邪盛较重，后期治疗还是补益为主。

案14：食积——最常见的实证之一

村民某夫妇俩——丈夫拉着中风后遗症的妻子——刚刚（2011年1月27日下午6：30）走。病情很简单：中午丈夫给妻子吃了两个不太热的糖糕：一种粘面包上糖用油炸的风味食品，一般人都知道不太容易消化。这位妻子60岁了，右侧偏瘫了大约一年，再加上这几天很冷，正在下小雪，于是吃过糖糕大约半小时后，自觉腹部胀满不适。此外还有头晕、乏力、双小腿酸沉。于是诊为积食。其他望闻问切不用再做了。给她的药是：香砂养胃丸6克＋槟榔四消丸3克——回到家立即一次口服。并且告知：服上方一个小时内应该自觉大好。如果过一个半小时还不好，就再服一次。结果，服上方一次大好。以下是以上两种成药的组成：

香砂养胃丸水丸：木香、砂仁、白术、陈皮、茯苓、半夏（制）、香附（醋制）、枳实（炒）、豆蔻（去壳）、厚朴（姜制）、广藿香、甘草。

槟榔四消丸水丸：槟榔、大黄（酒炒）、牵牛子（炒）、猪牙皂、香附（醋制）、五灵脂。

按说，较轻的积食用以上两种中的一种即可。

只是须知，香砂养胃丸属于温胃理气药，不属于峻攻药。槟榔四消丸属于消积破气药，是比较典型的攻下药。

案15：程杏轩治偏中便闭

光翁年逾七旬，偏中卧床不起，治用地黄饮子，参左右二归饮。服药半月，证已守住，惟大便两旬未圊，腹痛肛胀，盖由气血俱亏，不能传送。方如通幽汤、补中益气汤、五仁汤、济川煎，屡投不验。思用猪胆汁蜜煎导法，无如燥粪已抵肛门，阻不能入，每一努挣，魄汗淋漓，头晕欲脱，无可如何。偶记叶氏案中载治便闭，有用挖法，令病患自用中指染油探入肛内，将燥粪挖碎而出。奈病者肢废自难掉动，嘱其孙根据法行之，

当即挖出燥粪数块，随后自解，秽腐甚多。不劳余力，病者称快，洞治便闭捷法也。(《程杏轩医案》)

以下是叶天士所论便秘挖法：

大便燥结，本有承气汤、更衣等丸下之。外用猪胆蜜煎润之。可谓无遗蕴矣。然竟有效有不效者。盖因燥粪未尝不至肛门，奈肛门如钱大，燥粪如拳大，纵使竭力努挣，而终不肯出。下既不得出，则上不能食而告危矣。余友教人，先以胆汁或蜜煎导之。俟粪既至肛门，令病者亲手以中指染油，探入肛门内，将燥粪渐渐挖碎而出。中指须要有指甲者为妙。竟有大便一次，燥粪挖作百余块而出者。据云此法辗转授人，已救四五十人矣。若患此证者，切勿嫌秽而弃之。

按：据洪钧所知，不少群众知道甚或自己实行过此法。确系良法，医家不可不知。盖便秘至最痛苦处，患者求死不得也。迅速且简便的除去燥屎——很常见的邪气盛——便是功德无量。

案16：实证似虚

同乡张七兄名守秩，其夫人患痢疾，屡治不效。托其戚梁某转邀余视之，则年五十余，人甚枯瘦。诊其脉，浮数特甚。问：发热否？曰：热甚。问：渴否？曰：渴甚。余曰：若然，则腹必胀痛也。曰：然。乃告张曰：外似虚，却是实证，非下之不可。张不然其说，曰：体素虚，况痢则愈虚，再下之恐不相宜，万一病不可补，微利之可乎？余告以利之无益，若再迟数日，恐内蕴攻胃，成噤口也。张不得已，嘱余开方。余以大承气汤进。归经数日，又请往视，余曰，此病当大效，何迟迟至是。问来人，则前方恐过峻，减去芒硝故也。乃告其来人曰：归语张某，不服芒硝，勿望余治也。来人归以实告，张勉强加芒硝服之，越半时腹中如坠，暴下如血块数次，病者气乏而卧，痢亦止矣。越日遣人又问，告曰：病已去，不必再下，但病实伤阴，以芍药汤和之，数剂则无误矣。归遂服芍药汤，半月而安。中秋备物作谢，言之始知其详。(《醉花窗医案》)

按：痢疾初起用大承气汤是可以的，假如大肠内热毒壅盛，就更要使用大承气排出热毒。此案已经屡治不效，一般而言，不宜再大攻下，但是，患者热甚、渴甚、腹部胀满，仍属可以峻下之证。一下中病即止，改为芍药汤，则系常规治法。

案17：伤寒限期愈疾

一医学博士叶君，以研究中药，著称于时，1937年期间，两度罹患伤寒，第一次治疗一个多月。始恢复常温。但体力不支。精神萎顿，不能进行工作，讵料于恢复期又重患伤寒。白细胞减少，超过其他病人，请西医诊治。确诊伤寒。叶年过五十，二度患此重症，心甚忧之，虑其不能持久。适有大华医院缪护士，与叶君经常共同工作。颇为熟悉，一日探望叶病，看见其状，因介绍曰："君何不请中医祝味菊治疗，余深知其治绩之佳，故竭诚推荐。"叶曰："深蒙关心，余以西医为业，而又属研究人员，何必中医诊治呢！"遂又邀同道多人，注射服药，仍无寸效。缪护士闻其后未曾好转。遂又探望，其时叶君体力难支，答言甚少。缪曰："疾病倘旷日持久，恐变生不测，悔之晚矣。"叶君有所感，勉强坐起曰："愿候明教。"遂请祝味菊先生诊治，诊后即曰："所患者确系伤寒。症状虽不重，惟体虚可虑耳，倘服吾药，无人从中掣肘，则指日可愈。"叶问之曰："敢请几旬可治愈？"祝曰："十日可愈也。"叶虽不言，但表现怀疑之态，顾虑祝医生是否言过其实。缪在旁为之证明祝言可信，始同意服中药。祝氏处方：黄厚附片（先煎）12克，人参（先煎）9克，黄芪15克，川桂枝9克，炒白芍9克，活磁石（先煎）30克，生龙齿（先煎）30克，朱茯神9克，酸枣仁12克，姜半夏9克，陈皮9克，淮山药12克，炒麦芽12克。服药2剂。休力稍强、再服3剂，更为好转，及至第6天，叶氏体力增强，下床步履，并不吃力。饮食亦香，精神愉快，喜曰："中国医药疗法，颇有研究价值。"遂再请祝出诊。并欢迎于室外曰："今日邀君至舍间，一为向师请教，二为请君再度诊治。以善其后。自服君药以来，日渐其好，效如桴鼓，而君能限期愈疾，佩服，佩服！何其效果之佳也！"祝曰："然则西医用血清治病者，屡有特效。亦何故耶？"叶曰："此无他，为增进人体之抵抗力而已。"祝欣然曰："中医疗病之原由，亦应作如斯观。增强人体抗力，缩短疗程耳。"叶曰："中西医实殊途同归。"二人志同道合，遂称为医友。

按：此为近现代上海名中医祝味菊先生的医案。先生以喜用附子疗效卓著而闻名当时。读者须知，伤寒——西医说的肠伤寒，在氯霉素发明之前，是很危险的典型传染病，即便有周到的治疗和护理，当时病死率很高，可以高达30%。此病的自然病程约4周，但是很容易复发。凡复发者，在近代就更危险。祝氏谓："所患者确系伤寒。症状虽不重，惟体虚可虑耳，倘服吾药，无人从中掣肘，则指日可愈。"可见他认为病以正夺为主。其方前三味就是典型的温补。患者10日内如期大好，并非意外。究其理，不过是正气复，邪自去而已。

（三）三字撮要——病证治

1. 理法传心

问：三字撮要是哪三个字呢？

答：就是：病、证、治。

问：这三个字确实非常重要。医生面对病人要做的无非是判断他患有什么病，属于什么证，需要采取何种方法治。不过，这三个字显然是中西医结合的，您的意思是要传授，如何理解并运用辨病论治和辨证论治吗？

答：大体如此。不过，这个问题已经在旧作，特别是《赵洪钧临床带教答问》中，做了相当深入、详细的理论阐述。这里重点不再是理论探讨，而是结合病案说明。

问：那么，如何理解"病"的概念呢？

答：临床医生努力诊断的"病"，是足以决定具体疗法和方药的"病"。于是，只做出"感染性疾病""消化系统疾病""内分泌失调"或"心血管疾病"这样的类概念判断，没有达到目的——尽管"病"的类概念判断，也是诊断过程中常常用得着的。

问：足以决定具体疗法和方药的"病"须具备那些要件呢？

答：医生治的病或写在病历诊断项下的病，需包括六个要素才算准确，也才是足以决定具体疗法和方药的"病"。

即：①病因②病位③病理生理异常④病理解剖异常⑤器官功能状态异常⑥全身反应状态异常。可以称之为"诊断六要素"。

换言之，所谓诊断，包括：①病因诊断②病位诊断③病理生理诊断④病理解剖诊断⑤器官功能状态诊断⑥全身反应状态诊断。

问：诊断六要素的重要性如何呢？

答：大体就是以上所列顺序。即一般病因和病位诊断最重要。

问：我们能够理解病因、病位诊断的重要性。这是否意味着病理诊断很不重要呢？

答：不是。病理诊断的重要性仅次于病因和病位诊断，有时比病因诊断还重要。当病因和病位诊断不很明确时，病理诊断更重要。

问：器官功能状态和全身反应状态，不是也属于病理生理吗？

答：是的。病理生理确实包括器官功能状态和全身反应状态。但是，一般情况下，它们不像炎症、溃疡、出血、梗死、梗阻、供血不全那样常常和病因、病位写在一起，如：急性阑尾炎、慢性胃炎、大叶性肺炎、乙型脑炎、消化性溃疡、脑梗死、冠状动脉供血不全、肠梗阻等。即一般情况下，器官功能状态和全身反应状态，作为单独诊断要素列出。

有的病名就是器官功能状态诊断，如甲状腺功能亢进（或减退）、腺脑垂体功能减退等。目前最常见的高血压病命名，就是突出了它的循环动力学病生理诊断。

问：必须六要素齐备，才能认为诊断明确——认准了一个病吗？

答：六要素齐备的诊断不是很多，但是，最好具备前五个要素。假如前三个要素之一闹不清，就是诊断很模糊。

问：医家治病，治病因呢？治病位呢？治病理生理呢？治病理解剖呢？治器官功能状态呢？治全身反应状态呢？

答：一般而言，首重病因治疗——西医称之为特效疗法。果然病因诊断确切，大多会立即决定施治的主要药物或治疗原则，且常常疗效可靠而迅速。比如，确诊为结核分枝杆菌感染，无论病位在肺、在脑膜、在淋巴、在皮肤等，西医均首选抗痨药。

问：以上所说都是西医诊治理论，莫非中医没有足以决定治则和方药的病吗？

答：是的。我多次说过：中医之所以要辨证施治，是因为她基本上没有足以指导具体治疗的病的概念。西医之所以要辨病施治，而且常常能够辨病施治，是因为她常常有足以指导具体治疗的病的概念。

问：中医为什么不能辨病施治呢？

答：中医辨病大体是：①辨内伤或外感；如果是外感，则②辨伤寒或温病；如果是伤寒，则③辨属于何经病；如果是温病，则④辨病属卫气营血。如果是内伤，则⑤辨病在脏腑、气血、经络。至此，中医所谓病都不足以确定具体治法。再辨，就是辨证了。所以，中医一般不能辨病施治。

问：导致此种结果的原因何在呢？

答：关键是中医没有以病因为准的疾病概念。

问：内伤、外感、伤寒、温病，不是以病因为准的疾病概念吗？

答：中医的本意或从字面看来，大体如此，但是，一拿来指导治疗，就说不通了。

比如，既然伤寒和温病的病因分别为寒邪和温邪，为什么不能直接针对寒温施治呢？伤寒的病因是寒邪，治伤寒一律用温热药；温病的病因是温邪，治温病一律用寒凉药，不是于理很通吗！实际上却不是这样。合理的解释只能是，寒温不是真正的病因，至少不是热病的全部病因。或者说：中医没有以病因为准的特定疾病概念。

问：我们还是不明白：为什么内伤、外感、伤寒、温病，不是以病因为准的疾病概念？

答：简言之，内伤、外感、伤寒、温病等，都是非常宽泛的类概念。不能说此类概念对认识疾病完全没有意义，却不足决定具体方药。所以，即便它们是以病因为准的疾病概念，也只是过于宽泛的、不足以指导具体治疗的概念。

问：辨证施治，辨的是什么呢？

答：辨的是病性或病理。在中医方面自然辨的是中医的病理。

问：中医主要有哪些病理概念呢？

答：主要有：阴、阳、表、里、寒、热、虚、实、燥、湿、逆、陷、瘀滞、徵瘕、积聚。其中前八个字为常说的八纲。只是，我认为，最重要的是：虚实寒热。详说见下一节"四字纲领"。

问：据我们所知《中医内科学》等中医临床书中所列的症或证不是八纲等病理概念，而是咳嗽、哮证、喘证等，尊论所述的证不是有点偷换概念吗？

答：对此可能有点难理解，因为上面确实没有把这个演变过程讲清楚。中医辨证最浅层的意思就是辨认症状，看症状属于什么性质。其中运用的理论就是上一答所说的八纲等。即看症状属阴、属阳、属寒、属热、属虚、属实、属燥、属湿等。

问：难道脏腑、经络、气血等理论在辨证中很不重要吗？

答：可以这样说。试看，辨到脏腑、经络、气血等还是要进一步判断八纲等状态。所以，可以说，中医辨证辨的是病性或病理，即得出八纲等判断。详细拙见请再看"四字纲领"和"六字宝典"。

问：有人说，西医也有辨证论治，是吗？

答：是的。比如，黄疸、水肿等在教科书上都有专题讨论。心衰和休克也可以看作是西医的证。肠梗阻则分完全和不完全、高位和低位、机械性和动力性、血运性和非血运性等等。不同性质的肠梗阻，治疗原则是不同的。这就是西医的辨证施治。总之，西医对很多疾病也有辨证施治。比如高血压分为缓进型和急进型，又分为三期，治疗原则也有所不同。

问：如此说来，中西医不是没有什么区别了吗？

答：区别还是有的，因为西医辨证使用的概念和中医不尽相同。这也是为什么中西医结合会取得更好的疗效。

问：请举例说明尊见好吗？

答：好！以下分别举出比较典型的验案。

2. 举案说法

按以上拙见，临床决策依次大致有以下 8 种类型：

①病因诊断主导型：准确的病因诊断且有特效疗法。

②病位诊断主导型：准确的病位诊断因而治疗的针对性很强。

③病理诊断主导型：准确的病理诊断决定相应疗法。

④器官功能状态和全身反应状态诊断主导型：确认西医的"证"，因而使用相应的疗法。

⑤中西医辨证结合主导型：确认西医证的同时再辨属于中医何证，并中西结合治疗。

⑥辨证与辨病结合型：中西医结合诊断确定相应疗法。

⑦辨证施治主导型：中医辨证确定中医药为主的疗法。

⑧紧急对症或对证治疗型：一般是急则治标。

当然，也有两型或两型以上并存的。

以下依次列举案说法。

[**病因诊断主导型四案**]

能够确切地诊断病因，而且能够迅速去除病因，显然是最理想的情况。以下略举数案。

案 1：老支书年轻时的病

本村的老支书今年（2010 年）81 岁。他没有文化，却是一个很认真、勤劳、很有见地的人，更是种地的好手。

然而，他不很相信中医。

问他为什么，他说：当年没有人比我更相信中医了。年轻时我患病连续服中药 3 年治不好，改用西药 15 天就彻底治愈。你说我该怎么看这个问题！

原来，他从 13、4 岁就是种地的好手。此后一年到头在地里忙。

不料，18、9 岁时他得了"黑热病"。

注意！说他所患是黑热病，不是就诊之初就知道是此病。相反，他就医的前3年，不知道是什么病。中医是先后按伤寒、痞证、血证、臌证或痨瘵治的。

这里先点出后来的西医诊断是方便大家找书籍参考。

此病还可以在《传染病学》《实用内科学》等教科书中查到——网上搜索更容易，但在华北被基本消灭有半个多世纪了。

有兴趣且有余力的朋友，最好读一遍有关教科书叙述的该病。我这里只讲几句要点：这是一种寄生虫传染病，病原体叫利库曼原虫，传染媒介是一种白蛉，农民最容易被感染。我国长江以北地区，都曾经流行。主要临床表现是：长期不规则发热、脾肿大、顽固的鼻衄等。还可以发生其它出血、贫血、肝肿大、门脉高压腹水等。当然，患者必然长期食少、消瘦、乏力等。

老支书患此病时，新中国还没有成立。

他治病三年多——从解放前治到1949年后。

1948年他首次就医，找的是当时威县最有名的中医王HM，而且此后没有找过其他中西医。

注意！这位老支书还是很客观的。

他说：服中药也有效。我第一次进城（指从白伏村到威县城内县医院）看病，走八里路（注意！那时很少见自行车，不很严重的病人大多步行就诊）要歇三气儿。这样3天一趟（每次三副药），到第5趟就一气儿走到县医院了。可惜，就这样我几乎一天不间断地服药3年，病还是不见大好。吃不下去，肚子难受，很瘦，有时发烧，左肋下有一大块（按：即脾肿大），特别是常常鼻子出血不止，眼看没有希望了。

结果到了1951年，还是那位名中医王HM给他介绍了两种西药——用一种即可。

这两种西药是：斯锑康（按：即葡萄糖酸锑钠，至今还是见于《中国药典》的一线药物）和紫锑新（按：发音如此，锑字应该是对的，没有找到确切药名）。

这两种锑制剂的商品名，是老支书亲口告诉我的，可见他对自己的病和治疗经过刻骨铭心——60年之前的外国西药名，他记忆犹新。

那时这两种药需去上海买——德国进口的。

他通过亲友从上海邮购了20支注射剂。

一个疗程共 20 天，注射 15 天之后，一切症状消失。此后再无反复。

按：这位老支书长我 15 岁，我却依稀记得他那时的病象，因为我不到 6 岁就开始上小学，而本村的小学几乎和他家对门。我记得他那时很黑、很瘦，但肚子比较大，也记得村民说他经常鼻衄不止，快不行了。不久，不知道怎么回事，他好了。所以，他治病的具体经过是后来多次有意或无意地和他闲聊中知道的。

锑剂治黑热病的神效，不是他的夸张：99% 的病人用斯锑康会在两周左右症状消失。2 年复发率低于 10%。

为什么？

因为这种锑制剂是利库曼原虫的专业杀手——特效病因疗法。

中医不可能认识到这一病因，于是多数情况下，服中药只能在某种程度上缓解症状。

又，我从医之后常听人议论当年那位姓王的威县名中医。可惜，他解放初死于肺结核。认识他的老同行都说他好学——常常正在吐血却手不释卷。他自然千方百计自己治自己的肺结核，但终于没有等到异烟肼、链霉素等来到中国。发现老支书所患是黑热病，显然是他不断努力学习西医的结果。一个病治了 3 年，终于择善而从，足见他勇于接受新知识，因而是明智的。

案 2：巨幼红贫血

患者，某，男，40 岁，威县某局局长。

1973 年春天，他出现进行性食欲减退、进行性倦怠乏力，总想卧床休息，进行性消瘦、和轻度贫血。经本县多位中西医诊治月余无效——开始没有找过我这位那时很年轻的医生。

须知，他的临床表现首先提示胃癌，然而，在县医院做上消化道造影大体正常。于是，他先后分别就诊于白求恩国际和平医院、河北医学院附属第二医院和第四医院（治肿瘤为主的医院）。没想到还是未能确诊，自然也治疗无效。

这时他就诊于我。

我让他住院以便亲自详细观察。

他起病没有精神诱因，一般体检除了比较消瘦和轻度贫血面容外，无特殊发现。

血常规和骨穿检验是我亲自做的。

他的血红蛋白还有 80g/L。

周围血象和骨髓象都呈比较典型的巨幼红贫血。

于是中西医结合处理如下：

当归 10g，白芍 10g，川芎 10g，熟地 20g，党参 12g，黄芪 20g，陈皮 12g，桂枝 12g，补骨脂 10g，生甘草 4g，生姜 20g，大枣 5 枚（掰），阿胶 15g（烊化）。常规水煎，日一剂。

维生素 B12 注射剂 100 微克肌内注射，日一次；

力勃隆（复方肝浸膏片）4 片，日 3 次。

疗效出奇之好。住院第 4 天他就说自觉大好了。第 7 天不但一切症状消失，他还精神抖擞。当天他出了院，次日就按那时的标准设盛宴相谢。

按：此案虽然是中西医结合处理的，但多数情况下中药并非必须。力勃隆也可以舍去。换言之，一般只用维生素 B12 即可。当然，中西医结合如上处理效果更好。

不难看出，维生素 B12 用量之小。

其实，用量再小一半儿——每日肌内注射 50 微克——也可以一周左右大好。

这样七天用的总量是 400 微克左右——相当一粒小米重量的大约三十分之一。

如此小的用量，却取得如此好的疗效，足以证明，准确的病因诊断和特效病因治疗是何等立竿见影——尽管这样的病种不多。

为了帮助大家较多认识巨幼红贫血，把我曾经就此写过的一段话附在下面。

附：关于巨幼细胞贫血的回忆

巨幼细胞贫血是一种很特殊的贫血，维生素 B12 或肝制剂是最有效也几乎是唯一有效的药物。疗效好的患者，可以在 4 日内大好。此时血色素不可能正常，但患者的自觉症状可以基本消失。使用维生素 B12 超过一周，仍无明显好转，即可排除此病，换言之，此病可以用维生素 B12 做诊断性治疗。

1970 年代我在威县县医院工作时，此病很常见，特别常见于哺乳期的幼儿。除了明显的贫血，患儿还精神淡漠，食欲很差。但很少见消瘦，多数反而略胖。那时维生素 B12 供应不充足，不少患者要找关系购药。当时此药（注射剂）大都 50 微克 1 支。其实，每天注射 50 微克，对幼儿来说也足够了。疗效几乎100％地很好。亲自治和亲见同事治的患者应该有300例以上，没见过无效的。一般不超过一周就明显好转。最常见、也是我见过的唯一不良反应是口唇或下颌抖动。这不应该是副作用，而是造血功能恢复后，身体不适应的缘故。

那时为什么多见此病而且多见正在哺乳的小儿呢？

显然是营养太差之故。

那时的农民，很少吃肉，粮食也不充足，母乳必然营养成分不足。

近15年没有见过此病，唯一的解释就是饮食大大改善了。

当然，那时的成年人患此病也不是很少见。

我的舅舅和姐丈都两次患过此病，用维生素B12疗效也都很好。

此病称为巨幼细胞贫血，就是外周血涂片会发现个儿大的不成熟的红细胞。

实际上，那时不是每个患者都做这个化验。

常常是先做诊断性治疗——最多一周见分晓。

按教科书所说，治此病最好再加上叶酸等，但维生素B12则非用不可，而且单用叶酸是禁忌。

口服肝制剂是否有效，没有经验。但最早治此病是用的肝制剂。那时西方人称此病为恶性贫血。我国的内科书不单列恶性贫血，一直混在巨幼细胞贫血里边讲。

因为维生素B12很便宜，每天注射一次很方便，而且疗效好，中药治此病效果如何，没有经验。

现在的维生素B12多见500微克1支的，实际上没有必要。

看来，正如维生素B1和维生素C缺乏（脚气病和坏血病）一样，几乎再不见那两种病（我从未见过），它们倒用得很广泛，用量也很大。然而，立竿见影的效果几乎再也看不到。

不过，大量使用维生素和滥用抗菌素不同。维生素制剂大多很便宜，大量使用维生素也有些浪费，因此造成的经济负担却远比滥用抗菌素小。其他不良后果更小。

案3：结节型结核性腹膜炎

十里村女性患者，1988年春天就诊时约45岁。主诉低热、腹痛、乏力、食欲不佳月余。曾在县、地医院就诊，怀疑腹内肿瘤。虽未确诊，家属十分恐慌。患者一般情况尚可。脉象、舌象可。心肺听诊无异常发现。

腹部触诊有明显柔韧感，右下腹有边界不清的包块并有不很严重的压痛。

患者没有结核病史，故诊断尚难确立。让患者去医院做进一步检查，家属执意不再去，说：一切请您费心，虽死无憾。

于是按结核性腹膜炎处理，西药抗结核治疗的同时服用中药煎剂如下：

当归 12g，白芍 12g，川芎 10g，熟地 15g，红花 5g，乳香 3g，没药 3g，桃仁 10g，党参 10g，黄芪 15g，白术 8g，茯苓 10g，生山药 20g，陈皮 10g，川朴 6g，生三仙各 10g，生甘草 5g。常规水煎，日一剂。

由于患者将过中年，加之身体一般情况和家庭条件都比较好，恢复很快。服上方 50 付之后，不但自觉症状完全消失，腹部触诊的柔韧感和包块也基本消失。于是停用中药，嘱继续抗结核治疗一年。

按：此案不做抗结核治疗有可能痊愈，但几率很小。总之，在西医病因治疗的同时做中医辨证施治，效果最好。

案 4：可怜的被过分呵护的婴儿

2010 年 7 月 16 日一大早，村民某女抱着他的 2 月大的孙子气喘吁吁地进门高呼救命。我立即去看时，原来是他的孙子有两个手指头被线缠绕过紧持续一夜严重肿胀。绕在手指中节远端的线，都陷进了皮肤。右手食指末节红肿严重，左手环指末节已经像个黑葡萄。

病因和现状很清楚。当务之急是立即切断缠绕手指的线。

但是，显然发现太晚了。左手环指末节不可避免地要坏死脱落了。

我立即切断了缠绕手指的线，告诉她很可能出现的后果。

这种情况走到什么地方也没有好办法。但是，病家还是四次去河北医科大学附属医院就诊——实际上完全无济于事，不过是多花些钱可以在某种程度上免免后悔而心里好受一些。

结果，左手环指末节终于还是坏死脱落了。

顺便说一下如此小的孩子为什么会出现这种情况。

原来，近年流行给新生儿和数月大的婴儿双手带上手套，以免孩子抓搔损伤面部等皮肤。这个可怜的被过分呵护的孩子的外祖母给他买了一双手套，又亲手做了一双。可惜，自己做的这一双里边有布的毛边——线能从布上脱落。结果，孩子的手指被缠住。越是缠得紧，孩子越扒挠。结果就出现了我最初看到的一幕。

过分呵护，造成了悲剧。

这样的病因及时发现，几乎不需要找医生就能去除。

发现得太晚，再高明的专家也无计可施。

尽管如此，必须尽快采取的措施，还是切断缠绕手指的线——除去病因，病情会立即停止恶化。

按：这么简单的伤病，似乎没有必要介绍。但是，无疑从中可以加深理解及时确认并去除病因的重要性。

[病位诊断主导型4案]

很多外科病、特别是外伤，病位诊断对如何治疗常常具有决定性意义。以下略举4案。

案1：艰难地纠正误诊

1974年5月至1975年5月，我在某医院大外科进修。1974年10月的一天我值夜班。当晚，我有一个择期手术。但是，接班时值班的主治医又交代了一个急症病人。他被诊为肝破裂。扼要病史如下：

患者女，33岁，当天早饭后突然腹痛、恶心、呕吐且欲大便。她去厕所回来的路上，突然跌倒在鸡窝上，同时腹痛加重、面色苍白、心慌不支、恶心欲呕。在他处就诊无明确诊断，于当日下午3时左右急诊入院。腹部稍饱满，已经抽出鲜红全血，门诊和病房接诊大夫、外科副主任都诊断为外伤性肝破裂。

我一听上述病史，就否定肝破裂而高度怀疑子宫外孕破裂，并立即告诉了主治医。由于主治医的上级大夫副主任也同意肝破裂的诊断，而且已经发出手术通知：当晚10时由大外科主任（他是普外、骨外、胸外主任并兼任妇产科主任）主刀手术，主治医不敢接受我的诊断，于是把副主任叫了来。

这时我更加确认自己的诊断，因为我进一步了解到病史要点：生育年龄妇女、未采取节育措施、月经过期10多天、发病的前一天和当天有阴道出血。特别是患者确认：所谓"摔倒"在右手边的鸡窝上，是因为一出厕所就腹痛、心慌、头晕严重，自觉不支，她想伏在鸡窝上稍事休息——不是摔倒在那上面，至少摔得不重。

然而，副主任还是不愿意接受我的诊断。

当晚，副主任和主治医都要在"批林批孔"大会上发言。我于晚8时左右，要做那个择期手术。于是，只能等到我做完手术之后，见到大主任时最后向他申述意见。

诸位不难想象，大主任的架子一般是比较大的。我做完手术半个小时之后，"肝破裂"病人已经进入手术室，给好了全麻，我也再次洗好了手准备给大主任递器械，他才踱着方步进入手术室，而且坐在手术室主任的椅子上想稳稳神儿。

这时我主动上前告诉他：这个病人不是肝破裂，应该是子宫外孕破裂。

他一听立即警觉，让我说为什么。

我把上述依据和看法扼要讲了一遍——其实不过3、5句话。

他听后稍事思考未表态，而是去洗手。

待到双手泡在桶里，他把我叫过去再次让我复述意见。

这时我说：我一接班就认为该患者是宫外孕，现在更加确认自己的看法。于是再次复述意见。

这时，他让妇产科的副主任来会诊。

可是，病人已经给了全麻，不可能再询问病史，亦不宜再做过多的检查——怀疑宫外孕破裂出血用力做腹部和妇产科检查是危险的。况且病人已经没有感觉。妇产科的副主任没有明确意见。

结果大主任上了手术台，拿起手术刀最后请我再次复述意见。

我只好面对手术人员、麻醉师、手术室其他工作人员和参观手术者共近20人，再次否定肝破裂诊断。

最后大主任采取了可进可退的措施——做的脐右旁正中小切口。切口只容他的三个手指进入，但他还是一下子就摸到了宫外孕破裂的输卵管并提出切口。

这时，全场的气氛、特别是主任对我的赞赏可想而知。

须知，如果这位身兼妇产科主任的大外科主任，完全按肝破裂手术，首选切口就是右上腹腹直肌旁大切口或者右上腹斜切口。那样，发现误诊之后，必须或者切口大大向下延长，或者另做下腹部切口。特别是暴露肝脏之后，找不到破裂伤口，最后才发现是子宫外孕破裂，他的声誉将会受到何种损害，可想而知：大外科主任兼妇产科主任把子宫外孕破裂误诊为肝破裂，是不可饶恕的。

然而，也不难想象，假如开腹的结果是肝破裂而不是宫外孕破裂，我的处境是何等难堪。

往下的处理很简单，不必讲了。

按：读者可能问，术后如何写该患者的诊断。

我看应该是：①右侧输卵管子宫外孕；②子宫外孕破裂大出血；③失血性休克；④右侧慢性输卵管炎；⑤失血性贫血。其中①是病因和病位诊断，②是病因和病理诊断，③是全身反应状态诊断，④是子宫外孕的初始病因诊断，⑤是大出血的必然后果之一，即另一个病理诊断。

总之，尽管肝破裂和子宫外孕破裂一般都需要开腹手术，但不同的病因和病位诊断却决定着手术的第一步乃至整个手术方法不同。外科急腹症不是一定要求术前确诊——剖腹探查既是进一步确诊的手段，也是开腹手术的第一步。换言之，术前诊断不明或错误可能死不了人，但本案这样的误诊后果很严重。

最后还需说明：任何实验室物理和化学检查化验，都不能确认或排除子宫外孕破裂大出血。像本案这样，入院之后，即便启用目前最先进的彩超（那时地市级医院大多还没有 B 超），也很难提供有决定意义的参考结果。

简言之，诊断子宫外孕破裂就是靠病史、体检和医生的经验。

案 2：不该死的死亡病案

按：以下基本上照用了 2003 年发到"中国中医药论坛"上的一个帖子——不很像病案介绍。不过，拿来说明病、证、治问题，这样写病案也足够了。

这也是一例子宫外孕案破裂大出血。不用说，古人是不大可能诊断此病的。但是，1970 年左右，有中西医结合保守治疗此病的研究，效果较好。只是不是所有的病例都可以保守治疗。下面这个病例，连保守治疗也没有做就死了，而我认为她是不该死的。

患者赵某，22 岁，新婚不到一年。娘家在我住的村子。1988 年秋末冬初一天大清早，她的父亲请我去看。略作询问和检查，就做出子宫外孕破裂大出血的诊断。

虽然可能如有人说的那样，拿此案考中医学院大三的学生就人人能答对——但愿如此——我还是要说一下诊断要点。

已婚生育年龄妇女，停经 50 天左右，又见少量阴道出血，突然下腹痛、面色苍白、心慌。就要高度怀疑此病。如果再有少腹饱满，触诊有柔韧感并有轻压痛，诊断就基本上成立。按西医妇产科诊断标准，要再加上子宫举痛，后穹窿饱满，穿刺有血，才能基本上确诊。但是，对危重病人，已有休克征象者，不宜过多检查，因为可以加重出血，又耽误了抢救时间。

子宫外孕，就怕年轻，特别是20岁左右的人。其中道理很多，不都是纯医理，从略。得此经验，是一位老大夫告诉我，一个19岁的子宫外孕破裂大出血患者临上手术台时，要再看一眼儿子，并告诉丈夫自己很可能不行了。果然，刚打开腹腔，病人就死了。他认为是术前做了过多的检查，包括检查子宫举痛。这个他人的经验，使我印象深刻。

上面这位22岁的妇女，有典型的病史，脉象无根。我立即判断是子宫外孕破裂大出血且病情危急，需急症手术。病家的邻居恰好与县医院很熟，正在门口拾掇。于是立即让他去通知医院做好手术准备（那时没有120）。如果医院人手不足，就立即回话并带手术器械来，在家里做手术。自然让家属立即准备住院事项，从速去住院。

当时我的诊务繁忙，安排好就去应付其他候诊的病人了——几乎没有吃早、午饭的时间。至中午未见回音，我以为病人早就去医院了。手术也肯定很顺利。没有想到病人在家拖了半晌（与婆家商量等），将近中午到医院后，又因为经济问题双方都不痛快等耽搁。结果，傍晚前我看到病人的父亲问情况，才知道病人未及手术就死了。

后来，派去通知医院的人告诉我：他一去就找到了外科和妇产科负责人。谈话间对我的安排略有微词。说：一个医院莫非不如他一个人！（按：指我竟然说如果院方人员不足，就带器械回来在家手术）因为我与他们也很熟，此话有玩笑的一面。但后来见面时，我虽然不提此事，他们还是不好意思。

这个不该发生的悲剧，以家属拖延的责任为主，也有医院医生经验不足的原因。

说以上这么多，总用意是希望重视子宫外孕，特别是青年妇女。此病不很危重时，可以考虑中西医结合保守治疗。像上面这个病人，时间就是生命，一定要紧急抢救。不很必要的检查要尽量少做。比如反复按压腹部，子宫举痛检查都会加重出血。

病人已经死了，写在这里不是还想和人就此争高下。有的同道能从我的痛苦经验中有点收获，就很好了。

或问：此案几乎完全没有中医诊治内容，在这里讲有什么用呢？

是的，我确实没有讲多少中医内容。不过，一个医生不能预先选择病人——即便您是专科。如果真的有子宫外孕病人找到您,您即便能够转给他科,也需要知道这个病人是应该转给某科的。假如您在基层工作,什么样的病人都会找您。亲属中有病,自然多数会咨询一下您这个内行人,且不说更希望您就能治。

按:读者不难从此案理解,没有误诊却拖延过久,失去了抢救时机——没有紧急做病因治疗也可以死人。假如当年从医院拿回了器械,在家手术,我会毫不犹豫地从速开腹,尽快抓住子宫外孕破裂处用手止住大出血。麻醉不很好、消毒不很严密也不要紧,当然尽可能同时采取紧急输血扩容等手段。止住了大出血,手术暂停也不要紧。反之,大出血不止,其他措施都无效。假如你的措施加重、加速了出血,就是加速死亡。

或问:本案和上案中,你都提到急性大出血导致"休克"。这个术语属于"病"呢还是属于"证"呢?

答:这是西医的"证"或病理诊断而且是音译。但中医理论中有大体和它对应的术语,即大出血脱证——血脱。中医治此证有独参汤等大补气血之峻剂。只是,一般说来,此案不可能单靠中医治愈。

案3:股骨下三分之一骨折

1974～1975年在某医院进修时,由于多次纠正那里的误诊——包括那次纠正子宫外孕破裂被误诊为肝破裂,大外科主任经常让我随从他去院外会诊或出诊。当年秋末一天,某县农民在耙地发生事故:拉耙的公牛发了疯,耙地者的一条腿被耙住发生骨折,请求紧急出诊。主任和我赶到现场时,该县县医院外科大夫已经在现场。他们倾向于把病人揽下来——当时那个县医院在小夹板治疗骨折方面小有名气。主任问我病人的伤情如何。我说是左股骨下三分之一骨折,骨折在膝上约8cm,可能还有小的粉碎,不宜于小夹板疗法。牵引加外固定效果也不好。最好把他带回去准备做内固定。没料到主任没有当场说清利害,病家接受了县医院的意见。我和主任只好返回。

结果,三日后那个受伤者,还是被送到我进修的那个医院和科室,诊断完全如我在他受伤现场所说。大约一周后给他做了内固定。

按:人体长骨骨折,离关节越近,越难处理。比如股骨颈骨折、肱骨颈骨折、肱骨近肘关节处骨折等。道理很清楚:这些地方很难固定且容易损伤关节。假如骨折波及关节面——如平台骨折(一般是粉碎性的),就更难处理,因而预后更加不好——很难不留残疾。周恩来总理的右臂肘关节不能伸直且固定，就是当年江青和他一块骑马摔伤导致的右肱骨近肘关节骨折所致。

总之，处理四肢外伤时，要首先排除大血管和神经损伤。其次就是注意长骨骨折是否离关节很近。

案4：侥幸的枪伤患者——股动脉完全离断而不死

这是我做学生时见到的一个病案。受伤者是一位20岁的姑娘。她正在院里吃饭时被一颗高射机枪流弹（那时重庆常常枪弹横飞）击中，同时造成双腿股骨粗隆间粉碎骨折。同时还有右股动脉受伤而完全离断。那时，西南医院骨科技术力量很强，参加手术给她处理的几乎都是顶尖专家。两个手术组各花了近三个小时，处理好了骨折。然而，最后却发现右足背动脉没有搏动。于是，专家们恍然大悟：患者的右股动脉同时受到严重损伤。切开腹股沟部一看，才知道股动脉完全离断。好在那里的技术和设备条件都很好，完全断离的股动脉修复得很好。于是受伤的姑娘保住了右腿。

按：此案专业性很强，但多数读者不难理解断离的股动脉不修复必然造成下肢坏死、乃至患者死亡。读者从中还能知道，股动脉这么大的血管一下子完全断离，也可以不会因为大出血而迅速死亡。然而，发现不了这一严重外伤并及时处理，后果即不堪设想。所以我在上文强调过：处理四肢外伤时，要首先排除大血管和神经损伤。

［病理诊断主导型2案］

病因诊断不清楚或清楚而无特效疗法，但病理生理属诊断确切，也可以有疗效较好的方法。请看验案。

案1：慢性气管炎一诊大好

高YX，男，59岁，广宗西安村人，2010年7月9日初诊。

春节前感冒后咳嗽至今半年多不愈。白天稍好，夜晚躺下立即加重，严重影响睡眠。曾经在多家医院诊治——包括输液多日无效。5月3日在邢台市人民医院照胸片诊为慢性气管炎。一般情况可。脉滑，舌暗。处理如下：

陈皮12g，茯苓12g，半夏8g，桂枝15g，香附6g，党参12g，黄芪20g，当归10g，白芍12g，川芎10g，熟地20g，五味子8g，生甘草5g，生姜30g，大枣6枚（掰）。水煎，日一剂。

金匮肾气丸、补中益气丸各9g，日3次

7月17日再诊：病大好。几乎不再咳嗽。守前方。

按：此案的西医诊断是清楚地，也不是什么大病，就诊前却大费周折。关键是单纯西医治疗，就是抗菌消炎或者再加上止咳药，而患者以正夺为主，这就是为什么二陈汤加上大补气血之剂获速效。

又，不能说慢性支气管炎病因完全不清楚。主要多见于反复呼吸道感染日久不愈。还有的是吸烟太多。此外凡空气污染太重，都可以导致支气管炎。无论何种原因导致了慢性支气管炎，治疗原则即如上述。

案2：老慢支一诊缓解

任JT，男，76岁，威县王王母村人，2010年1月1日初诊。

患老慢支约50年，近年加重，今年更重。近20天来，稍活动即喘而且咳嗽吐痰。饮食二便可。勉强可以平卧。患者自己承认有精神病10来年，常有幻听等。已经在家输液半个月，基本上无效。就诊时不断使用吸入剂。体瘦，神躁，面色紫红。明显颈静脉怒张。呼吸费力，对面坐即可闻及喘鸣。脉象洪数，舌暗红，前半无苔。血压156/86mmHg。处理如下：

党参15g，黄芪20g，当归10g，白芍15g，川芎8g，熟地15g，五味子10g，山萸肉10g，陈皮15g，桂枝15g，生山药20g，茯苓10g，半夏8g，附子10g，怀牛膝15g，生甘草5g，干姜5g，生姜20g。常规水煎，日一剂。

金匮肾气丸、补中益气丸各9g，日3次。

3月27日再诊：上次一诊大好，近来又有反复，但比上次就诊时明显轻。一般情况如前。患者很坦白、直率，不但承认自己的精神病，也知道此病已经不可能除根，明显好转他就很满意。他活动还相当敏捷。这主要是因为他很瘦，因而心肺和四肢负荷较轻。仍然处理如上。

按：或问：此案如何辨证？答案是：凡老慢支、肺心病无不有严重的正气夺，一般是肺脾肾三脏俱虚，故治以上方效果较好。

[器官功能状态诊断主导型2案]

病因不明确，或明确却无特效疗法，或多因素致病，或者初始病因已经不存在但已造成较严重的器官损害，这时器官功能状态的诊断就有重要意义。能够断定是何种器官功能异常，常常可以有针对性较强的疗法且效果比较满意。请看以下验案。

案1：典型腺脑垂体机能减退

单DH之妻，41岁，威县梨园头村人，1988年春天就诊。

DH 是我中学时的高年级同学，其人幽默、滑稽、善表演，故我早就认识他。他只知道我的名字而没有交往。其妻就诊的前一日，先通过友人预约。次日，其妻一进诊室，我就问她是否曾经产后大出血。果然，她的病就是大约一年前产后大出血之后开始的。再问：是否断经或月经量很少。答曰：近半年无月经。再问：是否经常严重脱发、畏寒、食少、乏力等。答曰：无不具备。病后曾经中西医长期治疗不效。近半年经常卧床。于是处方如下：

附子 10g，干姜 5g，桂枝 15g，党参 15g，当归 10g，川芎 8g，熟地 15g，陈皮 10g，茯苓 10g，五味子 8g，生甘草 6g，生姜 20g。常规水煎，日一剂。

金匮肾气丸 9g，日 3 次；甲状腺粉片 10mg，日 1 次；泼尼松片 5mg，日 1 次；己烯雌酚片 0.5mg，日 1 次。

疗效甚好，3 日后自觉脱然痊愈。一周后，不但可以料理家务，还可以做轻体力劳动。DH 欣喜异常，置酒相谢。席间他再三问我，为什么没有作任何检查，对病情就了如指掌，是否有人先告诉了我。其实，代他预约的友人完全不了解病情，这时出面作证，DH 才相信。他的长子正在某医学院读书，他曾经携妻子去那里看过，没有确诊，治疗无效。所以，席间他坚持要我写出诊断，以便寄给儿子学习。

该患者的黏液水肿不典型，只有较为明显的脱发。我还是一眼就怀疑此病。在大医院里，对怀疑内分泌机能减退的病人，往往要做相应的内分泌检验。可是，若结果不很典型，一般不给以激素治疗。其实，对此类患者，诊断性治疗比复杂而昂贵的内分泌检验更可靠。若单用西药，常常只花几毛钱就会有可靠的结果，故从经济方面考虑，更有天壤之别了。

按：此案的病因诊断是明确的：产后大出血导致腺脑垂体机能低下，旧时多称"席汉氏综合征"。但是，我做的却不是病因治疗。至今此病也基本上没有病因疗法。于是，只能使用补充外源性激素的替代疗法。

补充甲状腺素为西医治此证最关键的措施。按教科书所说，甲状腺素应该用到每天 20mg 以上。我则一般从 10mg 开始，病情稳定后，一般也不超过 20mg。补充皮质激素，本来用接近天然皮质素的可地松最好，但可地松久已不生产，今市场上的皮质素中，以泼尼松最好。

读者仔细看书可知，我用的替代疗法，没有 100% 地替代腺脑垂体，但是效果还是很好。

案 2：急性左心衰竭

患者是我的同村同乡，却是仓促中救治的。

1991 年春末一天，一位故乡的邻居患脑意外住在县医院。抢救期间院方多次告病危。大约住院一周之后，院方宣布束手。其子专程到省城请我回乡看看是否还有希望。患者还住在医院里，于是，和比较熟悉的同行交换过看法之后，即回故居。当时已过半夜，刚上床休息，忽听有人慌张叫门。

原来是另一位村民病危。

仓促赶到时，见患者面色和全身苍白，口唇淡紫，大汗淋漓，端坐呼吸，严重气短并不断吐出血样泡沫痰。他只能勉强说三个字——"不行了"。

显然这是典型的急性左心衰竭。于是立即让人去外村拉氧气，同时一面救治，一面检查、问病史。

在我的印象中，患者的身体不错。为什么突然急性心衰呢？

望诊之外，脉诊最方便。患者的脉象洪大弦急，硬而有力。立即测血压为 240/120mmHg。这时患者还吊着输液瓶子。其中输的是盐水、氨苄青霉素、地塞米松和副肾素。真是南辕北辙！于是立即换上 10% 葡萄糖加西地兰 0.4mg 和速尿 40mg 入壶。注意！保持输液通道是为了便于用药，故输液速度要慢，可控制在每分钟 20 滴。

略加询问，才知道患者原来只有比较轻的呼吸困难。输液三天，逐日加重，以至于如此危急。看来前医以为患者是支气管哮喘。他没有想到量血压，大概也没有诊脉的基本知识，以至如此误诊误治。

恰好侄子和患者是近邻，他那里有部分中药，立即口述让他取药如下：

附子 30g，白芍 20g，干姜 20g，茯苓 30g，白术 15g，生甘草 10g，五味子 20g，桂枝 30g。

这是大剂的真武汤加五味子和桂枝。

患者家里备有炒花生用的带鼓风机的火炉。于是急煎 20 分钟，频服。

如此中西医结合处理半小时后，病情仍无缓解。

于是再煎一剂，频服。

如此处理约 2 小时，病情缓解。喘停汗止，不再吐血样泡沫痰，可以半卧。血压降至 160/100mmHg。天色将近黎明，我才去休息。

当夜病情危急，家属和邻居均以为不救。来不及准备敛服，竟致借来邻家一位老者准备好的寿衣。

所幸迅速好转，患者又存活 6 年，过世时大约 72 岁。

按：此案是高血压心脏病误治导致的急性左心衰竭。尽管找到他的血压高的始因（因而也是高心病的始因）不是毫无用处，但当务之急是围绕着急性左心衰竭采取一切有效措施。这时给氧、强心、利尿和中医温阳利水之剂比一般的降压药更重要。其中，强心、给氧最重要。速尿等强利尿剂和中医温阳利水之剂同时使用有更快速的降压作用，故也应作为常规使用。至于立即停止误治措施，更是不言而喻。

显然，抢救的效果很好。但是，此病已经不可能彻底痊愈。

此病的病程因果关系链大体是：遗传、心理、行为等高血压初始原因→高血压→长期心脏高负荷→心肌肥厚等→轻度全心衰竭→误诊误治→血压突然更高→小循环充血严重→典型急性左心衰竭表现。

总之，患者的多年高血压和高血压对心脏等造成的损害，已经不可能根本好转。换言之，高血压及其并发症没有特效病因疗法。此病的病因疗法要追寻到遗传、心理、行为等高血压初始原因去，它们几乎都不是药物能治疗的。

［中西医结合辨证主导型 3 案］

中西医也可以在"证"的这个层次上结合，即中医辨证与西医辨证相结合。有了中西医结合的辨证诊断，就立即有了中西医结合的辨证施治疗法，而且疗效必然比单纯西医或中医治疗效果好。请看以下验案。

案 1：高血压一诊大好

董 FC，男，56 岁，威县董李庄村人，2010 年 5 月 4 日初诊。

上年 4 月首次发现高血压，输液 3 天即停药。一个月前再次发现高血压并心慌难受、颈部板硬，立即治疗。最高血压 190/90mmHg。已经并正在服用西药多种无效。又先后在乡、县医院输液 9 天，花费千余元完全无效。不得已听他人介绍就诊。体型中等，神躁。脉见虚象。舌苔白腻。血压：156/96mmHg。处理如下：

川芎 12g，怀牛膝 15g，党参 12g，黄芪 20g，当归 10g，白芍 20g，决明子 10g，葛根 20g，菊花 15g，香附 6g，五味子 8g，陈皮 12g，茯苓 12g，桂枝 12g，生甘草 4g，生姜 30g，大枣 7 枚（掰）。常规水煎，日一剂。

逍遥丸 6g，日 3 次；人参健脾丸 12g，日 3 次。

7月21日陪同其妻子就诊，称服上方一日自觉大好，二日症状完全消失，至今无反复。

按：控制高血压的西医方药很多，效果也比较好。但是，凡脉有虚象者，西药常常不能迅速缓解症状——甚且加重。此案首次发现高血压就输液，是目前医界的坏风气所致，而且，给他输液者也不知道如何输液降压。输液可以较快降压并缓解症状，但一般没有必要。首次发现高血压竟然花了一千多元完全无效，可见单靠西医常常疗效不满意。此案的中医辨证是：心脾两虚、风热入精明之腑。故治则是：补心健脾、清头目。

总之，中西医治高血压，一般都是治的证——病理，而非病因。这样的中西医结合治疗，虽然还是治标而不是治本，由于高血压一般不可能除根（即治本且持久有效），治标疗效很好也是较好的选择。

案2：严重眩晕一诊即愈

管XH，女，45岁，威县管安陵村人，2008年2月3日初诊。

近三个月来发作眩晕三次。每发作即头晕、目眩、天旋地转，不能睁眼，卧床不敢动且恶心、呕吐、遗尿，十分痛苦。多方就诊不效。平时血压不高，发作时略高。发作与睡眠不足、劳累等有关。体型中等，精神倦怠，面色萎黄。脉迟而弦。舌淡嫩而胖。血压136/90mmHg。处理如下：

川芎10g，怀牛膝15g，陈皮12g，茯苓10g，半夏8g，党参15g，黄芪15g，当归10g，白芍15g，五味子8g，香附6g，桂枝15g，生三仙各10g，生甘草4g，生姜20g。常规水煎，日一剂。

香砂养胃丸6g日，2次；补中益气丸9g，日2次；逍遥丸6g，日2次。

患者两年没有再诊。2010年4月12日，她的同事陈FQ也因为眩晕就诊，说XH一诊大好，且一直未复发。

按：西医认为，眩晕有内耳性的和小脑性的。一般说来，此案的眩晕是小脑性的——发病与劳累和睡眠不足有关。不过，无论西医诊断如何，此案的中医处理都应如上，因为自中医辨证为血虚生风。上方以补益气血并活血为主，疗效甚好，也说明按虚证治疗是正确的。方中加上钩藤、菊花等亦可。

2011年3月22日再诊：今天上午旧病复发——以往三年没有发作——但较前轻。发作与睡眠不足和劳累有关。脉舌象大体如前。血压：144/90mmHg。一时没有找到旧方。处方如下：

川芎 10g，怀牛膝 15g，陈皮 12g，决明子 8g，生龙骨 15g，生牡蛎 15g，黄芪 15g，当归 10g，白芍 15g，五味子 8g，香附 6g，桂枝 15g，生甘草 4g，生姜 20g，大枣 6 枚（掰）。常规水煎，日一剂。

逍遥丸 6g，日 2 次；龙胆泻肝丸 3g，日 2 次；；复方利血平片 1 片，日 2 次。

按：此次处理与三年前略有不同，主要是更加重视了她的高血压。盖因为近来曾经给她 80 岁的母亲看病，知道她有典型的高血压遗传：她的父亲四个月前死于高血压、动脉硬化、冠心病。她的父亲的兄长和她的兄长也都有典型的高血压。总之，她的高血压虽然只在边沿，还是做了处理并提醒她日后注意。

不过，此次就诊再次说明，高血压本质上是虚证。

[中医辨证主导型 14 案]

无论西医诊断是否明确，都可以同时通过中医辨证确定具体方药且取得较好的疗效。请看以下数案。

案 1：心脾两虚一诊大好

付 LR，女，26 岁，威县李寨村人，2010 年 1 月 10 初诊。

失眠、乏力 1 个多月，服西药多次无效求治。体形消瘦，面色晦黄，精神可。食欲大体正常。饮食、二便可。说话明显气力不足。无明显不良行为或精神刺激。六脉滑弱。舌可。处理如下：

人参归脾丸 9 克，日 3 次；人参健脾丸 12 克，日 3 次、

刺五加片 3 片，日 2 次；谷维素片 20mg，日 2 次。

2 月 13 日（农历大年三十）：她的丈夫来取药，称服上方 3 日病情大好，近日复发。取药如上。

4 月 15 日就诊：称大年三十是她让丈夫来取药：因为失眠、头晕、乏力不能包饺子过年了。服药后又迅速缓解。近来又有反复。详细询问得知，她夫妇做着一个小门市生意，很忙乱，常常休息不好。加上还有孩子和家务，她总觉得吃力。她问我能否除根儿。我说：你的体质不太好，加上这么劳累，很难一劳永逸。她希望同时服煎剂试试。一般情况和脉舌象如上，加服煎剂如下：

党参 12g，黄芪 15g，当归 8g，白芍 10g，川芎 8g，熟地 15g，五味子 8g，双钩 15g，夜交藤 15g，茯苓 10g，半夏 8g，生姜 20g，生甘草 4g，大枣 6 枚（掰）。水煎，日一剂。

按：此案就是长时期过度劳心劳力导致的心脾两虚。

案2：心脾两虚型神经症

贾 LQ，54 岁，威县十里村人，2010 年 2 月 22 日初诊。

自上年 4、5 月份开始至今常常好心悸，又每下午乏力。其余无大不适。饮食、二便可。睡眠可。仍可劳动。脉沉细而短。舌稍大。血压：120/80mmHg。处理如下：

党参 12g，黄芪 20g，当归 8g，白芍 12g，川芎 8g，熟地 15g，香附 5g，五味子 8g，茯苓 10g，附子 10g，陈皮 12g，桂枝 12g，生甘草 3g，生姜 20，大枣 6 枚（掰）。水煎，日一剂。

人参健脾丸 12g，日 2 次；人参归脾丸 9g，日 2 次

服上方 5 日心悸大好。这时又说有足底痛，继续服上方共 20 剂，一切大好。

按：脾主肌肉，故乏力首先责之于脾虚。心主神明、又主血，故心悸、失眠为心虚——一般而言心气、心血均不足。成药人参归脾丸即主治心脾两虚，人参健脾丸主治以脾虚为主。故以上两案用药大体相同，疗效也都比较满意。

注意！心脾两虚是最常见的脏腑虚证。

案3：心脾两虚型神经症

魏 SW，女，39 岁，威县油坊村人，2008 年 2 月 18 日初诊。

食后不下，脊梁沉，不断发作数年，多处就医从无显效。又好心悸如受惊样。饮食可，二便可。睡眠不佳。体瘦，神可。脉滑弱。舌多裂纹而苔少。处理如下：

党参 15g，黄芪 20g，五味子 10g，陈皮 15g，茯苓 10g，桂枝 15g，龙骨 20g，苍术 5g，白术 5g，当归 8g，白芍 10g，川芎 8g，生三仙各 10g，生甘草 5g，生姜 20g，大枣 5 枚（掰）。常规水煎，日一剂。

人参健脾丸 12g，日 2 次；香砂养胃丸 6g，日 2 次。

2009 年 2 月 7 日再诊：称上年一诊即愈，现旧病复发。除胸满、心悸、睡眠不佳之外，又有头痛。她还补充说，数年前因为腰痛就诊，一诊即愈，且没有复发。处理如上年。

2010 年 1 月 13 日下午 2：30，患者一进门就说：老毛病又犯了，在你这儿一治就好，又来了。于是仍照 2008 年方取药。

按：案名中已有我的诊断。读者如何看此症呢？显然这不是危急大

证。去找西医的话，可能做出神经官能症之类的诊断，但疗效一般不好。我的方子也不敢说疗效如神。患者对我的信任有一定的作用。总的来说，见此证开此方，都应该疗效比较好。

又，中药煎剂可以简化。如生姜、大枣、生三仙、龙骨、白术、苍术等都可以不用或减量。当然，使用它们也有充足的根据。

当然，只用成药亦可。但我的习惯是，成药和煎剂同时使用。病大减后，即只用成药——让病家自购。

案4：心脾两虚型神经症

蒋WG，女，28岁，威县赵七里村人，2010年7月5日就诊。

自称两年多前因失眠、多困就诊服中成药等一诊即愈。近日因生气复发。已经服用心肝宝等多日无效，就诊求治。一般情况可，脉舌象无大异常。查旧年记录脉证略同。仍按旧方取药如下：

人参归脾丸9g，日2次；人参健脾丸6g。日2次；天王补心丸9g，日2次。

谷维素、刺五加各3片，日2次。

按：患者发病有明显的生气因素，为什么也诊为心脾两虚呢？这是因为按脉证推理如此。另需牢记，恶性精神刺激——特别是生气不是只能引起肝气不舒，即同样可以导致心脾两虚。当然，此案去掉人参健脾和天王补心，加上逍遥丸也可以。只是须知，逍遥丸也有补气健脾作用。

案5：心脾两虚一诊即愈

红JY，女，49岁，威县王庄村人，2008年11月25日初诊。

上腹胀满不适且心悸10余日，同时有腿酸、乏力、全身游走不适等。服西药数日无效。体型中等，精神可。脉舌象大体正常。月经多后期半年。处理如下：

党参12g，黄芪20g，当归10g，白芍12g，川芎10g，熟地20g，陈皮12g，茯苓12g，半夏6g，桂枝15g，香附6g，生三仙各10g，生甘草4g，生姜20g，大枣6枚（掰）。水煎，日一剂。

人参归脾丸9g，日2次；逍遥丸6g，日2次。

2010年8月23日再诊：前年一诊大好。约半月前复发，症状略如前。在家服西药一周无效。脉见沉弱，舌可。断经半年。守前方。

按：西医很难给此证一个明确诊断。自中医看来则属于心脾两虚，可能还兼有较轻的肝气不舒。2008年一诊大好持续近2年复发，说明疗效满意。西医朋友可能诊断此案有更年期综合征，实际上那也是气血虚弱并有肝气不舒。故治疗更年期综合征，也可以大体照用上方。

案6：中气下陷

杨 YF，男，42 岁，威县十里村人，2008 年 1 月 23 日初诊。

心悸，气不足息，卧位重，月余。休息及服西药无效。体高瘦，面色晦暗。饮食、睡眠可。大便多稀。脉滑弱，舌淡。处理如下：

党参 12g，黄芪 15g，五味子 12g，茯苓 12g，桂枝 12g，陈皮 12g，半夏 8g，生三仙各 10g，生甘草 5g，生姜 30g，大枣 6 枚（掰）。常规水煎，日 1 付。

补中益气丸 9g，日 2 次；人参健脾丸 6g，日 2 次。

3 月 22 日再诊：服上方 3 日大好，近日复发。脉舌象略如前。守前方。

按：该患者此前多次因类似症状就诊，均大体使用上方速效。

此案可断为中气不足、中气下陷或以脾虚为主的心脾两虚。实际上病机略同。盖所谓中气不足就是以脾胃不足为主的五脏皆衰。如此既可以表现为气不足息为主，也可以表现为大便溏泄为主，还同时可出现心悸。当然，一般还会同时有面色无华、精力不佳等。

治此症用补中益气法、人参健脾法、人参归脾法、参苓白术散法甚或逍遥散法均可有效，因为它们都有健脾益气作用。一般说来，以上拙拟之方，照顾更周到。

案7：长期心悸一诊大好

王 ML，女，60 岁，威县白果树村人，2008 年 7 月 28 日初诊。

自称持续心悸或轻或重约 3 年，久治无效。心悸重时，似有气短。一般情况可。脉象略见弦数。舌多裂纹。处理如下：

党参 10g，黄芪 15g，五味子 8g，桂枝 12g，熟地 15g，陈皮 12g，茯苓 10g，当归 10g，白芍 12g，川芎 8g，怀牛膝 15g，生甘草 4g。水煎，日一剂。

天王补心丹、人参归脾丸各 9g，日 2 次。

8 月 3 日再诊：诸症大好。夜间睡醒后偶有小心悸。又偶有背沉。脉舌像大体正常。仍守前方。

案8：感冒风热一诊大好

蒋 JG，女，24 岁，威县五马坊村人，2010 年 7 月 16 日初诊。

近日酷暑，感冒风热后心慌。加之劳累、食少，益加疲惫不支。神可，面白。脉见不足，舌可。处理如下：

党参12g，黄芪15g，当归10g，白芍12g，川芎10g，熟地15g，香附5g，陈皮12g，桂枝12g，五味子8g，生甘草5g，生三仙各10g，生姜20g，大枣6枚（掰）。常规水煎，日一剂。

补中益气丸9g，日2次；逍遥丸6g，日2次。

服上方一日大好，三日症状完全消失。

按：此案不是什么大病，病因是外感兼内伤。目前以虚热为主。故中医处理如上。

案9：地图舌一诊大好

王TY，男，11个月，住威县城内，2009年10月23日初诊。

发现舌右侧大片剥苔数月，呈地图舌。其母以为是"口疮"（口腔溃疡）求治。患儿发育、营养良好，精神亦好。正在母乳喂养，只是略见虚胖，面色略见苍白，多流口水。其余未见异常。其母面色也略见晦暗而苍白，脉象滑弱，舌嫩。处理如下：

党参12g，黄芪15g，当归10g，白芍12g，川芎8g，熟地15g，生地15g，五味子8g，白术5g，苍术5g，茯苓10g，陈皮12g，桂枝12g，生甘草4g。常规水煎，日一剂，母亲服80%，患儿服20%。

2010年6月14日再诊：其母称服上方3日，地图舌大好，最近复发。查患儿及其母亲一般情况仍如前。此次剥苔在舌前半的两侧。仍处理如上。

按：地图舌在西医不一定视为病态。中医见地图舌、特别是比较重的，一般会断为脾胃虚。该患儿略见虚胖、面色略见苍白、多流口水，更有先天脾气不足之嫌，故治以补气血、健脾胃且母子同服。

案10：感冒后心脾两虚

郭YP，男，12岁，广宗人，2009年5月3日初诊。

约一个月前感冒、发热，经西医治疗后热退，但至今经常心慌、乏力并食少、多困。一般情况可。脉见不足。舌可。处理如下：

党参12g，黄芪15g，当归8g，白芍12g，川芎8g，熟地15g，五味子8g，山萸肉8g，茯苓10g，陈皮12g，桂枝12g，生三仙各10g，生甘草3g。常规水煎，日一剂。

人参健脾丸6g，日2次。

服上方15日一切大好如常人。

按：心脾两虚的根据就是心慌、乏力、食少、多困和脉见不足。这是否完全是感冒所致呢？回答是：患儿可能有体质性心脾不足，但感冒确实可以遗留长时期食少、乏力等。

案11：肝胃气滞一诊即愈

王XZ，女，58岁，威县东郭庄人，2010年4月19日就诊。

食后不下，心下满闷月余。又午后上腹有气上攻并攻两肋。无疼痛感，似有大枣大小一物阻塞心下，受凉即重。曾经服用西药数日无效。体型中等。神可。不饥，但食量尚可。二便好。脉象大体正常。舌淡嫩，苔灰白略厚。处理如下：

陈皮12g，茯苓10g，半夏7g，香附7g，乌药7g，党参12g，生三仙各10g，苏叶10g，川芎6g，生三仙各10g，生姜30g。常规水煎，日一剂。

香砂养胃丸6g，日2次。

患者未再诊。2010年8月7日其夫就诊称患者服上方2日症状消失且再未复发。又说她服药前压力颇大——日久不愈深恐患了癌症。

按：此案并非大证，但迁延月余不愈说明也不是很轻浅。西医对此难以有明确诊断。按中医辨证施治效果颇好。假如病史较短，也可以不用煎剂。香砂养胃丸、逍遥丸同用很可能速效。必要时，也可以服一两次槟榔四消丸。四消者，消除食积、痰饮、气滞也。又，病因中也有寒湿，故理气、温中、消导之法并举。

案12：顽固头痛一诊即愈

史SQ，男，32岁，威县大宁村人，2010年2月22日初诊。

左头顶疼痛10余日。开始因为理发受风所致。疼重时难以忍受。吃饭时尤其严重——与咀嚼有关。疼痛基本上昼夜不断，但可以入睡。曾经服用脑宁、去痛片、安乃近、扑热息痛、正天丸、养心清脑颗粒等基本无效。正在服用阿莫西林等。因为疼痛、服药等，食欲锐减。自觉腹部胀满并烧心吐酸水。当地医生要给他输液，被他拒绝，因而就诊。一般情况尚可。无既往史。已经做过心电图、脑电图无异常。脉见弦滑，舌淡嫩苔白厚。处理如下：

川芎10g，怀牛膝15g，香附6g，陈皮12g，茯苓10g，苍术6g，党参10g，桂枝12g，当归8g，白芍10g，生姜20g，大枣，枚（掰）。水煎，日一剂。

藿香正气水1支，日2次。

2010年6月10日：介绍同村的患者就诊，称SQ服上方一日即大好。服完3日，再无反复。

按：自西医看，此证要怀疑三叉神经痛，这可以解释脑宁、去痛片、安乃近、扑热息痛等无效。但是，自中医看，应该诊断治疗如上。此案显然属于风寒湿三因侵袭清阳之腑。单用藿香正气也可以效果满意。一般说来，还是同时服用上方煎剂为好，因为疼痛日久、影响食欲等，已经有正夺并血凝诸阳之络。

案13：劳损肾虚

刘XJ，男，30岁，威县西古城人，2009年2月3日初诊。

乏力、腰酸、少腹酸痛、小便频数半年，久治不愈。曾经久服前列腺胶囊无效。此外尚有大便不畅、睡眠不佳、夜尿频数等。饮食可。体型高瘦，神情倦怠，脉弦滑弱略数。舌可。问其做何工作，答曰：长途货运司机。处理如下：

党参12g，黄芪20g当，归10g，白芍12g，川芎10g，熟地20g，陈皮12g，桂枝15g，五味子8g，山萸肉8g，补骨脂8g，茯苓12g，生甘草5g，生三仙各10g。水煎，日一剂。

金匮肾气丸、补中益气丸各9g，日3次；刺五加片3片，日2次。

2月18日再诊：服上方3日诸证大好，唯余较轻的腰痛。停药10日似略有反复。脉舌象接近正常。处理如前。

此后至2010年9月18日，患者又多次就诊，症状略同，均一诊即效，但因为他一直跑长途货运，不能彻底好转。

按：患者的病因就是长期跑长途货运紧张而且疲劳。脉证一直以肾虚为主，也有较轻的心脾两虚。西医见此证一般会诊为前列腺炎、神经衰弱等，无论其诊断如何，疗效都不满意。

案14：肝郁气滞等一诊大好

郑JP，女，53岁，威县西河洼村人，2010年8月20日初诊。

患者的一般情况相当好：面色、精神、发育、营养、一般活动都不像病人，但是有诸多不适。主要是胸背攻胀，上腹满闷并游走性腹痛20多天。在县医院照片说颈椎有问题，服西药反而加重。又曾在他处服西药不见寸功，服中成药亦毫无疗效。又常欲叹息。脉沉，舌苔白腻。血压正常。处理如下：

陈皮 12g，茯苓 12g，半夏 8g，当归 10g，白芍 12g，香附 6g，桂枝 15g，川芎 10g，乌药 6g，苍术 6g，生三仙各 12g，生甘草 5g，生姜 20g。常规水煎，日一剂。

香砂养胃丸水丸 6g，日 2 次；槟榔四消丸 3g，日 2 次（2 日后停用）。

8 月 25 日再诊：病好过半。仍偶感心下满闷。脉象如前。舌稍嫩。煎剂仍守前方。成药去槟榔四消丸，加逍遥丸。

2011 年 4 月 5 日三诊：旧病复发大约 2 月，症状几乎完全同前。开始较轻，近日加重。患者的一般情况还是相当好。脉舌象也大体如前。这次她明确告诉我，犯病有生气因素。于是处理如二诊。

按：此案初诊时主要按气滞治疗。注意！煎剂的前三味虽然是二陈汤架子，也有理气作用。总的来说，此方和逍遥散功效接近，只是理气作用较强。现在看来，再加上党参可能更好。

[辨病与辩证相结合主导型 4 案]

辨病与辩证相结合，是近数十年来中西医临床结合的主要模式。

案 1：胆囊炎治愈 27 年再犯

刘 CZ，女，56 岁，威县前小辛村人，2004 年 4 月 16 日就诊。

患者跟随丈夫住在邢台，5 天前以突然上腹剧烈绞痛发病。已经在邢台矿务局医院诊断为胆道结石症，院方动员患者手术。由于花钱已经很多，手术风险较大，特别是打听到我就在故乡，于是专程就诊。见面之后自然谈到 27 年前我治愈她旧病的经过。

那一次的情况大体如下。

1977 年 11 月，她因为突然上腹剧烈绞痛、呕吐、发烧、腹部胀满住在县医院。内科诊断为胆囊炎。禁食、输液、抗感染、解痉止痛 4 天之后，仍然没有明显好转。病家异常恐慌。恰好她碰到的业务院长是一个很认真负责的人，知道我有使用中药治疗胆道疾病的经验，请我会诊。

看过患者之后，发现除以上情况外，还有明显的黄疸，又全腹胀满，右肋下胆囊区有明显压痛、反跳痛。总之，胆囊炎的诊断毫无疑问。

再次强调：典型的胆囊炎或胆道感染的诊断，完全不需要复杂的仪器检查检验，甚至不必化验血象、黄疸指数、尿胆原等。上述临床表现和体检所得已经足以确诊了。

再查脉无虚象，舌质暗红，苔黄白厚腻。于是疏方如下；

川朴 15g，枳实 10g，生大黄 15g（碎），茵陈 10g，栀子 5g，桃仁

10g，红花 5g，芒硝 15g。即煎即服。

此方是小承气、茵陈蒿汤合剂再加活血化瘀药。只要原则上正确，改用其他药物也会有满意的疗效。比如，也可以用大柴胡、茵陈蒿合剂再加厚朴、枳实。

当时已经是夜间 10 点左右，嘱咐立即抓药，立即煎服。除芒硝外共煎，头煎 20 分钟即可（用大黄泻下不宜久煎），二煎时间可以稍久。芒硝在服药时冲服。

次日黎明，我还没有起床，忽听有人敲门。听声音似乎是患者的丈夫，连忙起床请进，询问有什么紧急情况。患者的丈夫连声致谢，说患者服药后大便三次，疼痛、胀满、恶心呕吐等完全缓解。自觉几乎完全恢复，已经进食稀粥，无不适。恳请再为诊治。

进一步治疗的原则是：急下有效即不再急下，而以利胆清热、活血化瘀为主。炎症消散之后，活血化瘀药即可减去，但利胆法要使用很长时间。利胆药都是清热的，要注意不可清热太过。同时也要注意不可破气太过。

那一次，患者服中药大约 40 剂。此后 27 年没有明显症状。

此次发病前大约半年，患者常感心下满闷、烧心、打嗝，应该是胆石症引起的消化道紊乱。

5 天前，患者突然上腹剧痛、恶心呕吐、腹部胀满。因痛苦难忍，在邢台矿务局医院看急诊，诊为胆道结石，住院治疗。其间一直输液并给予抗菌素和利胆成药。

就诊时不再明显疼痛，但上腹胀满如前。自觉腹内气不通，不欲饮食，乏力，心悸。

查患者体胖、面红，脉象大致正常，舌质略暗，苔白稍厚。

处方如下：

茵陈 10g，栀子 3g，生大黄 5g，柴胡 5g，黄芩 10g，厚朴 5g，枳实 5g，香附 8g，川芎 7g，茯苓 10g，甘草 5。常规水煎，日一剂。

这是茵陈蒿、大柴胡合剂，略有加减。

或问：为什么这一次没有明显胆道感染也没有黄疸？

答：胆道结石出现绞痛时不一定造成胆总管阻塞，也不一定导致感染。特别是发病前进食很少时，常常不发生感染。比如，胰头癌或胆总管癌患者的胆道阻塞多半没有胆道感染表现。如果结石在肝内胆管或胆囊内，就更不容易引起胆总管阻塞，因而不出现黄疸。

没有胆道阻塞所致的黄疸，又没有胆道感染，诊断胆道结石需要借助超声检查。

我确切了解患者的既往史，不作超声也足以诊断为胆道结石症。

读者不难看出，上方用药量偏小。然而，患者服用后仍然每天大便3~4次。这是理气药和生大黄用量太大的缘故。所以，后来减去了厚朴、枳实。用利胆法的原则是大便不能每天超过3次。这个患者虽然体胖、面红，但长期进食很少，自觉乏力、心悸，就更要避免破气。

患者服药30付，症状消失。

案2：胆囊炎治愈28年再犯

本村村民赵ZH，1975年曾患典型胆囊炎。急性期有如上案所述的典型表现。发病之初，给予西医支持输液和抗菌素治疗大约3天。中药治则大体如上文所说。后来方子简化为四味药：茵陈15g，栀子3g，生大黄5g，枳实10g。这个方子那时只值1毛6分钱。患者共服中药90剂，终于因为经济困难停药去奔走谋生。因为那时很多农民吃饭还是问题，这么便宜的方子，一剂也要花去他一天的收入。

此后28年中，患者一直身体很好，所以，嗜酒的习惯没有戒。

2003年，患者70岁。4月的一天夜间大约10点钟，突然剧烈上腹绞痛难忍，伴有剧烈恶心呕吐和上腹胀满。我迅速赶到时，见患者呻吟不止、体温390C、黄疸可疑。右肋下肿大的胆囊不但可以清楚地摸到，也可以清楚地看到。只据此一点，再参考既往史，急性胆囊炎的诊断已经毫无疑问。

病情严重，加之患者的经济状况大好，花几千、上万元没有问题。所以，建议急症住院。患者问病情如何，我说：诊断毫无问题，但在家治疗不敢保险。患者不愿意深夜住院，当即给予支持输液和抗菌素，同时开小承气、茵陈蒿汤合剂一付。

患者确实有生命危险。胆囊炎致死，主要是胆囊坏疽——必然破裂穿孔，造成胆汁性腹膜炎而不可收拾。坏疽的直接或主要原因就是胆囊内张力太大，导致囊壁——一般始于底部——缺血坏死。

患者也自觉病危，次日一早，就去县医院了。没想到检查化验一天下来，花了数百元，没有闹清什么病，却一味让他住院。患者很失望，于是回家一切拜托于我。

从纯西医角度看，患者具备胆囊切除的典型指征。

在家没有胆囊切除的条件怎么办呢？

当务之急是尽快解除胆囊张力。于是先给他穿刺抽取胆囊内的脓液。这是变通的微创手术。先后共抽取 5 次，脓液逐渐减少、变清，粪臭味逐渐减轻。

第一次抽出脓液后，患者的自觉症状就基本消失。体温也接近正常。可以进少量流食。

支持输液等西医疗法使用 5 天后，即单用中药治疗。

值得提出的是，脓液抽出之后，察舌即不见热象。服大柴胡、茵陈蒿合剂 5 剂之后，舌质变淡，舌苔略白不厚。再服即自觉不适，甚至呕吐。改用温胃理气之剂，即自觉舒适。患者很不理解，因为上次服药从来没有离开茵陈、栀子、生大黄等。

读者应该理解其中的缘故。用中医的话说，胆囊内的浓液抽取干净后，少阳或肝胆郁火即完全清除，故不宜再用苦寒清热的茵陈蒿汤等。又，抽出就是最直接而有效的利胆，故利胆法也不必再用。用大小柴胡汤也不合适。

后来，当察舌不再见寒象时，也只用过茵陈。

这次患者服中药 30 多剂，一切症状消失。不久即可劳动。他不要求保证 28 年不犯，我也不敢保证这么长时间。那时我们都应该作古了。

案3：慢性胃炎、甲亢、脾胃大虚

周 RZ，男，35 岁，主因进行性食欲减退，伴消瘦 5 个月，发现甲状腺肿大一周入院。根据：1. 缘于入院前 5 个月，患者在一次醉酒后，出现上腹不适，伴呕吐，呕吐物为胃内容物，无腹痛，腹泻。当地诊所给予药物治疗（药名药量不详），症状无缓解。后逐渐出现食欲不振，乏力，体重减轻，消瘦，呈进行性加重。五个月内体重由 80 公斤减至 60 公斤。其间多次到县、地市和省级医院检查，胃镜显示：慢性浅表性胃炎。甲状腺彩超显示：甲状腺肿物。给予药物治疗，效果不佳。遂来我院就诊。2. 查体：体温：36.5℃，血压：75/60mmHg，神智清，表情淡漠，查体合作。全身皮肤黯淡无光，体质瘦。头颅无畸形，眼睑无浮肿，结膜略苍白。巩膜无黄染。双侧瞳孔等大正圆，对光反射灵敏。耳鼻无异常，口唇无紫绀。气管居中，甲状腺肿大，右侧甲状腺约 2.3cm×1.8cm，左叶约 3.7cm×2.3cm。颈部淋巴结，锁骨上淋巴结，均未触及。心肺无异常，腹平坦，无压痛及反跳痛，肝脾未触及肿大。四肢活动自如，双手指见杵状指表现。初步诊断：1. 进行性消瘦，原因待查。2. 慢性浅表性胃炎。3. 神经性厌食症？4. 重度营养不良。5. 胃癌？6. 甲状腺肿瘤（淡漠性甲亢？）。入院后，积极给予一级护理，普食，营养性补液，中药口服等治疗，密切注意病情变化。

按：以上是患者第 2 次就诊于我之后，为了便于较长时期仔细观察并充分治疗，让他住在我附近的医院之后，由那里的医生给他写的入院病例。这个病例写得还可以，但是，其中缺少某些很重要的信息。为此，我再补充如下：

周 RZ，威县麦子乌营村人，2010 年 5 月 10 日初诊。

自述 5、6 个月来进行性食欲减退，厌油，并进行性消瘦。其间体重下降约 15kg。曾经多次就诊于县、地市和省医院，疗效不佳。服中西药均无明显效果。患者明显消瘦，面色苍白晦暗。脉象细弱，舌红润无苔并有部分苔藓化。此前按顺序主要检查结果有：

①1 月 22 日在临清聊城第二人民医院做胃镜诊为慢性胃炎。

②3 月 19 日在河北医科大学第二附属医院做腹部 B 超阴性。

③3 月 19 日在河北医科大学第二附属医院做血常规，有轻度贫血。

④3 月 24 日在河北医科大学第二附属医院查螺旋杆菌高。

⑤4 月 6 日在河北医科大学第二附属医院看心理门诊，诊为抑郁症。

⑥4 月 6 日在河北医科大学第二附属医院做胃镜诊为慢性胃炎。

⑦5 月 10 日在威县人民医院查肝功乙肝表面抗原阳性。

仔细看过上述结果之后，我给患者做体检，见严重消瘦之外，心肺、腹部、四肢均无异常。于是让他脱光上衣（该年气候特殊，这时还要穿夹衣），这时一眼就可以看出他的左侧甲状腺肿大。触之柔软，无结节。于是处理如下：

人参 8g，党参 12g，黄芪 20g，当归 10g，白芍 12g，川芎 10g，熟地 20g，五味子 8g，生山药 20g，白术 5g，苍术 5g，陈皮 12g，桂枝 12g，生三仙各 12g，生姜 30g，生甘草 5g。水煎，日一剂。

人参健脾丸 12g，日 2 次；香砂养胃丸 6g，日 2 次；食母生 10 片，日 3 次；多酶片 3 片日，3 次。

嘱下次就诊前在县医院照胸片，做 T3、T4 检验，带结果来。

5 月 12 日再诊：①确认发病后体重下降 20kg 以上；②5 月 10 日就诊

回去立即去县医院照胸片无异常；③5月10日就诊回去立即去县医院查T3正常范围、T4高、TSH正常；④确认发病后从未发热。

这时我感到不但病情较为复杂，目前的情况也太差，需要住院做较为充分的中西医结合治疗并严密观察一段时间，而且可以保证休息。这样决策的依据除了以上所述的病情之外，还有：①患者承认自己就要支持不住了——严重心慌、乏力、头晕，就要卧床不起了；②不管是什么病，患者目前的严重营养不良都需要快速纠正；③患者是长途汽车货运车主兼司机，经营了6年，没有赔钱，但几乎没有赚钱。故他的病显然与生意有关，他必须立即完全休息，而他刚刚与别人合伙买了一辆新车——很想再大干一场。

于是，我告诉他：必须全休、必须立即住院，并且说清了为什么。

然而，尽管他当场同意了我的建议，却又跑到邢台市人民医院和河北省人民医院去检查。结果没有闹清什么病却更加虚弱——几乎回不来了，一周后才再次找到我愿意听我的安排住院。

于是就有了开头的病历。

住院第二天我邀请那里的青年医生一起讨论会诊。

病历中的初步诊断就是讨论结果。

当然，我不同意胃癌诊断——尽管不是完全没有可能。

我说：假如治疗后食欲迅速改善，胃癌即可排除。

为此，再次强调一下他的病史要点：

①进行性食欲减退；②进行性消瘦；③6个月内体重下降约20kg；④发病有明显的行为或心理因素——车主兼货运司机长期过度劳累并饮食不周，又生意不顺利；⑤甲状腺肿大，偶有T4高。⑥严重营养不良——包括贫血；⑦脉象细弱；⑧无舌苔；⑨严重乏力、心慌、头晕等。

总之，患者不是突然发病。病因以不良行为和不良心理状态为主。

那么，根据上述病史要点，最可能的诊断是什么呢？如何处理呢？

假如不了解患者的职业、行为和心理因素，就会认为他是螺旋杆菌感染所致的慢性胃炎，于是治疗措施就是针对螺旋杆菌。那样必然无效，甚或加重。

假如迷恋于高新尖的辅助诊断手段，而不屑认真做常规体检，就不可能发现患者的甲状腺肿大——半年内多次就诊于省地市县医院，从未发现甲状腺肿大，非常令人遗憾。

显然,患者的病就是长期过度劳累和不良行为以及心理状态导致的。这三方面原因既可以导致慢性胃炎,也可以导致甲亢。即这两种病他都可能有。

于是在服用 5 月 10 日的中西药物的同时,住院期间加用以下措施:

输液:每天液体总量 2000～2500ml。其中加糖 200g,氯化钠 6g,氯化钾 2～3 克,参麦注射液 30ml,黄芪注射液 30ml,维生素 C2g,复方氨基酸 250ml。另隔日一次脂肪乳 250ml。

肌内注射维生素 B12 注射液 500 微克日一次,连用 10 日后停药。

口服金维他 3 片,日 3 次。

这样处理的疗效很好:三日后食欲大增,一周后自觉体力、精神均明显好转。

但是,如上处理将近一个月,体重增加不足 5kg。

不难看出,至此没有采取对抗甲亢的治疗措施。

这是由于他的甲亢症状很不典型,而且后来在省、市医院复查再没有 T4 高。

但这时还是应他的要求出院了。

出院后继续服用 5 月 10 日方三周,体重继续增加不足 3kg。于是,于 7 月 5 日加用他巴唑和心得安各 1 片日 2 次。

至 7 月 22 日,患者的体重总增加超过 10kg。

故应该认为加用他巴唑和心得安有效。

最后,再次强调认真采取病史和观察病情的重要性。

比如该患者多次反复:本来食欲大好了却突然呕吐腹泻。仔细了解,都是不注意饮食的结果——愿意吃了什么都想多吃、吃够,比正常人吃得还多。于是,反复告诫他一定要注意饮食,否则一切治疗取得的疗效都会迅速前功尽弃。又,尽管多次告诉他要注意休息,住院期间病情略好他却想努力锻炼,结果病情反复。于是不得不告诉他要绝对休息至少一个月。

至此略说一下为什么患者不能控制饮食。这是因为体重大减的人,食欲一旦恢复,可以饱感消失。

总之,到整理本案时(2010 年 7 月 25 日),可以认为患者大体痊愈。

按:他的慢性胃炎是肯定有的。淡漠型甲亢也很可能有。病因都是长时期过于劳累、饮食不周和不良心理状态。

无论最后诊断是否正确,当初让他住院先解决严重营养不良的当务之急显然是对的。

自中医看，他的病属于劳损或虚损，从脾胃虚发展到脾胃、气血大虚。故治疗原则始终是健脾胃、补气血。

这就是辨病论治与辨证论治相结合。

案4：肠痈肌肤甲错

这个证是《金匮要略》中专门的一条。大概很多同道知道这是西医所谓阑尾炎失治所致。现代医生很不容易见到这样的病人了。我也只见到过2例。仲景书中有现成的治法，我倒不是完全那样治的。介绍一例供大家参考。因为时间太久了，记不很清楚了，请谅。

患者，女，大约40岁，1976年春因阑尾脓肿溃破、肌肤甲错住院。发病大约在50天以前，病后大约10天去地段医院就诊时，已经有阑尾脓肿。医生曾为抽取脓液，因为经济关系，此后在家多方治疗，但不很积极。每天有不同程度的发烧，最初不能进食，后来进食也很少。脓肿破溃大约在住院前10天。

住院时的一般情况是"肌肤甲错"——我想不少同道大概不知道这四个字代表的病情，所以下面用比较多的现代语言描述一下。

患者严重消瘦，精神萎靡，表情淡漠，头发蓬乱（这一点不是必有的）。全身皮肤干燥，满布小片状欲脱落的干燥表皮。

为什么会这样，下面再说。先说脓肿破溃情况。

这位患者，脓肿从四处破溃。右下腹近腹股沟处有两个口儿，右臀上部有两个口儿——西医称为窦道（窦者，孔也，口儿也；道者，管道也）。就是说，脓肿从腹部前后四处破溃了。开始脓液流出很多，不久就比较少了，但一直不停。起初，脓液稍微稠厚，有浓重的粪臭味，后来一直很稀薄，仍略有粪臭味和醒气味。

患者每天仍然发烧37.5℃～38℃。进食水很少，因而大小便也很少。腹部凹陷，阑尾部稍微饱满，有轻压痛。用力挤压右下腹，仍可见窦道有较多脓液流出。肠鸣稍弱，心肺听诊大体正常。

那时候，医院里没有现在这么多高级的仪器检查和化验手段。这个病人的诊断也明确，除了轻度贫血之外，其他化验结果就不必说了。

患者六脉细弱，舌瘦而干嫩，苔白稍厚。

西医怎样治疗呢？

患者在家已经输液并用抗菌素，住院之初还是照用，但不像现在这样用大剂量。

中医怎样治疗呢？

仲景有附子、薏苡、败酱散方。不知道照用原方能否迅速治好。我没有照用，因为我认为附子、薏苡虽然可用（败酱则不必用），但这个患者更需要大补气血。记得当时处方大体如下：

附子10g，薏苡20g，党参12g，黄芪20g，当归10g，白芍15g，川芎10g，熟地20g，红花5g，白术10g，茯苓15g，桂枝15g，陈皮15g，川朴5g，生三仙各10g，生姜20g，生甘草5g。

结果是：患者于数日内体温恢复正常，食欲迅速好转，精神日增，脓液逐渐变得稠厚而量少，全身营养情况也逐渐好转。一周后，停止西医治疗。20天后窦道基本收口。再10天后，不再见"肌肤甲错"，但还是比较消瘦。嘱出院后继续服药两周。

按：为什么会"肌肤甲错"呢？

道理很清楚：每天发烧、进食很少、不断流脓，必然因为快速消耗导致严重营养不良，中医谓肌肤失养也。当然，不仅是肌肤失养。所以，不是只有肠痈可以出现"肌肤甲错"。其他疾病所致者，也见过，不在此介绍了。

[紧急对症治疗]

心跳骤停、窒息、惊厥、急性大出血或癫痫持续状态等足以迅速致死的证或症需要紧急对证或对症处理，而不是慢条斯理地做出病因诊断而后再做所谓特效病因治疗不言而喻。不少时候，设法快速缓解剧烈疼痛、哮喘、呕吐、腹泻等是当务之急。

案1：蝎子蛰伤

2010年7月28日的是典型的桑拿天。忙了一天的我，十分疲惫，晚9时正在外面乘凉。突然听到邻居一妇女尖叫并呻吟不止。我还没有弄清楚是怎么回事，她的丈夫已经来到我的面前说：她被一只大蝎子蛰住了，疼得要死。赶快想办法吧！

身心交瘁、什么也不想干的我只好尽快准备好药物从速前往——大约2分钟就到了她面前。立即找到蛰伤部位注射利多卡因，未及拔除针头她就大好——完全不疼了。

按：蝎子或黄蜂蛰伤一般不会危及生命，但是，疼痛之厉害大概人人知道。利多卡因局部麻醉不能算是病因治疗，但止痛效果之好和迅速是无可比拟的。只要准确地麻醉了蜇伤部位，满地打滚、呻吟哭啼的伤者会立即破涕为笑。

蝎子在伏天闷热快下雨的夜晚最活跃，近年我每年伏天都要处理 10 个以上的蝎子蜇伤者。黄蜂蜇伤则多见于春天，远比蝎子蜇人少见，疼痛也较轻。

总之，这是很有效的对症处理。

一般封闭一次即可，不再需要其他处理。

希望一切在基层或野外工作的同行都备有利多卡因注射液和注射器：把利多卡因稀释到 0.5%，准确地在蜇伤局部注射 2mL 左右就立即奏效。我没有见过如此处理有什么不良后果。

传统上治疗蝎子蜇伤有很多验方，但是，我没有见过一种疗效卓著如上者。

案 2：癫痫持续状态

大约 1988 年仲春的一天凌晨月 2 点钟，邻村的一位患者家属伴随着他在白伏的亲戚慌张敲门请出诊。我立即起床跟随前往，途中问家属是什么病。说：患者在睡眠中突然抽风不止。本村村医做了各种处理不见效。到了病家，见患者果然不断抽风，偶有间断，但抽风的时候比缓解的时候多。问有无既往史，家属说从来没有。再问有无诱因，家属说可能是最近劳累过度。他家种了蔬菜大棚，劳动强度很大，而患者是一个不太健壮的人。看了看患者双眼瞳孔等大正圆，对光反射存在，也不像有四肢运动障碍。胸部、心肺大体正常，腹部平软。于是可以排除急性脑血管病。决定按癫痫持续状态处理，立即静脉注射安定 10mg。注射后，抽风立即停止。又观察了半小时左右不再发作。就这样没有使用其它疗法，患者数日内康复。直到 2018 年再没有复发。由此可知，太过劳累可以发作癫痫持续状态，而安定疗效良好。

（四）四字纲领——虚实寒热

1. 理法传心

问：四字纲领是什么意思呢？

答：就是中医辨证论治或理法方药体系的统帅。

问：请先告诉我们一句话的证治纲领好吗？

答：好！就是要牢记"虚、实、寒、热"四个字，或者说，中医临床要念念不忘辨四证。

问：这确实是我们听到过的最简明的纲领。然而，这四个字怎么能统帅中医临床理法方药体系呢？

答：我们无妨从中医如何诊治疾病说起。其实，这是众所周知的：中医诊治疾病是辨证论治或辨证施治。每次辨证论治都包括理法方药四方面内容。

问：理法和方药是什么关系呢？

答：方和药无不系于"法"，"法"无不系于"证"。"证"是"理"的体现。于是，把握好了最重要的证，就把握了最重要的治病大法，也同时对方药有了理性认识，亦即同时提纲挈领地把握了方和药。可见，把握中医理法方药体系的要害，就是把握纲领证。

问：中医的理和法主要是什么呢？

答：中医的"理"主要是它的辨证理论，她的"法"，主要是治病大法。

问：那么，纲领证就是"虚、实、寒、热"，因而中医临床要念念不忘辨虚实寒热四证吗？

答：是的。为比较深入地说明愚见，不妨再从辨证和用药何者更重要说起。

问：辨证和用药什么更重要呢？

答：古人说："医难于认证，不难于用药"。言下之意是：诊断（即辨证）重于治疗或诊断（即辨证）决定用药。

问：什么叫认证呢？

答：就是辨证。

问：辨证是什么意思呢？

答：就是医家通过望闻问切，对病情做出判断或诊断的思维过程。

问：请再说得通俗一些好吗？

答：好！辨证就是辨别症状的性质。比如，《古今医案按》卷七目录有头痛、心脾痛（即上腹痛）、腹痛、腰痛、背痛、胁痛等，这些显然都是症状。今高等中医教材《中医内科学》目录有咳嗽、哮证、喘证、自汗、盗汗、心悸、不寐（失眠）、呕吐、呃逆、泄泻、便秘等，这些显然也都是症状。说得更准确一些：它们一般是患者就诊时的主诉——主要痛苦。辨证就是弄清症状、特别是主诉症状的病因、病位、病机（类似西医说的病理)、病性。

比如,对咳嗽这个症状,《中医内科学》先辨它属于外感还是内伤。假如是外感,再辨病因是风寒还是风燥,只是病位都在肺。

问:辨证很难吗?

答:做到百分之百的准确,不容易。大方向不错,则不难。医家诊病,首先要保证大方向不错。其实,做任何决策都是这样:大方向对了,达到目的只是早晚的事。大方向错了,只能南辕北辙。

问:如何保证大方向不错呢?

答:要想大方向不错,必须念念不忘地抓纲领证或最重要的证。

问:纲领证或最重要的证是哪几个证呢?

答:就是虚实寒热四证。

问:为什么说虚实寒热是最重要的证呢?

答:辨证是为了施治,即据以立法、制方、遣药。制方、遣药都要体现法,只有辨出据以立法的证才能遣药制方。中医据以制定大法的证,首先是虚实寒热。它们是据以处方用药的第一级依据,最重要自不待言。

问:中医有几套辨证纲领,莫非除了虚实寒热都不足以据以制定大法并制方遣药吗?

答:我看是的。比如,辨出病在六经何经、在五脏六腑何脏腑、在表在里、属阴属阳、在营在卫、在血在气等,都不足以据以制定大法并制方遣药。

问:中医有理气、活血化瘀等治法,针对的是气滞、血瘀等证,莫非它们也不出虚实寒热吗?

答:可以认为它们属于广义的实证。当然,它们最好相对独立。但无论如何,它们还是不如虚实寒热更具有普遍意义。所以,虚实寒热四证最重要,必须念念不忘辨四证。

问:虚实寒热似乎不能统帅燥和湿,如何认识它们之间的关系呢?

答:是的。从逻辑上讲,燥湿至少可以和寒热并列。联系临床实际,则燥湿远不如寒热重要。为了理论上严密,一句话的证治纲领,也可以改为念念不忘辨六证。六证就是虚实寒热燥湿。由于燥湿远不如虚实寒热多见因而重要,我觉得最好还是:念念不忘辨四证。

问:一下子辨出伤寒太阳病桂枝汤证、麻黄汤证、小青龙汤证或痢疾、或疟疾、或感冒等不是更好吗?

答：如果是照背《伤寒论》判断出太阳病上述三证，用上述三方是正确的，也必然有效。但是，这不等于对三证和三方有了本质认识。只有认识到桂枝汤证是表寒虚证（注意！在这个判断中，寒和虚比表重要），麻黄汤证是表寒实证（注意！在这个判断中，寒和实比表重要），才算有了本质认识。这样才能理解，为什么桂枝汤证也可以不用桂枝汤，桂枝汤也不是只适用于太阳病，更不是只适用于治伤寒；麻黄证也可以不用麻黄汤，麻黄汤也不是只适用于太阳病，更不是只适用于治伤寒；也才能理解为什么后世还有那么多辛温解表方。认识温病方乃至一切方药都是这样。

小青龙证稍微复杂一些，即不单单是寒热虚实问题，详细拙见请参看旧作《医学中西结合录》中的支气管哮喘一节。

至于痢疾、疟疾和感冒，多数群众都能认出来。选用非处方药，也常常有效。（按：暂不讲不药而愈的道理）比如，治痢疾用香连丸、黄连素片（既可看作中药，也可视为西药）、痢特灵；治疟疾用唐拾遗药丸（按：旧时故乡常出售的抗疟中成药）、奎宁、氯喹啉；治感冒用藿香正气、银翘解毒、防风通圣、感冒通等，群众都知道。不过，一旦病情复杂、危重，用非处方药无效，或加重，或出现了其它问题，就非仔细判断虚实寒热据以立法不可。当然，还常常需要更细一些的判断，不过，只有做出这第一步判断之后，才有必要或有可能做更细的判断。弄不清虚实寒热的医生，不大可能进一步辨证。

问：温病按卫气营血或三焦辨证，虚实寒热不是不重要了吗？

答：温病家之所以常常不辨寒热，是因为他们预先认定，温病病因是温邪（还有湿和暑等，但不很重视），于是，卫气营血证大都是热证。

如果是寒证，温病家也会用姜附等热药。《温病条辨》治寒湿就有椒附白通汤、桂枝姜附汤、附子理中汤及其加减等。至于虚实，温病家也很重视。所以，不但有痛下、数下之法，也有补益法。《温病条辨》治久痢、休息痢就有参茸汤、参苓白术散、肉苁蓉汤等。

问：我们熟悉的辨证纲领是"八纲"，其中包括"寒热虚实"，为什么尊见舍去阴阳表里，特别突出"四证"呢？

答：旧作《中西医结合二十讲》第八和第十八讲中，对此有比较详细的论述。今不再引拙文，只约略说一下为什么要突出"四证"。

当代医家熟知的"八纲"，是近代医家祝味菊提出来的。

他说："杂病种类繁多，古人以为不出八纲范畴，明八纲则万病无遁形矣。所谓八纲者，阴阳、表里、寒热、虚实是也。"（祝味菊口述 陈苏生整理 农汉才点校《伤寒质难》福建科学技术出版社 2005 年 3 月第 1 版 86 页）。

祝氏八纲的直接渊源，是明代大医张景岳和清代大医程钟龄的思想。

在张氏那里，八纲的表述是："凡诊病施治，必须先审阴阳，乃为医道之纲领……六变者，表里寒热虚实是也，是即医中之关键。明此六者，万病皆指诸掌矣。"（张介宾.《景岳全书·传忠录》第 1 版 上海：科学技术出版社，岳峙楼藏版影印本，卷一，18–20 页）

程氏的表述是："病有总要，寒热虚实表里阴阳而已。病情既不外此，则辨证之法亦不出此"。（程国彭.《医学心悟》第一版，北京：中国中医药出版社，1996；12. ）

但须知，还有略异的八纲说。如：

楼全善说："脉之浮、沉、迟、数、虚、实、洪、细、滑、涩所指阴阳、表里、寒热、血虚、气实，皆诊病之大纲"（《医学纲目·阴阳脏腑部》世界书局印行 1937 年，卷二，46 页）

张三锡说：古人大法有八：曰阴、曰阳、曰表、曰里、曰寒、曰热、曰虚、曰实。而气血痰火，尽赅其中。"（《医学准绳六要》）

孙一奎说："凡证不拘大小轻重，俱有寒、热、虚、实、表、里、气、血八个字。"（张印生主编，《孙一奎医学全书·赤水玄珠·凡例》中国中医药出版社 1999 年，第 1 版，15 页）

综看以上五家之说可知，祝氏对八纲的理解不准确。他继承的八纲，也不是最好的。

比如，八纲不是只适用于"杂病"。即不是只有杂病不出"八纲"范畴，而是内伤、外感、伤寒、温病、杂病都不出八纲范畴。

再如，阴阳之辨过于空泛，远不如气血具体。没有气血辨证，就没有气滞、血瘀等证，也就没有理气、活血等治法。甚至没有补气和补血法。不能统帅这些证的纲领，就有重大缺陷。

于是，如果想保持"八纲"说，最好把八纲改为：虚实寒热表里气血。

当然，也可以改"八纲"为"十纲"，即阴阳虚实寒热表里气血。

虚实寒热表里气血的"八纲"，是孙一奎之说。他的原话如下：

"医难于认证，不难于用药。凡证不拘大小轻重，俱有寒热虚实表里气血八个字。苟能于此八个字认得真切，岂必无古方可循！即于十二经药性中，表里寒热温凉间，摘出治之，自然权变合宜，不失胜算。故古谓审证如审敌，知己知彼，百战百胜矣。"（韩学杰、张印生主编.《孙一奎医学全书·赤水玄珠凡例》，中国中医药出版社 1999 年，第 1 版，15 页）

显然，孙氏对八纲的重视略同我重视四证。

问：为什么各家的八纲说都有表里呢？

答：主要原因有二。一是表里概念始于《内经》，定型于《伤寒论》。受这两部经典的影响，后人必然重视表里。二是因为古时热病危害最大，因而是医家最常面临的难题。热病初起——即表证——治疗是否恰当，尤其重要。所以，表里之辨虽然只适用于外感而且里证是负概念，古代医家还是很重视表里。

尽管如此，即便在古代医家那里，表里之辨还是远不如虚实寒热之辨更受重视。

问：为什么尊见主张以气血代阴阳呢？

答：旧作《中西医结合二十讲》说："气血无所不至，脏腑、经络、四肢百骸、五官九窍乃至皮毛爪甲，即全身之一切生理、病理变化，无不通过气血运行而实现。所以，气血辨证适用于认识一切疾病。这一学说抓住了最重要、最活跃之生命现象，因而生命力很强。郁、滞、瘀、逆、陷等病理性质概念，就是专为气血辨证而设之。"

所以，最好以气血代阴阳。

但请注意，我的意思是：如果非要保存"八纲"术语，最好以气血代阴阳，而不是说气血和阴阳完全等价。不过也可以说，它们基本上等价。

问：八纲或十纲中有阴阳、表里、气血，难道它们不如虚实寒热重要或不如虚实寒热更有统帅作用吗？

答：是的。阴阳、表里、气血之辨，一般均不能据以立法，更不足以制方用药。里证尤其如此。故它们不如虚实寒热更有统帅作用，因而不如虚实寒热重要。

换言之，阴阳表里虚实寒热气血十个字，不是每个字或每一对概念，都当得起无所不挈的纲领。

如果所选概念真的称得起无所不挈的纲领，即每个字或每一对概念，对整个中医体系都有全面统帅作用，因而各类疾病、各种方法、每一个病人都必须用它们来把握，只能选"虚实寒热"四证。

试看以上六家说八纲，都包括这四个（两对）概念，说明虚实寒热比阴阳、表里、气血重要，因而是诸家都认同的。

更重要的是：四大证不仅是辨证的总要，更是施治的第一级依据。

只有这四证上牵诊法，下定治则。阴阳、表里、气血也上牵望闻问切，却不能下定治病大法。于是，中医临床要念念不忘辨四大纲领证。

问：纲领证如何下定治则呢？

答：纲领证有寒热虚实，治病大法就有温清补攻。

问：寒热虚实这两对概念的重要性完全相同吗？

答：我认为，虚实比寒热更重要，故上面所述四证的顺序最好改为：虚实寒热。于是，最重要的中医治则依次为：补攻温清。

问：弄清虚实寒热，从而定出补攻温清治则，治疗就能有效吗？

答：按照中医理论，必然如此。如果没有弄清虚实寒热而治疗有效，多数情况下，中医理论就不能说明为什么。那样的疗效不是盲目幸中，就是零散经验。现有中医知识中，确有在理论体系之外的经验疗法，但中医治病最有效、可重复性最强、使用频率也最高的大法必然是补攻温清。

问：中医针灸和手术等也不出补攻温清吗？

答：针灸的理法也不出补攻温清。手术、推拿、按摩、正骨、驱虫、杀虫等方法，不能完全归入补攻温清，但本书不拟讨论。

总之，补攻温清是最有中医特色、应用最广的治法。讨论当代中医，尤其如此。这是本书讨论的重点。

简言之，无论辨出病属内伤外感，也无论辨出病属阴、属阳、在气、在血、在表、在里、在脏、在腑、在六经、在三焦、在营卫，必须再判断出病性的虚实寒热，才能立法。极言之，阴阳、表里、气血、脏腑、六经、卫气营血、三焦等等可以不辨，虚实寒热非辨不可。

问：辨出虚实寒热，是否即可施治呢？

答：这一步辨证主要据以制定大法，一般不足以具体施治。不过，如果是大虚、大实、大寒、大热的危急大证，也常常足以施治。比如，但见急性腹大满实痛，即可照用大承气；但见大出血欲脱，即可速投独参汤；但见表里大热，即可照用白虎汤；但见大汗欲脱，即可照用桂枝加附子汤、参附汤或急煎单味大剂山茱萸等；但见肢冷、身凉、脉厥（或微细）、冷汗不止即应急用四逆汤或白通加猪胆汁汤。

治大证的方剂，无不是补攻温清峻方。

出现了危急大证，病人就在生死关头。

由此也足以说明，虚实寒热之重要。

其实，古今名医辨证，也常常辨到虚实寒热为止，请参看"虚证治验"等题目中的典型验案。

问：辨出虚实寒热足以指导用药吗？

答：中医治病最重要或最有效地药物，大多是针对虚实寒热。比如，见虚重必用参、芪、归、地等；见实重必用硝、黄、瓜蒂等（按：汗法单论）；见寒重必用姜、附、肉桂等；见热重必用三黄、石膏等。故至少可以说，中医要方中的君药，基本上是根据虚实寒热选定的。今中药学讲道理，也主要说各药的补攻温清。

总之，中医临床要念念不忘辨四证。

从第一眼看到病人，到正式望闻问切，到制定大法，到处方遣药，始终要斟酌的就是虚实寒热四个字。

问：上文所说基本上是尊著《赵洪钧临床带教答问》的"证治纲领"第一个标题下的内容。我们可以读那本书进一步了解。请结合上述理论介绍几个病案好吗？

答：关于虚实的典型病案，请参看旧作《赵洪钧临床带教答问》。本书"一字真传"和"二字真传"中举的典型病案更多。

以下只就寒热辨证介绍一些典型病案。

2. 举案说法

［寒证治验］

关于寒证辨证的一般理论探讨，请参看旧作《赵洪钧临床带教答问》。

案 1：感冒典型表寒实证

2007 年，堂嫂 79 岁，4 月 15 日凌晨 2 时突然寒战。侄子迅速请我赶到时，寒战仍未止。脉见沉紧而数。立即给她口服藿香正气水 10ml，氯酚黄敏 2 片。寒战持续约 40 分钟后，开始恶热。此时脉象略见洪数，体温 40℃，开始出汗。于是我回家休息。上午 9 时左右我去看时，她已经下床，也略进早餐，正在摘菜，自称无大不适。脉略有虚象，舌可。鉴于患者年高，给她输液 1000ml，其中加入青霉素 480 万单位，头孢菌素 1g 预防继发感染。此后再未反复。

按：以下对此案的理法略作说明。

问：为什么说此案是寒证呢？

答：凡伤寒初起，都是寒证。即无论恶风、恶寒、有汗、无汗、脉紧、脉缓、头痛、身痛，只要是太阳病，都是寒证。此案极度恶寒（恶寒的极端是寒战）且脉紧、身痛，更是典型的寒证。

问：为什么伤寒初起都是寒证呢？

答：伤寒者，寒邪使人病也。中邪之初，寒邪必不化热，故无不属寒证。

问：此案可以自愈吗？

答：很可能自愈。但是，除非患者的条件很不好，病情如此严重，不大可能不请医生看。

问：患者一战而愈，是用药的结果吗？

答：任何疾病经过医生治疗而痊愈，都不能说完全是治疗的结果。我经常说：除了个别极其危重、复杂的情况，拙案大多是我的方法给了病人一点帮助。这些病，不是非用我的具体方子不可——拙案中大都有说明。就是极其危重、复杂的情况，病也不是完全靠药物治好的。假如机体完全失去抗病能力，什么药物也无用。

案2：产后脾肾虚寒证

刘某，女，28岁，威县姜七里村人，2007年5月25日初诊。

第2胎正常产后4个月，手足肿胀感、乏力3个多月，着凉益重，不敢用凉水洗手，否则疼痛刺骨。产后无乳，曾服西药不效。又食欲差，大便溏。睡眠欠佳。体型中等，精神倦怠，面色㿠白。手足不见指压性水肿。脉略沉缓，舌淡苔白。处理如下：

党参10g，黄芪15g，茯苓10g，白芍15g，川芎6g，怀牛膝15g，附子8g，熟地15g，桂枝15g，陈皮10g，生三仙各10g，甘草4g，生姜20g。常规水煎，日一剂。

金匮肾气丸9g，日2次；补中益气丸9g，日2次。

5月30日再诊：病减。可以用凉水洗手。大便正常。脉舌象接近正常。守上方。

6月8日三诊：病大好，诸症悉退。面色红润，精神可。手足较前瘦，可见皱纹。守前方5日巩固。

按：患者的产后无乳、食少、便溏和四肢不适，都是气血不足且略有寒凝的结果。现在看来，煎剂最好加上羌活、独活。

案 3：产后脾胃虚寒

蒋某，35 岁，威县王王母村人，2004 年 5 月 6 日初诊。

第 2 胎剖宫产后 45 天，一直多汗、畏风、肠鸣、腹痛、腹泻。近日服西药后腹泻略好但虚汗不断。产前最高血压 200/130mmHg，最近血压 130/90mmHg。体型中等，神可。饮食可，脉滑弱略数，舌淡苔白水滑。正在服用丹参滴丸和尼群地平。嘱停用西药，服中药如下：

陈皮 15g，茯苓 10g，半夏 8g，五味子 6g，桂枝 15g，附子 8g，干姜 5g，川芎 8g，怀牛膝 10g，当归 8g，白芍 15g，党参 10g，黄芪 15g，白术 6g，苍术 6g，生三仙各 10g，生甘草 4g，生姜 20g。常规水煎，日一剂。

藿香正气水 5ml，日 2 次；补中益气丸 9g，日 2 次。

5 月 12 日再诊：虚汗减少，腹痛好转。

按：此案做剖宫产，可能因为先兆子痫。按西医原则无误，但术后的脾胃虚寒最好倚重中医如上。

或问：此案诊断为脾胃虚寒，可否使用附子理中法呢？

答：可以。其实上方内包含着附子理中法，只是患者还有多汗、畏风和血压高等，应该再加用黄芪、川芎、怀牛膝等。

案 4：中寒

吴球治一人，暑月远行，渴饮泉水，至晚以单席阴地上睡。顷间寒热，吐泻不得，身痛如刀刮。医曰：此中暑也，进黄连香薷饮及六合汤，随服随厥。吴诊其脉细紧而伏，曰：此中寒也。众皆笑曰：六月中寒，有是事乎？吴曰：人肥白，素畏热，好服黄连及益元散等凉剂；况途中饮水既多，又单席卧地，寒邪深入。当以附子理中汤，大服乃济。用之果效。（清·余震《古今医案按·卷第四·中寒》）

按：此案先后辨证只有"中暑""中寒"一字之别。中暑故"进黄连香薷饮及六合汤"，然"随服随厥"。吴氏以为："寒邪深入。当以附子理中汤，大服乃济。"用之果效。

案 5：抗菌药伤胃阳

冉 QZ，男，26 岁，威县油坊村人，2007 年 12 月 11 日初诊。

双耳外耳道肿疼、耳鸣 20 天，服西药 10 多天，肿疼、耳鸣不好而上腹胀满、烧心、不欲食。面色略见㿠白，一般情况可。脉象大体正常，舌淡苔略厚。

处理如下：

生姜 30g，陈皮 20g，半夏 8g，茯苓 10g，香附 8g，川芎 8g，党参10g，桂枝 20g，附子 10g，苍术 6g，生三仙各 10g，生甘草 4g。常规水煎，日一剂。

香砂养胃丸 6g，日 2 次。

2008 年 1 月 2 日再诊：服上方 2 日，外耳道疼痛和腹部不适即完全缓解。仍有轻耳鸣。守前方。

按：面白之人，大多阳虚，一般不宜苦寒。患者去看的西医最喜大剂量使用抗生素和其他抗菌药如增效联磺、吡哌酸和氧氟沙星等，而且一般同时给两种以上，未免伤胃阳。假如本来胃不好，早已呕吐并完全不能进食了。

又，患者说双耳肿疼，我仔细看（戴上额带镜）无明显红肿，故此证一开始就不是湿热，用抗菌药——略同苦寒清热，是错误的。上方有引火下行之意。

此证不以上腹胀满起病，他的胃炎显然与服用西药（阿莫西林、增效联磺、甲硝唑等均伤胃阳）有关。不过，他的双耳不适，也不宜用炎症或中医所谓肝胆实火来解释——很可能是情志性的。患者两次就诊，都很紧张，甚至有点发抖。可见其心理素质不好。他也很害怕自己有其他重病，于是给以耐心的解释。

案 5：肾阳虚伏寒凝沍重用温补而瘳

玉翁次郎，形貌丰腴，向无疾病，丁亥季秋望后，陡作寒热，延予次儿光墀医。药投温解，其热即退。嗣后单寒不热，肢麻指凉，口吐冷涎，脐腹隐痛，便溏畏食。知系伏寒凝结，方换姜附六君子。初用八分，增至一钱，未见松动。邀予商酌，切脉迟细无力，望色面白舌润。予曰：此正仲圣所谓无热恶寒，发于阴也。前方不谬，尚恐病重药轻，附子加用二钱，更加吴萸、肉桂、砂仁、川椒。次日复诊，病状仿佛，思火为土母，阳虚生寒，温理脾阳不应，非补火生土不可。王冰所谓益火之原，以消阴翳也。仿生生子壮原汤加吴茱萸、葫芦巴、肉果、巴戟天，附子增至三钱，以为必效矣。诘朝脉证依然，玉翁问故。予曰无他，药力未到耳。盖市中种附力薄，况经制透，其味更淡，可增四钱，再加鹿茸、枸杞峻补真阳。自可春回纳谷。根据法服之，证仍如旧。翁侄召成兄私询予曰：舍弟之病，先生审属阴寒，第用如许热药，毫不见功，理殊不解。且附子大毒，今已服过数两，久而增加，可无患否？予曰：其他勿论，时下秋燥，此等纯阳之药，若不对证，一匕亦不能堪，况其多乎。夫攻病之药皆有毒，无毒之品不能攻病。凡伤寒中阴等证，非附子不能驱阴回阳，有病则病受之，何有余性，遗留作毒，即使有毒而生，不胜于无毒而死乎。仍守原方，附子加至五钱，维时旁议沸腾，幸玉翁信而不疑。予告之曰：此证确属沉寒痼冷，然煎剂温药止矣。再得硫黄丸佐之，庶有裨益。于是煎丸并进，渐见好机，热药稍减，参入熟地、河车、杜仲。予与墀儿日为诊视，两阅月始得全愈。共计服过附子一斤，硫黄丸二两，干姜六两，鹿茸一架，党参三斤，高丽人参共十余两，其他肉桂、吴萸、川椒等，不可胜计。予生平治阴证用温药，未有若斯之多，而效验亦无如此之迟也。（《程杏轩医案》）

按：此案是典型的寒症，只有成竹在胸，才能如程杏轩这样不为任何物议所动摇。此案用温补药之久，量之大，都很罕见。

[**热证治验**]

关于热证辨证的理论探讨，亦请参看旧作《赵洪钧临床带教答问》。

案1：感冒表里热兼虚证

郑 FZ，男，8 岁，广宗油布村人，2000 年 6 月 7 日初诊。

当年 2 月 19 日首次感冒发烧，经治症状不了了。4 月 13 日再次发烧，至今近 2 月迁延不愈。体温一般不超过 38.5℃，偶可在 39℃ 以上。曾在县医院做多种检查化验，除白细胞为 $12 \times 10^9/L$ 外，无异常。口服和肌内注射药物不计其数，输液 10 多天，仅偶尔略好。一般情况可。一向食少，但仍可食。脉滑，舌红苔黄略厚。T38℃。近来恶热，不恶寒。处理如下：

葛根 10g，连翘 10g，柴胡 5g，黄芩 5g，金银花 10g，生石膏 10g，生甘草 4g，党参 10g。常规水煎，日一剂。

补中益气丸 4.5g，日 2 次。

6 月 11 日再诊：病情大好。近 4 日体温未超过 37.3℃，目前体温 37.2℃。脉舌象大体正常。守前方。

按：此案不是典型的白虎汤证，但无疑表里有热且兼虚，故上方接近白虎加人参汤意。由于发热时间很长，特别是肯定用过皮质激素，患儿的体温不很容易数日内完全正常。

案2：里热证

吕 XQ，女，50 岁，威县城内干部，2007 年 11 月 8 日初诊。

约 40 天前，右足有轻微的脚气感染，在棉花地里走了一趟似乎加重

——有不严重的疼痛，小腿上有两处小红肿，于是立即去县医院就诊。那里给她输液每天使用青霉素 80 万单位 ×12 支、甲硝唑 1g（两瓶），连续10 天，似乎略好。停药 2 日后病情反复，于是又在某诊所输液使用先锋霉素Ⅴ，每日 1g 连续 8 天，但病情不见进退。停药一周病情似乎略重，于是又去邢台市人民医院（即老地区医院）就诊。那里让她再单独使用青霉素，但每天改为两次，每次 0.8g。如此使用 10 天之后，再改为每天一次0.8g。同时，让她每天用抗菌药水洗脚 3 次，每次用庆大霉素 10 支，甲硝唑 5 支。如果见好，改为输液每天一次，每次青霉素 0.8g。10 天后果然见好——但不是大好。于是改为每天一次。如此输液 5 天，又有反复，地区医院的医生又让她外用大量达克宁软膏（多抹软膏，而后用塑料纸包住脚），如此两天，更加严重。于是就诊。

患者一般情况尚可，饮食、二便、睡眠、精神、体力均可。脉象略见洪滑有力，舌红苔黄略厚。问患者何时有高血压，说已经约 10 年并有冠状动脉供血不全。此外无重病史。查右足背近足趾处有不很严重的红肿热痛和簇状小疱疹，自觉局部小痒痛。血压：150/100mmHg。

处理如下：

1. 停用此前一切中西药物。

2. 口服中药煎剂如下：

连翘 20g，黄芩 10g，黄柏 15g，栀子 6g，丹皮 10g，菊花 15g，茵陈10g，牛子 10g，生地 15g，白芍 15g，怀牛膝 15g，生石膏粉 10g，生甘草5g。常规水煎，日一剂。

3. 口服成药龙胆泻肝丸 6g，日 2 次。

4. 外洗煎剂：

生大黄 30g，黄芩 20g，黄柏 20g。加水半洗脸盆，开一两沸之后凉温洗患足，日 2~3 次。

按：如上处理，自中医看也有些小题大做了。鉴于此前西医治疗用药量如此之大，时间如此之长而不好，暂如此。当然，就脉证而言，如上中医处理，也没有错误。且看效果如何！

又，30 年前患者的母亲病危，经我抢救迅速转危为安。她近日打听到我在家故积极求治，言谈之间仍然感激不尽而且很信任，故我用药不必顾忌。她的高血压也是单靠诊脉即断定。血压高 10 年，有点冠不全也在情理之中。按说降压西药最好继续服用，但我相信上述中医处理能够同时控制血压。家属说前医曾经怀疑丹毒（这大概是为什么用如此大量抗菌药），但目前没有任何丹毒表现。

上方是一派苦寒。我很少用这样的方子。

11月13日再诊：诸症悉减。肿胀消退过半，疼痒基本消失。泡疹完全消退。自我感觉很好。脉象柔和略沉，不再见洪而有力，舌可。血压：120/80mmHg。患者又称，此前大便常不通畅。服药后大便日一次，不稀且通畅。再次询问病史得知，患者先后就诊于威县县医院、中医院和邢台市人民医院共输液使用抗菌药38天，从来没有大好。又，患者此前服用的降压西药是：心痛定片10mg、卡托普利1片、尼群地坪1片，各日3次；尼夫达1片，日2次。自昨天始，由于自觉舒适（患者对血压高很敏感）停用了心痛定。处理如前。

11月20日三诊：诸症悉退。脉象略见沉弱。血压：100/70mmHg。

按：上方不是攻下剂，但多数人服用后会有轻度稀便。看来患者此前多内热，如此长期大量使用抗生素不能清除内热，可见此类西药不能完全代替苦寒清热的中药。目前，他的血压完全正常且欲偏低，也是加用上方的结果。

案3：肝胆郁热证

吕XJ，女，42岁，住威县城内，2007年11月21日初诊。

主诉双眼憋胀摩擦感2月余，有时发红，一直在滴眼药水，毫无效果。视力好，一般情况好。脉象沉弦有力，舌可。血压：130/90mmHg。上年发现血压高，一直在服用复方利血平。处理如下：

菊花15g，黄芩10g，龙胆草5g，茵陈10g，知母6g，栀子6g，丹皮10g，生地10g，生石膏10g，白芍15g，川芎15g，怀牛膝15g，葛根10g，生甘草5g。常规水煎，日一剂。

龙胆泻肝丸6g，日2次。

11月27日再诊：症状消失。脉转柔和。血压：120/80mmHg。停服煎剂。

按：患者有比较典型的高血压脉象，故虽然最后测出的血压只是在边沿，还是一上手就断定她血压高。她的肝阳上亢不严重，只服龙胆泻肝丸也许就可以了。上方煎剂中使用苦寒清热药相当多，减去一两种也没有问题。我还用了川芎、怀牛膝，这是我治高血压最常用的两味药。对此案来说，不用也可。

案4：气郁化火头痛

这是 1998 年在英国时的一次经验。患者是一位香港华裔青年。

这位青年自小学二年级独自留学英国。16 岁之前有非父母的所谓监护人。他可能不是很聪明，但绝不愚钝，为人处世也算通情达理，还是因为不适应发生了严重的问题。他的英语自然过关，但始终没有融入英国社会。发病时他 21 岁，直接原因是女朋友和他分手。更主要的原因是他的整个青少年时期，缺少亲情和友情。长时期孤独、寂寞，再加上爱情挫折，必然出现严重的情志问题。他表现为气郁化火，还不是最坏的结果。

他的病表现为严重失眠和发作性头痛。因为此次发作严重，请我出诊。到了他的居所，立即看出他不善于照料自己的生活——居室内凌乱不堪。他面红耳赤，结膜充血，脉象洪滑，舌暗红，苔黄绿灰黑厚腻。血压 140/100mmHg。他多次求治于那里的西医，毫无疗效，于是求治于我这位同胞。处理如下：

柴胡 10g，黄芩 10g，龙胆草 6g，丹皮 10g，川芎 6g，怀牛膝 10g，生地 10g，茯苓 10g，五味子 10g，生枣仁 15g，远志 6g，钩藤 15g，茵陈 15g，菊花 15g，连翘 10g，生石膏 10g，滑石粉 10g，生甘草 5g。常规水煎，日一剂。

逍遥丸 6g，日 3 次；龙胆泻肝丸 3g，日 3 次；朱砂安神丸 6g，日 3 次。

同时告诉他，病情大好后，应该回香港疗养一段时间，调整精神状态。他自己也感到不能再待下去，但病情严重一时不能坐飞机。

服上方 2 日，明显好转，但离英前仍未完全恢复——实际上也不可能完全恢复。

按：中医认为情志过度可以化火，该患者以肝胆郁火为主，并有心火。原因就是他自幼缺少亲情又生活在难以适应的文化环境中。这样心理上过早完全断奶，必然会出现不适应。

案5：亲服生石膏经验

2008 年 9 月底 10 月初，本人上火牙痛很厉害，因为同时有几位牙痛患者就诊，都给他们口服生石膏细粉（有的与生大黄粗末 2～3 克或大黄片 5、6 片同服），于是自己也试用。生石膏是生石膏块自己打碎的——尽可能碎。最多曾经一次口服 15 克左右。共服 100 克左右。效果比较满意——剧烈的疼痛很快缓解。

不过，我后来还加用增效联磺，也曾输液一次使用青霉素640万单位。使用青霉素后（只一次）没有立竿见影的效果。

又用生石膏25g，生白芍40g，怀牛膝40g沸水浸泡代茶饮。服药后效果更好。此前三天无法刷牙，服上方后可以刷牙。

我还同时不连续地服用过牛黄消炎片（牛黄、生大黄、青黛等为主要成分。很小的药片，每次1片），也可以说有效。

服药后便秘好转，但基本上没有出现腹泻，也没有感到上腹不适或影响食欲等。

自己给自己用药难免有点乱——因为方便，未免拿起什么来就试试。

给病人处方显然不能这么乱。

遇见这种情况，我的习惯是开生石膏粉10～15克、生大黄粉或粗末2～5克，温开水冲服，每日2～3次。注意，大便控制在每日3次以内。

只要是实火牙痛，即便相当顽固且严重者，如此用药效果大都很好。

这个方子很便宜，我一般是不收费的。

顺便说明，如果正赶上鸭梨收获季节，多吃几个鸭梨也常常效果较好。

一般人一次吃3、4个鸭梨，就会腹泻，故新鲜鸭梨也可以泻火。

按：近两年多来，我又至少3次口服生石膏粉（或与龙胆泻肝丸、或黄连上清丸、或大黄片同服）治疗我的大便秘结、带血、外痔疼痛且同时严重牙痛——即中医所谓"胃火"，均有立竿见影的疗效——一般不超过三次即明显缓解。我相信，此方治此证，比静脉输液大量使用抗菌素效果好。

可惜，因为未能实验证明生石膏（结晶水硫酸钙）有抗菌、消炎和解热镇痛作用，当代中药药理至今说不清生石膏为什么能够清热、因而能够治疗牙痛上火，这种自西医看来属于细菌感染导致的疾病。我的看法是：只有口服给药时，此药才有这种作用。其原理是：①它不能吸收，却能够改变大肠内的生态——抑制引起"胃火"的肠道细菌生长，②缓解整个消化道粘膜充血状态——一种消炎机能。

案6：伤寒表里大热证

一人病伤寒，初呕吐，俄为医下之，已八九日，而内外发热。许（叔微）诊之，曰：当用白虎加人参汤。或曰：既吐复下，宜重虚矣，白虎可用乎？许曰：仲景云：若吐下后，七八日不解，热结在里，表里俱热者，白虎加人参汤。盖始吐者，热在胃脘。今脉洪滑，口大渴，欲饮水，舌干

燥而烦，非人参白虎不可也。（《古今医案按·卷一·伤寒》）

按：白虎汤的最佳适应症就是"表里俱热"。案中所谓"内外发热"就是此意。如果病久，或者曾经汗下，或者高年，或者体弱，就要加人参。该案有大热、大渴、脉洪滑，相当典型。

案7：许叔微治大柴胡汤证

一人病伤寒，心烦喜呕，往来寒热，医以小柴胡与之，不除。许（叔微）曰：脉洪大而实，热结在里，复往来寒热者，与大柴胡汤。三服而病除。（《古今医案按·卷一·伤寒》）

按：小柴胡与大柴胡证都是寒热夹杂之证。二者的区别在于：前者以里虚为主，后者以里实为主。故小柴胡汤有人参而无大黄、枳实，大柴胡汤则无人参而有大黄、枳实。

案8：大头瘟

泰和二年，民多疫病。初觉憎寒壮热，体重。次传头面肿甚，上喘，咽喉不利，舌干口燥。俗云大头伤寒，染之多不救。张县丞患此，医以承气汤加兰根下之，稍缓。翌日，其病如故，下之又缓，终莫能愈，渐至危笃。请东垣视之，乃曰：身半以上，天之气也。邪客于心肺之间，上攻头面以为肿。以承气泄胃，是诛伐无过，殊不知适其病所为故。遂用芩、连各五钱，苦寒泄心肺之火；元参二钱，连翘、板兰根、马勃、鼠粘子各一钱，苦辛平，清火散肿消毒；僵蚕七分，清痰利膈；甘草二钱以缓之，桔梗三分以载之，则诸药浮而不沉；升麻七分升气于右，柴胡五分升气于左。清阳升于高巅，则浊邪不得复居其位。《经》曰：邪之所凑，其气必虚。用人参二钱以补虚，再佐陈皮二钱以利其壅遏之气，名普济消毒饮子。若大便秘者，加大黄。共为细末。半用汤调，时时服之；半用蜜丸噙化。且施其方，全活甚众。（《古今医案按·卷二·大头瘟》）

按：此案是很严重的传染病，故古人称之为"大头瘟"。头面部的严重肿胀，主要是颌下乃至颈部淋巴广泛严重感染所致。淋巴回流障碍加之发炎肿胀，于是头面肿得很大。

自西医看，最容易造成颌下乃至颈部淋巴广泛严重感染形成"大头瘟"的病种是猩红热。

此种急性感染性热病，有热证是肯定的。但是，按伤寒法，即便是热证，初起就用"承气汤加兰根下之"也是错误的。李东垣为易水学派第一著名传人，注重温补，又特重视脾胃内伤——略同中气虚。然而，他治此证也是把芩、连、元参、连翘、板兰根、马勃、鼠粘子等放在首位，即以泻火、清热、解毒为主。只是同时使用人参补虚，是温补本色。此方不仅可治大头伤寒，凡外感或疮疡初起在上部且属热证者，均可照用或略做加减使用。若热毒壅盛，则尤宜用。普济消毒饮子即因李氏所创成为名方。

案9：热痰壅盛证

一妇娇弱丰颐，不显言何证，求王诊视。六脉疾数劲急，上大下小，三焦部分搏指之甚。王曰：那得许多热来？其夫笑曰：此言与老医之言何其相背太甚？老医曰：那得许多冷来？故服药衣食，并是辛热过暖之事。疑其证益加，今当从先生之言，请为治之。问其见证，曰上壅痰盛，胸闷肋痛，头不能举，口苦舌干，精神烦乱，梦寐恍惚，两颔结核，饮食不美。于是令服滚痰丸八十丸，随时请利，相继三次，服之五七日，一次服九十九至百丸，每夜噙龙脑膏。然病势日久，兼闻禀赋素异，遂令服黄连解毒丸，一年方愈。（《名医类案·卷三·痰》

按：此案辨证的关键只有两个字——热还是冷，可见辨清寒热之重要。证属寒冷，自然"服药衣食，并是辛热过暖之事"；证属热，自然服"黄连解毒丸"（黄连、蒲公英、二花、黄芩、黄柏、板蓝根）之类。但是，像本案这样服滚痰丸（大黄、黄芩、沉香、礞石、朱砂）、黄连解毒丸等一年方愈的内热证也很少见。

（五）五字示范——中西医结合

1. 理法传心

此前本书的内容，无论是理论探讨还是临床验案，几乎都是中西医结合的。不过，我觉得最好还是专门讨论一下什么是中西医结合并且再特地举一些比较典型的病案作为示范。本节的题目，就是此意。

以下把关于中西医结合的主要拙见集中复述。

旧著《医学中西结合录》自序中说过：

为什么非要中西医结合呢？

我看道理很实际也很浅显。

病人要的是疗效，医生的责任是治好病。一套办法治不好，就用两套。两套办法协同得好，就是中西医有机结合。

我相信，绝大多数同道本人、子女和父母得了病，都不会为了"信仰"拒绝中医或西医。单用中医或单用西医治不好，中西医结合着治好了，是很实际的选择。假如是个体开业，能中西医结合治病，对自己和病人都有益无害。

又，古人云：一事不知，君子之耻。中国的西医完全不了解中医或反之，应该感到惭愧。所以，尽管不可能要求一切同行全面精通中西医，在本职范围内，尽量多了解并掌握一些最邻近的学科的理论和技术并融会贯通，不能算是对中国医生的苛求。中国的医家互相了解最方便，没有任何必要画地为牢自我限制。能结合而不结合或有意无意地排斥中医或忽视西医，对社会不好，对病人不好，对自己不好，对自己的亲友不好，对医学发展也不好，显然很不明智。

旧著《中西医结合二十讲》中说：怎样才能实现，中医学与整个当代科学技术结合呢？

就是：通过西医这一捷径，借助现代科学，使中医的理论和技术得到现代解释、充实并提高。换言之，就是全面找到中医、西医和其它现代科学之间的共同语言，因之中医的科学性得到当代科学的认可。

又说：要中西医结合，自然先要中西医兼通。但是，不少人先入为主的认为，兼通中西医是不可能的。如果，他们的意思是说：兼通就是在中西医各个领域或专业都达到顶尖专家的水平，那自然是不可能的。因为，任何人都要受时间、精力、天赋和职务限制，做纯西医或纯中医的某一专业顶尖专家也很困难。但是，这不等于，不可能做到"学贯中西"，即同时掌握中西医的基本理论、基本知识和基本技能。其他学界也有许多这样"学贯中西"的人。比如，当代中国天文学家、地理学家、土木建筑专家乃至当代国画名家和国术（中国武术），名家实际上都已经"中西结合"了。结合的结果必然是更好的继承和发扬了传统学术。搞中西医结合研究，就是在这个"学贯中西"的基础上进一步研究从而发扬中医。

毫无疑问，中西医结合必将取得更好的疗效。

请看以下典型验案。

2. 举案说法

以下就目前最常见的病种，举一些比较典型的中西医结合病案。

由于本书其他题目下均附有较多的验案且大多是中西医结合的，以下所列验案的病种和案数很有限。

[感冒 5 案]

按：感冒和流感是目前最常见的感染性疾病，也是目前最常见的热性

病。对感冒和流感，西医至今没有病因治疗，即没有特效疗法。其临床疗效也确实常常不能令人满意。拙见以为，尽管不能肯定中医疗法有西医承认的病因治疗（即抗病毒），但是，很多情况下其疗效往往更满意。当然，中西医结合治感冒和流感效果更满意。请看以下验案。

案1：反复感冒病情复杂危重

为说明中西医结合的必要性，先举20多年前内人的病为例。

内人禀赋较弱，却不注意调摄，1985年反复感冒几乎丧生。简单经过如下。

1985年春节前大雪极冷，她探亲时火车门被冻结几乎不能开，因而途中感冒。岳家暖气不够热，加之勉力做些家务，探亲期间感冒没有完全恢复。返回时适逢澡堂开放，她洗澡后头发全湿着回家。结果，次日（星期天）即发烧。服常用西药略好，周一即去上班。不料，周末洗澡后又头发全湿着回家。此前已经多次提醒她注意，不听，我颇生气，说：如此不注意，小心发烧没有人管你！

果然，次日又发烧。她又挣扎着上了两天班即卧床不起。

这时发烧不重，在37.5℃左右。但是，严重心慌、乏力、头晕、恶风寒、恶心、呕吐不能食。于是不得不管。先是请人开小柴胡汤一剂不效，随即开始中西医结合治疗。

西医就是支持输液数日。

中医方面，服小柴胡汤时，她的脉象微细，面色萎黄，舌淡苔白略厚。按脉证不宜用小柴胡，而应该用桂枝汤加味。后来我用的大体上是黄芪桂枝五物汤与二陈汤合剂加党参（或人参），重用桂枝、生姜。起初还曾经加用附子、干姜。就这样还是恢复很慢。卧床不起月余。下床之后，同事见其虚弱严重，还以为她有性命之虞。

康复之后，她深感几乎丧命，从此不敢小觑感冒。

2007年1月附记：

2006年12月28日，内人再次感冒较重。我正在南方，是她自己主要靠中药治好的。略记如下：

病重的原因是：家兄到石家庄住院，病情危重，她要每天去探望或照顾，还要照顾侄女等。这样奔走10天，对她来说已经劳瘁。恰好又赶上大姐逝世，28日她必须去乡下参加葬礼。葬礼在露天举行，她受了风寒，自觉嗓子疼，全身乏力。因为久已不在石市住，家里没有常用药，于是服用了别人的补中益气浓缩丸 8 粒和阿莫西林 0.5g。当晚应酬吃饭，饭后步行回家，再次受风寒。这时她恶寒加重，有不严重的寒战，几乎自己不能倒水。半夜里转为恶热——体温到了顶点，但不出汗。天将明找到 2 片 VC 银翘片口服，见小汗。汗后体温 38.7℃。上午 10 时又升至 39.2℃，咽痛、咳嗽加重。于是儿子把她接去，开始服中药煎剂等如下：

桂枝 15g，白芍 15g，生甘草 5g，生姜 15g，大枣 5 枚，连翘 12g，黄芩 10g，陈皮 10g，半夏 10g，牛蒡子 10g，桔梗 6g，茯苓 10g，白术 10g。常规水煎，日 1 付。

口服阿莫西林 0.5g，日 4 次。

连续用上方 2 日，再无恶寒，常有小汗出，咽痛好转，最高体温 38.7℃。但咳嗽很深、饱胀、食少。

12 月 31 日：煎剂去白术、牛蒡子，加生三仙各 10g。

2007 年 1 月 1 日：腹痛、腹泻，大便无臭味，显然是阿莫西林导致的伪膜性肠炎。于是停用西药，中药加黄芪 12g。

此后至 5 日，体温正常，咳嗽好转，但食少乏力。于是，上方去连翘，加党参、五味子各 10g。至 1 月 8 日大体康复。

按：现在看来，2007 年发病之初治疗不是很恰当。早期使用抗生素也可以，但不宜口服阿莫西林。正如在她身上的反应，阿莫西林会引起菌群失调。最好是肌内注射青霉素（常用量即可，支持输液中加入亦可）。中药煎剂凉热并用无误，但生姜用量要大一些。又，最好早用党参、五味子。体温下降后，更应该用上党参。

案 2：感冒滥用激素而难治

杜某，男，13 岁，威县梁庄村人，2001 年 6 月 1 日初诊。

反复发烧 20 多天。开始如感冒，在家输液数日，热退而反复。又在邢台住院多日，曾做多方检查化验无特殊发现。病后几乎每天使用皮质激素。近日每天发烧两次。分别为上午 10 时至下午 2 时，下午 7 时至半夜。最高均达 39℃ 以上。目前患者衰弱，食少，喜冷食。自觉全身沉重、头痛、头晕、关节酸沉。二便可。脉略数而弱，舌淡苔白稍厚。

处理如下：

桂枝 15g，陈皮 10g，半夏 8g，白芍 15g，当归 8g，党参 10g，黄芪 10g，柴胡 5g，连翘 10g，葛根 10g，薄荷 3g，茯苓 10g，五味子 8g，生石膏粉 10g，生三仙各 10g，生甘草 5g。常规水煎，每日二剂。

藿香正气水 1 支，日 2 次；人参健脾丸 6g，日 2 次；补中益气丸 9g，日 2 次；50% 葡萄糖 20ml，日 2 次。

读者看到上方可能不解，为什么凉热并用且补益药用得比较多。此方不是一味药不可少。比如，生三仙可有可无。50% 葡萄糖只是为了代替糖水。因恐病家忘记用糖水服藿香正气，把它也作为常规口服。人参健脾丸不一定使用，补中益气则不可少。同时使用藿香正气，就是要激起机体的免疫能力。自中医看，患者仍有表证，却同时有内热，又气虚明显。必须表里兼顾，温清兼施。照用小柴胡，则嫌药轻。

此外，同时支持输液，每天 1500ml。此次没有使用抗生素。

6 月 4 日二诊：近 3 日每下午 4 时开始发烧，半夜可达 40℃，而后渐退。患者难受不支，在家自用羚羊角汁 2 次。可进食，仍欲冷食。厌油。每天大便，稍干。脉舌象略如前。面色苍白。体温：37.7℃。

口服药仍守上方。输液量如前，其中加用青霉素 0.8g。肌内注射链霉素 1.0g 日一次。

6 月 7 日三诊：用青霉素后有皮疹反应，昨天停用。自昨天起体温再未超过 37.6℃。自觉比此前舒适。进食较差。有时欲呕。二便正常。患儿仍口渴，但不欲饮水。脉略数，舌质转红，苔稍厚。T37.5℃。

口服药藿香正气水减半，煎剂去陈皮、半夏、黄芪如下：

葛根 10g，连翘 12g，薄荷 3g，白芍 10g，当归 8g，党参 10g，柴胡 5g，茯苓 10g，生石膏粉 10g，生三仙各 10g，生甘草 6g。水煎，日二剂。

注意！至此煎剂都是每天两剂。又，虽然煎剂改方，治则仍然大体如前。

6 月 9 日四诊：近 3 日体温未超过 37.5℃。青霉素反应完全消退。患者仅有嗓子小疼，其余无大不适。进食可。略渴，饮水少。脉舌象大体正常。体温：36.5℃。

煎剂略如前，改为每日一剂。口服成药如前。

6 月 16 日五诊：已经 5 天体温正常，但今晨又达 38℃。昨晚曾经洗澡，可能着凉。无何严重不适。面色略见苍白。脉有热象。舌稍淡，苔微黄。体温：38.6℃。

加增效联磺 2 片，日 2 次。

地塞米松 0.75mg×2 片、APC×2 片，体温超过 39℃各口服 1 片。

6 月 22 日六诊：以往 6 天中，有 3 次高热。一般情况可。脉仍数。今日在县医院查血常规、胸透均无异常。血沉略快。烧高时，有左肋下疼。处理如前。

6月28日七诊：以往6天有高热2天。饮食、二便均好。脉仍有热像。舌可。

上方不变，APC改为1片日3次。

7月4日八诊：以往6天仅第一天体温高达40℃。此外仅一天为37.5℃。其余4天无发热。关节痛消失。但食欲不佳。大便每日2~3次，稍稀。面色仍苍白。煎剂去生石膏，加桂枝12g，川芎6g，陈皮10g，半夏8g。其余处理如前。藿香正气改为每日2支。

7月13日九诊：九天来再无发烧。面色已转红润。无不适。脉舌象正常。仍守前方，但告知煎剂和成药可以隔日交替服。意思是逐渐停药。

按：像打仗一样，这个病治得很艰苦。若非我略有虚名且病家再无选择，不会坚持靠我治疗40天。我若心无定见，患者也极可能不治。也难为这位少年，坚持服药这么长时间。此案也是滥用皮质激素的恶果（败血症）。由于目前感冒滥用激素非常普遍，把它放在这里。

或问：现在有那么多效强的抗生素和其他抗菌药，莫非不能治好败血症？

答案是：只要按照目前流行的治法——大剂量多种抗生素轮番和激素同时使用，医家永远不知道出现了何种败血症。一般也想不到败血症。

案3：感冒温邪留恋气分

郑FZ，男，8岁，广宗油布村人，2000年6月7日初诊。

当年2月19日首次感冒发烧，经治症状不了了。4月13日再次发烧，至今近2月迁延不愈。体温一般不超过38.5℃，偶可在39℃以上。曾在县医院做多种检查化验，除白细胞为12×10^9/L外，无异常。口服和肌内注射药物不计其数，输液10多天，仅偶尔略好。一般情况可。一向食少，但仍可食。脉滑，舌红苔黄略厚。体温38℃。近来恶热，不恶寒。处理如下：

葛根10g，连翘10g，柴胡5g，黄芩5g，金银花10g，生石膏10g，生甘草4g，党参10g。常规水煎，日1付。

补中益气丸4.5g，日2次。

6月11日再诊：病情大好。近4日体温未超过37.3℃。刻下体温37.2℃。脉舌象大体正常。守前方。

按：患儿不是典型的白虎汤证，但无疑表里有热且兼虚，故上方接近白虎加人参汤意。由于发热时间很长，特别是肯定用过皮质激素，患儿的体温不很容易数日内完全正常。

案4：感冒半年不愈

李某，女，51岁，威县四马坊村人，2000年9月5日初诊。

自农历4月2日感冒咳嗽、吐痰至今反复不愈。又经常乏力、鼻塞并右头部憋闷。病时轻时重，曾经肌内注射、输液、服中药均无明显疗效。饮食、二便可。平时即睡眠不很好。前年有类似发作。体型中等，神可。脉象细弱，尺脉尤甚。还可以做一般劳动。舌苔略厚而黄。血压130/80mmHg。处理如下：

陈皮15g，茯苓10g，半夏8g，干姜5g，五味子10g，桂枝15g，桔梗8g，川芎8g，当归10g，白芍15g，川朴5g，黄芪15g 黄芩10g，连翘15g，生甘草5g。常规水煎，日一剂。

9月14日再诊：诸症悉减，脉舌象均见好。血压：120/80mmHg。守前方。

按：该患者正在向老慢支发展。很多老慢支、肺气肿、肺心病就是这样来的。即治疗不周，还要照常劳动，感冒、咳嗽必然日久不愈。一般连续2年如此，支气管的病变就不再可逆。不过，像本案这样服中药一诊即大好的很少见。

案5：感冒后遗症

郭XP，女，58岁，威县张霍寨村人，2010年3月7日初诊。

一个月前感冒、低热，连续输液16天，至今不了了。自觉难受莫名，全身憋胀不适，又食少乏力，心中烦躁。有时体温略高。体型中等，面色苍白，面目虚肿。脉滑而弱，尺脉尤甚。舌多乳头样变。处理如下：

党参15g，黄芪20g，当归10g，白芍12g，川芎10g，熟地15g，五味子8g，陈皮12g，桂枝12g，生三仙各10g，生甘草4g，生姜30g，大枣6枚。常规水煎，日一剂。

逍遥丸6克，日2次；补中益气丸9克，日2次

3月12日再诊：病大减，脉舌象好转。守前方。

按：虽然一诊大好，患者还是继续服药至3月23日，且还想再服两周，因为她感觉服药后越来越好。体力和精神等甚至超过前几年。此案实际上是西医误治（滥用皮质激素和抗菌素）所致。患者原有脾肾虚，也是

重要原因。面色苍白、脉滑而弱，尺脉尤甚，表示她气虚，且肾虚较重。舌多乳头样变（舌前半苔很少却有不少较大的类似舌根部的乳头），更提示她脾肾虚。目前她面部的皱纹明显增多（虚肿消退之故），但看上去精神明显较前好。

［高血压病5案］

按：高血压已经成为危害人类健康和生命的第一大病，在我国尤其如此。

近来的报告证明，高血压的发病率在我国多数地区35岁以上的人群中都超过30%，即已经超过了多数欧美国家。笔者曾经在英国城乡行医近2年，又长期在我国基层行医。感性认识是：目前我国高血压发病率远远高于英国。我国的心脑血管病——特别是急性脑血管病的发病率尤其高。

所以，先强调以下几点。

一是呼吁一切临床大夫重视高血压。

二是医家一定要重视血压计。

三是中西医都有必要掌握脉诊在诊断高血压方面的意义。

为什么重视高血压，无须重复了。谨再次提醒一切同行：无论您是什么专科专家，也无论您的地位和声望多么高，都要随时想到高血压。绝大多数患者首先找基层医生就诊，基层同行更要重视高血压。

为什么要重视血压计呢？

因为这一构造简单、操作方便、极其经济的工具是诊断高血压的唯一可靠手段。X光、心电图、脑电图、超声波、CT、磁共振、纤维内窥镜、放射示踪、血液生化和其它一切复杂检查、化验，即一切高新尖因而昂贵的辅助诊断手段，都无助于高血压诊断。足以确诊或完全排除高血压的仪器，只有血压计。

许多病人自己备有血压计，他们和亲属会测血压。如果不少医生忽略这一手段，甚至不会测血压，就是当代医学界的耻辱。

为什么要掌握脉诊对高血压的诊断意义呢？因为：

①诊脉最简便易行，医生不应该忽视这一举手之劳的诊法。

②脉诊确实对诊断高血压有重要意义。

③脉诊是中医四诊之一，中医更应该深研脉诊对高血压的诊断意义。

关于脉诊对高血压的诊断意义请看下附有关病案。

高血压早已成为危害人类健康和生命的第一大病。无论是预防还是治疗此病，中西医结合都有更好的疗效。请看以下验案。

案 1：典型重症高血压漏诊

温 GL，男，51 岁，威县西街人，1992 年 5 月 10 日初诊。

自述生气后，头部攻痛月余。还有颈后大筋攻胀，视物不清。体型略瘦，神躁。脉象弦急而硬，舌象大体正常。血压 260/140mmHg。

这是一例典型的重症高血压，肯定不会是患病不久，但患者说没有高血压病史。最近他多次在城内找比较有名的医生诊治，居然没有发现高血压，真是不可思议！患者不但有典型临床表现，而且有典型的脉象。略知高血压的典型脉象，这样的病人是绝不会漏诊的。但是，我还是没有想到血压这么高。幸好，患者没有出现高血压危象——多数患者不到这么高就出现危象了。

西医辨病：Ⅲ期高血压（极高危）

中医辨证：肝阳上亢

治疗：单纯看血压这么高，应该按高血压危象或高血压脑病抢救了。但患者尚无危象出现，而且从未用过降压药，先使用常用降压药即可。我的习惯是先用复方降压片 1 片，日 3 次，心痛定片 10mg，日 3 次，其他辅助药物如 PAS、脉通丸、五福心脑康等任选一种即可。

患者不愿意服中药，故没有开中药。

5 月 18 日再诊：自觉症状缓解大半，但脉象、血压没有变化。于是加用中药煎剂如下。

川芎 15g，怀牛膝 15g，白芍 20g，钩藤 20g，菊花 15g，红花 15g，桃仁 12g，龙胆草 10g，茯苓 15g，葛根 15g，汉防己 12g，车前子 12g，木香 5g。常规水煎，日一剂。

中药方义从辨证来，不必详说。只说几味药。

川芎是我对每一位高血压患者都用的。古今名医，比如李时珍、张锡纯等对此药有所顾忌。但我相信它应该是治疗高血压的首选中药。理由见旧著《医学中西结合录》中的"中药心得"。

牛膝也是几乎每一位患者必用的，这是继承了张锡纯先生的经验。

按传统理论，葛根升阳，不宜使用。为什么还要用呢？其实，升阳不等于升血压。仲景用它治疗项背强几几——接近颈强。现代研究证实，此药可以改善脑血供应并有温和的降压作用（见于《中药学》教材）。所以，我也常用于有颈强的高血压。又，此药很平和，性微凉，用于这个病人尤无不妥。

服上方三剂之后，患者大睡三小时。醒来之后，自觉症状消失。脉象弦硬大减，血压 210/120mmHg。舌尖红，苔黄。上方加黄连 5g 再服三剂。

5 月 22 日三诊：血压 190/110mmHg，脉象大好，无何不适。于是停用中药，嘱咐患者一定要坚持服西药。患者再没有就诊，不知结果如何。

附 1：高血压脉诊的心得

上面这个病人有典型的高血压脉象——弦急而硬（略如牢脉）。此外，凡见脉象洪大弦急——高血压直接表现在寸口脉上，即可诊为高血压。诊脉经验不多的人大概也能从这种脉象想到高血压——只要他肯费举手之劳，而不是一味想给病人做 CT 等花大钱的检查。

还有一种典型的脉象，是脉沉甚至沉细，轻取不见，但是越是重取越有力。如果不耐心重取，就会诊为虚寒脉，漏掉高血压。

此外，六脉平和者也可能患有高血压。所以，凡是年过四十，或虽然年轻却有疑似高血压表现者，一律要测血压。

更应该注意的是，有的病人脉象微细，似有似无，也可患有高血压。这样的病人最容易漏诊。

还有六脉皆无的高血压患者——尽管很少见。

因此，诊脉可以肯定有高血压，但不能排除高血压。而且，血压到底多么高，还是要靠血压计测量。

附 2：12 年后患者的儿子就诊

温 QY，男，40 岁，威县西街人，2006 年 10 月 21 日初诊。

近二三年反复发作头脑不清爽、精力不好，近一个月来加重。曾经诊为神经衰弱，多次服用安神宝、健脑安神等无明显效果。体型中等，神情倦怠。饮食、睡眠、二便均好。脉象沉滑有力，舌象正常。血压 160/96mmHg。此前从来没有发现高血压。问他父母有无高血压患者。他说自己是 GL 的儿子，是母亲命他前来就诊的。原来，病情缓解后，GL 没有遵嘱坚持治疗。不但如此，他还是一个工作狂，经常每天工作 18～20 小时。结果，1993 年因严重脑血管破裂出血抢救数小时无效死亡。GL 是个白铁匠，小有积蓄。可惜，他患高血压以至死亡都是心疲力竭挣钱的结果。QY的母亲很后悔，深恐儿子像父亲一样，命他前来就诊。

处理如下：

川芎 10g，怀牛膝 15g，当归 6g，白芍 15g，菊花 20g，钩藤 20g，茯苓

10g，五味子10g，陈皮10g，桂枝15g，生三仙各10g，生甘草4g。常规水煎，日一剂。

复方利血平1片，日3次；心痛定片10mg，日3次；脉通丸1粒，日3次。

按：QY的病情相当轻，但显然不是最近才有血压高。他的不适也完全应该用高血压解释。他没有接父亲的班，却忙于做生意，自称压力大因而紧张。这样的年龄出现高血压，就是意料之中的事。

10月29日再诊：自觉大好，一般情况好。脉舌象大体正常。血压142/90mmHg。仍守上方。嘱3日后即可停用中药煎剂，但西药要坚持服用。特别是紧张、劳累或心情不好时更要按医嘱服用。今后，凡有明显不适，首先注意是否血压升高。

2007年4月6日再诊：两天前，患者经营的造纸材料厂失火，损失过半。因而自觉头痛、头晕、精力不支就诊。自称上年就诊后，坚持服西药各日一次，一直自觉很好。失火时他刚从外地赶回，面对大火，自我安慰，还是难免焦虑和紧张。察其神情憔悴，血压：136/86mmHg。脉象弦滑，舌可。嘱继续服用原方西药。中药煎剂加柴胡。另加逍遥丸6g，日3次，天王补心丸9g，日3次。

按：温氏父子的病都是高血压。我相信，只有中医知识不会发现此病。抗高血压西药自然是要用的，但是，结合中医药治疗显然效果更好。

案2：五秒钟确诊高血压

2009年9月15日傍晚6时半，我正在做饭（内人等都去探亲了，只能一切自理）而且开了锅，却来了病人：一位青年男子和他的抱着小孩子的妻子。说实话，天太晚了，在室外他的脸都看不太清楚了，加上忙于做饭，我有点不耐烦，但还是只好把他们领进诊室。患者大概也觉得太晚了，进屋没坐下就说病情。他指着自己的颈后接近风池部位说：这里憋胀酸痛一个多月了，几乎天天整天这样，在别处、包括县医院就诊3、4次，不知道什么病，服药无效。

我没有再问就给他切脉，一上手就发现弦紧有力——典型的高血压脉象。继续切脉几秒钟，我对患者的高血压诊断已经确信无疑。至此，患者见到我不足三分钟，我给他切脉不过几秒钟。

问他是否知道自己有血压高。他说：昨天在他处测血压160/120mmHg，但那位医生说他的颈后痛和血压无关，而是肌肉酸痛。

总之，这时的处理方向已定。本来想给他拿西药和中成药——那样再用 2 分钟就可以把他打发走。没想到病人却要求同时服中药煎剂。于是处理如下：

川芎 20g，怀牛膝 25g，当归 10g，白芍 20g，红花 5g，菊花 15g，双勾 20g，茯苓 15g，葛根 20g，五味子 10g，香附 8g，陈皮 15g，桂枝 15g，生甘草 4g。常规水煎，日 1 付。

复方利血平 1 片，日 3 次；心痛定片 10mg，日 3 次。

然后一边给他取药，一边追问病史并告诉他注意事项——特别是此病的预后。

原来，患者一年前就发现高血压，但因为医生没有告诉他利害，他没有坚持服药——家里有一种西药，不知道名字。另，三年前他出过车祸，有过颅脑外伤，出院后发作过癫痫，正在服用卡马西平。他很担心癫痫——为此戒了酒——问服中药是否妨碍癫痫治疗。我告诉他，他的头颈不适完全是高血压的过。所谓的癫痫可能与脑外伤有关，也肯定与高血压有关。严重的高血压可以出现癫痫症状。总之，对他的生命威胁最大的还是高血压。一定要坚持治疗。否则，数年内就有可能因为高血压过久、过重，突然死亡。

这时他的妻子插嘴说：俺家后院一位 33 岁的大壮汉两个月前突然死亡，就是因为血压高脑出血了。看来，这就是为什么患者如此匆忙就诊而且要求服中药。

显然，这位妻子会随时提醒患者注意听我的话，不必反复说了。

患者，男，30 岁，本县油坊村人。他的小孩才五个月，当初母乳不足，他曾经给他的妻子取过下奶药——中药煎剂。当时他的妻子并未就诊，疗效很好。这也是为什么他积极服中药煎剂。

以上，从病人进门到出门包括抓中药煎剂，共花费了约 15 分钟，却写了这么多。实际上，若非如此仓促——医患双方都匆忙，本来应该再多花 10 分钟左右仔细询问病史并嘱咐有关事项，顺便再做些和他关系密切的卫生科普宣传。

按：我对诊断是确信无疑的，对近期疗效是信心充分的。显然，若只懂西医或只学过中医，不可能如此快速且准确地处理此病。

最后再说一下患者就诊晚可以理解：近来阴天多雨，本地是产棉区，95% 以上的土地种棉花，于是棉花都沤烂在地里了。采摘非常困难，农民们没有一家不忙，但还是摘不过来。他大概是摘了一整天棉花，抽空来的。我虽然有些不耐烦，却没有拒绝他就诊。处理虽然有点仓促，但诊治无误。医院里显然都下班了，此病似乎又不值得急诊。这就是为什么公众卫生保健的第一条是基层医生要过硬。

案 3：心脾两虚型高血压漏诊

不要以为只有基层医生会漏诊高血压，有的病人跑了好几个省、市、地甚至首都的大医院，还是漏诊了。而患者的病就是高血压——没有别的病。这样的经验有多次，下面介绍比较典型的一例。

本宗孙媳，34 岁，2005 年 12 月 23 日初诊。

患者在石家庄做服装生意。她不是大老板，每天出摊儿，虽酷暑严寒，出摊儿 12 小时以上，中间不休息。雇用了两个人，还是自己经营为主。收摊之后，还要做饭、洗涮等。加之生意上的竞争，必然思虑、紧张。这样长期心疲力竭，自中医看，很容易导致心脾两虚（心疲力竭就是此意）。从西医看，容易发生中枢神经调节紊乱。最常见的是，各种神经官能症和高血压。

她一直在外做生意，没有找我看过病。这次病了一个多月，花费三四千元，越治越重。打电话到老家，想回去看，才知道我刚到石市小住。

介绍上述情况的意思是：医生一定要了解患者的生活、工作、经历、目前心理状态等情况。内伤病尤其如此。

扫瞄一般情况：营养、发育、神志、气色、动作等无大异常，只是眼周发暗，提示睡眠、休息不足。

问诊很不顺利。按说是自家人，叙述病史不应该紧张。她很精明而且就诊前有准备，更应该说得有条理。但是，说了几分钟，不得要领。经过仔细询问，病史要点如下。

①母亲是高血压患者。

②本人上年 2 月发现高血压，一般每天服用一次复方利血平和心痛定各一片。但此次病重后，反而停了。

③中秋节前后曾经因为高血压输液一周。早在那之前，就有头痛、失眠、乏力和食欲不佳。

④11 月 20 日首次病重。主要是突然发冷、心慌、头痛加重、极其乏力、颇感不支。冷感从足部往上发展，直到心里。摊位邻近公认河北最大、最好的医院，立即去看专家。专家说：天冷了，怕冷不是病。做了心

电图等检查，没有异常，却开了价值七、八百元的"新药"，说是治心脏的。因为新药很贵，患者认为肯定比利血平等好，就停用了老药。三天后，再次病重。到附近诊所看，发现血压 170/120mmHg。诊所的医生说输液能治高血压。连续输了 18 天，精神越来越差，终日不愿意起床，连饭也懒得吃，而且仍然有时发冷。心慌，头痛、乏力、睡眠不好等则一直无改善。患者一向食欲很好，发病前约 1 月，食欲锐减，但一直可以强食。六脉浮取不见，中取滑弱略数，重取似无。舌前半略暗红，苔薄黄略粗。血压 150/110mmHg。

看来并不复杂。

西医诊断：Ⅱ期高血压；可疑曾经出现轻度高血压危象

中医诊断：心脾两虚兼肾阳虚

处理如下：

①告知病因和注意事项。同时强调，高血压不会一劳永逸，但不要害怕。

②停用现服药物，重新用复方利血平片 1 片和心痛定 10mg，日 3 次。

③人参归脾丸 9g，日 3 次。

④煎剂：党参 10g，黄芪 15g，茯苓 15g，白术 5g，苍术 5g，五味子 10g，川芎 10g，怀牛膝 15g，当归 10g，桂枝 20g，附子 10g，远志 10g，生枣仁 15g，陈皮 10g，厚朴 5g，生甘草 5g，生姜 15g。常规水煎，日 1 付。

服用上方 3 日即感大好，因为劳累略有反复。继续服用 10 天诸症悉退。

再说一下前医的诊治。

①专家竟然那样说，不可思议。西医专家漏诊高血压，是耻辱。这样的专家太多了。

②诊所的大夫靠输液治高血压，完全为了赚钱。输液不是不能控制高血压，但除非是危象或脑病，不是输液的适应症。高血压常常终生不愈，显然不能天天输液。他显然也不知道如何输液处理危象和脑病。

③突然加重时，应该是较轻的高血压危象。

④停用口服降压西药，完全错误。患者不懂，医生难道也不懂！

⑤他们都不知道中医如何看此病。

⑥患者说不清病史，是因为医生一直在误导。

按：凡心脾两虚型高血压，单用西药效果不好。血压下降了，病人可能更难受，故最好同时使用中药。

案4：精神紧张低血压变高血压

患者是夫妇俩，丈夫郑某，妻子王某。他们同年36岁，都是小学教员，都曾经多次因其他疾病就诊。夫妇都性情温和，一向血压偏低。发生高血压起因是想违规超生——已有一子10岁，想再生一女。怀孕后，妻子请病假，丈夫托人人找关系。没想到怀孕6个月胎死腹中，先后住县、市医院近两个月。女方并非典型的妊娠中毒，但引产后血压渐渐升高持续4个月不愈。妻子住院，丈夫要奔波，于是全家长期乱了套。结果丈夫的血压也开始高。

2006年6月5日第8次就诊：夫妇俩均已大好。自觉已无何痛苦。俩人的血压都是100/70mmHg，已经是正常范围内偏低了。但是，到上次就诊为止，他俩的血压还是偏高。因为即将结束治疗，谈话较多。

丈夫说：虽然托的人拍胸脯、打保票，我还是放心不下。一听说计划生育心里就打咕咚。住了院她的生命有危险，我一个人照顾她还要四处打点。搞得经济也紧张。折腾了将近俩月，于是失眠、心慌、头痛，血压高了。

妻子说：觉得很后悔，差点儿要了命。弄不好还很可能受严重处分。现在总算没大问题了。她的血压不很高，但长期心慌，全身憋胀、虚肿、游走痛。

他俩的治则大体相同，都是中西医结合治疗。西药口服复方利血平片1片、心痛定片10mg，日2～3次。中药大体如下：

川芎10g、怀牛膝15g、党参10g、黄芪15g、五味子10g、山萸肉10g、茯苓10g、钩藤20g、菊花10g、白芍15g、丹皮8g、陈皮10g、生三仙各10g、生甘草5g、桂枝15g。常规水煎，日一剂。

人参归脾丸、天王补心丸各9g，日2～3次。

按：由此案不难理解，任何人精神长期紧张都可以出现高血压，且高血压本质上是虚证——精神长期紧张必然食不甘味、卧不安寝，加之四处奔走，岂有不虚之理！

案5：心气虚型高血压

阎SY，男，52岁，威县徐固寨村人，2007年11月2日初诊。

患者一向体健，加之尚有一子未完婚，虽年过半百，仍在建筑队做架子工。3天前在高空中作业时，突然自觉头晕、头痛、心慌。下班后在村医处测血压约 170/100mmHg。村医给降压西药 10 日量。昨天患者自觉心慌不支，村医复查又谓其有心脏病且甚重，让他速去县医院检查。由于患者的亲友多人病重就诊于我疗效尚好，他没有去县医院检查而求治于我。目前仍以头晕、心慌为主。因深恐不治，昨夜一宿未睡。其人体瘦、形困。脉弦数且绝对不齐，舌可。血压 180/100mmHg。处理如下：

党参 15g，黄芪 20g，五味子 10g，当归 10g，白芍 15g，远志 10g，生枣仁 15g，川芎 12g，怀牛膝 15g，桂枝 20g，陈皮 20g，茯苓 15g，生三仙各 10g，生甘草 5g。常规水煎，日一剂。

人参归脾丸，9g 日 2 次；天王补心丸 9g，日 2 次。

前医给的降压药继续服用。

11 月 7 日再诊：自觉大好，脉舌象大致正常。血压 140/70mmHg。

按：患者突然病重与过于劳累和紧张有关。他近来每天上班连赶路需要 12 小时以上。脚手架高 20 米但防护不很好。不过，村医说他的心脏病很严重，也使病情加重。村医的担心不无道理，但患者听说后很紧张。他的心律是典型的房颤，少见于冠心病和高心病——患者的病就是高心病并冠心病。我没有让患者去做心电图等检查。没有使用强心西药，一诊即大好。

又：此案也可以用炙甘草汤。我看如上处理更好。

[肠梗阻 1 案]

吴某，男，28 岁，威县吴家庄人，因急性阵发性腹内绞痛伴呕吐 20多个小时，于 1975 年 12 月住院。门诊已经腹透诊为肠梗阻。

病史要点：患者瘦弱，于隆冬时节，人拉板车外出运煤约 500kg，往返约 150km。中间要露宿公路边，食物只有所带干粮。劳累和受寒之重可想而知。于是，未及到家，即发作腹痛并呕吐。坚持到家，经一夜休息和村医治疗，腹痛呕吐不减，更不能进食水，于是住院。

中医检查：患者不时呻吟，辗转反侧，其余望闻问所得如上述。脉象沉弱，舌苔白而厚腻。

诊断和讨论：

①此例已有西医诊断，但须知，单就西医而言，急腹症诊断也主要不靠辅助检查，而主要靠病史、体检和医生的经验。各种化验都没有帮助。透视只能做出有梗阻的诊断，却不能告知什么原因造成的，更不能告知治疗原则。没有透视手段时，西医就靠病史和腹部体检诊断肠梗阻。单有中

医知识，是否能迅速做出诊断呢？一般说来，相当困难。张锡纯先生，有几例肠结治愈案，读者可参看。

②肠梗阻或肠结这个病，倒是中西医认识基本相同的。不但如此，传统的兽医，也知道这个病，而且往往能迅速做出诊断。

③通俗说肠梗阻的病理，就是肠子不通了。肠结也是此意，所以，此病的中医诊断倒是辨病的。治疗上也是辨病论治的。自然也有辨证论治的因素。

④西医治疗此病，辨证论治的内容倒是更多一些。西医说肠梗阻有好几种不同的类型。如完全性与不完全性，机械性与动力性，小肠与大肠，小肠上段与下段，血运性与非血运性等。不同类型的治疗原则不同，即不是只有手术一种办法。这里不便全说，只说要害。

肠梗阻中，以小肠大部扭转最危险，可以在 24 小时内死人。其次是其他血运性的比较危险，一般非手术不可。再其次是小肠上段完全梗阻，一般也要及时手术。此外都不是非手术不可。其中道理，请参看西医外科书。

该患者的诊断和治疗：患者与我有点亲戚关系，所以，在主管医生提出手术时，病家找我哀告是否可以不做手术。我才去看病人。病史如上。诊断是：小部分小肠扭转、不全性肠梗阻。

按说，有肠扭转，外科医生一般主张积极手术。但鉴于病家的要求，而且梗阻不全，我主张中西医结合治疗。西医方面主要是支持输液和胃肠减压，中医方面就是用大承气汤加味——原方加活血药。

第一天服用（通过胃管灌服，1 小时不应，即抽出）两大剂，不应。因为情况无明显恶化，第二天再用两大剂，仍不应。第三天再用，有少量虚恭和稀便。第四天再用，终于见大量多次稀便和虚恭。宣告治愈，停胃肠减压，让患者进流食。又观察两天，腹痛未再发作，进食后无不适，出院。

关于治疗的讨论：

①承气汤就是顺气或通气的方子，方名的含义如此。肠梗阻或肠结就是肠子不通气了。要通气，自然要用承气汤。梗阻是严重的不通气，自然要用大承气。凡是治疗急腹症，用大承气汤时，我大多要加上活血药，因为气滞还容易伴有血瘀，何况气不通！

②连用八剂大承气，就没有顾虑吗？当然要考虑周到些。古人用大承

气是有不少禁忌。为什么你敢如此大胆。主要是有输液支持作后盾——不应还可以抽出来，不怕过下会出现严重后果。

③不积极手术而大用峻攻法，不怕死人要负责吗？不怕。因为我知道什么时候非手术不可，而且我可以亲自手术。

按：此案从头至尾都是中西医结合诊治的，我相信单靠任何一方效果都没有这样好。

[急性脑血管病2案]

按：中风——急性脑血管病是目前很常见也很难治的病。近20年来西医治此病有了长足进展——特别是很多脑出血可以及时开颅清除血肿。但是，多数病例还是中西医结合疗效最好。

案1：中风气虚

2007年大嫂78岁。她年轻时身体很健壮，年纪大了，逐渐衰退。她的母亲寿过九十，按说她不应该患中风。之所以中风由于5个原因：①她特别爱斗纸牌——可以一天不吃饭、不休息，而且风雨寒暑无阻。再加上性情急躁，干活务求高效，几十年如此，正气严重消耗。②患高血压近10年。③近年家事不如意。④发病前饮食不当。⑤发病时可能郁怒。

总之，2007年11月中旬，她以腹痛、呕吐起病——原因很明确：吃剩饺子、剩面过多而且凉。当即给她输液。由于她不很合作，输液两天量都不足。第三天忽然出现癔病样发作——有明显精神刺激因素。第五天发现左侧肢体肌力差，右眼睁不开。尿潴留且小便失禁，这时才发现同时出现了中风。不过，自该年夏天开始，她消瘦很快。血压一直不高，此次发病后血压一直偏低。这种情况下发生中风的很少见。但无论如何这时应该按中风治疗。措施如下：

①支持输液中加刺五加、参麦和黄芪注射液——针对进食很少和严重气虚。

②导尿并保留尿管——针对尿潴留。

③口服中药煎剂：

人参20g，党参20g，黄芪30g，五味子10g，川芎10g，怀牛膝20g，当归10g，白芍15g，附子12g，熟地20g，山萸肉15g，红花5g，桃仁10g，陈皮20g，桂枝20g，生甘草5g，厚朴8g。常规水煎，日一剂。

她一直没有深昏迷，但多次自己拔出尿管，一度出现尿路感染。前三天一天也服不完一剂中药。但如上处理一周之后，情况还是好转——完全清醒、自己可以慢慢翻身。一个月后，可以自己勉强坐起。假如不是天气很冷，已经可以让她下床锻炼。

按：两个月后，大嫂勉强可以自理生活，故她的中风不算很严重。但是，假如没有输液和导尿手段，她已经是不治了。同样，若没有输液和煎剂同时大力补气，也极可能不治。

她的瘫痪肢体和面部不在一侧，这是比较典型的大脑中动脉梗死。

她的小便失禁已经多年。只是越来越重。当年夏天曾经服药好转。这次开始很严重，经过上述大剂温阳补气近日明显好转，这是很难得的。

近年我治中风，输液中常规使用刺五加和黄芪注射液——比其它的药物都重视。假如患者像大嫂这样血压不高或偏低，就更要用。我的经验是：这两种药比近年来常用的其他治疗急性脑血管病的药物疗效都好。

只要血压不是很高，中药煎剂的治则都是大补气血。黄芪可以像补阳还五汤那样用 100 克以上，但我很少超过 60 克。

案 2：口眼歪斜

这个口眼歪斜不是面神经麻痹的结果，而是脑血管病所致。患者服中药后效果相当好，介绍如下：

于 XT，女 79 岁，威县白伏村人，4 年前因急性脑血管病致右侧肢体轻瘫。由于她自幼体质虚弱，一直没有恢复很好，但一年前她还可以自理生活。2010 年 4 月 2 日，他的丈夫找我说她患了"吊线风"（按：乡人对口眼歪斜的俗称），问我有无好办法。我告诉他很可能不是普通的"吊线风"而是脑子里面有了问题。他将信将疑，没有请我去看病人，我也没有主动说去看看。这是由于乡人碰见这种情况习惯于先用割治、贴膏药等验方治疗，我不便勉强她服中药。4 月 4 日，她的丈夫再次来找，说贴膏药后病情加重——喝汤有了困难（口角漏水）。愿意服中药，于是我才去看。

4 年前她的偏瘫就是我治的。她好得相当快，因而夫妇俩当时都很满意。4 年没见她，颇有沧桑之感。她显得很苍老且神情呆滞。面容较年轻时还胖一些（她原是个瘦弱人），却因为口眼歪斜反而丑陋。曾经很会说话的她，呆呆地一言不发。眼眶里像含着泪，口水总想从口角流出。加之头发凌乱、衣着不整且多油污，已经完全看不出她当年很整洁的影子。再想到她没有子女，只有长她一岁的丈夫照顾，不禁凄然。她手足冰冷，脉弦细，舌颤，探出困难。处理如下：

人参 8g，党参 10g，黄芪 20g，当归 8g，川芎 8g，熟地 15g，怀牛膝

15g，防风 6g，陈皮 10g，桂枝 12g，生甘草 4g，生姜 20g，大枣 6 枚（掰）。水煎，日一剂。

结果服上方 2 日病情大轻，继续服 4 日基本恢复。

按：自幼体质虚弱，患脑血管病 4 年之后，又年近 80，无疑是多器官、多脏腑大虚之体。无论她再患什么病，都必然和大虚的基础有关。治疗时自应大补。民间验方不会考虑这么周到，故即便她所患是面神经麻痹也效果不好。纯西医可能想到这是脑血管病的表现，但是，按一般急性脑血管病处理，很难效果这么好。纯中医可能注意到正气夺，但不会认识到她口眼歪斜和"吊线风"不是同一病因病机。

治疗的结果也证实，此案不是面神经麻痹——面神经麻痹不可能 2 日大好。也说明这个脑血管病不是出血，不是栓塞，也不是血栓形成，而是血管痉挛导致的缺血。

[顽固皮肤病 2 案]

按：列举验案前，先点出拙见要点：①中医治癣还是要辨证论治；②顽固皮肤病的病因是复杂的，其中相当一部分有情志、心理、遗传或行为因素，不是只靠药物能够解决的，更不是只治皮肤就能治好。

案 1：顽固体癣和股癣

赵 BC，男，52 岁，威县白伏村人，2001 年 2 月 2 日初诊。

腰部周围和两股内侧体癣并股癣反复发作一年多。在邢台多处专家、专科处治疗一年，中西药物几乎从未停用，或偶好，但不久即犯。自称除痒感外无大不适。一般情况可。目前皮肤病变以骶部为重，腰周围和两股内呈大片色素沉着。脉象洪滑有力，舌多裂纹而苔剥。血压 150/90mmHg。

西医辨病：一期高血压，体癣并股癣。

该病的西医诊断不需要任何高新仪器检查。诊断高血压的仪器就靠血压计，也只能靠血压计。CT、磁共振、彩超以及一切复杂的生化检验都不可能诊断高血压。体癣和股癣是一眼就能诊断的——虽然可以做细菌培养，却不必要。

中医辨证：肝胆郁怒化火致皮肤失养

关于中医辨证需要补充病史。

患者与我是本村同乡而且年纪差不多，按说互相了解。实则不然。我知道他没有明显的高血压遗传倾向，又是一个内向、勤恳、谨慎的人。见其脉象、舌象如上，立即想到应该有精神或心理致病因素。问之，果然。

他原在本县最大的"国营"建筑公司工作，是技术骨干，也是管理骨干。勤勤恳恳地工作了20多年。前年公司破产了，下岗时拖欠8个月的工资未发，只给了2千元就打发走人，有权者却从中大捞好处，他很想不通，又无处说理，郁怒难解。目前他为个体老板打工。

这一心理因素是我此前不了解的。

那些广告皮肤病专家，根本不会想到这种因素。他们也从来没有发现患者的高血压。

处理原则：停用一切外用药；治疗高血压以西药为主；中药用清火、解郁、活血、补血之方。

处方如下：

①龙胆草8g，连翘20g，黄柏15g，川芎10g，牛膝15g，柴胡6g，白芍15g，当归10g，熟地15g，茯苓15g，生甘草6g，苍术6g，黄芪15g，生三仙各10g。常规水煎，日一剂。

②龙胆泻肝丸6g，日2次。

③复方利血平1片，日3次；脉通丸1粒，日3次。

此后，中药煎剂或略有加减，但清火、解郁之大法不变。共服72剂。

服至12剂即明显好转，至45剂，血压正常，皮肤病变消失，脉象正常，至2007年未犯。

按：股癣和体癣在中西医都不是疑难病，但是，我碰到过不少类似本案的皮肤真菌感染，只有恰当地中西医结合治疗才能疗效满意。

案2：严重顽固荨麻疹

特别严重的荨麻疹可以阻塞呼吸道而危及生命，也有的可以出现休克而病危。此时的抢救以西医为主。

难治的荨麻疹，是长期反复发作者。有的病人几乎终生不愈。如果发作较轻（最常见的是在小腿），没有多大痛苦，不算什么大问题。这种情况多次治疗效果不好，患者就常常不再急于求医。若反复发作而且比较严重，则非治不可。

单用一般抗过敏西药，对严重顽固荨麻疹疗效不好。皮质激素近期疗效大都很好，但是，停药之后复发可以更严重，而长期用激素又无不产生很难善后的副作用。所以，最好中西医结合治疗。比如下案。

患者赵某，女，37岁，威县王王目村人，1988年春天初诊。

原有较轻的荨麻疹偶尔发作数年。10天前发作较重，他医给以口服西药无效，又输液 5 日，仍无效。前天停止输液，昨天发作更重。全身散在大片风团样荨麻疹，面部和胸背部尤其多。自觉心慌气短、口干。脉沉，舌淡苔白厚。处理如下：

陈皮 10g，茯苓 10g，半夏 8g，麻黄 5g，连翘 10g，黄柏 10g，生石膏 10g，桂枝 20g，茵陈 10g，菊花 10g，生甘草 6g。常规水煎，日一剂。

百喘朋 1 片，日 3 次；扑尔敏片 4mg，日 3 次；地塞米松片 0.75mg，日 3 次。

如上一诊即愈。但此后 17 年中，患者大概二三年因此就诊一次。治疗原则略同即效。2005 年 7 月和 11 月两次就诊，脉见洪滑，血压 150/90mmHg。加用降压西药。

按：荨麻疹对中西医都是常见病，但是，单靠中医或西医对此案都疗效不佳。中医传统理论不会说清为什么方中用麻黄，纯西医则不会理解此案中的中药方有清热燥湿作用。

[**慢性胃炎 5 案**]

按：近年来，慢性胃炎的诊断很常见。医家每用庆大霉素、环丙沙星等抗菌药口服治疗，似乎胃炎就是感染所致。此种理解完全是错误的。

今可一言以蔽之：目前的慢性胃炎，十九以上是恶性精神刺激或情志过度所致。故严格说来，多数慢性胃炎的诊断不准确。患者的食少、饱胀等不过是神经调节紊乱之一。胃粘膜的变化则是纤维内窥镜发明后，容易看到的。

或问：近年西医认为幽门螺旋杆菌（HP）是慢性胃炎和消化性溃疡的主要病因之一，研究者因此获得诺贝尔奖，尊见与主流医界的看法完全相背，不是很难让医界接受吗？

答：理性和经验都告诉我，HP 不是消化性溃疡的主要病因。详说请看"消化性溃疡"。至于慢性胃炎，和 HP 感染的关系就更小。抗感染是西医最擅长的手段。假如 HP 是慢性胃炎的主要病因，抗 HP 感染的药物（先锋霉素、氯霉素、庆大霉素、羟苄青霉素和四环素等），对慢性胃炎就应该速效。那样，众多曾经上市和目前正在流通的"胃药"就几乎都应该淘汰。下文所举病案的治疗也就毫无根据。显然情况不是这样。慢性胃炎没有因为 HP 的发现迅速减少（而是更多），使用抗 HP 感染的药物大多会加重病情。

再问：饮食不节、不洁等，不是可以发生急性胃炎进而变成慢性胃炎吗?

答:是的。不过,在目前的生活条件下,饮食不洁发生的急性胃肠炎很少见,反复饮食不洁的情况更少见。故急性胃炎反复发作而变为慢性胃炎的病例很少见。饮食不节主要是过饥和过饱。过饥和过饱密切相关,即过饱一般是由于过饥。什么人会过饥呢?目前已经很少有人因为食物不足而过饥。不能按时进食的人,几乎都是因为工作或生活紧张。换言之,当代人的饮食不节,本质上还是精神因素引起。

据我的经验,紧张还不是引起慢性胃炎的最常见的因素。最常见的是气恼、惊恐、郁闷、忧愁等。由此便可理解,为什么慢性胃炎比较难治而且容易复发。更要记住,治疗慢性胃炎不能单靠药物,也不能单单治胃。

近年的广告中,鼓吹治胃病的"新药"大概种类最多了。有不少还是国外引进的。可惜没有一种提到需要配合心理治疗。今可断言,任何药物都不能包治慢性胃炎,我也没有见过一种效果很好的。

西医把慢性胃炎分成很多型,比如浅表性、肥厚性、糜烂性、萎缩性、胆汁返流性等等。随着纤维胃镜的普及,很多病人也知道上述术语。其实,即便单从西医角度看,此种分型对治疗也没有什么帮助。因为此类诊断没有说病因是什么,对病理的判断也不全面。

也许需要提及,西医认为萎缩性胃炎容易癌变,因而曾经是慢性胃炎的研究热点。很有一些关于萎缩性胃炎的临床观察和实验研究报告,还发明了×××泰、××丹等"专治"此病的新药。可惜,有关研究均未强调此病的心理性病因。于是,所谓新药不可能有满意的疗效。

或再问:按照尊见,多数慢性胃炎不是应该视为"神经官能症"而归入"精神病"吗!

答:按上述拙见,自然是的。但是,不能由此认为,"慢性胃炎"不需要药物干预。更不是说,患者的胃完全没有病理生理和病理解剖变化。中西医结合地心理治疗和药物干预至少大多近期疗效相当好。问题是:中西医"专家"们,碰到这样的患者,无不在"胃"上找病因。他们治此病,就是一心通过药物纠正宏观的病理变化。

故有必要强调,医家对情志病的认识不能不如群众。

我的乡人有一句俗话:无气不生病。

这个气,就是生气。慢性胃炎主要是生气导致的。

生气一般指恼怒,故群众称不好生气的人为"没气没恼"。

不过，群众也把"生气"的含义泛化——包括一切恶性精神刺激。

有时又称为"着事儿"——碰到不愉快的事儿。

群众不但知道生气使人病，而且认为这种病比头痛脑热后果严重，因而求医是必要的。就医时一般也不隐讳生了气。他们还称这种病是"细病"——复杂、难调理的意思。群众也知道，"细病"最好找中医，去大医院找西医一般是治不好的。当然，随着生活和医疗条件提高，此类患者还是常去大医院请教西医。这就是为什么"胃镜"那么行时。

希望本书的读者，不要看不起群众的常识。

如果承认"慢性胃炎"主要是情志病，治则就不难掌握。

笔者如何中西医结合地治疗此病，请看病案。

案1：生气致慢性胃炎

吴CF，女，37岁，威县固献村人，2005年9月7日初诊。

患者面色苍白，严重消瘦，两肩耸起，瘦削的脸上，眼睛显得特别大。这是患者给我的第一眼印象。好在精神尚可，面色不是毫无生机，否则就是恶病质了。问其病史，自称近十四个月来只能进流食，而且每餐不能超过一小碗。即便如此，仍然经常感到上腹烧灼感，但不反酸。若稍微多食，甚至多饮几口水，立即严重饱胀不适。在省市县医院多次做胃镜，曾经诊为糜烂性或浅表性胃炎，还曾诊为胆道结石等，故多方求治。曾经两次住院治疗，服用中西药物不计其数，不但无效，多数反而使病情加重。患者极其焦虑，自以为不治——患了癌症。曾经数月严重精神异常。已经花费二万余元，所服中药最贵每剂30元，大多无效，甚或加重，故常常服用2、3剂就将其余丢掉。曾购买"防癌抗癌药"，一次花费上千元，毫无疗效。

脉象沉细而弦，舌淡多裂，苔长。

处方如下：

陈皮10g，当归10g，白芍10g，茯苓10g，半夏8g，苍术5g，白术5g，党参10g，黄芪12g，川芎10g，桂枝20g，香附6g，厚朴6g，生甘草5g，生三仙各10g，生姜20g。常规水煎，日一剂。

香砂养胃丸6g，日2次；人参健脾丸12g，日2次；多酶片3片，日3次。

讨论：患者是门人带来的，故处方之后当着病人与门人讨论此病。

先问门人患者的诊断。

答：有多次胃镜检查结果，目前仍以食少饱胀为主，应该是"慢性胃炎"。

再问按西医方法当如何治疗。

答：目前市场上治胃的药物种类甚多。患者曾经和正在服用的有：三九胃泰、快胃片、胃友、胃必治、吗丁啉、丽珠得乐、庆大霉素、摩络丹等等。似乎应该有效，不知何以无效。

再问患者为什么患此病。

答：不很清楚。

于是我说：此病十分之九因为"生气"（即恶性精神刺激）发病。患者的病不应该从上年才开始。

这时，患者应声说："对啦！五年前，生了一场大气，病就是从那时候开始的！到处看，看不好，以为得了癌症呢！害怕得不得了！"我接着说：总之，此病因情志过度而起，必然会因为新的恶性心理刺激加重。无论中西医治疗，不祛除病因，病情自然不可能根本好转。不惟不能好转，治疗不当，往往加重。现在的情况就有部分是治疗不当的结果。

门人问：生气为什么会发生慢性胃炎呢？

答：按中医理论，情志过度损伤五脏，但机会不是均等的。其中，肝郁、气滞最常见。故常见西医所谓慢性胃炎。按西医理论，凡精神刺激较为严重，首先造成中枢紊乱，大多会影响睡眠。故凡心因性疾病，多半从影响睡眠引起。换言之，生气之后，睡眠基本正常，一般不会发病，发病也很轻。这种情况，或者因为患者的脾气不容易真生气，或者已经得到宣泄。总之，严重心因疾病，首先造成大脑皮层功能紊乱。睡眠是判断有无此种紊乱的主要依据。正常人严重睡眠不足，必有各种严重不适。心因病患者的不适，最初与常人偶尔因故严重睡眠不足没有大区别，只是由于时间较长，后来会表现为某一系统或脏器紊乱为主。其中最常见的就是消化系统，特别是"胃"。此外，在妇女还很常见月经紊乱，乳房憋胀不适等。高血压的主要发病因素之一，也是恶性精神刺激。但须知，任何系统和脏器都可以受损。所以，保证睡眠对此病非常重要，必要时可以使用强镇静药。

门人问：如何去除病因呢？

答：自然是要进行心理治疗。首先是告知患者此病因"生气"所致，不要担心它会变成癌瘤。要想病好，首先是不再生气，而且不要认为病情后果严重。若有家属陪同就诊，说明病因，一般能够得到他们的配合，因为患者生活在他们之中而且利害相关。医生说话最管事的是：肯定不是不治之症，也不是严重疾病。这样患者就逐渐获得信心。有时立即表现乐观，病情迅速缓解。"生气"的具体原因人人不同，但都造成严重而长期的愤怒、焦虑、恐惧、紧张、忧愁或绝望等是一样的。医生不能直接介入病人的生活，但要耐心听取病人的倾诉（不愿意倾诉时不要勉强），而后给以同情、安慰和解释。

门人又问：生气不是也可以诱发癌瘤吗？

答：生气确可诱发癌瘤，不过，这个患者目前肯定不怀疑癌瘤。

注意！即便是癌瘤，也要保护患者，一般不能仓促直言相告。据我30多年经验，性情旷达，视死如归，听到癌瘤诊断而反应积极者几乎没有一例。

门人又问：除了心理治疗和镇静药之外，如何进行其它药物治疗呢？

答：此病的早期，最常见两型。即肝气郁滞型和肝胃不和型。故应采取疏肝理气和疏肝健胃法。时间稍久，比如一两个月之后，必然兼虚。道理很明显，进食和睡眠长期不好，怎么能不虚呢！目前这个病人，一眼望去就是一派虚象。其面色苍白，舌质淡白，故又有寒象，自应治以补气健脾温胃法。切记不可使用苦寒、破气药，包括一切有胃肠反应的西药，如各种抗菌素，止疼药等。吗丁啉、西沙必利等近年发明的胃肠动力药，作用略同理气、行气中药，均有破气作用。吗丁啉即便有效，也要中病即止。西沙必利则完全不宜使用。西医无补气法，久用吗丁啉等必然破气。其表现是："胃病"不好，反而加重，特别是越来越乏力。

对于慢性胃炎，有两种西药是有利无弊的，即多酶片和食母生。单用它们不可能治好此病，但作为辅助药物是最佳选择。

以上是当着病人讨论的。由于此前没有询问患者是否有过严重恶性精神刺激（故乡群众通称"生气儿"或"着事儿"），病人听到上面的话，自然对我很相信。不过要记住，医生的目的不是获得患者的一时信任。真正的信任必须是持久的，即建立在事实基础上。这种信任，首先是使病人获得战胜疾病的信心，同时，紧张的情绪立即放松。

8月12日再诊：食欲好转，但不能多食，仍不能进食馒头。脉象仍见沉细，已无弦象。舌上裂纹消失，舌质接近正常，舌苔略长。

仍守上方，并嘱注意节劳——过劳每使病情加重。

此次患者补充说：前年秋天在威县县医院诊断为胆道结石，院方介绍她去邢台市人民医院住院。住了几天，做过多项检查，说她的病不是胆道结石，让她出院了。市人民医院否定胆道结石是正确的，但是，让出院却引起患者误解——以为是不治之症。于是，出院不久，患者精神崩溃。将近半年时间精神恍惚，食少不睡，痛苦莫名。曾经长期输液支持，同时做按摩等治疗，渐渐精神好转。可见，医生否定某种诊断时，也要详细解释。

又，凡利胆药，无不苦寒，患者的寒象，应该和服用利胆药有关，因为利胆药一般不会只服几次。

2006年3月16日3诊：上年就诊两次即大好，可正常进食，甚且食量超过常人。近10日来，因为不慎强食旧病欲复发，但比上年轻。服用丽珠得乐无效。脉稍弱，舌苔白。仍守上方。

3月25日4诊：病情缓解。

患者又曾两次就诊，均一诊即效，不再记述。但应该说明，此类患者想2、3次就彻底治愈是不可能的。该患者两次就诊即大好，却停止治疗，其中有各种原因。主要原因大概有二。一是病久不愈，长期治疗花费很多，经济上会有些困难——尽管在我这儿的花费是微不足道的。二是病大好时恰逢摘棉季节，患者不但停止了治疗，还勉力劳动，没有短时间内严重复发就不错了。故虽然已经嘱咐患者要节劳，却未能做到。

按：以上几乎都是中西医结合讨论诊治的，不再重复。

案2：心情不畅致慢性胃炎

安CZ，女，44岁，威县油坊村人，2006年7月12日初诊。

患者自贵州远嫁此地——实际上是买卖婚姻。她只能说一种我听不很懂的贵州话。因为交流困难，初诊时没有重视她的心理问题。患者体瘦，面色萎黄，口唇苍白，精神倦怠。主诉是上腹胀满并烧灼感近一年。近一月手足常有麻木感。脉象大体正常，舌质偏淡。血压正常。于是按脾虚、胃寒给以四君、二陈、桂枝合剂加川芎。同时给成药香砂养胃丸和逍遥丸。二诊时加川朴（饱胀是二诊才知道的，因为这次带着小儿子做翻译）。患者对治疗满意——二诊后上腹饱胀和烧灼感基本消失，手足麻木也明显好转。特别是体力精神大好，故自己步行10多里第三次就诊（她不会骑自行车）。这时患者面色略显红润光泽，脉象已经正常，舌质仍然偏淡，可见多数小裂纹。患者说婆家待她不很好，有人让她生气，孩子很不听话，丈夫的脾气不好，她想念故乡和母亲。买卖婚姻的家庭条件一般较差，加之上述不如意，发生此病即不难理解。比如，条件比较好的家庭，不大可能让患者自己步行就诊。

患者没有去大医院就诊的条件。如果去看西医消化内科专家，必然给她做胃镜而诊为慢性胃炎。我相信，单用西药效果不会好。如果用抗菌素口服，即便使用量小、胃肠反应也不大的庆大霉素，也只能有坏处。

又，患者的病必然也有过劳的因素。试看到这么远的地方来看病，还要自己步行，在家时就不可能得到充分的休息。

读者不难理解，所谓慢性胃炎，大多有中医所谓脾虚，注意节劳也很重要。

案3：典型心因性胃炎

郭 QT，男，2000 年 56 岁，威县东郭庄人。

QT 和我是同村（东郭庄和白伏曾经是一个行政村）、同年和少年时代的同学，故对他的家庭、性格、体质很清楚。近日（2007 年春）又在一个社交场合相遇，他又很豪爽地大量饮白酒而且酒醉，于是想起他的病，记录在此。

2000 年 7 月至 2001 年初，他曾经因为上腹不适连续就诊近 30 次。

原因主要是他总认为自己患了胃癌。

其实，其中的缘故我最清楚。

1975 年他的母亲 56 时死于胃癌，手术就是我做的。由于发现较晚，胃窦部癌瘤体积太大，不但切除很困难——很可能无法处理残端，而且已经有了小网膜转移，只做了胃空肠吻合——解决幽门梗阻。术后 10 个月死亡。

2000 年，他也 56 岁了，于是在恐惧中不能自拔。

如上所说，他不是很胆小或谨小慎微的人，却出现了很难解决的心理问题。

当时，我不愿意说破，他也不提母亲的病。经过半年多的心理和药物治疗，终于解脱。每次就诊都是斩钉截铁地肯定他没有器质性问题，同时中西医结合用药。以下是 4 次主要记录。

2000 年 7 月 8 日初诊：上腹和右肋下不适月余，在县医院做 B 超为"胆囊炎"。服消炎、利胆成药效不佳。食欲不佳，大便干。体型中等，神情焦躁。脉可，舌苔略黄。处理如下：

柴胡 8g，黄芩 18g，连翘 8g，栀子 4g，生大黄 6g，当归 8g，白芍 12g，陈皮 10g，生三仙各 10g，生甘草 4g。常规水煎，日一剂。

7 月 25 日就诊：服上方后症状好转，但他还是于 24 日跑到石家庄做了胃镜。那里说他是慢性胃炎而且胃窦部较重，于是上腹不适加重。其实，他的食量不小，只是饭后饱胀不适。我再次肯定地告诉他，所谓胃炎不过是太焦虑的结果。他将信将疑。煎剂如前。其余如下：

人参健脾丸 12 克，日 2 次；香砂养胃丸 6 克，日 2 次；甲氰咪胍 0.2g，日 3 次。

8 月 26 日就诊：近日他又跑到石家庄做胃镜复查，那里排除了胃癌。他略感放心。处理如前。

10 月 6 日就诊：近 10 日几乎没有不适，但他还是不放心。脉舌象大体正常。守前方。

就这样，他还是几乎不间断地服药至 12 月中旬。2001 年 2 月因为生气发生一次小反复。

按：如果说胃镜等辅助诊断对此案有好处，也只是心理上的作用——证实了我的判断使他渐渐放松。

或问：既然不是器质性问题，为什么还用那么多药？特别是还用栀子、生大黄、连翘等苦寒药呢？

答：中医谓：气郁化火。焦躁、恐惧、愁苦，大多会有气郁，再参考他的脉证应该使用剂量不很大的上述药物。再加上温胃理气的香砂养胃和健脾的人参健脾丸，就更周到一些。

总之，这是极其典型的心理因素导致的消化系统紊乱。

目前他 60 多岁，精神很好。体力也比多数同龄人好。但毕竟不再年轻，不该多饮酒。席间我劝他少饮酒，他还是喝高了。和 2000 年相比——饭也不敢多吃——心理状态之重要，不言而喻。

案 4：儿童饮食不当致慢性胃炎

褚 AG，男，7 岁，威县十里村人，2007 年 6 月 26 日初诊。

上腹痛、食少、胀满一年多。在县市医院多次就诊，一直按慢性胃炎治疗，用了很多贵药，从无明显效果。家长对病因了解很清楚——患儿特别喜欢吃冰糕等冷饮而且经常无控制地大量吃。初病时，每因再食冷饮复发。后来禁绝了冷饮却再也不好。患儿身体瘦弱，面色苍白，常出虚汗，精神可。脉可，舌绛红苔黄白而厚。处理如下：

党参 10g，陈皮 10g，茯苓 10g，半夏 6g，川芎 6g，桂枝 15g，白术 6g，当归 8g，白芍 10g，香附 5g，生三仙各 10g，生甘草 3g，生姜 15g。常规水煎，日一剂。

人参健脾丸 6 克，日 3 次；香砂养胃丸 3 克，日 3 次。

6 月 29 日再诊：病大好。偶有上腹疼痛，但很轻。食欲明显改善——不到吃饭的时候就饿了。舌略鲜红，苔略厚。处理如前。告知家长，完全缓解后维持 3 个月不复发，方可认为大体恢复。注意饮食比服药更重要。

按：此证主要是饮食不当所致，也有体质因素。以上两次都是他的祖母带着他就诊，他的祖母也是多年胃不好。

按说此证不难见轻或暂时完全缓解，治了一年却几乎从来无效。可见那些所谓"胃药"，没有一种比上述拙拟之方好。大医院的大夫们，大概也不会再三嘱咐注意饮食。假如患者不是只有 7 岁，他们必然会给他多次做胃镜。

案 5：输液和中药少一样也不行

村民赵某之母，79 岁，2007 年 12 月 11 日请出诊。

自西医看，患者的病就是慢性胃炎。自中医看是脾胃气滞并气虚。患者年轻时就有此病，年纪大了更加容易发作且不容易好。每稍微不如意、或感冒、或劳累、或饮食不很注意、或天气骤变都可以犯病。每犯病也不是很痛苦——就是上腹胀满、烧心、无食欲等。自然精神、体力都会越来越差。勉强吃点东西，就在心下沉甸甸地不下，下去不久小肚子就憋胀不适——胃内没有消化好的食物，到了小肠，那里就受不了。近 10 多年来我给她治了至少二十次。家属和她本人都相信，若非找我方便，人 10 年前就死了。"输液和中药少一样也不行"就是患者和家属说的。因为中间曾经找过别人输液，结果还是要再找我吃中药。也有多次先找我吃中药——偶有好的，但多数情况下还是要我同时输液才能好。

她有 3 子 2 女，都算孝顺，但患者对大女儿最满意，故每年冬天都去那里住。这次住了一个多月，昨天（10 日）旧病复发不得不回家——不敢在外村治。去大女儿家之前约 1 个月，刚犯过一次，也是大体如下处理治好的。

今天的病情如下：

患者极消瘦，精神淡漠，面色可。脉弱，舌苔灰黄略厚腻。因为居室太冷，此前多次检查过心肺、腹部和血压，这次没有检查。处理如下：

陈皮 15g，茯苓 10g，半夏 8g，川朴 5g，乌药 5g，川芎 8g，香附 8g，桂枝 15g，党参 8g，生三仙各 10g，生姜 20g。常规水煎，日一剂。

患者备有多酶片、甲氰咪胍、食母生，照常服用。

另加用大黄苏打片 2 片日 2 次。舌苔褪去大半或出现稀便即停用。

输液：①盐水 500ml + 50% 葡萄糖 60ml + 氯化钾 0.6g + 维生素 C1g；②10% 葡萄糖 1000ml ~ 1500ml + 氯化钾 2 ~ 2.5g + 维生素 C2 ~ 3g。

注意：停止输液前 20 分钟，减慢速度或口服糖水半杯，以免突然停用高浓度的葡萄糖而出现低血糖反应。

类似患者，我大体都是这样输液，从来没有给过脂肪乳和人血白蛋白（不是不能给，而是一般不必要且代价太高）。

按：中医的治则就是理气、燥湿、消导、健脾。前人治此类证，一般要用上小量的栀子，或连翘，或黄连。我则代以大黄苏打。注意，舌象虽然似有热，一定不要重用苦寒。特别是如此高年、体弱，宁可偏热，不要偏寒。至于是否用党参、白术，临时斟酌，但不可用大量是肯定的。

老年或久病体弱、特别是老年又久病体弱者，恢复食欲（中医称之为醒胃）常常需要很长时间。不用中药更慢。理气、芳香化湿、燥湿化痰和健脾都是为了恢复食欲。80 岁左右的类似患者，大概需要 10 天才能逐渐恢复。这时一定要耐心治——不要冒进。如果冒进——苦寒泻下导致腹泻，常常不可收拾。

毫无疑问本案是中西结合着治的。

其实，在我看来输液也是中医完全可以认同的：病人不能吃饭，就给他往经脉里直接输入水、盐和谷气（葡萄糖）。

否则，患者多日不能进食，就束手无策：意味着数日内死亡。

[关节炎并滑膜炎 1 案]

孔 FY，女，22 岁，2010 年 6 月 25 日初诊。

结婚 7 个月，2 月前人工流产一次。右膝并腰痛约 40 天，疼痛以右膝为重且有滑膜腔积液。已经在右膝抽积液三次，无效。患者体型极瘦，面色黄白。神可。平素食少，近来食欲益差。脉见不足，尺脉尤甚。舌大嫩胖，苔薄。患者跛行严重，需他人搀扶才进入诊室。

处理如下：

党参 12g，黄芪 20g，当归 10g，白芍 10g，川芎 12g，香附 6g，陈皮 12g，桂枝 15g，羌活 6g，独活 6g，茯苓 10g，附子 10g，怀牛膝 20g，生姜

30g，大枣 7 枚（掰）五味子 10g，生甘草 6g。常规水煎，日一剂。

金匮肾气丸 9 克，日 3 次；补中益气丸 9 克，日 2 次；布洛芬 0.2g，日 2 次。

7 月 10 日再诊：病小好。仍有明显跛行。患者称，就诊后曾经发烧一次，在当地注射"退热剂"之后曾经一天疼痛几乎完全消失。看来是解热镇痛剂和皮质激素有暂时的明显效果。予上方外加地塞米松片 0.75mg，日 2 次。

7 月 17 日三诊：病大好。右膝并腰骶仍有小痛。食欲明显改善。脉象仍见沉弱，舌象仍大而淡嫩。这次有患者的母亲陪同就诊，时间比较从容，详细询问后得知以下情况。

原来，患者于上年 10 月上旬新婚不久即和丈夫一起赴邢台打工，租住在一间南屋里。不料 3 日后一场大雪成灾，此后他们住的屋内冰雪没有融化过。他夫妇都上班，也没有取暖。她是缝纫工，厂房内很冷，却为了爱美连棉毛裤都不穿。她说：穿着也冷，干脆不穿了。就这样 4 个多月中，她的手足乃至上下肢膝肘远端一直冰凉。双手手背、手掌都冻得红肿发紫。但是，她还是没有休息，一直上班到春节。没料到，节后她又上了两天班就突然右膝和腰骶部疼痛严重且久治不愈。

按：显然，她的腰膝类风湿和滑膜炎，就是长期受寒、受潮还要坚持劳动导致的。做了人工流产也是重要原因。

很多人不相信长期受寒湿——必然局部长期缺血——是某些类风湿关节炎或滑膜炎的主要原因。再加上劳损——缺血的关节更容易劳损，就更容易发病。

总之，我不赞成感染或免疫因素是类风湿关节炎的主要原因。

那么，如何解释皮质激素对此证近期疗效颇好呢？

我看，这不过是皮质激素非特异性抗炎的作用所致。

这就是为什么，我虽然使用了小剂量的地塞米松，却更重视使用中药补气活血、温经散寒、祛湿去风之剂。

患者很年轻，但体质不好，一切治疗得当，也不可能短期内（比如 2 月内）彻底好转。

用药之外，休息和营养也很重要。患者就诊 3 次我每次都嘱咐她近期一定要尽量卧床休息，但是第 3 次嘱咐之后她才勉强接受。

我想，单用西医疗法治不好此病——尽管近期疗效可以较好。

[针刺所致气胸的抢救 2 案]

按：我曾经多次抢救针刺所致的气胸。

气胸的病理和抢救要点不算复杂，但见过不少科班出身的人对此竟然缺乏常识，所以试作由浅入深而且比较生动地介绍。

为了给读者一点感性知识，首先介绍我年轻时抢救的一例此种气胸。

大约 1973 年 7 月，一天上午刚查完房，很忙。突然见几位远亲慌慌张张来请出诊。简单问了一下，得知患者在针刺治疗中突然呼吸困难病危，想到可能是针刺导致气胸，于是立即请人代班，带着氧气和大注射器乘车（自行车也！当时没有 120，病人轻易不住院）前往。进村后见胡同里有很多人在交头接耳。进入病家，见院子里人更多，显然是在准备丧事。进屋之后，见患者严重呼吸困难、昏迷。略作检查，发现果然是气胸（患侧叩空，无呼吸音，气管向健侧移位、肋间隙饱满等）。当即一面给氧，一面抽气，患者迅速清醒。大约 2 小时后，情况平稳，于是嘱咐注意事项返回医院上班。

病史是在抢救的同时不断询问的。情况大体如下：

患者，男，61 岁，有 10 多年的慢性咳嗽气短，冬季尤重。近日因为姑娘住的邻村来了一位针法"名医"，前一天去就诊。施针大约 20 分钟，突然严重呼吸困难，迅速半昏迷。家属见其病危，赶快抬回家。请来村医和乡医均告束手，才去请我。

以上是我离开病家之前了解的。

事后得知情况颇离奇。原来，病家见医生不治，患者昏迷且呼吸欲停，半夜里就穿上了殓服，而且上灵床烧纸举哀一次。

按：故乡的风俗是："断气儿"以前要穿上敛服，否则认为是没穿衣服就去了另一个世界。一旦抬上灵床，就要举哀。

不料直到天明气仍不断。再三犹豫才去请我。

此案一时传为远近新闻。患者又活了 6、7 年。

总之，要知道针刺有严格的禁忌。违规操作，不但可以出现上述危急情况，还可以造成猝死。这都是《内经》明确论述过的。扁鹊说，针不能起死人；王涛说，针可以杀生人。这两句话均见于《灵枢·玉版第六十》。这里把《内经》关于针刺禁忌最重要的一篇大部录下。从中不但能了解古人对针刺意外的忠实记载，也足以说明那些总想把经脉学说神秘化的人是在痴人说梦。

《素问·刺禁论篇第五十二》

刺跗上，中大脉，血出不止死。刺面，中溜脉，不幸为盲。刺头，中脑户，入脑立死。刺舌下，中脉太过，血出不止为瘖。制足下布络，中脉，血不出为肿。刺郄，中大脉，令人仆脱色。刺气街，中脉，血不出为肿，鼠仆。刺脊间，中髓为伛。刺乳上，中乳房，为肿根蚀。刺缺盆中，内陷，气泄，令人喘咳逆。刺手鱼腹内陷，为肿。

无刺大醉，令人气乱。无刺大怒，令人气逆。无刺大劳人，无刺新饱人，无刺大饥人，无利大渴人，无刺大惊人。刺阴股，中大脉，血出不止死。刺客主人内陷，中脉，为内漏为聋。刺膝滚出液，为跛。刺臂太阴脉，出血多立死。刺足少明脉，重虚出血，为舌难以言。刺膺中陷，中肺，为喘逆仰息。刺肘，中内陷，气归之，为不屈伸。利阴股下三寸内陌，令人遗溺。刺腋下胁间内陷，令人咳。刺少腹，中膀优，溺出，令人少腹满。刺踹肠内陷，为肿。刺匡上陷骨，中脉，为漏为盲。刺关节中液出，不得屈伸。

我不想逐句解释经文。但想指出：自"刺跗上"始，文中没有一个字是臆说，而且不知道是经过多少人的亲身实践才总结出来的。文中有三处提到气胸。即："刺缺盆中内陷，气泄，令人喘咳逆。""刺膺中陷，中肺，为喘逆仰息。""刺腋下胁间内陷，令人咳。"

为什么针刺会导致气胸呢？见下文。这里先说一下我学习针刺的经过。

我不是针灸专家，但是，自大学二年级开始就偶尔针刺治病。年轻时，曾经在针刺麻醉下做过大手术，至今还常常使用针刺。

我不是中医世家出身，也不是西医世家出身，考上的大学是原第七军医大学，是要学西医的。但我想，中西医都是治病的，多学一种总比少学一种好。亲友和家里恰好有几本中医书，就带着入学了。后来才知道，带的《伤寒论》还是经典。自学经典很困难，于是也买过《中医入门》（似乎是秦伯未写的）和《针灸入门》自学。没有人教，更没有人带实习，怎样学针灸呢？我就在自己身上练习。凡是自己能够摸到的地方（穴位）——包括少商、人中这种很痛的穴位，我都反复自己体会过针感。但是有一点我清楚：可能刺穿肺脏的胸部我很慎重。因为我学了大体解剖，明白为什么可以"腹肢深如井"而"腰背薄如饼"。就这样，大学二年级就开始针灸治病了——当然只能偶尔一试。年轻时的功夫没有白下，后来

——包括在国外行医时——常听人称赞说：他的针法那么"溜"（迅捷、轻巧、从容之意）！其实，我自己知道不能算是系统学过针灸，不敢自称是针灸行家。令人难解的是，我抢救过的针刺气胸病人，有差不多半数是中医学院出身的大夫造成的。

什么是气胸呢？

正如字面所说，气胸指空气进入胸膜腔——脏层胸膜和壁层胸膜之间，简称胸腔。正常胸腔里只有少量润滑液体以减少呼吸时两层胸膜摩擦。

空气对胸腔来说是异物。突然进入胸腔的空气略多以及刺破胸膜小量出血和渗出，会导致剧烈咳嗽和呼吸困难。如果空气不再进入，症状会自行缓解。少量的空气会被胸膜渐渐吸收而病愈。因此，轻症气胸只要求迅速祛除导致气胸的原因。比如立即拔除胸部的针，不需要其他紧急处理。

顺便说明，西医曾经通过"人工气胸"（偶尔也用"气腹"）治疗肺结核。其原理是，被压缩了的肺得以休息且供血情况改善，有利于结核痊愈。白求恩大夫时代，西医没有可靠的抗结核药，他的肺结核主要是靠"人工气胸"和绝对卧床休息、加强营养等治好的。所以，双肺中一侧功能良好，有控制的气胸，不会危及生命。

老慢支是双肺有了广泛病变，一旦出现气胸就很严重，针刺对此病也没有可靠疗效，故最好不给此种患者做针刺。

针刺什么地方最容易导致气胸呢？

请读者先仔细读一下上面的经文。简言之，凡是容易刺中肺的地方，就容易导致气胸。古人说的那三处，胸壁都比较薄。瘦人的肋间胸壁可以不足 2 厘米，针刺稍微深一些，就容易中肺。按今天的解剖知识，胸背部远离中线处都容易刺中肺。如果刺得很深，胸背部都可以造成气胸。详细情况，请复习解剖书。

为什么出现气胸以及气胸为什么危险呢？这要从呼吸生理讲起。

维持正常呼吸的条件是：①呼吸道通畅；②呼吸肌运动正常；③胸膜腔正常；④肺泡功能正常。呼吸中枢的调控作用当然很重要，因为与气胸关系不大，从略。

正常呼吸——特别是吸气，必须依靠呼吸肌运动。这时肋骨上举，膈肌下降，胸腔呈负压，因而肺泡也呈负压。与呼吸道相通的空气压力比肺泡内大，于是空气被"压"入肺。因此，所谓"吸"气，实际上是"压"

进去的。可见正常负压的重要性。

气胸就是吸气时负压变小，甚或没有负压而严重影响呼吸。

气胸分为外伤性和自发性两种。针刺气胸属于外伤性。

外伤性气胸又有胸壁受伤和肺脏受伤两种。胸壁受伤导致气胸就是因为胸壁"透气儿"了。肺脏受伤则是脏层胸膜受伤较重，吸气时负压导致空气从肺脏进入胸腔。总之，外伤性气胸都是因为外伤使不该透气的地方透气儿了。

自发性气胸也是不该透气的地方透气儿了，主要由于肺部旧有的疾病所致，因为与针刺无关，从略。

至此，为什么会出现气胸，以及气胸为什么危险应该很清楚了。

一旦出现气胸，吸气时胸腔的负压变小，于是发生呼吸困难。可想而知，胸腔内空气多到一定程度，就完全吸不进气去，结果呼吸停止。

气胸又分为张力性和非张力性两种。前者一般都是肺脏受伤所致。针刺违规，既可造成张力性气胸，也可以造成非张力性气胸。前者更危险。

张力性气胸主要是由于肺脏受伤。比如，刺穿壁层胸膜再穿入肺，在肺的表层造成瓣膜样破损。呼气时，瓣膜关闭，胸腔的气体不能排出。吸气时，瓣膜开放，空气进入胸腔。胸腔内的空气只进不出，压力越来越大，就叫张力性气胸。

严格说来，针刺导致的气胸开始都是张力性的。不过，多数情况下，瓣膜样破损较小，胸腔的压力达到一定程度，肺脏被压缩，瓣膜关闭，胸腔压力不再继续增大，就又变成非张力气胸。

与针刺气胸有关的解剖生理病理基本上说完了。如何抢救可想而知。

严重的气胸，要尽快把胸腔里的空气尽快放出来，一般是抽出来。由于气体总是积聚在高处。抽气时让患者坐位或半坐位（不如坐位好），取患侧锁骨中线第二肋间，用较大的针头（8号最常用，7号也可以，最好连带几厘米方便与针管连接的橡皮管，医院里备有专用的）刺入，直到抽出气体。气体太多时，一般不能一次抽完。实际上不可能抽净，这里是说不要一次抽取太多——一般不超过800ml。很快一次大量抽出，可以出现膈肌摆动（含义从略），也有危险。

本文开头所说的那个病例，我去看时已经是非张力气胸，否则早就死了。

下面介绍一例针刺所致张力性气胸。

大约 1976 年春天。患者和做针刺的人都是威县县医院的近邻，但记不清姓名了。患者是一位中年妇女，施针者是一位业余针师。因为紧邻医院，出现事故后住院抢救是及时的。已经抽气数次，只能暂时好转，稍后仍然严重呼吸困难。主管医生提出让病家转院，这时病家找到我。我看病情还不到非开胸手术修补不可的地步，而且患者患有较重的慢性气管炎（因此而针刺治疗）。这样的患者开胸也很危险，于是试用放气的办法。具体措施都是书上有的。就是在第二肋间刺入一个 8 号或 9 号针头，但不是抽气。针头接针管处捆扎一个通气的安全套，它起瓣膜的作用。患者吸气时，安全套的橡皮膜关闭针末端的孔（接针管处），外界空气不能从针孔进去。呼气时，橡皮膜开启针孔，胸腔内的空气可以排出来。就这样，患者不再出现严重的呼吸困难。大约 4 天后，拔除放气针，病情稳定出院。

抢救很严重的张力性气胸，有时先只穿进一个大针头放气。这是急救当中的急救法。这时胸腔与外界相通，里面的压力大于外界，气体自己就会出来。进一步处理是专科问题，从略。

按：显然，不提倡并努力中西医结合，医家就永远读不懂《素问·刺禁论篇》，也永远说不清为什么针刺会出现气胸。自然，更提不上如何抢救针刺导致的气胸。

（六）六字宝典——脏腑证治纲要

1. 理法传心

问：为什么称脏腑证治纲要为六字宝典呢？

答：因为按中医理论，掌握了脏腑证治纲要，几乎可以治疗所有疾病，所以非常重要，故称之为六字宝典。

问：欲把握六字宝典，最要害的内容是什么呢？

答：请牢记：五脏之病极少实证，盖因除肺脏外，他脏多深藏体内，不易直接受外邪侵扰也。至于情志太过，从理论上讲就是只有正气受损之证。比如怒伤肝、喜伤心、忧愁思虑伤脾、悲哀伤肺、惊恐伤肾等。总之没有一样情志过度不损伤正气。于是，内伤病十九是虚证。

至于六腑病，请记住六腑以通为用。盖六腑虽亦多见虚证，但六腑实证，多系不通所致的急症。故古人有腑病以通为补之说。这虽然不是说见腑病即可攻下，却应该牢记"通"是六腑的主要功能。六腑不通大都是急症，但因六腑都是空腔器官而且直接或间接通向体外，其中的邪气盛一般较容易通过攻下等方法排出。现在有了西医手段如导尿、灌肠等，中西医结合更使六腑实证治疗起来比较从容。

问：脏腑之病只分虚实吗？

答：自然也有阴阳盛衰，还有寒热，气血不调等。

问：阴阳、气血、寒热三者之间有何联系吗？

答：脏腑的阴阳盛衰与气血盛衰大体等价。比如，肾阳衰，大体上就是肾气虚；肝阳亢盛，大体上就是肝气上冲。心血不足与心气虚很难严格区别。这种情况既有中医理论特色的原因——如阴阳、气血不可截然分开；也有中医的概念太少而且比较模糊的缘故。

问：古人还有"亢则害，承乃治""气有余，便是火"之说，这是什么意思呢？

答："亢则害，承乃治"的意思是说，脏腑功能以及功能之间互相顺承是正常状态。脏腑正气没有多余之说。凡脏腑阴阳、气血表现为亢盛，必然是邪气侵扰所致。医家治病处方用药更应该注意避免造成亢害，因为医家的目的是达到脏腑和谐，即顺承状态或阴平阳秘的状态。

"气有余，便是火"是说，脏腑——特别是五脏之气血亢盛，常常表现为火象。比如，常见的心火上炎、肝胆之火上亢等。于是，泻五脏之方药，基本上都是泻火之剂。

问：前人还说"肾无实热，心无虚寒"此说当否？

答：此说大体正确。盖肾为水脏，很难出现实热之证。心为火脏，若见虚寒，即近死症。不过，今人大概忘记了古人的见解。我就见到某成药的说明书上谓：该药适用于心虚寒。

问：以上所说比较抽象，请举临床实例说明好吗？

答：自然应该如此，以下选古今比较典型验案举例说明。

2. 举案说法

【肝胆病证治】

肝胆疾病的证治要点是：肝郁证要方逍遥散；肝肾寒滞证要方暖肝煎；肝火上炎证要方龙胆泻肝汤；肝阳上亢证要方镇肝熄风汤；胆寒、胆郁痰扰证要方温胆汤；肝胆湿热证要方茵陈蒿汤等。

注意，有关常用方剂还很多，如：略同逍遥散的柴胡疏肝散、疏肝健胃丸等；略同龙胆泻肝汤的泻青丸、凉膈散等；略同镇肝熄风汤的建瓴汤；略同温胆汤的二陈汤等。

以下逐类举案讲解。

案 1：脘胁胀痛逍遥散证

李某，男，53 岁，干部。1961 年 12 月 15 日初诊。

病史：自今年秋患疟疾后，头晕不爽，脘胁胀痛，食后痞满，腹胀，咽干少饮，心烦易怒，睡眠不安。大便成形，里急，日三次。小便夜频，两腿发麻。

检查：舌苔薄白，质红，脉左沉弦缓，右沉滑缓。

辨证：肝郁血虚，疏泄失调，木胜土衰，中焦失和。

治则：行气疏郁，调肝理脾。拟逍遥散合拟气汤加减。

方药：醋柴胡 3g，当归 9g，炒杭芍 9g，生白术 9g，茯苓 9g，醋炒青皮 3g，炒山药 9g，炒枣仁 9g，炙甘草 3g。水煎服，日一剂。

12 月 19 日二诊：服药三剂，脘胁痛减，痞满腹胀均轻。大便里急已除。睡眠好转。小便仍频，两腿发麻，舌脉同前。按上方加乌药 3g，益智仁 9g。

12 月 26 日三诊：服药六剂，诸证迭减，精神转爽，大小便正常。舌苔薄白。质红润。脉转沉细缓。前方既效，配丸药巩固。按二诊方五倍量共研细末，六曲糊丸绿豆大，每晚服 30 丸。（《吴少怀医案》）

按：脘胁胀痛，食后痞满是最常见的肝郁症状。无论是否有其他兼证，均可用逍遥散加减。

案 2：肝郁气厥实有赢状逍遥散证

炳兄女在室，年已及笄，性躁多郁，初春曾患吐血，夏间陡然发厥，厥回呕吐不止，汗冷肢麻，言微气短，胸膈胀闷，脉息细涩，状似虚象。医投补剂益剧。予诊之曰：此郁病也。经云：大怒则形气绝，而血菀于上，使人薄厥。又云：血之与气，并走于上，乃为大厥。议与越鞠丸加郁金、枳壳、茯苓、陈皮、半夏。兄曰：女病卧床数日，粒米不入，脉细言微，恐其虚脱。奈何？予曰：根据吾用药则生，否则难救。盖此脉乃郁而不流，非真细弱。欲言而讷，乃气机阻闭故也。观其以手频捶胸臆，全属中焦郁而不舒。且叫喊声彻户外，岂脱证所有耶！请速备药，吾守此，勿迟疑也。取药煎服。少顷，膈间漉漉有声，嗳气数口，胸次略宽，再服呕止，寝食俱安。转用八味逍遥散，除白术加香附、郁金、陈皮，病愈血证亦泯。（《程杏轩医案》）

按：越鞠丸解六般郁，再加郁金、枳壳、茯苓、陈皮、半夏则解郁力更大。拙见以为，此案起手即用逍遥散同样有效。试观后来转用八味逍遥散加减效佳可知。

案3：头痛发呕逍遥散证

先生之弟媳患头痛发呕，饮食不思。时瘟疫盛行，疑为时症。余偶到塾，其侄兰芬兄言其状，并邀之治。问：身觉曾寒壮热乎？曰：否。问：身痛鼻塞乎？曰：否。然则非时症。诊其脉则左关弦滑，余俱细弱。告兰芬曰：此脾虚肝郁也！作时症治之，必散之，虚而散，则大误矣。兰芬请一方，因以逍遥散进。余过而忘之，越数日，见兰芬，告余曰：药才二服，病全除矣。(《醉花窗医案》)

按：或问：此案断为脾虚肝郁，为什么不同时健脾？答：逍遥散同时有健脾作用，脾虚不甚之肝郁只用逍遥散即可。

案4：便血寒热逍遥散证

薛立斋治一妇人，小便血，因怒气寒热，或头痛，或胁胀。用加味逍遥散，诸证稍愈，惟头痛。此阳气虚，用补中益气加蔓荆子而痊。后郁怒，小腹内亏痛，次日尿痛热甚。仍用加味逍遥散加龙胆草，并归脾汤。将愈，因饮食所伤，血仍作。彻夜不寐，怔忡不宁。此胆血尚虚，用前汤而愈。(《古今医案按·卷四·溺血》)

按：见此案可知，凡有郁怒、胁胀，无论再见何证，均可使用逍遥散加减。

案5：呼吸喘急逍遥散证

吴门张饮光发热干咳，呼吸喘急，服苏子降气，不应。服八味丸，喘益急。迎士材视之。两颊俱赤，六脉数大。曰：此肺肝蕴热也。以逍遥散加牡丹皮一两，苡仁五钱，兰叶三钱连进二剂而喘顿止。以地黄丸料用麦冬、五味煎膏及龟胶为丸，至十斤而康。(《古今医案按·卷四·虚损》)

按：逍遥散加味治呼吸喘急，是很少见的经验。不过，仍以麦味地黄收功，可知根本仍属肺肾俱虚。

案6：大便秘结逍遥散证

薛立斋治一妇，年七十三。痰喘内热，大便不通，两月不寐。脉洪大，重按微细。此属肝肺肾亏损。朝用六味丸，夕用逍遥散。各三十余剂。计所进饮食百余碗，腹始痞闷。乃以猪胆汁导而通之。用十全大补调理而安。若间前药，饮食不进，诸证复作。(《古今医案按·卷六·大便秘

结》）

按：此案是六味丸和逍遥散并用，是肝肺肾亏损的另一种治法。后用十全大补调理而愈，可见始终不离补益。

案7：肝热郁血逍遥散证

相国之长媳，子禾之夫人也。性颇暴，而相国家法甚严，郁而腹胀，月事不至者两度。人皆以为孕，置而不问，且子禾未获嗣，转为服保胎药，则胀而增痛。一日子禾公退，偕与往视，诊其左关弦急，乃肝热郁血。乃以逍遥散合左金丸处之。子禾恐其是胎，疑不欲服，余曰：必非胎，若胎则两月何至如是，请放心服之，勿为成见所误。乃服二帖，腹减气顺，惟月事不至。继以加味乌药汤，两日而潮来，身爽然矣。至是每病必延余，虽婢仆乳媪染微恙，皆施治矣。（《醉花窗医案》）

按：此案以逍遥散合左金丸处之，乃疏肝、抑肝、扶土并举也。但必须熟知病史、病因，再有脉象作证方确。

案8：寒疝暖肝煎证

相国戴可亭，述二十年余来，临卧必服人乳一茶碗，如出差则服参乳丸，所以体质尚健而少病，皆人乳润补之效。自文端侄亡后，心结作恶，精力日衰，供职已觉难支。近忽小腹、阴囊时有疼痛，遇劳受寒疼痛更甚。余曰：脉虚迟细，左关独弦而急，由于年高命火阳衰，气血虚寒，木郁邪甚，至成寒疝。凡疝病不离乎肝，又不越乎寒，以肝脉络于阴器也。当进暖肝煎加吴茱萸、干姜，使气疏郁解，其痛自止。后用右归丸加人参、小茴香、吴茱萸而安。（《临证医案笔记·卷三·疝气》）

按：凡疝病不离乎肝，又不越乎寒，故需暖肝、疏肝。其实，此方不过是温中、理气、止痛之剂。不过，由此知道肝脏也有寒证，而且有专用方剂，有一定的理论价值。

案9：鼻衄龙胆泻肝汤证

傅某，男，56岁。1941年初冬，患者因事大怒之后，左鼻衄血不止已6天，如塞住鼻孔，则血从口腔流出。见其时以井水湿透毛巾冷敷头顶，片刻即热气腾腾。当毛巾由冷变热时，又换上冷的。如此不断地冷敷，虽可稍杀其势，但终不能止血。患者体素肥胖，血压偏高，证见面红目赤，烦躁易怒，声高气促。脉弦而数。投以龙胆泻肝汤加减。

龙胆草10g，生栀子10g，黄芩10g，黄连10g，生地15g，白芍10g，泽泻10g，木通5g，车前子15g，生甘草5g，川牛膝10g。

仅服一剂，鼻衄即止，继服4剂而痊愈。此后，又遇一刘姓患者病情如出一辙，亦用上方治愈。(《万友生医案选》)

按：此案一派邪热上腾之象，符合大怒伤肝胆而导致血热妄行——在此案是鼻衄——故龙胆泻肝汤效佳。

案10：不寐龙胆泻肝汤证

徐，江北岸巨商，壮年，已亥仲秋，由沪来诊。据述经营面纱事业，因行情早晚莫测，日夜操心，久之酿成失眠，往往终夜不能合目。授血府逐瘀汤去桔梗，加三七9g。一服即卧泰然，连服十五剂，得能深睡，乃回沪。

越二月，徐君复来甬诊，云近日来又苦失眠，但不若前次之甚。余察其脉，两关尚弦，口苦咽干，舌红苔黄，依然实证也。用龙胆泻肝汤五剂而安。柯韵伯曰：肝火旺则魂不入舍，而上走空窍，不得睡。不泄其龙雷之火，卧岂能宁呼！(《近代名医学术经验选编·范文甫专辑》)

按：作者谓：肝火旺则魂不入舍，而上走空窍，不得睡。其实，其他脏火旺也如此，比如心火、胃火亢盛也会影响睡眠。所谓胃不和则卧不安是也。

案11：不寐龙胆泻肝汤证

一少年患不得卧，将近一月矣。余投以酸枣仁汤去川芎，加元参、生地等未效。细查其脉，左关甚弦，转方用龙胆泻肝汤，一剂去七八，再剂痊愈。(《现代医案选》)

按：酸枣仁汤无效，可知不是心气虚。细查其脉，左关甚弦，知为肝胆之火，故用泻肝汤效佳。

案12：脑充血镇肝熄风汤证

刘××丁卯来津后，其脑中常觉发热，时或眩晕，心中烦躁不宁，脉象弦长有力，左右皆然，知系脑充血证。盖其愤激填胸，焦思积虑者已久，是以有斯证也。为其脑中觉热，俾用绿豆实于囊中作枕，为外治之法。又治以镇肝熄风汤，于方中加地黄一两，连服数剂，脑中已不觉热。遂去川楝子，又将生地黄改用六钱，服过旬日，脉象和平，心中亦不烦躁，遂将药停服。(《医学衷中参西录》)

按：此案尚未发展到急性脑血管病，但有较重的高血压则无疑问。

又按：此方是近代河北名医张锡纯所创，主要用于治疗脑充血——即今日所谓高血压动脉硬化，及其引起的急性脑血管病。以下是张氏自己关于此汤的解说。

镇肝熄风汤治内中风证（亦名类中风，即西人所谓脑充血证），其脉弦长有力（即西医所谓血压过高）。或上盛下虚，头目时常眩晕；或脑中时常作疼发热；或目胀耳鸣，或心中烦热；或时常噫气；或肢体渐觉不利；或口眼渐形歪斜，或面色如醉。甚或眩晕，至于颠仆，昏不知人，移时始醒；或醒后不能复原，精神短少，或肢体痿废，或成偏枯。

怀牛膝（一两），生赭石（一两，轧细），生龙骨（五钱，捣碎），生牡蛎（五钱，捣碎），生龟板（五钱，捣碎），生杭芍（五钱），玄参（五钱），天冬（五钱），川楝子（二钱，捣碎），生麦芽（二钱），茵陈（二钱），甘草（钱半）。

心中热甚者，加生石膏一两。痰多者，加胆星二钱。尺脉重按虚者，加熟地黄八钱、净萸肉五钱。大便不实者，去龟板、赭石，加赤石脂（喻嘉言谓石脂可代赭石）一两。

案13：脑充血镇肝熄风汤证

天津于氏所娶新妇，过门旬余，忽然头疼。医者疑其受风，投以发表之剂，其疼陡剧，号呼不止，延愚为之诊视。其脉弦硬而长，左部尤甚。知其肝胆之火上冲过甚也。遂投以镇肝熄风汤，加龙胆草三钱，以泻其肝胆之火。一剂病愈强半，又服两剂，头已不疼，而脉象仍然有力。遂去龙胆草，加生地黄六钱，又服数剂，脉象如常，遂将药停服。（《医学衷中参西录》）

按：诊为肝胆之火上冲，却投以镇肝熄风汤，加龙胆草三钱，一剂病愈强半，可见肝胆之火也不是只能使用泻肝之剂。

案14：痫风兼脑充血镇肝熄风汤证

天津陈××，年三十八岁，得痫风兼脑充血证。

病因：因肝火素盛，又在校中任讲英文，每日登堂演说，时间过长。劳心劳力皆过度，遂得斯证。

证候：其来社求诊时，但言患痫风，或数日一发，或旬余一发，其发必以夜，亦不自觉，惟睡醒后其舌边觉疼，有咬破之处，即知其睡时已发痫风，其日必精神昏愦，身体酸懒。诊其脉左右皆弦硬异常，因问其脑中发热或作疼，或兼有眩晕之时乎？答曰：此三种病脑中皆有，余以为系痫风之连带病，故未言及耳。愚曰：非也，是子患痫风兼患脑充血也。

诊断：按痫风之证，皆因脑髓神经失其所司，而有非常之变动，其脑部若充血过甚者，恒至排挤脑髓神经，使失其常司也。此证既患痫风，又兼脑部充血，则治之者自当以先治其脑部充血为急务。

处方：治以拙拟镇肝熄风汤，为其兼患痫风加全蜈蚣大者三条，盖镇肝熄风汤原为拙拟治脑充血之主方，而蜈蚣又善治痫风之要药也。

复诊：前方连服十剂，脑部热疼眩晕皆除。惟脉仍有力，即原方略为加减，又服十剂则脉象和平如常矣。继再治其痫风。

处方：治以拙拟愈痫丹，日服两次，每次用生怀山药五钱煎汤送下。

效果：服药逾两月旧病未发，遂停药勿服，痫风从此愈矣。（《医学衷中参西录》）

按：高血压较重，可以出现癫痫症状。但此案癫痫不像是高血压所致。不过，患者同时患有高血压且比较严重是肯定的。

案15：肝阳上亢高血压危象镇肝熄风汤证

张××，男性，×厂干部。因长期患高血压（血压 180～210/120～140mmHg），头昏头痛，不能安寐，口苦口干，左半身发麻，面赤如妆，就诊时血压 210/140mmHg，左半身发麻无力，颜脸部抽动，头痛如裂，脉弦数，舌赤，诊断为高血压危象，给以镇肝熄风汤加减。生龙、牡各30g，龟板12g，代赭石24g，牛膝9g，茵陈15g，玄参12g，麦冬12g，钩藤9g，沙苑子24g，青葙子24g，杜仲15g，草决明24g。二诊：上方服3剂后，自觉症状大有减轻，血压 170/120mmHg，继服上方5剂，恢复正常状态，以后每遇血压上升时再服本方数剂，均有效。（《章真如病案》）

按：此案之方药与镇肝熄风汤证接近，故治肝阳上亢高血压危象效佳。

案16：心悸不寐温胆汤证

汪石山治一女，年十五，病心悸，常若有人捕之，欲避而无所。其母抱之于怀。数婢护之于外，犹恐恐然不能安寐。医者以为病心，用安神丸、镇心丸、四物汤，不效。汪诊之，脉皆细弱而缓。曰：此胆病也。用温胆汤，服之而安。（《古今医案按·卷六·不寐》）

按：服温胆汤速效，只好断为胆寒证。自西医看，此系神经症。

案17：恐虑不寐温胆汤证

一少年因恐虑，两月不卧，服安神补心药无算。与以温胆汤倍半夏、柴胡，一剂顿卧两昼夜，竟而豁然（《续名医类案·卷二十一·不眠》）

温胆汤方：半夏（汤洗七次）、竹茹、枳实（麸炒，去瓤）各二两，橘皮三两，甘草（炙）一两，茯苓一两半，上锉为散，每服四大钱，水一盏，姜五片，枣一枚，煎七分，去滓，食前服。

《三因极一病证方论·虚烦证治》："温胆汤，治大病后虚烦不得眠，此胆寒故也此药主之，又治惊悸。"

按：注意！温胆汤，治大病后虚烦不得眠，此胆寒故也。足见胆腑也有虚寒证。

案18：不寐温胆汤证

肖某，男，35岁，某厂厂长。夜难安眠已久，乱梦纷纭，睡后易惊，每晚非服安眠药物不能入睡。精神不振，易于烦躁，纳食乏味，食后则脘腹胀满不适。口干不欲饮水。舌苔黄厚，左关脉滑，余部脉象虚小。曾服酸枣仁汤一周未获显效。睡后易惊。为肝胆郁热挟痰，扰及心神，致使夜寐不宁，拟议清胆豁痰安神之温胆汤加味为治。

广陈皮4.5g，清半夏9g，云茯苓9g，炙甘草6g，枳实3g，竹茹9g，石菖蒲6g，萸炒连1.5g。

服药一周后，已不服安眠药即可入睡3~4小时，烦躁亦减。腹仍胀满不适，舌脉如故。又以此方加减，服至月余，上证基本痊愈。（《岳美中医案集》）

按：温胆汤之意还是温而非清，否则即如茵陈蒿汤适用于肝胆郁热或肝胆湿热矣。至于此方祛痰则毫无疑义。

案19：惊悸胆怯不寐温胆汤证

庶母因儿痘惊苦积劳，虚烦不得卧，心与胆虚怯，触事惊悸，百药不效。家弟长文，偶于友人许闻兴化陈丹崖疗一女人甚奇，其证与母类，叩其方乃温胆汤也。试之数剂而效。

半夏七钱，竹茹、枳实各三钱，橘皮四钱半，白茯苓、炙甘草各二钱二分半，姜、枣煎服。外加酸枣仁五钱，后因虚极，加人参二钱。质之仲淳，曰：此必有痰而善饭者也。果然。（《先醒斋医学广笔记·卷二·白带赤淋》）

按：尽管是据耳闻用温胆汤而效佳，此方治不寐却不是幸中。

案20：惊悸胆怯不寐温胆汤证

钱某，女，52岁，湖北潜江人。患胆怯，最怕天空打雷声音，每于氤氲四布，雷霆将作之时，令其子女环守身旁，执其手，捂其头，始觉心情安宁。否则一声雷响，则昏绝扑地，不知人事。患者身体肥硕，经常头晕，胸满，呕吐痰涎，睡眠极差。舌体胖大，舌苔微黄，脉来沉弦而滑。此证为胆气虚怯于内，痰热浊邪上扰于心所致。治当利胆化痰，镇静安神为先。

竹茹 20g，半夏 18g，陈皮 12g，生姜 14g，枳实 10g，茯苓 20g，朱砂粉 1g（分冲），琥珀 10g，珍珠母 30g，龙齿 15g。

服十余剂，头晕、胸满、呕吐、失眠等症皆愈。闻雷声亦不知恐惧。从此惊悸胆怯之证痊愈。（《刘渡舟临证验案精选》）

按：此证属于比较疑难的神经症，用温胆汤疗效卓著，读者当知有痰涎多而脉弦，无论何种临床表现均可试用此法。

案 21：肝肾阴虚滋肾养肝汤证

黄××，男，61 岁，干部。患者平素工作过忙，经常头晕，腰痛，胁痛，失眠，耳鸣，年前并发现高血压。痛每发血压 150 ~ 180/90 ~ 110mmHg 之间，脉细数，舌红。辨证为肾水不足；水不涵木，肝肾阴虚。治以滋养肝肾，选用滋肾养肝汤。

女贞子 15g，旱莲草 15g，熟地 15g，当归 15g，白芍 15g，玄参 15g，生龙、牡各 30g，石决明 30g，杜仲 10g，白蒺藜 10g。服上方后，症状逐步减轻，血压比较稳定。以后每次发病，进服本方，基本有效。一年以后，有一次出差，旅途劳顿，又未服药，上述症状明显加剧，出现眩晕头痛，口苦口干，睡不安寐，面红目赤，心烦易怒，脉弦数，舌赤，苔黄干。血压 180/100mmHg。辨证为阴气大虚，阳失所附，肝阳上亢。治以育阴清阳，采用资生清阳汤。

桑叶 10g，丹皮 10g，竹柴胡 10g，天麻 10g，白芍 10g，白蒺藜 10g，钩藤 10g，石斛 10g，杭菊 10g，石决明 30g，生地 15g，薄荷 3g，生甘草 8g。嘱服五剂。服完五剂后，阳亢现象迅速减轻，症状大有好转，血压 140/90mmHg，按原方继续服用。以后发病时，就按上方继续服用，连服有效。（章真如病案）

按：诊为肝肾阴虚，自应滋补肝肾，滋肾养肝汤自应是首选。

又，前人多谓高血压以肝肾阴虚多见，我的经验则相反——相当少见。这可能与多数人同时服用西药有关，但首次发现高血压者，也甚少见肝肾阴虚者。

案 22：肝胆湿热栀子茵陈汤证

罗谦甫治兀颜正卿，二月间因官事劳役，饮食不节，心火乘脾。脾气虚弱。又以恚怒，气逆伤肝。心下痞满。四肢困倦。身体麻木。次传身目俱黄，微见青色，颜黑，心神烦乱，怔忡不安，兀兀欲吐。口恶生冷，饮食迟化，时下完谷。小便癃闭而赤黑。辰巳间发热。日暮则止，至四月尤盛。罗诊其脉浮而缓。金匮要略云：寸口脉浮为风，缓为痹。痹非中风，四肢苦烦，脾色必黄。瘀热以行。趺阳脉紧为伤脾，风寒相搏，食谷则眩。谷气不消，胃中苦浊。浊气下流，小便不通。阴被其寒，热流膀胱。身体尽黄，名曰谷疸。以茵陈叶一钱，茯苓五分，栀子仁、苍术（去皮炒）、白术各三钱，生黄芩六分，黄连、枳实、猪苓（去皮）、泽泻、陈皮、汉防己各二分，青皮去白一分，作一服。以长流水三盏，煎至一盏，名曰茯苓栀子茵陈汤。一服减半，二服良愈。《古今医案按·卷八·黄疸》)

按： 此案颇如急性肝炎引起的黄疸，茯苓栀子茵陈汤效佳。罗氏引经文说理，莫如直接说肝胆湿热简明扼要。

【心脏并小肠病证治】

心脏并小肠病主要证型有：心气虚证、心血虚证、心阴虚证、心火亢盛证、痰迷心窍证、怔忡证、小肠热证等。

心气虚主要用酸枣仁汤；心血虚主要用天王补心丹；心火亢盛主要用泻心汤；心阴虚主要用黄连阿胶汤；痰迷心窍主要用导痰法再相机或补、或泄、或清、或温；怔忡证无不属虚但不宜峻补；小肠热证用导赤散、八正散等。

以下逐类举案讲解。

案1：不寐酸枣仁汤证

62岁男子，主诉数年来不眠，头重，耳鸣，肩酸楚，易疲劳，食欲亦不佳。

形体消瘦，腹肌无力，脐部动悸亢进。与酸枣仁汤一月余，诸证好转记忆力增强。其后转用小柴胡汤，食欲增进，性欲旺盛。自称又年轻了10数年。继续服之，10数年之痔核亦愈。（《临床应用汉方处方解说》载大冢敬节医案）

按： 此案用酸枣仁汤不是什么特识，但从中可以看出，日本汉医界很喜欢用此方和小柴胡汤。

案 2：言语恍惚恶食不寐酸枣仁汤证

少司马讳雅尔图，以扈从打围至德州，抱病给假回京。医投小陷胸汤一剂，顿即仰卧，神昏不语。又一医进参三钱，神气稍苏，言语恍惚，恶食不寐。延诊，雅云：素有肝病，遂述前方。按左关脉平和，惟心部空大。此心家之疾，与肝无涉，用酸枣仁汤而愈。（《续名医类案·内伤》）

按：此案叙述不是很详细，但由结果来看，必然是宜补不宜攻，宜温不宜寒。

案 3：痰迷心窍失志狂妄服蛮煎证

族叔晓堂，向在吴地贸易。情志不舒，抑郁成病，神迷谵妄，诸医无效。同人虑有不测，送回里中，诊脉弦急搏指，知其因郁生火，因火生痰，痰火扰其神明，蒙其心窍，是以语言不正，举动异常，与阳明胃实狂乱之候不同，故前医用下药不应。病久正气固虚，补之又恐助其痰火。爰仿服蛮煎加犁尖铁、琥珀、辰砂为引。初服谵妄稍定，再剂寝食渐安，共服十二剂，神清语正，举止如常。盖此方能清心肝之热，而通神明，故效速如此。（《程杏轩医案》）

按：痰迷心窍是典型的源于中医的中国成语——用以说明为什么精神失常。但须知，其它内外因照样可以引起失志狂妄等。况且，如此案这样是"情志不舒，抑郁成病"，怎么导致痰迷心窍呢？试看治法是清心肝之热，不必归罪于痰。

案 4：躁狂二陈汤证

倪维德治一妇，狂歌痛哭。裸裎妄骂。问之则瞪视默默。脉沉坚而结。曰：得之忧愤沉郁，痰与血交积胸中。涌之，皆积痰裹血。后与大剂清其上膈，数日如故。

又一妇哭笑不常。人以为鬼所凭。倪诊其脉俱沉。胃脘必有所积。有所积，必作疼。遂以二陈汤导之。吐痰升许而愈。所谓积痰类祟也。（《古今医案按·卷六·癫狂》）

按：上二案均属精神病，用导痰法并清膈上热法治愈。

案 5：怔忡黑归脾汤证

兄恙抱怔忡，久而不愈，每发心旌摇摇，头晕神倦，辗转不安。予诊之曰：此烦劳郁伤，心脾肝三经病也。方定黑归脾汤，去木香，加白芍、柴胡，合逍遥散，间参以麦冬、五味、柏子仁、丹参、牡蛎之属。疾发虽轻，然犹未断，兄忧之。予曰：神者伸也，人之神好伸而恶郁，郁则伤神。孔圣二论，首揭说乐。佛家般若经，首称自在。庄生着南华，首标逍遥，游情志中。病未可全凭药力，务须屏烦颐养，方能除根。如言闲散半载，服煎药两百剂，至今疾不复发。(《程杏轩医案》)

按：怔忡是一神神经症——抑郁症或焦虑症。正如案中所言，是"烦劳郁伤"所致，治疗上不能全凭药物。但是，黑归脾汤合逍遥散加减，还是有一定的作用。

案6：心阴虚心悸养心滋肾证

章真如病案：石××，男性，42岁。近年常心慌心悸，自觉气短不足以息，劳累时增甚。失眠多梦，动则喘气，休息时较安，多汗，梦遗，善饥而瘦。曾在市×医院检查：基础代谢高于正常，心率120次/分，律齐。诊断为甲亢性心脏病，要求中药治疗。诊其脉细数，舌赤，苔薄黄。辨证：心阴不足，心阳独亢，肾阴虚亏，相火亦旺。治法：养心滋肾。

生地15g，女贞子15g，沙苑子15g，枸杞12g，枣仁10g，柏子仁10g，黄连6g，杭菊10g，知母10g，黄柏10范，萸肉10g，朱茯神10g。每日煎服一剂。服前方20剂，心慌心悸减轻，喘气亦安。按原方加海藻、昆布、珍珠母等，再服30余剂，病情基本平复，心率80次/分。停服药1个月观察无异常。

按：此案的西医诊断明确：甲亢性心脏病。甲亢是全身阳亢，心阳亢盛尤其明显。治疗可以重在滋阴，但也不是不能使用参芪等补气药。请看下案。拙案请参看《医学中西结合录》。

案7：甲亢天王补心丹证

蒋某，男，38岁，患甲状腺功能亢进，动则心悸多汗，服天王补心丸6g，日2次，迅速控制症状。延续三年症情稳定。(《颜德馨诊治疑难病秘笈》)

按：天王补心丸偏于补阴血，故对阳亢的甲亢有效。

案8：心阴虚不寐黄连阿胶汤证

李某，男，49岁。患失眠已两年，西医按神经衰弱治疗，曾服多种镇静安眠药物，收效不显。自诉：入夜则心烦神乱，辗转反侧，不能成寐。烦甚时必须立即跑到空旷无人之地大声喊叫，方觉舒畅。询问其病由，素喜深夜工作，疲劳至极时，为提神醒脑起见，常饮浓厚咖啡，习惯成自然，致入夜则精神兴奋不能成寐，昼则头目昏沉，萎靡不振。视其舌光红无苔，舌尖宛如草莓之状红艳，格外醒目，切其脉弦细而数。脉证合参，此乃火旺水亏，心肾不交所致。治法当以下滋肾水，上清心火，令其坎离交济，心肾交通。黄连12g，黄芩6g，阿胶10g（烊化），白芍12g，鸡子黄2枚。此方服至3剂，便能安然入睡，心神烦乱不发，续服3剂，不寐之疾从此而愈。（《刘渡舟医案》）

按：顽固失眠是很难处理的问题。此案照用了仲景黄连阿胶鸡子黄汤。疗效颇佳。

案9：思虑伤脾痰扰心包清心饮证

备三之夫人，工诗善画，刺绣尤冠一时，人亦风流自喜，词辩滔滔。余在备三处闲谈，诸人作斗叶之戏。余不喜此事，作壁上观。晚餐甫设，有媪自内出，启备三曰：太太不知何故，忽患心烦发呕，坐卧不安。闻王大老善医，急请入视。余偕备三入，则二婢扶坐，粉汗淫淫，作捧心状。急诊其脉，脾部细弱，左寸滑数特甚。乃曰：夫人所患是脾虚停痰症也。盖由思虑伤脾，饮食不化，平日必有健忘惊悸之疾。此时痰涎扰心包络，故烦呕交作。须先清其痰，后理其脾。清痰须用莲子清心饮（黄芩、麦冬、地骨皮、车前子、甘草石、莲子、人参、黄芪、茯苓），理脾须用人参归脾丸。病以渐来，亦以渐去，旦夕难全愈也。乃先以清心饮投之，二日而烦呕止。再进归脾汤，十日而四视之，病若失矣。（《醉花窗医案》）

按：不能说莲子清心饮是祛痰之剂，而应是清热安神补气之方。再进归脾汤更不是清热祛痰法，而是补益心脾。故"痰扰心包"之说与治法无干。

案10：吐血三黄泻心汤证

20余岁男子，京都商人，数年前开始吐血，10日发作一次。某年秋大吐血，吐已呼吸停止。众人虽已绝望，予以棉塞置于鼻端，见其蠕蠕而动。故作三黄泻心汤与之，1帖15两。须臾，腹中雷鸣，下利数十行，即醒。20日许恢复常态。此后10余年未复发。（《临床应用汉方处方解说》载吉益东洞医案）

按：见上部大出血，须知使用泻心汤。泻心者，泻火也——不仅仅泻心火。出血者，血热妄行也。服药后"腹中雷鸣，下利数十行"是正常反应——至少应该下数行方能有效。

案11：吐血三黄泻心汤证

右滩黄叔运之妻，体素若多病，服小建中汤不少。次年4月时，患吐血。叔运最折服吴墨农、潘确卿医学，以其得长沙心法也。是时确卿已死,墨农远隔。乃请有名誉之谭次平治之。主以旋复花代赭石汤加减。诊至第三日,附叔运耳曰:症不可为矣!幸我出妙方以缓之,宜办理后事勿迟。语迄快快而去。叔运亟修书速余往诊。留宿其家。见其晚间吐血之状。仰面大吐,如水喉之发射然。余曰:如此热甚,非釜底抽薪不可。即与三黄泻心汤。翌日,吐瘀血一大团,血告止。(《黎庇留医案》)

按:请读者记住三黄泻心汤治大吐血,危急时刻要当机立断。当然也要重视寒热之辨——寒证不能用泻心汤。

案 12：心火炽鼻衄三黄泻心汤证

孙某,男,62 岁,经常性鼻衄,已 6 年未愈。近日鼻衄又发作,出血量较多伴心烦不眠,心下痞闷。小便色黄,大便秘结,舌尖红赤,脉弦数。此心胃火炽,上犯阳络而致衄。

处方:大黄 6g,黄连 6g,黄芩 6g。

用滚开沸水将药浸渍,代茶饮,一剂而愈。(《温病方治与杂病辨治》)

按:此案用药略同三黄泻心汤,治胃火炽盛效佳。

案 13：怔忡痰火扰心证

淮安巨商程某,母患怔忡,日服参术峻补,病益甚,闻声即晕,持厚聘邀余。余以老母有恙,坚持不往,不得已,来就医。诊视见二女仆从背后抱持,二女仆遍体敲摩,呼太太无恐,吾侪俱在也,犹惊惕不已。余以消痰之药去其涎,以安神之药养其血,以重坠补精之药纳其气,稍得寝。半月余,惊恐全失,开船放炮,亦不为动,船挤喧嚷,欢然不厌。盖心为火脏,肾为水脏,肾气挟痰以冲心,水能克火,则心振荡不能自主,使各安其位,则不但不相克,而且相济,自然之理也。(《洄溪医案》)

按:不知徐氏具体使用何种药物,但不是完全靠祛痰法是肯定的。

案 14：怔忡心血虚证

长兴赵某,以经营过劳其心,患怔忡证,医者议论不一,远来就余。余以消痰补心之品治其上,滋肾纳气之药治其下,数日而安。此与程母病同,而法稍异。一则气体多痰,误服补剂,水溢而火受克之证;一则心血虚耗,相火不宁,侵犯天君之证,不得混淆也。(《洄溪医案》)

按:徐氏不喜温补,此案疗效颇佳,但不能据此说凡怔忡均不可补益。

案 15：尿血导赤散证

一徽商夏月过饮烧酒,尿血,或用辰砂益元散不效,服六味丸亦不

效。张用导赤散三啜而愈。(《续名医类案·卷十二·尿血》)

按：此案可以看作小肠移邪热于膀胱。

【脾胃病证治】

脾胃病最常见的证型是：食滞胃脘证，胃寒证，胃热证，脾气虚证，脾阳虚证，脾不统血证，中气下陷证，寒湿困脾证，湿热蕴脾证等。

治饮食伤胃证的方子颇多，如保和丸、枳实导滞丸、平胃散、枳术丸、木香顺气丸、开胸顺气丸、槟榔四消丸等。甚至二陈汤、逍遥散等对伤胃轻症也有效。诸方的要领是：理气、消导、通下。

治中气下陷证的主方是补中益气汤和升陷汤。此外凡以补气升阳（补气本身即可升阳）药组方者，均有补中益气之效。

治脾虚非参术不能奏功。常用方剂有：四君子汤及其加味、启脾丸、补脾汤、人参健脾丸、人参归脾、参苓白术散及其加味等。

治脾不统血证用归脾汤等。

治寒湿困脾证常用方有苓桂术甘汤、实脾饮，目前很容易购到故简便经济的藿香正气水（或软胶囊）亦颇有效。

治湿热蕴脾证的常用方剂有茵陈蒿汤、茵陈五苓散等。

以下举案说法。

案1：食滞胃脘平胃散证

程沙随在泰兴时，有一乳娘，因食冷肉，心脾胀痛不可忍。钱受之以陈茱萸五六十丸，水一盏，煎取汁去渣，入官局平胃散（苍术、厚生、姜汁、陈橘皮、甘草）三钱再煎热服。一服痛止，再服无他。云高宗尝以此赐近臣，愈疾甚多，真奇方也。(《续名医类案·卷十八·心胃痛》)

按：此案属于食滞无疑，单用平胃散亦可。因系过食冷肉，加上吴茱萸更好。注意，治伤食轻症，这是必效之方。当然，此证也可使用目前常用成药木香顺气、槟榔四消、藿香正气等。

附：食郁平胃散证

一人中脘大痛，脉弦而滑，右为甚，乃食郁也。二陈、平胃加山楂、草豆蔻、木香、砂仁，一服顿愈。(《续名医类案·卷十八·心胃痛》)

案2：饮食生冷对金饮子证

商人曹某，忘其名，豪于饮，而食量亦复兼人。夏月奔走发渴，多食生冷，遂致停滞，头痛发热，腹胀神昏。他医以为感冒，以风药散之，不效。乃迎余视。其右关坚大，右尺弦缓，并无浮象。乃曰，此饮食伤胃也，必见食作呕逆。弦者停饮之象，不去之不快也，此类伤寒中五症之一，视为外感，失之远矣。急以对金饮子（方：桔红、厚朴、苍术、甘草、生姜、大枣）加大黄、槟榔等破之，二服而腹减热退。五日后来谢曰：余未病时，常有呕逆手颤疾，不知何故？告之曰：此酒积也。试服葛花解醒丸，当必愈。曹即服之至半斤而宿疾全清矣。（《醉花窗医案》）

按：胃病中最常见且比较轻浅的是饮食不当而伤胃。此证在食物没有排除以前是实证。假如伤食还在胃里，最好用吐法。此案之停饮已经离胃故用理气、攻下之法。对金饮子组方略同平胃散。

案3：停食腹痛大承气证

黑六，里中人，遗其名。一日腹痛欲绝，强步至门，跪求余治。余曰：何忽得此疾？泣诉曰：昨日吃莜面条半大碗，饭罢入瓜田渴甚，饮凉水二碗，归家则腹痛作矣。胸中如碗鼓甚，按之如刺。余曰，此食积也。但汝胸中如石塞窦无隙可通，用药治之，恐药弱而病强，攻之不破也。痛者曰：然则听之乎。余曰：尔欲病愈，须遣人扶掖，在田野中，往返疾行数百步乃可。病者辞以不能。余曰，不能则难治也。再三苦求，乃以大剂承气汤加麦芽，槟榔疏之。告曰，三服乃可。病者归，初服而胸中如坠，二服后下气暴作，急如厕，则如桶脱底，胸腹空虚，负耒而耕矣。（《醉花窗医案》）

按：此案是大承气汤加味治疗停食并腹内受寒。愚见以为，此案用大承气加减不是最好的选择。以目前常用成药而言，槟榔四消丸最好而且简便经济。用吐法亦可。

案4：胃寒胃脘痛吴茱萸汤证

阎某，男，44岁。经常胃脘部疼痛，且喜温喜按。诊其脉沉细无力。服健脾和胃，缓急解痉之药均不效。更以吴茱萸汤治之。二剂而见其功。（《名方广用》）

按：吴茱萸汤为比较典型的温胃药。此案胃痛喜温喜按，故足以断为胃寒证。自西医看，可能是消化性溃疡。但请注意，消化性溃疡大多不属于胃寒。

案5：干呕肢厥心下痞硬吴茱萸汤证

一男人突然发作干呕（咕咕有声而无物出），某医师给小半夏汤7日不愈。其干呕之声极大，震动四邻不安，于是请医生就诊。心下痞硬，手

足厥冷。先生投与吴茱萸汤三剂，完全治愈。(《临床应用汉方处方解说》载吉益南涯医案)

按：此案一派寒象，吴茱萸汤效佳，可以认为是寒湿困脾。

案6：胃寒吐虫证温胃饮证

景岳治胡宅小儿。年甫三岁，偶因饮食不调，延幼科医。所用之药。无非清火化滞等剂，因而更损胃气，反致呕吐溏泄。复加清利，遂致吐蛔。初止数条，渐至数十条，细如灯草，甚至成团搅结而出。早晚不绝，所下者亦如之。羸困至极，求治于张。先与温胃饮二三剂，其虫朝夕不止，其多如故。初不识其何所从来，而神化之速，一至如此。乃翁切恳先逐此虫。张弗听，且曰；公之所畏者，虫也。予之所畏者，胃气也。凡逐虫之药，无有不伤胃气者。若胃气再伤，非惟不能逐虫，而命必随之矣。仍用前药，倍加人参佐附子。二三剂而呕吐渐稀。泻亦随止。泻止后，乃以理阴煎、温胃饮，出入间用，十余日而虫渐少。一月余而饮食进，肌肉生，复元如故矣。盖此儿因凉药伤脾，脾胃虚寒，阴湿内淫，以致生虫。但使脾胃日强，则拔去化虫之源，病方全愈也。(《古今医案按·卷五·呕吐》)

按：此案是典型的胃寒证，也是虫证。温胃饮用人参、白术、扁豆、陈皮、干姜、甘草等，颇近四君子、参苓白术散或理中汤，总之是温补脾胃之剂。张氏关于"阴湿内淫，以致生虫"之说，今日读者难以接受，但不是全无道理。

案7：胃热呃逆竹茹汤证

吕元膺治余姚州守郭文煜呃十余日，医以丁、附等疗之，益甚。吕切其脉，阳明大而长，右口之阳数而躁。乃曰：此由胃热致呃，又以热药助其热，误矣！用竹茹汤，旋愈。(《古今医案按·卷三·呃逆》)

按：治呃逆一般多用丁、附等热药。由此案可知寒热之辨的重要性。

案8：慢脾惊中寒内阻证

唐儿年方4岁，身体瘦弱，面目清癯，见之者皆曰，此儿将无长寿也。一日气候突变，受寒伤食，发热泄泻，日夜共达十余次之多。医以消食和中之剂不应，转请儿科名医诊治，泄泻发热，依然不减，四肢清冷，两眼露睛，夜来自汗不止，头额下垂，形神萎顿。该医告其家属曰："此儿根基不固，阳气衰惫，况泄泻经旬，无以维持其正气，正气竭，命亦随之，此病极难医也。"勉为拟方：附子6克，炮姜6克，炒白术6克，黄连3

克，肉豆蔻6克，五味子6克，炙鸡金9克。连服2帖，病不少减。其戚睹其状，介绍祝师为其诊治。祝师诊之曰："阳气衰微，中寒内阻，泄泻不已，两眼露睛，四肢清冷，略有抽搐，系属慢脾惊之重症，病势虽危，当竭力图之。"处方：附子12克，人参9克，炮姜9克，炒白术12克，肉豆蔻9克，五味子6克，煨木香6克，姜半夏12克，连服2帖，泄泻止，头额不下垂，睡不露睛，精神好转。再服2帖，疾病逐渐向愈。该患唐君现已50岁，身体健康，尝曰："余之二次生命，均为祝医生之所赐也。"（《祝味菊医案》）

按：所谓慢脾惊，一般指小儿长期伤食而致严重消化不良并营养不良。此案先有禀赋不足，加之受寒伤食，发热泄泻，日久不愈。病情比较重。比如，两眼露睛，就是已经脱水。其余更是一派脾胃阳虚之象。故温阳补气、健脾理气之法效佳。由于生活水平提高，现在已少见此证，加之输液支持疗法普及，今日见此正也比较从容。但是，有关中医疗法还是常常不可少。

案9：疳臌肝脾皆肿证

黄幼，年方2岁，体质尚可，由于家长偏护，任其杂食，以致不能消化，积聚腹中生虫，久成疳臌。身体日渐消瘦，家人以其虚也，为其乱投补品，驯致不吃正食，反爱偏食。甚至墙粉、烟头、烟灰之属，莫不爱好。腹部胀满。按之膨膨然而坚硬，低热连绵。形瘦色㿠，家人甚忧之。某医曰："此小儿疳病也，因不早日延医服药，故救治为难。现病情非常棘手，欲去低热而用甘寒养阴，有碍疳积，若攻坚，不独伤气破血，更伤阴分。"勉用青蒿、鳖甲、胡黄连、鸡内金之类以塞责。药后热度不退，便觉胃腹隐痛，泛泛作恶。乃另易他医曰："汝儿所患之病诚为疳积重症，颜面瘦削，乍白乍黄，低热不退，腹坚硬不软，肚大青筋，头发如穗，病邪已深，荣血枯槁，此即所谓败症，甚难医治。"以七味白术散法，曾服多剂，亦无丝毫效果。家人甚恐，似此顽疾久延不愈，必有性命之忧，于是请祝味菊医生为其诊治。祝一诊即曰："此为疳臌也，肝脾皆已肿矣，疳积之病，虽怕低热，而用养阴之剂，更使其坚硬难消，复伤脾阳。此医之处方，尚属中肯，奈手段太小耳。"祝师又曰："能服余药，不中途易辙，当尽力为小儿救治。若听信他言，朝三暮四，当敬谢不敏也。"处方：带皮槟榔12克，芜荑、炙全蝎各6克，胡黄连2.4克，使君子9克，炙甘草5克，黄厚附片（先煎）9克，活磁石（先煎）30克，炒苍术9克，带皮苓18克，川桂木、淡干姜各5克。

患儿家长认为剂量太大。将原方分5次服下，2小时服1次，服后肠中雷鸣，隐痛逐减，烦躁亦止。继服3贴，病情大减，脉象转缓，腹围减小不硬，低热得退，胃纳张馨，面色红润，渐如常人。再服2贴，减去槟榔，全蝎改为3克而痊愈。弟子问祝师曰：如此疳臌重症，肝脾肿大，发形如穗，确属败症，吾师单刀直入，克奏厥功，请有以教之。"师曰："病儿初服养阴清热软坚之品，当属无效，另医从健脾杀虫入手，未可厚非。七味白术散法，虽有白术党参之健脾，鸡内金、胡黄连、使君子之杀虫。而无槟榔全蝎之功，此积之不易消除。其尤甚者，用党参而不用附子，缩手缩脚，病不能减。余用扶阳之附子，走而不守，尚能面面俱到，此疳臌之能愈也。（《祝味菊医案》）

按：疳臌（目前很少见）与慢脾风病理相近，唯前者以脾虚为主，后者则必有积聚。关于此案的病机和治法，案中交代相当清楚，不再重复。

案10：眩晕困乏饮食纳呆补中益气汤证

魏某，男，四十一岁，萍乡人。

症状：头目眩晕，四肢困乏，神衰气短，心悸耳鸣，食欲不振，脉缓无力，舌苔薄白。

诊断：劳倦伤脾，中气虚陷，清阳不升。

疗法：议用补气升陷法，以补中益气汤加味治之。

黄芪六钱，党参四钱，焦白术四钱，升麻钱半，当归三钱，天麻二钱，蔓荆子二钱，甘草一钱，水煎服。十剂而安。

按：由此案可知，伤脾就是中气不足，只是有的人同时表现为中气下陷而已。

案11：脾胃虚寒中气下陷证

邻村高某，年四十余，小便下血久不愈，其脉微细而迟，身体虚弱，恶寒，饮食减少。知其脾胃虚寒，中气下陷，黄坤载所谓"血之亡于便溺者，太阴不升也。"为疏方：干姜、白术各四钱，生山药、熟地黄各六钱，乌附子、炙甘草各三钱。煎服一剂，血即见少。连服十余剂，全愈。此方中不用肉桂者，恐其动血分也。（《医学衷中参西录》）

按：此案有中气下陷，但以脾胃虚寒为主，故方用干姜、白术、附子等。

案 12：小中风补中益气汤证

薛立斋治一人，年六十余，素善饮酒。两臂作痛，服祛风治痿之药，更加麻木发热。体软痰涌。腿膝拘痛。口噤语涩。头目晕重。口角流涎。身如虫行。痒起白屑。立斋曰：臂麻体软，脾无用也。痰涎自出，脾不能摄也。口斜语涩，脾气伤也。头目晕重，脾气不能升也。痒起白屑，脾气不能荣也。遂用补中益气汤加神曲、半夏、茯苓，三十余剂，诸症悉退。又用参术膏而愈。（《古今医案按·卷一·中风》）

按：口禁语涩，口角流涎，很典型的小中风也。薛氏一律责之于脾虚而用补中益气加味。可见补中益气汤证不过是脾虚的一种。又可见中风大多应该按虚证治——病初有停食、痰饮，可用攻法一两次。中病即止，而后改用补益法并同时活血、理气等。

附：升陷汤证二案

曾治一少年，泄泻半载方愈。后因劳力过度，觉喉中之气不舒，五六呼吸之间，必咳数声，以拙拟升陷汤，数剂而愈。

又曾治一人，年近五旬，素有喘疾。因努力任重，旧证复发。延医服药罔效。后愚诊视其脉，数近六至，而兼有沉濡之象。愚疑其阴虚不能纳气，因其脉兼沉濡，不敢用降气之药。遂用熟地、生山药、枸杞、玄参大滋真阴之药，大剂煎汤，送下人参小块二钱，连服三剂脉即不数，仍然沉濡，喘虽见轻，仍不能愈。因思此证得之努力任重，胸中大气因努力而陷，所以脉现沉濡，且其背恶寒而兼发紧，此亦大气下陷之征也。亦治以升陷汤，方中升麻、柴胡、桔梗皆不敢用，以桂枝尖三钱代之。因其素有不纳气之证，桂枝能升大气，又能纳气归肾也（理详参赭镇气汤下）。又外加滋阴之药，数剂全愈。（《医学衷中参西录》）

按：以上张锡纯先贤两案，照用补中益气汤同样有效。盖就升清阳而言，参芪为君，升柴为臣。换言之，欲补气升阳，单用参芪有效。单用升麻、柴胡、桔梗则无效或甚少疗效。

案 13：神经性呕吐证

堂妹年二旬，因情怀忧郁，致患吐证。每餐离间哽哽，少顷即吐，轻则只吐数口，甚则所食之物，倾囊而出。温中调气，清火解郁，治俱不应，予用安胃制肝法，亦不验。只得停药，越十余年，疾仍如故。肌肉不瘦，产育如常。予见此证数人，药皆罔效，然亦无损。复有梅氏女一证，案载辑录卷中，其候更加经期阻闭，缠绵数年，咸目为殆，出室后得自愈。可见情志之病，药饵难疗。至于病久而血气无损者，良由胃为多气多血之经，腑病较脏病轻耳。若果脏真损伤，焉能久延不坏乎？（《程杏轩医案》）

按：此案即所谓胃肠神经官能症，是情志不遂所致的胃气上逆，常常很难治愈，但一般也不至于死人。

案14：跌后伤胃腹痛独参汤证

萃翁公郎葆晨兄，禀质素弱，偶因登山跌仆伤足。吾乡专科接骨颇善，但其药狠，弱者每不能胜。葆兄缘伤重，欲图速效，日服其药，已戕胃气。又患腹痛，更服温肝行气活血等方，胃气益伤，神疲倦卧，痛呕不止，药食不纳，邀予诊视，脉虚细涩，气怯言微，面青自汗。谓萃翁曰：公郎病候，乃药戕胃气，恐蹈脱机。人以胃气为本，安谷则昌，治先救胃，冀其呕止谷安，然后以大补气血之剂继之，不徒愈病，且足得血而能步矣。但治呕吐之药，最宜详辨气味，不独苦劣腥臊不能受，即微郁微酸，亦不能受，惟人参力大气味和平，胃伤已极，非此莫可扶持，而单味独用，分两需多，购办不易，姑以高丽参代之。日用数钱，陈米水煎，缓缓呷之，守服数日，呕止食纳，神采略转。接服大补元煎，渐可下床，移步尚苦，筋脉牵强，行动艰难，翁虑成跛。予曰：无忧，血气未复耳。仍服前方，半载后步履如常。（《程杏轩医案》）

按：近代之前，没有输液支持手段。那时，呕吐、腹泻、不能食，是相当棘手的问题。故旧时治病，要很小心的保护胃气。此案以一味人参恢复胃气，实属特识因而少见如此治法。当然，于理是说得通的。盖胃气被严重克伐，"痛呕不止，药食不纳"，必已数日不能食而大虚。此时当用补益，并开胃健脾。人参兼具全部作用，故是较好的选择。当然，使用小半夏汤加人参等，可能更好。

案15：翻胃半夏泻心汤证

嘉兴朱亭立，曾任广信太守，向病呕吐，时发时愈，是时吐不止，粒米不下者三日，医以膈证回绝。其友人来邀诊。余曰：此翻胃证，非膈证也。膈乃胃腑干枯，翻胃乃痰火上逆，轻重悬殊，以半夏泻心汤（半夏、黄芩、干姜、人参、黄连、大枣、甘草）加减治之，渐能进食，寻复旧，从此遂成知己。每因饮食无节，时时小发，且不善饭，如是数年，非余方不服，甚相安也。后余便道过其家，谓余曰：我遇武林名医，谓我体虚，非参附不可。今服其方，觉强旺加餐。余谓此乃助火以腐食，元气必耗，将有热毒之害。亭立笑而腹非之，似有恨不早遇此医之意。不两月遣人连夜来迎，即登舟，抵暮入其寝室。见床前血汗满地，骇问故，亭立已不能言，惟垂泪引过，作泣别之态而已。盖血涌斗余，无药可施矣，天明而逝。十年幸活，殒于一朝，天下之服热剂而隐受其害者，何可胜数也。（《洄溪医案》）

按：吐不止，粒米不下者三日，必已大虚。用半夏泻心汤祛痰、清热、补气，安中，调理脾胃有效。时时服药，相安十年，盖属难根治之病。以西医来看，很可能是消化性溃疡。此证可补，但不宜峻补。无热像者，一般选用小建中、黄芪桂枝五物汤，甚至二陈汤加减亦可。香砂养胃丸加逍遥丸亦可。终于因大出血病逝，可能与不适当地峻补有关。盖"武林名医"多孟浪也。

案16：心脾虚脘痛归脾汤证

闵某处境艰难，向多忧虑，脘痛经岁，诸治不瘳。望色萎黄，切脉细弱，问痛喜按乎？曰然。得食痛缓乎？曰然。予曰：此虚痛也。古云：痛无补法，此特为强实者言，非概论也。为订归脾汤，嘱多服乃效。如言服廿剂有应，百剂获痊。后一丐者患同，某检方与之，服数十剂亦愈。（《程杏轩医案》）

按：此案属于比较典型的消化性溃疡，旧时颇难治愈——可有临时之效，但常常多年反复不愈。程氏用归脾汤服廿剂有应，百剂获痊，在那时是很满意的结果。目前，中西医结合治此证，一般可以立即见效。治法请参看旧著《医学中西结合录》。

案17：虫积翻胃死证

娄门范昭，素患翻胃，粒米不能入咽者月余，胸中如有物蠢动。余曰：此虫膈也，积血所成。举家未信，余处以开膈末药，佐以硫黄，三剂后，吐出痰血半瓯，随吐虫二十余枚，长者径尺，短者二寸，色微紫。其肠俱空，乃药入而虫积食之，皆洞肠而死者，举家惊喜，以为病愈。余曰：未也。姑以粥与之，连进二碗，全然不呕，更觉宽适，顷之粥停不下，不能再食。余曰：胃腑已为虫蚀，无藏食之地，无救也。辞不复用药，不旬日而卒。（《洄溪医案》）

按："粒米不能入咽者月余"，无疑已经病危。徐氏以为是"虫膈"——虫导致的梗阻，不能说全无道理。但他的治法却不可取——病危如此已经不能用攻法。无论是何种病症，到了这种地步，都应该支持输液扶正为主。没有支持输液手段，就是死症。用药后暂时进食，不过是病人的最后一搏。仲景称之为"除中"，死症也。

案18：胃痛灼热胃阴虚证

李某，女，50岁。1986年元月10日初诊。胃脘部疼痛已两年余。近一个月来，胃痛加剧，伴有胀闷感，尤在食后明显，食欲渐减，嗳气，胃中灼热，口干舌燥，口渴少饮，大便偏干，小便短少，苔少舌红，脉细而缓。证属胃燥证（胃阴不足，津液亏损）。拟调气养胃，生津润燥法。方用沙参麦冬汤加减：北沙参15g，石斛15g，谷、麦芽各10g，怀山药15g，绿萼梅10g，乌梅庆6g，木瓜10g，白芍12g，炙甘草5g，川楝子10g，麦冬15g。服5剂，胃痛减轻，食欲转佳，胃部灼热大减，舌苔薄白，舌质红见减，余症平平。继服5剂，胃痛已止，胃灼热感消失，余症悉减，上方去川楝子、白芍、炙甘草，加生地10g，玉竹10g，云苓10g，连服17剂。随访一年，病未再发。（《江西中医药》1985-5-291）

按：本案原文有按语谓：胃阴不足当遵循叶天士所说："胃为阳土，宜凉宜润"。此案是胃阴不足，遵叶氏之说是对的。但须知，胃气不足以阳虚更为多见。试想，假如胃病都宜凉宜润或胃腑喜凉喜润，则我们一日三餐多热食，便毫无道理。人类发明日用之火，也是多此一举。

案19：脾虚肝盛异功散证

吕坦人子，生甫数月。忽急惊风，抽搐直视，发热不乳。医以抱龙丸及羌活防风薄荷僵蚕等作煎调服。坦人商于予，予曰：误矣！此脾土虚而肝木盛也。急用五味异功散，加煨姜进之。少顷，熟睡微汗，热退而乳。（《四明医案》）

按：五味异功散，四君加陈皮也。再加煨姜，总之是非参术温补不能收功。

案20：脾阳虚危证

沈启廷孙甫三岁，脾虚发肿，两足更甚。乳食不思，午后发热，头面羸瘦。俗医云：此病如用官料药，便成发黄鼓胀而死。但当服草头药，并以针挑其指，出黄水自愈。浙西人言出自医家药笼中者，谓之官料药。俗传单方一二味，谓之草头药。妇女酷信此说。不读书者从而和之，往往以此误事，决不为戒。启廷力排此说，延予调治。予曰：此脾虚也，非参术不能收功！病已发黄鼓胀将死矣，草头药何以治之？且官料药，皆草根树皮也。何出自医家，便为官料。启廷信而服之，渐有回色。未几又发泻，又头上生毒，烂至见骨。又出瘄，皆极重。病缠绵不休。予一味补正。他病见则随症稍加减之。如是者自夏迄冬尽，用参几斤余。才得脱体。次年始长肌肉。设惑于众论。能有救否。（《四明医案》）

按：脾虚非参术不能收功，可见四君子为补脾要方。此案实甚危重。治疗多半年，多次病危，终于挽回，实为难能。若论其治法，则一味扶正，重用人参，始终补脾为主。

案 21：心脾内亏黑归脾汤合生脉散证

刘少君年近三旬，春间由都来徽，抱疾数月，食减形倦，心悸少寐，浮火上升，间或见血。医云：肝肺火盛。药投清降，屡治不效。金文舫中翰荐延予诊，谓曰：病由先天不足，心脾内亏所致。丹溪云：虚火可补，实火可泻。虚以实治，宜乎无功。拟黑归脾汤合生脉散，数服稍应。复诊令照原方再进，诸恙渐平，接服丸药。次春北上，秋归晤之，状貌丰腴，前病如失。（《程杏轩医案》）

按：心脾内亏，就是心脾两虚。此证颇常见。治则自应平补心脾。"黑归脾汤合生脉散"是正对证治法。

案 22：单腹胀鸡矢醴证

菜佣某，初患腹胀，二便不利，予用胃苓之属，稍效。渠欲求速功，更医目为脏寒生满病，猛进桂附姜萸，胀甚，腹如抱瓮，脐突口干，溲滴如墨，揣无生理。其兄同来，代为恳治。予谓某曰：尔病由湿热内蕴，致成单胀，复被狠药吃坏，似非草木可疗，吾有妙药，汝勿嫌秽可乎？某泣曰：我今只图愈疾，焉敢嫌秽。令取干鸡矢一升，炒研为末，分作数次，每次加大黄一钱，五更清酒煎服，有效再商。某归据法制就，初服肠鸣便泻数行，腹胀稍舒，再服腹软胀宽。又服数日，十愈六七，更用理脾末药而瘳。众以为奇，不知此本《内经》方法，何奇之有。予治此证，每服此法，效者颇多，视禹功神佑诸方，其功相去远矣。（《程杏轩医案》）

按：单腹胀者，指脾胃虚亏不严重而单单腹大胀满。此案之腹胀达到"腹如抱瓮，脐突口干，溲滴如墨"的程度，已经是很典型的肝硬化腹水。证属标实本虚，颇难治。程氏用鸡矢醴变通利水颇效。但此案之根本是脾虚，故需"更用理脾末药而瘳"。注意，此证很容易复发。

案 23：伤寒劳复补脾汤证

一人患伤寒，得汗数日，忽身热自汗，脉弦数，心不得宁，真劳复也。诊之曰：劳心之所致，神之舍未复其初，而又劳伤其神，营卫所以失度也。当补其子，益其脾，解其劳，庶几得愈。授以补脾汤，佐以小柴胡汤，解之而愈。

补脾汤：人参，白术，甘草，橘皮，青皮，干姜各等分。（《续名医类案·卷一·伤寒》）

补脾汤又名治中汤、二陈汤。

按：伤寒劳复，自应补益。劳心而益其脾，不一定解作补其子。补脾汤人参为君、白术为臣，足见脾虚非参术不能奏功。

案24：下利不止启脾汤证

42岁电影女演员，平素胃肠弱，有下利之疾。此次下利半年前开始，一直不止。疑为肠结核，虽用链霉素、对氨基水杨酸，下利仍不止。患者体瘦，脉弱，舌无苔。腹部柔软，可闻及振水声。肩易酸痛，手足冷。服真武汤七日无变化。易方用启脾汤，两周只下利一次。用药月余，下利止。

有用真武汤下利未止，易启脾汤则止者；亦有用启脾汤下利未止，易真武汤则止者。（《临床应用汉方处方解说》载大冢敬节医案）

按：启脾汤者，开启脾气也。组方：人参、白术、茯苓、山药、莲肉、山楂、甘草、陈皮、泽泻。其中包括四君子、参苓白术散。又可见脾虚非参术不能奏功。至于真武汤何以也能治此证，请读者自己思考。只是须知，顽固的腹泻有的很难治。

案25：肠结核泄泻启脾汤证

17岁男子，战前因肺结核曾在余处服中药。余在战地5年归国后得知，患者在大森海岸附近火烧残余公寓休养。为其老父母之独子。战后衰弱已极，经常反复咳血，并发肠结核。拂晓四时前后，咕噜咕噜肠鸣，日3~4次水样下利。已处于绝望状态，死期将近。当时给与启脾汤，大便成形，逐渐变胖。胸部所见已有几个空洞而且严重。当时已经有了抗生素，与之并用，病情显著好转。以前像骷髅样之患者，如今已大变样，幸福地结了婚。母亲兴高采烈地来问候。（《临床应用汉方处方解说》载矢数道明医案）

按：日本大夫中西医结合再造患者的生命，且使之得享天伦之乐，实为难能。但愿中国的大夫人人兼通中西医，而造福国人。愚见以为，尽管战后有了链霉素等抗结核西药，有的结核患者不同时恰当服用中药，仍然难免一死。有关拙案请参看旧作《医学中西结合录》。

案 26：脾不统血归脾汤证

孙子南媳，赋质瘦薄，脉息迟微。春末患吐红，投归脾数剂而止。虑后复作，索丸方调理，仍以归脾汤料合大造丸中数味与之。复四五日后，偶值一知医者谈及，乃骇曰：诸见血为热，恶可用参、芪、河车温补耶？血虽止，不日当复来。延诊，因极令停服，进以花粉、知母之属。五六剂后，血忽大来，热甚危笃。此友遂敛手不治，以为热毒已深，噬脐无及。

子南晨诣，愠形于色，咎以轻用河车，而盛称此友先识。初不曾言服凉药，且欲责效于师，必愈乃已。沈自讼曰：既系热证，何前之温补，如鼓应桴？今只增河车一味，岂遂为厉如是？且斤许药中，干河车仅用五钱，其中地黄、龟板滋阴之药，反居大半，才服四五日，每服二钱，积而计之，河车不过两许尔。遂不复置辩，往诊其脉，较前转微。乃笑曰：无伤也，仍当大补耳！其家咸以为怪，然以为系铃解铃，姑听之。因以归脾料倍用参芪，一剂而熟睡，再剂而红止。于是始悟血之复来，由于寒凉速之也。（《续名医类案·卷二·吐血》）

按：此案颇生动。读者应从中领悟寒热之辨的重要性。

案 27：脾不统血中气大虚证

周慎斋治陈姓人，年三十五岁。性嗜酒色。忽患吐血。一日三五次，不思饮食。每日食粥一碗，反饮滚酒数杯。次日清晨再食粥，前粥尽行吐出。吐后反腹胀，时时作痛作酸，昼夜不眠。饮滚酒数杯略可。来日亦如此。近七月矣。医人并无言及是积血者，俱言不可治。周诊之，六脉短数。曰：吐后宜宽反胀，饮滚酒略可，此积血之证也。盖酒是邪阳，色亦邪阳。邪阳胜则正阳衰，又兼怒气伤肝，肝不纳血。思虑伤脾，脾不统血。中气大虚，血不归络。积血中焦无疑。宜吐宜利。但脾胃大虚，不使阳气升发，阴寒何由而消。先用六君子汤白术以苍术制之，加丁香温胃，草蔻治中脘痛，三十余帖。再用良姜一两，百年陈壁土四两同煎，待土化切片，陈皮去白，草蔻、人参、白术、茯苓、甘草、胡椒、丁香各五钱，细辛四钱，共末，空心，清盐汤或酒送下二钱。此药专在扶阳，积血因阴寒凝结，阳旺而阴自化，服药后，血从下行者吉。乃血从上吐，约六七碗，胸中闷乱，手足逆冷，不省人事。急煎人参五钱，炮姜八分，遂静定。后胸中闷乱，脐下火起而昏，用茯苓补心汤，一剂而安。后用六味加人参、炮姜而痊。（《古今医案按·卷四·血症》）

按：此案很可能是消化性溃疡出血伴幽门不全梗阻。所谓阴寒积血，就是溃疡的寒性炎症。周氏先是补气温胃，继之温补理气。还是出现大出血危证不得不重用人参。可见，脾不统血总以温补为正治。

又，此案又是典型的酒癖。

案28：伤脾吐血归脾汤证

唐主政劳心太过，因食河鲜，吐血有痰，喉间如梗，日晡烦热。喜其六脉不数，惟左寸涩而细，右关大而软，思虑伤脾也。以归脾汤大料，加丹参、麦冬、生地，二十剂证减六七，兼服六味丸三月，遂不复发。(《续名医类案·卷十二·吐血》)

按：劳心太过，思虑伤脾，吐痰带血，日晡烦热，很可能是肺结核病。归脾汤治之效果良好，后人可以为法。

案29：郁火伤脾血燥生风归脾汤证

一妇人怀抱郁结，筋挛骨痛，喉间似有一核。服乌药顺气散等药，口眼㖞斜，臂难伸举痰涎愈甚，内热晡热，食少体倦。立斋云，郁火伤脾，血燥生风所致。用加味归脾汤，二十余剂。形体渐健，饮食渐加，又服加味逍遥散十余剂。痰热少退，喉核少利，更用升阳益胃汤数剂。诸证渐愈，但臂不能伸，此肝经血少，用地黄丸而愈。(《古今医案按·卷一·中风》)

按：中风先兆或小中风先后用归脾汤、加味逍遥散、升阳益胃汤、地黄丸治愈，可见治此证始终不离补益。此类证，发病之初，有食积或痰涎壅盛，可以先用攻法。但中病即止，而后改用补益法。

案30：头痛发热自汗盗汗归脾汤证

江少微治黄三辅，年逾四旬，醉饮青楼，夜卧当风，患头痛发热，自汗盗汗，饮食不进。医治十余日罔效。诊得六脉浮洪，重按豁然。此饮酒当风，名曰漏风。投以白术、泽泻，酒煎服而热退。汗仍不止。心口如水。此思虑所致。与归脾汤加麻黄根、桂枝。十服而愈。头痛不已。用白萝卜汁吹入鼻中，立止。(《古今医案按·卷一·中风)》)

按：年逾四旬，醉饮青楼而病，可知病属虚无疑。饮食不进十余日，更是大虚。归脾汤加味效佳，是理所当然。

案31：消渴归脾汤合大补丸证

张景岳治周公，年逾四旬，因案牍积劳，神困食减，时多恐惧。自冬春达夏，通宵不寐者，半年有余。而上焦无渴，不嗜汤水。或有少饮，则沃而不行。然每夜必去溺二三升，莫知其所从来。且半皆如膏浊液。尪羸至极，自分必死。岂意诊之，脉犹带缓。肉亦未脱，知其胃气尚存，慰以无虑。乃用归脾汤去木香。及大补丸煎之属。一以养阳。一以养阴。出入间用。至三百余剂。计人参二十斤。乃得全愈。此神消于上精消于下之证。可见消有阴阳。不得尽言火。（《古今医案按·卷二·消渴》）

按：此案无疑属于消渴重症，用归脾汤去木香，及大补丸煎之属，一以养阳，一以养阴。出入间用，至三百余剂。计人参二十斤，乃得全愈。说明消渴十九可补，不可泻，可温不可清。人参更是功不可没。

案 32：虚损梦遗盗汗归脾汤证

李士材治福建何金阳令郎，患虚损梦遗盗汗，羸顿已极。检其所服，以四物、知、柏为主，芩、连、二冬为加减。诊其脉大而数，按之极软。李曰：中气大寒，反为药苦矣。乃以归脾汤，入肉桂一钱，人参五钱，当晚得熟寐。居十日而汗止精藏。更以还少丹兼进补中益气间服，一月而瘥。（《古今医案按·卷四·虚损》）

按：此案不但中气大寒，复有脾肾大虚。故"以归脾汤，入肉桂一钱，人参五钱，当晚得熟寐"。此后仍然脾肾双补。

案 33：脾虚失运大便不通四君子合平胃散证

薛鹤亭侍御名鸣皋，陵川人，古道照人。在吏部时掌选事，胥吏不敢欺以隐。后作御使，数条奏忤上旨，而公正无阿，识者服焉。甲寅夏，其夫人患大便不通。医士或以为实热，投承气汤不效；或以为肠燥，投火麻仁亦不效；或以为食滞，投平胃散，通而旋塞。延余治之。诊其六脉微弱，右关尤甚，右尺脉细如丝。乃曰：此脾虚不能转运故也。遂立四君平胃汤，重用潞参至一两。鹤翁曰：病苦不通，塞之不转剧乎？余曰：君不识此。内经云："塞因寒用"。盖人大小二便，全凭中气转运。中气不摄，则泄泻；中气太虚，则不能下送。夫人之病，非不欲大便，盖欲便而不下也。今以四君提其中气，平胃散调其胃气，再不通者事不复为此矣。晚即照方服之，次早即便数下，肚腹空虚，精神爽健，早餐已进三碗矣。午后来信云：同内之病，已十去八九，何神若是，昨日之言，思之不得其解，愿暇时一请教也。次日即来拜谢。余曰：君未读医书，诚难解也。人之脾胃，何独不然。鹤翁曰：闻所未闻，今乃知大便不通之不无虚证也。遂与余为至交焉。（《醉花窗医案》）

按：此即所谓虚秘——正气夺而致便秘。加之患者已是高年，治疗宜补不宜攻。案中说理颇详，不赘。

案34：脾湿痰晕香砂六君子汤证

祁寿阳相国，予告京居，素有头晕疾，每发则呕逆旋转欲跌。延医数辈，皆以为虚，参芪之类，久不离口，而病终不去。逢天阴则转甚。一日雨后无事，邀余闲谈，并求一诊，见其左寸独虚，右三部俱滑而缓，并见弦象。乃曰：老师劳心过度，脾湿停痰，且时泻时止，身体重困，非燥湿祛痰不可，而古人云治痰不理脾胃，非其治也，非健脾不可。脾健则痰消，痰消则晕止，相因之势也。乃进以香砂六君子加益智、泽泻之类。五服而晕全除矣。继相国邀晚餐，席间告同乡云，头晕属痰，此语未经人道。润园为此语，吾始不信，服其药，竟去宿恙，非深明脉理，何能见及于此。余谢不敏。（《醉花窗医案》）

按：此案诊为"劳心过度，脾湿停痰"，似乎应该按实证治，如滚谈法或二陈汤之类。但却治以健脾法，用香砂六君子加味，足见祛痰以健脾为根本治法。

案35：痰饮食后呕吐苓桂术甘汤证

女侄。脉沉弦为停饮，由脾阳不运，水湿留胃，故食后清稀宿水倾吐而出。按仲景论饮邪，当以温药和之。《金匮要略》治痰饮胸胁支满，苓桂术甘汤主之。今仿其法而更其制，以茯苓泄水，桂枝通阳，白术燥湿，甘草和中，加砂仁、半夏、枳壳、苏子，运脾以降浊。研末服，姜汤下，积水遂除。（《类证制裁·卷二》）

按：此案是寒湿困脾的一个证型——慢性寒湿困脾。只要用温阳、利湿、健脾之药即效。

案36：心腹痛极藿香正气证

一妇，暑月方饭后，即饮水而睡，睡中心腹痛极，肢冷上过肘膝，欲吐利而不得吐利，绞痛垂死，六脉俱伏。令以藿香正气散煎汤吐之。一吐减半，再吐而安矣。（《续名医类案·霍乱》）

按：此案属于急性的寒湿困脾，用藿香正气效捷。

案37：湿热蕴脾黄疸茵陈蒿汤证

伏见屋重兵卫，年三十，心中懊憹，水药入口辄吐，经日益甚。先生视之，眼中成黄，心下满，按之痛，乳下扇动，紊乱不定。先生为言曰：此瘀热在里也，盖不日当发黄色。乃以食盐三匙调白汤吞之，大吐冷水，更与茵陈蒿汤，圊黑粪，仍服前方，十有五日而复常。（《伤寒论今释》卷六引《生生堂治验》中神琴溪医案）

按：此案当属黄疸型肝炎。诊为"瘀热在里"，盖属湿热在脾胃也。试观先用吐法，亦知中脘有湿。

案38：湿热蕴脾黄疸茵陈蒿汤证

40岁男子，冬季旅行宿于海岸，过食鱼肉，冒寒而归。不久面目身体浮肿，同时出现黄疸如橘皮色。小便黄如黄柏汁，心胸苦闷，腹满饮食不进。投与茵陈蒿汤，并常常送服紫丸。12～13日而痊愈。（《临床应用汉方处方解说》载六角重任医案）

按：此案也应该是急性黄疸型肝炎，疗效颇好。"心胸苦闷，腹满饮食不进"是因为湿热蕴于脾胃。

【肺与大肠病证治】

肺与大肠病证治要点是：风寒犯肺证用麻黄汤、桂枝汤或小青龙汤；风热犯肺证用麻杏石甘汤；燥邪犯肺证用清燥救肺汤；外感痰喘证用小青龙汤；支饮郁肺证用葶苈大枣泻肺汤；肺气虚证用四君子汤、补中益气等；肺阴虚证用补肺阿胶汤、养阴清肺汤或百合固金汤；大肠湿热证用大承气汤、芍药汤；大肠热腑实证用承气汤（大承气、小承气、调胃承气甚至大柴胡均可斟酌使用，总之使用寒下法）；大肠阴亏证用麻子仁丸、补中益气汤、归脾汤；肠虚滑泻证用真人养脏汤、赤石脂禹余粮丸，等等。

以下逐一举案说法。

案1：发热无汗而喘麻黄汤证

二公子、三公子（按：指恽铁樵先生之次子和三子）相继病伤寒而殇。先生痛定思痛，乃苦攻《伤寒论》……如是者有年，而四公子又病伤寒。发热、无汗而喘。遍请诸医家，其所疏方，仍不外乎历次所用之豆豉、山栀、豆卷、桑叶、菊花、薄荷、连翘、杏仁、象贝之类。服药后，热势依然，喘亦加剧。先生乃终夜不寝，绕室踌躇。迨天微明，乃毅然曰：此非《伤寒论》"太阳病，头痛，发热，身痛，腰痛，骨节疼痛，无汗而喘者，麻黄汤主之。"之病而何？乃援笔书：麻黄七分、桂枝七分、杏仁三钱、炙草五分。持方与夫人曰：吾三儿皆死于是，今四儿病，医家又谢不敏。与其坐而待毙，曷若含药而亡！夫人默然。嗣以计无他出，乃即配药煎服。先生则仍至商务印书馆服务。及归，见病儿喘较平，肌肤有润意，乃更续予药，竟得汗出喘平而愈。（《经方实验录·上卷》）

按：此案是他人代述的近代名中医恽铁樵的亲身经历。从中可见，近代上海中医治热病十九是温病家路子，而疗效不佳。由此固然不能说温病学说毫无可取，但由此案足证伤寒学说更重要。

恽先生照背《伤寒论》，有是证，用是方，固然有效。但还是知道此证是寒邪袭肺，应该辛温解表更好。

案2：喘咳麻杏石甘汤证

一酒客……感客邪，壅塞肺气，喘咳复作。医以葶苈进，不效，反烦闷汗泄。张诊其右寸浮数，口渴恶热，冷汗自出。喘急烦闷。曰：此热邪内壅，肺气郁极，是以逼汗外越，非气虚自汗也。服葶苈反烦闷者，肺热极盛，与苦寒相格拒也。夫肺苦气上逆，本宜苦以泻之，而肺欲散，又当急食辛以散之。与麻杏石甘汤。一剂喘止汗敛，诸症悉平。（《续名医类案·卷十四·喘》）

按：此案可看作风热袭肺。内热而且喘，肺气郁极，自应用石膏清热，麻黄散肺止喘。案中其余说理均不重要，而且有自相矛盾处。

案3：麻闭麻杏石甘汤证

肖翁三郎心成兄，幼时出麻，冒风隐闭，喘促烦躁，鼻扇目瞀，肌肤枯涩，不啼不食，投药莫应。翁商于予，见其势已濒危，谓曰：此麻闭急证，药非精锐，蔑能挽救。方疏麻杏石甘汤与之。一服，肤润麻渐发出，再服，周身麻出如痱，神爽躁安，目开喘定，继用泻白散，清肺解毒，复用养阴退阳之剂而愈。予治麻闭危候，每用此方获验。盖麻出于肺，闭则火毒内攻，多致喘闷而殒，此方麻黄发肺邪，杏仁下肺气，甘草缓肺急，石膏清肺热，药简功专，所以效速。可见仲景方不独专治伤寒，并能通治杂病也。（《程杏轩医案》）

按：此案是麻疹受风而疹不能出。用麻杏石甘汤效佳。近年已经很少见麻疹，但可以体会其用意。盖出疹类传染病，以邪气达表从外解为顺。否则即如伤寒不能在表解一样——邪气入里而病剧。

案4：痰喘小青龙汤证

松江王孝贤夫人，素有血证，时发时止，发则微嗽，又因感冒变成痰喘，不能著枕，日夜俯几而坐，竟不能支持矣。是时有常州名医法丹书，调治无效，延余至。余曰：此小青龙证也。法曰：我固知之，但弱体而素有血证，麻桂等药可用乎？余曰：急则治标，若更喘数日，则立毙矣。且治其新病，愈后再治其本病可也。法曰：诚然。然病家焉能知之，治本病而死，死而无怨；如用麻桂而死，则不咎病本无治，而恨麻桂杀之矣。我乃行道之人，不能任其咎。君不以医名，我不与闻，君独任之可也。余曰：然。服之有害，我自当之，但求先生不阻之耳。遂与服。饮毕而气平就枕，终夕得安。然后以消痰润肺养阴开胃之方以次调之，体乃复旧。法翁颇有学识，并非时俗之医，然能知而不能行者，盖欲涉世行道，万一不中，则谤声随之。余则不欲以此求名，故毅然用之也。凡举世一有利害关心，即不能大行我志，天下事尽然，岂独医也哉。（《洄溪医案》）

按：此案是小青龙汤证。小青龙汤是很重要的经方。为了帮助读者牢记此方此证。把张锡纯先贤当年的认识过程附于下：

愚初为人诊病时，亦不知用（小青龙汤）也。犹忆岁在乙酉，邻村李××，三十余，得外感痰喘证，求为医治。其人体丰，素有痰饮，偶因感冒风寒，遂致喘促不休，表里俱无大热，而精神不振，略一合目即昏昏如睡，胸膈又似满闷，不能饮食，舌苔白腻，其脉滑而濡，至数如常。投以散风清火利痰之剂，数次无效。继延他医数人，皆无效。迁延日久，势渐危险，复商治于愚。愚诊一老医皮××，年近八旬，隐居渤海之滨，为之介绍延至。诊视毕，曰："此易治，小青龙汤证也。"遂开小青龙汤原方，加杏仁三钱，仍用麻黄一钱。一剂喘定。继用苓桂术甘汤加天冬、浓朴，服两剂全愈。

愚从此知小青龙汤之神妙。自咎看书未到，遂广阅《伤寒论》诸家注疏，至喻嘉言《尚论篇》论小青龙汤处，不觉狂喜起舞，因叹曰："使愚早见此名论，何至不知用小青龙汤也。"从此以后，凡遇外感喘证可治以小青龙汤者，莫不投以小青龙汤。而临证细心品验，知外感痰喘之挟热者，其肺必胀，当仿《金匮要略》用小青龙汤之加石膏，且必重加生石膏方效。迨至癸巳，李××又患外感痰喘，复求愚为延医，其证脉大略如前，而较前热盛。投以小青龙去麻黄，加杏仁三钱，为其有热又加生石膏一两。服后，其喘立止。药力歇后，而喘仍如故。连服两剂皆然。此时皮姓老医已没，无人可以质正，愚方竭力筹思，为变通其方，其岳家沧州为送医至，愚即告退。后经医数人，皆延自远方，服药月余，竟至不起。愚因反复研究，此证非不可治，特用药未能吻合，是以服药终不见效。徐灵胎谓："龙骨之性，敛正气而不敛邪气"，故《伤寒论》方中，仲景于邪气未尽者，亦用之。外感喘证服小青龙汤愈而仍反复者，正气之不敛也。遂预拟一方，用龙骨、牡蛎（皆不煅）各一两以敛正气，苏子、清半夏各五钱以降气利痰，名之曰从龙汤，谓可用于小青龙汤之后。

平均小青龙汤之药性，当以热论。而外感痰喘之证又有热者十之八九，是以愚用小青龙汤三十余年，未尝一次不加生石膏。即所遇之证分毫不觉热，亦必加生石膏五六钱，使药性之凉热归于平均。若遇证之觉热，或脉象有热者，则必加生石膏两许或一两强。若因其脉虚用人参于汤中者，即其脉分毫无热，亦必加生石膏两许以辅之，始能受人参温补之力。至其证之或兼烦躁，或表里壮热者，又宜加生石膏至两半或至二两，方能奏效。盖如此多用石膏，不惟治外感之热且以解方中药性之热也。为有石膏以监制麻黄，若遇脉之实者，仍宜用麻黄一钱，试举一案以征明之。

堂姊丈褚××，体丰气虚，素多痰饮，薄受外感，即大喘不止，医治无效，旬日喘始愈，偶与愚言及，若甚恐惧。愚曰：此甚易治，顾用药何如耳。《金匮要略》小青龙加石膏汤，为治外感痰喘之神方，辅以拙拟从龙汤，则其功愈显，若后再喘时，先服小青龙汤加石膏，若一剂喘定，继服从龙汤一两剂，其喘必不反复。若一剂喘未定，小青龙加石膏汤可服至两三剂，若犹未全愈，继服从龙汤一两剂必能全愈。若服小青龙加石膏汤，喘止旋又反复，再服不效者，继服从龙汤一两剂必效。遂录两方赠之，褚××甚欣喜如获异珍。后用小青龙汤时，畏石膏不敢多加，虽效实无捷效，偶因外感较重喘剧，连服小青龙两剂，每剂加生石膏三钱，喘不止而转增烦躁。急迎为诊视，其脉浮沉皆有力，遂即原方加生石膏一两，煎服后其喘立止，烦躁亦愈，继又服从龙汤两剂以善其后。

案5：哮喘小青龙汤证

杜达是伊朗国人，身体虽魁梧，而有哮喘病史，心甚苦之。一次因气候突变，老病复发，连续咳嗽，气急痰喘，以致不能平卧。平时由其医药顾问治疗，注射、服药，即可缓解。但此次却毫无效果，痛苦不堪，乃电招其老友美国医药博士梅卓生医生，清其设法治疗。梅医生见其状，询问病情后，向杜建议曰："余有至友祝味菊医生，学贯中西，善用中国古来经方疗奇疾，远近闻名，可一试之。"杜低首不答，梅问何故？杜曰："余虽不是中国人，却是一个老上海，从来没有听说西医介绍病人给中医医治的，何况余又是一个外国人，适宜于中国古法医治否？"梅医生一再推荐，才勉强答应。由梅医生介绍病情，祝医生按脉察舌，诊断为肺有痰饮，肾阳不足。梅译告其意，杜同意服药。乃以张仲景小青龙汤法加参、附为方：桂枝9克，麻黄6克，白芍9克，炙细辛3克，姜半夏9克，淡干姜6克，五味子6克（二味同捣），附片12克（先煎），人参9克（先煎），活磁石30克（先煎），白芥子9克，炙紫菀、炙苏子各9克。服药两帖，杜感觉舒服。汗多,咳嗽大爽,气急渐平。隔日即能平卧,便主动约梅至祝医生诊所继续求治。杜达向祝医生道谢,并赞扬中医是了不起的医学。祝在原方中将麻黄改为3克,另加黑锡丹9克(分吞),破故纸12克。嘱服5帖而愈。(《祝味菊医案》)

按:同样治疗小青龙汤证,张锡纯顾虑药性过热,强调要加石膏——例加石膏;而祝味菊却用"小青龙汤法加参、附为方"。可见医家每有见仁见智之异。但无论如何请读者记住:见外感痰喘——西医所谓支气管哮喘或哮喘性支气管炎——要用小青龙汤。

案6:风寒客肺误补类小青龙汤证

黄敬修兄店内,有同事鲍宗海者,因感风寒,喘嗽多日,就彼地某姓老医看视,谓其证属内亏,药与地归参术。予见方劝其勿服,宗海以为伊芳体素虚,老医见识不谬,潜服其药。是夜喘嗽益甚,次日复往加减,医谓前药尚轻,更增黄芪、五味子,服后胸高气筑,莫能卧下,呷呀不休,闭闷欲绝。敬兄询知其故,嘱予拯治。予曰:前药吾原劝其勿服,伊芳不之信,况加酸敛,邪锢益坚,如何排解?敬兄云:渠与我同事多年,不忍见其死而不救,揣摩至再,立方用麻黄、桂枝、细辛、半夏、甘草、生姜、杏仁、葶苈子,并语之曰:此乃风寒客肺,气阻痰凝,因而喘嗽。医不开解,反投敛补,以致闭者愈闭,壅者愈壅,酿成肺胀危证。《金匮要略》云:咳逆倚息不得卧,小青龙汤主之。予于方中除五味白芍之酸收,加葶苈杏仁之苦泻者,盖肺苦气上逆,急食苦以泻之。如救眉燃,不容缓待也。敬兄欣以为然,即令市药煎服,少顷嗽出稠痰两盂,胸膈顿宽,再服复渣,又吐痰涎盏许,喘定能卧。宗海始悟前药之误,泣求救援。予笑曰:无妨,枉自吃几日苦耳。次剂麻桂等味分两减轻,参入桔梗橘红茯苓苏子,更为调和肺胃而痊。(《程杏轩医案》)

按:风寒客肺,气阻痰凝,也不是完全不可补。至于五味子,更是仲景治喘嗽的常规——酸敛之说不可从。我治外感咳嗽日久(3日以上即可视为日久)一律使用五味子,从未见偾事者,而是十九以上疗效甚佳。此案用药接近小青龙汤。果系小青龙汤证,则不宜先补。

案7:支气管哮喘清燥救肺汤证

于某,男,54岁。17年前在国庆节期间发作哮喘,经西医诊断为过敏性支气管哮喘。但治疗结果未能控制病情。病人来诊是自述:咳喘日发数次,尤以睡前(约晚上8~9点)的一次发作最重。每次需昏厥10分钟左右，咳嗽连声，呼吸不续，类似小儿百日咳之状。痰出如皂泡，纯白胶粘难出。由于咳喘过度紧张，造成两眼瘀血贯睛，眼珠赤如涂朱。当据"肺萎吐白沫"和"肺热叶焦因而成萎"的理论，投以清燥润肺之清燥救肺汤。方用：

沙参12g，麦冬10g，生甘草6g，黑芝麻10g（捣），石斛12g，阿胶珠10g，生石膏30g（先煎），甜杏仁10g，枇杷叶9g，僵蚕9g，全蝎6g。

服药后当晚咳喘即轻，未见昏厥；服三剂咳喘皆退，续用桑杏汤收功。经随访10年以来，迄未再发。病人由长期休养，转而为每天上班工作，有时骑自行车百余里，身体照常不受影响。（《中医内科新论·内伤杂病》）

按：此案不但迅速见效，而且10多年未复发，可谓功德圆满。据症状此案也可以用小青龙汤——与清燥救肺汤出入很大。提出此看法供读者参考。

案8：肺气虚痰喘四君子汤证

一人极言痰气作楚，喘急而不能食，遍体作痛，服清气化痰药，无异服水，何也？曰：岂止无益，反受害矣。肥人气居于表，中气必虚，脾弱不能胜湿，气虚不能健运，是以多痰而喘。以四君子加南星、半夏，佐以姜汁，数剂而愈。（《续名医类案·卷十四·喘》）

按：或问：痰喘莫非都是肺气虚？答：是的。试想肺的功能主要是呼吸。喘急不能食、不得卧，岂非是肺气大虚。故严格而言，凡慢性呼吸道疾病——如最常见的慢性支气管炎、肺气肿、肺结核、矽肺等，无不属于肺气大虚而宜补。只有风寒袭肺或心下有水气——即小青龙汤证、麻黄汤证、麻杏石甘汤证等，正夺不甚而邪气盛，不能以补益为主。

或再问：如此说来，凡补气之剂都可以治肺气虚了，是吗！

答：据理言就是如此。比如单味人参、四君子、异功散、六君子、桂枝汤、建中汤、补中益气汤、八珍汤、十全大补金、人参养荣汤、金匮肾气丸等都可以治虚喘。当然，最好是精确辨证，借鉴前人的经验选用最合适的方子。

案9：晨喘自汗补中益气汤证

一人每早晨喘，自汗。此肺虚则阳气不足。早晨胃中宿食消尽，肺无所秉，则气不能行降下之令，故上逆而喘。肺主皮毛，皮毛不敛而自汗。用补中益气汤加附子、炮姜、五味子，三帖而愈。（《慎斋遗书·喘》）

按：此案说理略有不通，试看用补中益气汤加附子、炮姜、五味子，可知亦有肾虚也。

案10：肺阴虚咯血补肺阿胶汤证

某男，30岁，司机，2000年6月2日初诊。反复咳嗽、咯血2年，咯鲜血或为痰中带血，血色鲜红，自感五心烦热，舌质红，少苔，脉细数。右下肺闻及细湿啰音。胸部CT提示：支气管扩张。西医诊断：支气管扩张症。中医诊断：咯血（肺阴亏虚）。治以养阴润肺，清热止血。方用补肺阿胶汤加味：阿胶（烊化）、山药、北沙参、泡参、旱莲草、白及各15g，牛蒡子、炙甘草、马兜铃各10g，杏仁、知母、侧柏叶各12g，青黛9g（另包分吞），6剂。二诊：6月9日复诊，咯血量减少，咳嗽减轻，五心烦热现象消失。原方减侧柏叶、白及，续进12剂而愈。（刘炜．补肺阿胶汤在呼吸系统疾患中的临床运用．黑龙江中医药　2003；3；29～30）

按：支气管扩张确实可以引起咳血。那么，什么原因导致支气管扩呢？就是长时期反复咳嗽——慢性支气管炎最多见。此案既已诊为肺阴虚，自应养阴润肺。但须知，咳血不是均属肺阴虚。

案11：妇人子嗽补肺阿胶汤证

荔翁夫人，怀孕数月，嗽喘胸痹，夜不安卧，食少形羸。予曰：此子嗽也。病由胎火上冲，肺金被制，相傅失职，治节不行。经云：咳嗽上气，厥在胸中，过在手阳明太阴。夫嗽则周身百脉震动，久嗽不已，必致动胎。古治子嗽，有紫菀散，百合汤法，犹未善。鄙见惟补肺阿胶汤，内有甘草、兜铃、杏仁、牛蒡清金降火，糯米、阿胶润肺安胎，一方而胎病两调，至稳至当。服药两日，咳嗽虽减，喘痹未舒，方内加苇茎一味，取其色白中空，轻清宣痹再服数剂，胸宽喘定，逾月分娩无恙。（《程杏轩医案》）

按：怀孕而嗽喘日久，食少形羸，应该按虚证治。补肺阿胶汤虽标明补肺，但偏于降火，不是最佳选择。愚意以为，用金匮肾气、二陈合四物加桂枝、五味子最好。

案12：肺阴虚干咳养阴清肺汤证

某女，58岁。肺腺癌放射治疗后一直咳嗽不止，多为干咳，偶有少许泡沫痰，就诊时咳嗽已持续月余，遍服中西止咳药而罔效，舌暗红，苔白，根部稍厚，脉细。处方：玄参、生地各15g，麦冬、炒白芍、薄荷、浙贝、丹皮、当归、白术、茯苓、半夏各10g，陈皮、甘草各5g，1日1

剂，2次分服。二诊：5剂症状大减，再服5剂而愈。（王梅等．养阴清肺汤新用．陕西中医 2006；4（27）：491）

按：就脉证而言，此案不是典型阴虚。服养阴清肺汤有效或可逆推是肺阴虚。

案13：痰火郁肺芩连二陈丸证

邻人郭某之女，再醮于邻村，归宁恒数月不返。一日忽患咳嗽，初略不为意，久而增盛。延人治之，则曰：此虚劳也。始而补气，继而行瘀，又转而理脾疏肝。药屡易而病不减。一日其母偕之来，俯余治。因问曰：嗽时作时止乎？抑咳则面赤气急声声接续乎？曰：急甚。观其面色红润，知非虚证。乃诊其脉，则右寸浮滑而数，余则平平。告曰：此痰火郁在肺经，常苦胸膈满闷，发则痰嗽俱出，不但非虚劳，且大实热证也。进以芩连二陈丸加桑皮，木通以疏之，三日而嗽减。再请余治，则数象减而滑则依然。余曰：热退而痰仍在，不去之，恐复作，因用二陈汤加枳实大黄下之。凡二进，下顽痰数碗胸膈顿宽，而嗽亦止矣。（《醉花窗医案》）

按：痰火郁肺，自应祛痰泻火或清热。此即所以用"芩连二陈丸加桑皮，木通"。终于用下法而效，不可视为常规。

案14：气喘胸闷葶苈大枣泻肺汤证

浙江矾山叶妪，患支饮，寝到夜半，忽自床中坐起，两手紧握床架，胸中憋闷，气喘欲绝。极延苏老（苏寿仁）往诊。以葶苈子一两，大枣十枚，清水煎数沸，去渣，一次服尽。药后少顷，喘平，诸证若失。（《桐山济生录》）

按：方名泻肺，自然治肺家邪气盛。此案之邪气，即肺中支饮也。自西医看此病，实属老慢支肺心病心衰。自中医看属于标实本虚，危急过后，当缓图治肺。盖多年的支饮不会一泻根除。

案15：室女经闭成痨不治之证

潘氏室女，年十五岁，初患腹痛，驯至咳嗽寒热，形瘦食少，诊脉细数，询经事愆期三月。予曰：痨证也，辞不治，未百日而殁。历见妇人咳嗽寒热，脉数经闭者，多不可治。若室女，更无一生。任用补虚清热，解郁调经诸法，总无灵效。求诸古训，鲜有良法。惟《金匮要略》载有大黄䗪虫丸，及百劳丸二方，喻氏阐发其义。窃思此证当其初起，血痹不行，痨瘵将成未成之际，即以此药投之，祛旧生新，或能图功，亦未可料。倘迁延时日，元气已衰，则无及矣。识此质诸明哲。（《程杏轩医案》）

按：此案是痨病或痨瘵，或简称瘵。由程氏一生经验可知，痨病在古时鲜有治愈者。今日此病已经很少见，应当中西结合治疗。中医治法总以补益为主。拙案请参看《医学中西结合录》。注意，此案的题目说明古人对此病认识模糊。盖痨病不是经闭所致，而是痨病导致了经闭。

案16：肺结核宜温补证

赵君年届五十，体质素弱，患肺结核后，体重大为减轻，低热不退，形削骨立，不思饮食，四肢无力。当时无抗结核特效药，经西医诊治，不见起色。后改请中医诊治，某医诊之，按脉虚细而数，舌光红无苔，颧骨高而发红，两眼目光锐利。即对赵曰："肺虚损之病，肾阴亏竭，肾为生命之源，值此春阳生长，将以何物以助其升发哉，清明一到，甚虞甚虞"。勉处一方：南北沙参9克，玄参9克，太子参12克，百部9克，甜杏仁9克，生地9克，石斛9克，阿胶9克，紫菀9克，枇杷叶9克，生谷芽12克，青蒿9克，嫩白薇9克，地骨皮9克，连服5剂不见效果。驯致精神更加姜顿，纳食更少。医曰；"肺结核为顽固之疾，能平安渡过，已非易事，所虑者冬至耳。冬至一阳生，于你疾病大为不利，现勉力图维，实无把握。"赵自思生命仅有数月，悲观失望。亲友来望病，赵以实告。亲友曰：余之同事亦患肺病，经祝医生医好，可往诊之。遂前往求诊。祝师按脉问症，细为检查。对赵说，保汝冬至不死，不要听信不负责的无稽之谈，相信对路药物可以起死回生。处方以大剂温补为主：附片12克，大熟地18克，桂枝9克，炒白芍12克，当归9克，黄芪18克，党参18克，炒白术12克，仙灵脾9克，紫河车粉3克，炒麦芽15克，淮山药12克，炙紫菀9克，炙百部9克，光杏仁9克。连服6帖，精神稍振，思食。续服6帖，病情逐渐好转。再加鹿角12克，菟丝饼12克，以巩固疗效，连续服20余帖，咳少热退、体重得增，冬至到时，赵君不仅健在，而且已能做日常工作。嗣后每年冬季服紫河车粉100克。十余年健康如常人。（《祝味菊医案》）

按：由此案可知，近代人患肺结核无不恐惧——略同近年患艾滋病或癌瘤。祝氏以大剂温补效佳。愚见以为，不一定使用附子。有关拙案请参看《医学中西结合录》。

案17：痰喘清肺消痰饮证

观察毛公裕，年届八旬，素有痰喘病，因劳大发，俯几不能卧者七日，举家惊惶，延余视之。余曰此上实下虚之证。用清肺消痰饮，送下人参小块一钱。二剂而愈。毛翁曰：徐君学问之深，固不必言，但人参切块之法，此则聪明人以此玄奇耳。后岁余，病复作，照前方加人参煎入，而喘逆愈甚。后延余视，述用去年方。曰：前几死，我以一剂救之，何以蹈覆辙。曰：众论纷纷，谓补药一定不错，直至临死时欲来敦请，已无及矣。呜呼！岂吾病有加？余曰：莫非以参和入药中耶？曰然。余曰：宜其增病也。仍以参作块服之，亦二剂而愈。盖下虚固当补，但痰火在上，补必增盛，惟作块则参性未发，而清肺之药已得力，迨过腹中，而人参性始发，病自获痊。此等法古人亦有用者，人自不知耳。于是群相叹服。(《洄溪医案》)

按：洄溪此案说理不甚可信。盖高年痰喘旧病发作"俯几不能卧者七日"即今日所谓肺心病又有肺部感染也。此固然不可完全以补为治，但单用清肺消痰也必然效果不好。不知道为什么此案不用小青龙加减并加补肾之剂。

案18：痢疾大承气汤证

马某，男，38岁，夏秋之际，因染痢疾，日下20多次脓血便。里急后重，腹痛阵阵，发热而渴。前医给予中西药治疗，次日痢止。但隔日又现腹痛大作，发热欲吐，口干渴，里急后重，欲便不能，痛苦万分。诊其脉数而有力，苔黄厚，舌质红。此是因痢虽止，但湿热之毒郁于胃肠，无所出处。投以大承气汤一剂泻下数次脓血便，次日诸证若失。(《经方发挥》)

按：急性细菌性痢疾较重者，初起均宜用大承气汤一剂以荡涤大肠内之湿热。今痢疾已经很少见。约30年前，痢疾还很常见。慢性痢疾有的很难治。

案19：阳明病大承气证

予尝诊江阴街肉庄吴姓妇人，病起六七日，壮热，头汗出，脉大，便闭，七日未行，身不发黄，胸不结，腹不胀满，惟满头剧痛，不言语，眼张，瞳神不能瞬，人过其前，亦不能辨，证颇危重。余曰：目中不了了，睛不和，燥热上冲，此阳明篇三急下证第一证也，不速治，病不可为矣。于是遂书大承气汤方与之。

大黄四钱，枳实三钱，厚朴一钱，芒硝三钱。

并嘱其家人速煎服之，竟一剂而愈。盖阳明燥气上冲巅顶，故头汗出，满头剧痛，神识不清，目不辨人，其势危在顷刻。今一剂而下，亦如釜底抽薪，泄去胃热。胃热一平，则上冲燥气因下无所继，随之俱下，病遂豁然。非若有宿食积滞，腹胀而痛，壮热谵语必经数剂方能奏效，此缓急所由分也。是故无形之气与有形之积，亦加辨别，方不致临证茫然也。（《经方实验录·上卷》）

按：此案作者曹颖甫是近代著名经方家。他断此证，几乎是照背《伤寒论》而来。愚见以为，此证并无燥屎，只有无形邪热，最好使用调胃承气汤。

案20：伤寒大承气汤证

一人病伤寒八九日，身热无汗，时时谵语，时因下后，大便不通三日矣。非躁非烦，非寒非痛，昼夜不得卧，但心中无晓会处，或时发一声，如叹息之状。医者不省是何证。许诊之，曰：此懊憹怫郁，二证俱作也。胃中有燥屎者，承气汤。下燥屎二十余枚，得利而解。仲景云：阳明病下之，心下懊憹微烦，胃中有燥屎者可攻。又云：病者小便不利，大便乍难乍易，时有微烦，拂郁不得卧者，有燥屎也。承气汤主之。《素问》云：胃不和则卧不安，此夜所以不得眠也。仲景云：胃中燥，大便坚者，必谵语，此所以有时发谵语也……燥屎得除，大便通利，胃中安和，故其病悉去也。（《名医类案·卷一·伤寒》）

按：由此案不难看出许叔微治伤寒功夫颇深，然今人已经很难得一见伤寒大承气汤证。总之，这是典型的伤寒阳明病胃家实——大肠内热结燥屎。

案21：久泻滑脱赤石脂禹余粮证

封翁年逾古稀，恙患泄泻。公郎麦伦兄善岐黄，屡进温补脾肾诸药，淹缠日久，泻总不止。招予诊视。谓迈兄曰：尊翁所患乃泻久肠胃滑脱之候也。《十剂》云：补可去弱，涩可去脱。泻久元气未有不虚，但补仅可益虚，未能固脱。仲景云：理中者，理中焦。此利在下焦，赤石脂禹余粮丸主之。李先知云：下焦有病患难会，须用余粮赤石脂。况肠胃之空，非此不能填。肠垢已去，非此不能复其黏着之性。喻西昌治陈彦质浦君艺泻利，久而不愈，用此俱奏奇功，遂于原方内加入石脂、余粮，服之果效。（《程杏轩医案》）

按：虽然加入赤石脂、禹余粮方效，温补脾肾之方仍不可废。

案22：肠燥便闭瓜蒌柔润证

蔚兄来诊云：病初右胁刺痛，皮肤如烙，渐致大便闭结，坐卧不安，每便努挣，痛剧难耐。理气清火，养血润肠，药皆不应。切脉弦急欠柔，谓曰易治耳，一剂可愈。蔚兄云：吾病日久，诸药无灵，何言易治？予曰：此乃燥证……订方用栝蒌一枚，甘草二钱，红花五分。蔚兄见方称奇，乃询所以。予曰：方出《赤水元珠》。夫栝蒌柔而润下，能治插胁之痛，合之甘草缓中濡燥，稍入红花，流通血脉，肝柔肺润，效可必矣。服药便通痛减，能以定卧，随服复渣，微溏两次，其痛如失。（《程杏轩医案》）

按：删去了中间大段无足轻重的说理。其实，此案不过是肝气不舒致大肠燥结，用瓜蒌润下、红花活血而已。

【肾与膀胱病证治】

古人云：肾无实热。查今中医诊断学，肾脏确无实证。可知肾病无非虚证且以阳气不足为最多见。肾虚所致最常见之临床表现约有四端：为畏寒肢冷，面色苍白或苍青，脉象沉细，舌淡而嫩，食少乏力等——虚像愈多愈确；为小便频数而量少，甚或点滴不通尿潴留，或失禁；为下肢乃至全身水肿；为咳嗽、气短，稍重即不能平卧并同时有水肿；为腰部及下肢酸痛乏力等。其余如不孕不育、性欲减退等亦无不首先责之于肾气虚。

治肾气虚的第一要方是八味丸（金匮肾气丸、桂附八味丸均组方相同），其次是地黄丸（六味地黄丸）。再其次是加减八味丸、大补丸。四方均补肾气，惟第一方偏于补阳，后三者偏于补阴。

膀胱病最常见者为膀胱湿热证，其主方为八正散。至于膀胱病久，出现小便滴沥不尽，或尿潴留，即完全按肾虚治。

以下举案说法：

案1：肝肾双实养阴清火证

嘉兴朱宗周，以阳盛阴亏之体，又兼痰凝气逆，医者以温补治之，胸膈痞塞，而阳道疾。群医谓脾肾两亏，将恐无治，就余于山中。余视其体丰而气旺，阳升而不降，诸窍皆闭，笑谓之曰：此为肝肾双实证。先用清润之品，加石膏以降其逆气；后以消痰开胃之药，涤其中宫；更以滋肾强阴之味，镇其元气。阳事即通。五月以后，妾即怀孕，得一女。又一年，复得一子。惟觉周身火太旺，更以养阴清火膏丸为常馔，一或间断，则火旺随发，委顿如往日之情形矣。而世人乃以热药治阳疾，岂不谬哉。（《洄溪医案》）

按：据此案似乎肾无实热之说不确，然而洄溪之说颇自相矛盾。试问，既然是"肝肾双实"，何可"更滋肾强阴"。盖洄溪不赞成重用温补，不得不批评前医之说。实际上，此案不过是阴虚为主，虽然可补，却不是补阳，而应滋阴。

不但如此，肝肾双实在中医理论为术语不通。经云：邪气盛则实。故所谓实证，必然有内外邪气客之而且邪气盛，否则即便无正夺，也不能说肝肾实。

案2：发热而渴八味丸证

薛立斋治沈大尹不时发热，日饮冰水数碗，寒药二剂，热渴益甚。形体日瘦。尺脉洪而数。时或无力。王太仆曰：热之不热，责其无火；寒之不寒，责其无水。又云：倏热往来，是无火也。时作时止，是无水也。法当补肾。用加减八味丸，不月而愈。（《名医类案》）

按：八味丸补肾阴也补肾阳，但以补阳为主。总之，此案因补肾而愈。八味丸是薛氏最喜用的方子之一——仅次于补中益气法。

案3：淋证八味丸证

一老人，阴萎思色，精不出，内败，小便水道涩痛如淋。用八味丸，加车前、牛膝，立效。（《寿世保元·卷五·诸淋》）

按：凡高年小便不畅，首先责之于肾虚，用八味丸加减无不立效。

案4：淋证八味汤证

胡某，男，41岁，教员，1975年11月26日初诊。

三个月来，小便淋急，次数多而量少，夜睡尤甚（每夜解溲10余次），排尿时阴茎微痛。心烦，腰酸，舌淡，脉沉细而缓。

处方：熟地、淮山药各15g，枸杞、丹皮、茯苓、泽泻各9g，附子6g，桂心3g（另冲）。

1剂甫毕，小便次数显减（每夜仅2、3次），排尿无痛感。因当地肉桂不易买到，嘱改服金匮肾气丸60克收功。（《俞长荣论医集、临床研究》）

按：此案用桂附八味，一剂即效，可见证属肾虚无疑。洪钧以为，此案加用参、芪、五味子、山茱萸等更好。

案5：大小便牵痛八味丸证

一老人，精已竭而复耗之，大小便牵痛，愈痛愈便，愈便愈痛，服以八味丸其功最效。（《寿世保元·卷五·诸淋》）

按：八味丸最效，可知证属肾虚。

案6：小便不禁八味丸证

张方伯夫人，患饮食不进，小便不禁。李曰：六脉沉迟，水泉不藏，是无火也。投以八味丸料，兼进六君子加益智仁、肉桂，二剂减，数剂瘳。（《续名医类案·卷二十·小便不禁》）

按：此案是脾肾双补，补肾为主，盖因高年十九脾肾俱虚也。

案7：水肿八味丸证

德兄乃郎年十四岁，证患水肿，医投利水诸药无效，转致腹大如鼓，足冷如冰，头身俱肿，阴囊光亮欲裂，行动喘促，势甚危急，诊脉沉细无力。谓曰：此脾肺肾三脏内亏之病也。肺虚则气不化精而化水，脾虚则水无所制而反克，肾虚则水无所主而妄行，仲师金匮肾气丸，如禹之治水，行所无事，实为至当不易之方。无如病久形羸，消耗药多，真元败坏，恐难挽矣。德兄固请救治，仍用本方，旬日而验，不月而痊。（《程杏轩医案》）

按：肺脾肾三脏内亏，自然应三脏同补。用金匮肾气丸治愈，可知病以肾虚为主。拙见以为，还是同时加用参芪更好。

案8：肿胀八味丸证

某人，一身肿胀，小便不利，心中烦闷，气息欲绝，脚殊濡弱。一医为越婢加术附汤饮之数日，无其效。先生诊之，按至小腹，得其不仁之状，乃为八味丸饮之，一服心中稍安，再服小便快利。未尽十剂而痊愈。

汤本氏云：此病殆是慢性肾炎，余亦遇此证而烦热甚者，与本方，得速效。（《金匮要略今释·卷二》引《建殊录》吉益东洞医案）

按：吉益东洞为日本明治维新之前的最后一位名医。颇得李（东垣）朱（丹溪）之传，故亦熟知八味饮治肾虚水肿。

案9：腰以下痹痛八味丸证

一男子，腰以下痹，冷痛，手足烦热，舌上苔黑，如实状。先生与八味丸而全治。（《金匮要略今释·卷二》引《成绩录》吉益南涯医案）

按：腰为肾之腑，故"腰以下痹，冷痛"，用八味丸而全治。

案10：周身浮肿上气喘促八味汤证

一人六脉豁大，周身浮肿，上气喘促，呼不能吸。此肾虚水泛，气不归元也。八味汤加人参、吴茱萸。十帖效，一月安。（《慎斋遗书·卷八·肿》）

按：凡见浮肿而且喘促者，莫忘十九是"肾虚水泛，气不归元"，而治以八味汤加味。

案 11：虚怯脚麻八味汤证

一人年三十，身体怯弱，素有劳伤。脚渐麻至膝，昼夜不定。方用八味汤加人参，纳气归肾而愈。（《慎斋遗书·卷八·麻木》）

按：人体腰以下慢性病，首先责之于肾虚。此案"身体怯弱，素有劳伤"，更是肾虚无疑。

案 12：咳而上气八味丸证

一人咳而上气，凡清火润肺、化痰理气之剂，几无遗用，而病不少衰。诊其肾脉大而软，此气虚火不归元。用人参三钱煎汤，送八味丸五钱，一服而减。后用补中益气汤加桂一钱，附子八分，凡五十剂，及八味丸二斤而痊。（《续名医类案·卷十五·咳嗽》）

按：证属（肾）气虚火不归元，凡清火润肺、化痰理气之剂，必然无效。惟八味丸是正治。至于同时用补中益气，则是李中梓治虚证的代表治法。

案 13：咳喘呃逆肾气汤证

吴燮臣司业父刑部毓春公咳喘呃逆，延予诊视。脉七八至，将绝之候。服殿撰陈冠生方石膏、黄连多日一至此剧。余拟肾气汤加减，以救垂绝之阴阳，服之见效。次早来请，以为得手，至则见喘已轻，呃逆已止。精神大好，原可挽回。复原方加以滋阴扶阳之品。适陈冠生至，持方连曰：火上添油也！余请示姓名，知为殿撰。曰：何知为热？曰：脉数。曰：浮数为风热，沉数为寒热，洪数为大热；数而有力，为实热，数而无力为虚热。今数而无力，不及之象，犹灯油将尽，拍拍欲绝之候。添油犹恐不燃，若加滴水即灭矣！陈曰：脉之理微。曰：诚然！然优人胡琴、二弦、三指挑拨，五音和调，君能之乎？陈曰：未习也。曰：以此即知脉理，未习故不知也。遂辞。燮臣司业送出，询以病势。余曰：若听陈君主政，预备后事不出三日也。旋陈病，自用苦寒之药，亦亡。（《许氏医案》）

按：请牢记案中所说："数而无力，不及之象，犹灯油将尽，拍拍欲绝之候。添油犹恐不燃，若加滴水即灭矣！"盖大虚、大实、大寒、大热之辨丝毫不容含糊。否则祸不旋踵。惜乎陈氏只知脉数为热，不知脉数更多属虚。自病自用苦寒药而死，可见至死不知温补之医家并不罕见。

案 14：虚喘肾气汤证

陈某，女，31 岁，居民。1964 年 7 月 6 日初诊。

自幼有哮喘病，1958 年后喘息发作频繁，四时皆发。每次犯病初感倦怠嗜睡，继而闷满上气喘息，坐卧不安，全身大汗，恶风恶寒，喉无痰音，难以入寐。心虚喜按，饮食一般。口干不欲饮，大便干燥，二日一次，小便量少，色赤。月经因哺乳期未来。面色晦暗，形体消瘦。气短喘息，呼多吸少，音低断续不已。

检查：舌苔博白，脉寸尺均弱，两关沉细数。

辩证：肺气虚弱，卫阳不固，肾失摄纳，气不归元。

治则：补肺定喘，固肾纳气。拟麦味地黄丸加味。

方药：熟地 6g，茯苓 6g，炒山药 9g，丹皮 4.5g，泽泻 6g，山萸肉 4.5g，麦冬 9g，五味子 3g，蛤蚧尾 3g。水煎服。

7 月 10 日二诊：来人述服药三剂喘息已减。能轻微活动，腰能直立，食欲较好，惟吐痰较多，色白而黏。二便同前。按原方去蛤蚧尾，加半夏 9，橘红 4.5，水煎服。

7 月 16 日三诊：来人述服药五剂，喘息已平。能起床活动，仍气短微咳。其他无变化。按上方三倍量，配六曲糊丸，如绿豆粒大。每晚服 30 丸，白水送下，以资巩固。（《吴少怀医案》）

按：凡慢性咳嗽、气短，无不有肾虚不纳气之病机。案中说理甚详，不赘。愚见以为不如同时用小青龙效捷。

案 15：滑精六味丸证

萃翁公郎，禀质向亏，诵读烦劳，心神伤耗。初病浮火上升，继则阳强不密，精时自下。诊脉虚细无力，方定六味地黄汤。除茯苓、泽泻，加麦冬、五味、远志、枣仁、牡蛎、芡实，期以功成。百日服药数剂未应，更医病状依然，复召诊视。予曰：此水火失济象也，岂能速效。仍用前方再加龙骨、蒺藜、桑螵蛸、莲蕊须，合乎滑者涩之之意。守服两旬，虚阳渐敛，精下日减。但病久 形羸食少，究由脾胃有亏。经云：肾者主水，受五脏六腑之精而藏之，是精藏于肾，非生于肾也。譬诸钱粮，虽贮库中，然非库中自出。须补脾胃化源，欲于前方内参入脾药，嫌其杂而不专，乃从脾肾分治之法，早用参苓白术散，晚间仍进前药。服之益效，续拟丸方，调养而瘳。（《程杏轩医案》）

按：程杏轩终生以医为业，持论老成。服药不应，仍用六味地黄加味，两旬后终于见效。可知滑精之证，难以立竿见影也。

案16：幼女偏废右归饮证

临兄女三岁，右肢痿软，不能举动，医作风治。予曰：此偏废证也。病由先天不足，肝肾内亏，药当温补。若作风治，误矣。临兄曰：偏废乃老人病，孩提安得患此。予曰：肝主筋，肾主骨，肝充则筋健，肾充则骨强。老人肾气已衰，小儿肾气未足，其理一也。与右归饮，加参、鹿角胶，数十服乃愈。（《程杏轩医案》）

按：愚见以为，此案不仅仅是肝肾阴亏，而是脏腑俱虚。右归饮，加参、鹿角胶就是五脏皆补。

案17：肾阳虚中风先兆补中益气合六味丸证

秀才刘允功，形体魁伟，不慎酒色。因劳怒头晕仆地。痰涎上涌。手足麻痹。口干引饮，六脉洪数而虚。薛以为肾经亏损，不能纳气归源而头晕，不能摄水归源而为痰，阳气虚热而麻痹，虚火上炎而作渴。用补中益气合六味丸，治之而愈。其后或劳役，或入房，其病即作，用前药随愈。（《古今医案按·卷一·中风》）

按：薛己最喜用八味丸、补中益气、六味丸等。他完全以肾虚解此案，其实此案也有脾虚。就治疗效果看，其法甚佳。

案18：淋闭八正散证

陕人高文病淋，口禁厥逆，他医以为风。翁曰：误矣！此热客膀胱，故难溲尔。投以八正散（车前子、瞿麦、滑石、山栀子、甘草、木通大黄、灯芯），二服而溲大行，病且愈。所以知文之病者，尺沉而大，按之而坚，知病在下也。膀胱者，津液之府，气化则能出。此盖由于热淋而更接内，故移热于膀胱而使溲难也。（《名医类案·卷九·淋闭》）

按：八正散为治疗膀胱实热的常用方剂。当然，仿其意另组方亦可。中西医结合处理则更好。

案19：急性肾盂肾炎八正散证

郦某，女，33岁，1976年3月2日初诊。

急性肾盂肾炎（尿检有蛋白、红白细胞、脓细胞），尿频急，腰酸痛，小腹胀满，脉数，苔黄。宜清热通利。

生山栀12g，车前子9g，萹蓄9g，生甘草6g，川楝子9g，瞿麦9g，净滑石12g（包），木通4.5g，银花9g，生军4.5g，灯芯1束。4剂。

3月7日2诊：上方进4剂后，腰酸解，尿频尿急亦减。再以清热通利续之。（《何任临床经验辑要》）

按：此案疗效不是很满意，盖中西医结合治疗此证，症状可以在数小时内完全缓解。该患者完全没有发热、口渴等，单纯"清热通利"不妥。

案20：癃闭八味丸合补中益气汤证

学宫后金汝玉，忽患小便不通，医以通利导之，水愈聚而溺管益塞，腹胀欲裂，水气冲心即死，再饮汤药，必不能下，而反增其水。余曰：此因溺管闭极，不能稍通也。以发肿药涂之，使溺器大肿，随以消肿之药解之，一肿一消，溺管稍宽，再以药汤洗少腹而挤之，蓄溺涌出而全通矣。此无法中之法也。

木渎某，小便闭七日，腹胀如鼓，伛偻不能立，冲心在顷刻矣。就余山中求治，余以鲜车前根捣烂敷其腹，用诸利水药内服，又煎利水通气药，使坐汤中，令人揉挤之，未几溺迸出，洒及揉者之面，溺出斗余，其所坐木桶几满，腹宽身直。（《洄溪医案》）

按：以上是徐大椿治疗的两例尿潴留，前医治法固然错误，他用发肿药也毫无道理。尿终于排出，不过是"药汤洗少腹而挤之"所致。其中，挤之更重要。今日有导尿法，治此证之标已经不是问题。问题是如何预防出现此种情况，以及出现之后如何尽量短时期的保留尿管。据古今名家和我自己的经验，防治尿潴留，必须脾肾或肺脾肾同补。最好的方子就是金匮肾气与补中益气合剂。拙案请参看旧作《医学中西结合录》。反对温补的徐大椿很可能不知其中道理。

案21：肾阴虚大补阴丸证

患者王姓，39岁，二年内流产三次。三次流产有一个相同的过程，怀孕后40天左右便终日骨蒸发热，神疲身倦。先后请几位医生诊治，服用许多寒凉药物与养血安胎药物。治疗后患者病情非但不减，反而加重，逐渐发展到病人身无半缕，裸体躺在土地上，以求借土地之凉，缓解骨内之热。直到孕后两个多月流产，疾病才不药而"愈"。第四次妊娠近四十天，患者又出现骨蒸发热，来请我诊治。当时，主证是形体瘦弱；似睡非睡状态，面色微红，身似壮热，皮肤不热，脉象沉细滑数，舌质深红，少津，无苔。余认为这是真阴不足之证。患者原本阴虚，多次妊娠进一步消耗阴血，阴虚加重，参考前车之鉴，用寒药热不退，正如《内经》所说的"诸寒之而热者取之阴"的真阴虚证。病人似壮热而皮肤欠温；但有欲寐，无神昏谵语；脉沉细滑数，不见洪大；舌红无苔，没有黄苔芒刺。这些证候也证明是阴虚之象。真阴不足，阴阳不相平衡，因而产生骨蒸发热。此热乃是由于真阴虚，非寒凉药所能取效，只得大补真阴，才能达到治疗的目的。于是取大补阴丸化裁：

生地50克，熟地50克，盐黄柏25克，盐知母25克，炙龟版60克，炙鳖甲50克，山萸肉15克，枸杞子15克。服一剂，病人热势稍减，能够正常穿衣盖被。又服四剂，热尽退，精神好转，饮食增加，直到足月分娩，没有出现异常现象。生一男孩，身体壮实，聪明伶利，没有任何先天疾病。（《钟育衡医案》）

按：此案的阴虚是典型的，骨蒸也可以说比较典型，但不必仅仅是肾阴虚，盖五脏六腑无不阴虚也。

（七）七字秘诀——心病还需心来医

1. 理法传心

问："心病还需心来医"是什么意思呢？

答：意思是：心理原因导致的疾病，主要靠心理治疗解决。这是古往今来不少群众都有的常识。

问：那么，非心理原因导致的疾病就不必考虑心理治疗了吗？

答：严格说来，所有疾病都有心理因素起作用。目前，心因性疾病——完全或主要因心理原因所致的——很常见。于是，所有医生都应该具备心理诊疗常识。

问：人为什么会有心理问题呢？为什么目前心因性疾病很常见呢？

答：这是因为人有欲望、追求和感情。当欲望、追求（包括信仰）和感情不能满足或受到威胁时，就会出现心理不平衡。严重一点的，就会悲观、失望、失落、后悔、怨望、自卑、苦恼、忧虑、郁闷、孤独、怀疑、恐惧、紧张、焦躁、气愤等。这些不良心态持续时间稍长，就会出现各种紊乱。问题是，几乎所有当代人，每天都要碰到多次不良精神或心理刺激。这就是为什么目前心因性疾病很常见，当代医家都应该随时注意心理治疗。

然而，不少当代医生对此不太理解。

大概他们认为，处理心因性疾病——心理治疗——是心理医生的事。于是，面对病人，他的责任和作为，就是千方百计的寻找器质性问题。寻找器质性问题的手段，就是各种高新尖的检查、化验仪器。解决器质性问题的手段首先是铁与火——动刀子、激光、放疗之类。铁与火解决不了问题，就再（或同时）大量使用各种毒药——他们很少想到心因性问题因而不会去做心理诊疗。

按：中医最初把药物称作毒药。我看，在这一点上，当代中西医都应该提倡回归。

试看，葡萄糖是维持人体生命活动的常规能源，目前却很常见高血糖危害。水是维持一切生命的第一条件，输液不当却可以出现水中毒。维生素的字面意义是维持生命的要素，但是，没有一种维生素完全有益无害。总之，要记住那句老话：是药三分毒！

显然，即便完全是用药的适应症——基本上不是心因性问题，也要时刻想到那些药很可能有害。

有些医生甚至认为：心因性问题略等于没有病，或者认为此类问题是咎由自取、自寻烦恼，医家对此无能为力。于是他们面对病人缺乏耐心、爱心和责任心——不屑处理此类疾病。似乎他不是心理或精神科医生，对心因性问题就没有责任。

假如是某一方面的"专家"，就更常常理直气壮地拒绝注意心因问题。其实，专家的含义不是说某人只在很狭小的领域内知识、技能比常人多。对医生来说就更是如此——专家首先是超出常人的通才医生。更须知，只要服务对象是人，就不可避免地随时碰到心因性问题。

总之，所有疾病都有心理因素起作用，所有医生都应该具备心理诊疗常识。

问：上述理论说明比较抽象，您能通过自己的认识过程帮助我们理解处理心理问题的要诀吗？

答：好！洪钧年轻时就比较注意心理因素，但真正领悟处理心因性疾病的要诀却得益于向算卦师学习。

事情是这样的。

邻村有一位老算卦师，给我的印象很深。这不是因为我找他算过命而且算得灵，而是他先天没有双手，却能做大多数家务和田间劳动，还写得一手不错的毛笔字。"文革"前，他还在城里摆摊算命。"六爻八卦"这几个字就挂在摊前。

我请教的卦师是老卦师的儿子。虽然素不相识，却知道他接了父亲的班，而且听说改革开放，使他的生意兴隆。找他算卦的，不但有著名的企业家、暴发户，还有当地或远处来的达官显贵。当然，更多的是遭遇不幸的普通百姓——其中包括医生无能为力的病人。然而，他得了高血压，在他处多次就医没有发现。1988 年经过我的治疗明显好转。接触多了，我知道了他的身份，还有点拐弯抹角的亲戚关系，于是无话不谈。一天，我正式向他请教算卦的诀窍儿。

我知道他用的是"金钱卦"，掷一卦所得卦辞上内容有限，怎样解说呢？经过几次交谈，他终于向我道破了下面这句看似平常的秘诀：

——让人们愁眉苦脸的进来，欢天喜地地出去！

显然，卦师的诀窍是：让人们解脱烦恼，看到希望。算卦只是达到上述目的的形式。看来，卦师做的是心理治疗。生活经历或社会经验不足的人——往往自认为很理性——会说这是"骗人"，但卦师是理性的，也是善意的。他的话正是问卜者需要的。正如丑恶或残暴事件，常常不要让小孩子立即知道真相一样，对心理承受能力不足的人，至少暂时要选择对他有利的方式解释现状。况且，正常成人之间交流，"竹筒倒豆子"也不总是必要或效果好的。无条件的坦率约等于愚蠢。所以，尽管"皇帝的新衣"只有一个小孩儿说破了，却不能认为他比在场的成人看问题更全面、更理性。医生面对的是病人，是医生的保护对象。把紧张和忧虑等留给自己，患者得到的是安宁和快慰。这是一切医生都应该有的境界。

所以，所有医生都应该努力做到，让每一个病人欢天喜地地离开。即便不是专业心理医生，也应该如此。

倾听（耐心听患者倾诉）、支持（要说患者有理）、保证（肯定能好）被称为心理治疗的三原则，足见心理医生和算卦师处理问题的原则完全相同。

问：可否介绍一些您认为比较有代表性的病案？

答：请看下文举案说法。

2. 举案说法

案1：生大气病危

姜某，男，43 岁，威县人，2000 年 10 月 7 日初诊。

起病是因为妻子怀疑他有外遇，而且当众羞辱他。

患者对病因非常清楚，但是，就诊 10 多次，药物和心理同时治疗大约 3 个月才基本恢复。

初诊时，他已经在当地乃至省会医院治疗 2 月余，病情不但没有好转，反而加重。主要原因是：省会某医院的医生高度怀疑他患有癌瘤。

自称开始以腹部胀满为主，并有失眠、食少。就诊前又添严重烦躁，欲外出急跑。又全身游走性憋胀疼痛，心悸，甚至有濒死感。神情倦怠而烦躁，面色晦暗，脉滑，舌暗红、苔灰黑。体温、血压正常。腹部检查无异常。

处理如下：

柴胡 8g，当归 10g，白芍 15g，白术 8g，茯苓 10g，薄荷 4g，连翘 5g，生甘草 5g，香附 8g，川芎 10g，乌药 5g，丹参 10g，生三仙各 10g，红花 3g，陈皮 10g，半夏 8g，川朴 5g。常规水煎，日一剂。

逍遥丸 6g，日 2 次；香砂养胃丸 6g，日 2 次。

奋乃静片 2mg、安定片 5mg，每晚服。

10 月 13 日再诊：诸症悉减，可以自己骑自行车就诊。

此后曾有反复，特别是其间丧父，一度反复较重。但总的来说，比较顺利。

第二次就诊时他就说明了生气的具体原因，我不但给他做了解释，还设法专门给他的妻子做了一次工作。

2007 年 9 月 30 日附记：七年过去了，患者又来就诊。起因主要不是精神因素，但他担心旧病复发。患者又补充了 7 年前的病史如下——因为当时的原始记录太简单，上文没有述及：

原来，当时某省级医院给他的诊断是胆道肿瘤，而且高度怀疑恶性，让他住院手术。手术效果如何，医院毫无把握。加之，家庭经济困难——他有 3 个儿子，都还小，是借的钱去省城看病。故虽然别人为他办好了住院手续，他自己还是坚持回家。回家后他买下了一瓶安眠药，准备自杀，被他的妻子发现。此后才是就诊于我。

这次他的病先是劳累和阴囊湿疹，因为治疗不当，近 20 日不愈。加之他的第 3 个儿子就要结婚，需要积极准备，于是自昨天始两肋憋胀，全身游走性攻疼，下腹和腰骶部尤其严重。又严重失眠。一般情况可，脉舌象大体正常。处理如下：

柴胡 8g，当归 10g，白芍 15g，川芎 8g，白术 10g，茯苓 10g，甘草 5g，薄荷 3g，川朴 8g，陈皮 15g，生三仙各 10g，香附 8g，桂枝 15g。常规水煎，日一剂。

逍遥丸 6 克，日 2 次；舒乐安定 2mg，睡前服。

按：不难看出，处理原则与初诊略同。我相信，效果还是会好的。

有必要再说一下此次患者的病和为什么就诊。

主要还是患者的心理素质不太好并且与 7 年前的病有关。

原来，那时他曾经问我能否彻底治愈。我说可以。他又曾经问我可否保证 20 年没有问题。我说敢保 10 年。这些话我都忘了，他却牢记在心。他之所以问我是否能够彻底治愈，是因为某省医院高度怀疑他患了癌瘤，而癌瘤一般是不可能彻底治愈的。其实，即便不是癌瘤，也不能保证 10 年没问题。但当时要给他信心——即便出了意外，病家也不会因此打官司。

现在快 10 年了，劳累、忙碌，加之半月多病不好。他越想越紧张，于是前一天突然加重，类似 7 年前的表现。他的妻子也很紧张。她忘不了 7 年前丈夫准备自杀，于是大雨天急忙催促丈夫就诊。

病家对我很遵信，还有一个原因：5 个月前，他们的长媳婚后不孕，就诊一次当月就怀了孕。这也是此次我才知道的。

总之，医家的信誉对心理问题的疗效很重要，但信誉却不是单靠心理问题处理得当树立起来的。故医家的硬功夫（相对于心理治疗而言）也是越多越好。只是希望读者明白，即便你的专业是外科，也不是只有做手术等硬功夫就算得上"上工"。

案 2：生气致气乱气郁

2007 年 1 月 8 日，我专程从石家庄回乡看望病重的兄长。因为要回石赶稿子，往返只安排了 20 多个小时，没有时间看病。次日早饭后，从速安排好兄长的治疗，就要出门赶车，却来了一个病人就诊。想回避也来不及了，她已经站在面前。告诉她我只能看这一次，2 个多月后才能回乡，是否去他医处就诊。她还是希望我看看。于是，再回头把她带到诊室——正规看病，最好在专门诊室。

张 ST，女，31 岁，威县油坊村人，2007 年 1 月 9 日就诊。

她已经病了 20 来天，去县医院就诊过两次，做了胸透、心电、血液生化检验和 CT 等，不知道什么病。在家输液 10 天，似乎好一些。痛苦很多，如开始不吃、不睡，目前还自觉心烦意乱、睡眠不佳、食少无味、胸胁胀满、四肢无力、全身游走性憋胀等。脉象稍弱略数，舌苔略厚。二便可。血压正常。

这是什么病呢？

其实，到了诊室，她一坐到我的对面，就看出她不但面容憔悴，还神情凄苦。于是问她发病前是否生了大气。她和丈夫都立即确认。

于是，问题清楚了。

注意！除非很熟的人，不要询问具体原因和经过。患者愿意诉说，则耐心倾听。

怎么治呢？

首先是肯定地告诉她：一切不适都是生气的过。不是什么大问题。

药物干预主要是使用疏肝解郁、安神健脾法。同时给了5天的舒乐安定片，每晚2mg。

本来只想给她5天的药，快抓完了又想到：如果5天不大好，再找他医看，很可能再次误治而加重她的心理负担。于是问她夫妇是否愿意抓10天的，而且说，10天后很可能不必再吃药了。他俩很愿意。

注意！最后的做法有纯自然科学的医理考虑，也有心理暗示。相信她会迅速好转。

2007年8月10日：患者的侄子就诊，说ST服完上方即好。她的心理问题是超生引发各种矛盾。

案3：癌瘤晚期

为说明病人、病家、医家都有心理需要，再附上一个卦师介绍的不治之症。

王FL，女，31岁，广宗丁庄村人，2007年6月10日初诊。

当天上午，患者的丈夫来咨询。他说：妻子两次手术，已被断为不治之症。当初医生说她只能活3个月，现在已经活了6个多月，想找您看看有无好办法。我说：据理言希望很小，为什么这么长时间才来看呢？他说：前天找某卦师（不是上面说的那一位，那位已经死了）算卦。卦师说：她的病"利东南，不利西北"。你家东南方，有一位姓赵的医生可以治她的病。我说：请明天就诊吧！

患者显然急不可耐，虽然天气炎热，当天刚过中午就来了。

然而，非医生看她一眼也能看出是恶病质。简单病史如下：

上年农历2月19日因"阑尾炎"手术，术后4个月情况尚可。农历6月23日突然手术切口上端疼痛并发现深部有包块。此后包块渐长，疼痛渐重。于10月第二次手术。术中发现癌瘤不能切除，断为不治。近6个月来，由于腹内严重疼痛，一直注射麻醉药。其间曾经因为发烧输液一周。其余时间均无发热，也没有使用抗菌药。50天前，双眼突然完全失明（只有一点光感）。她还勉强可以下床，说话思路清晰，求生欲望迫切——再三问何时痊愈并且复明。但严重贫血，瘦得皮包骨。上眼睑和双足已有水肿。下腹部的肿块有小西瓜大，压痛明显。可闻及高调肠鸣。偶尔还可以吃一个馒头。心肺听诊无大异常。脉细弱而数，舌淡瘦，苔少。某中医给她开了全蝎、蜈蚣、白花蛇散剂，服用10多天无效。

看来，癌瘤晚期没有什么疑问。然而，患者求生欲望那么强烈，我显然不能对她说：无可救药了，等待死神来临吧！

处理如下：

首先是告诉她的丈夫。患者目前的主要问题是严重营养不良——包括贫血。无论中西医治疗，不解决营养问题，其他的措施都只能暂时见效。而解决她的营养不良需要输血和静脉营养，一般要住院，经济代价很高。让他自己决定。

无论是否输血等，都服用下方：

人参15g，党参15g，黄芪15g，白术5g，苍术5g，当归10g，白芍15g，川芎10g，熟地15g，肉苁蓉15g，怀牛膝15g，桃仁10g，红花5g，香附8g，乌药8g，桂枝15g，陈皮10g，生三仙各10g，生甘草4g，三七粉6g（冲）。三七粉口感不好，嘱单独用糖水冲服。余药共煎，两煎剩250ml左右。一日服完，不拘次数。

6月13日再诊：上次就诊当天服上方一夜安睡，半夜里小便时可以看到窗户。腹内也感到舒适，没有使用麻醉药。但次日效果不太好。中药处理如前。

6月20日：患者的丈夫来取药，因为没有当着病人的面，再次说明看法：患者几乎无望，住院、输血、给蛋白等要有经济实力。

其实，患者的丈夫也很清楚。虽然无望，还是要是尽力而为。对得起妻子，也就是对得起其他亲属和自己的良心。故尽量满足妻子的要求。他说他不信巫师和卦师，但只要妻子愿意，他立即去求。他刚刚从一位姓周的巫师处来。之所以去那里，是因为原来那位卦师说，东南方姓氏中有"土"的"医"或"巫"能治好他妻子的病。

按：不治之症还是要治——这常常是医家和病家共同面临的难题。

医家应竭尽才智，家属要竭尽人力和财力。职业关爱和亲情加在一起，才能使病人感到人生的温馨。医家还要尽量减轻病家的经济负担。

从理性上看，安乐死可取，心理、道德和法律都很难接受。

由于我略有虚名，那位卦师可能知道我。他给病家做出的选择是善意的和理智的，尽管我也几乎无法解决患者的问题。

我的疗效不很好，他又把姓赵的改成姓氏中有"土"的。

"利东南，不利西北"，不见于《易经》——我的家在患者的家的东南方。其中有"利西南"和"利西南，不利东北"之说。卦师是活学活用了《周易》。首次服药有效，可能有心理作用，但按医理而言，应该有效。当然，不解决营养问题，效果只能是暂时的。尽管如此，只要患者再就诊，我还是不能拒绝诊治或直言告诉她无可救药。

扁鹊说：信巫不信医者不治。那么，既信巫又信医该怎么办呢？

以上是我的看法和做法。

不要以为卦师和巫师不负责任。前不久，这个患者去过邢台某专治癌瘤的医院。那里说：必需预交 1 万 8 千元，才能住院治疗半个月，死了医院不负责——毫无人情味。这就是当今商业医疗处理医患关系的方式。我看他们还不如巫师和卦师。

如何看待和处理患者的知情权，请看下案。

案 4：肝癌晚期和知情权

这是在英国时的一次经验。患者是一位菲律宾裔的老年男子。他移居英国 40 年，已经是英国人，享有英国的医疗福利。但不知道为什么病了三四个月，多次就医，那里的医生没有告诉他的病是肝癌晚期。他的病很典型——很容易触及很大且多结节的肝脏包块并黄疸严重。到中医诊所就诊时也有了腹水。大概因此，那里的大医院没有给他做过 B 超，更没有做过 CT 和磁共振。

更令人难解的是：家属也不知道诊断。

然而，患者还是自觉不起。于是想叶落归根——返回菲律宾。

我立即把病情告诉他的妻子，但不想告诉患者本人。

患者走后，我的澳大利亚籍助手说：患者有知情权，以便处理身后事宜。

澳大利亚和英国的文化背景略同，故英国医生对此案的处理方式很难令人接受。说其中有种族歧视，似乎也不是。因为他们对一位癌瘤晚期的本土妇女也是诊治都不积极，只是那位妇女的家属可能知道了诊断。她终于到中医诊所就诊，也应该是亲属出于心理需要。

按：某些癌瘤患者很早就能知道诊断，如乳癌、食管癌、宫颈癌等。但是，何时以何种方式告诉患者是癌瘤晚期，对医生来说总是个难题。然而，诊断又不宜由亲属宣布。医家有"谢不敏"的权力，却不能拒绝垂危病人的求助。采取一切先进手段治疗，往往超出病家的经济承受能力，最终后果往往是人财两空，甚至加速死亡。这时需要寻找医家、病家和患者本人都能接受的方案。有时还要参入社会制度或文化因素。在笔者看来，中医药治疗癌瘤晚期是比较好的选择。

案5：让有情人终成眷属

胡某，女，23岁，威县马塘寨村人，1988年春天就诊。

母亲陪姑娘来看病，说近2月来，患者经常闷闷不乐，多卧少起，懒于进食，更不能劳动。问她有何不适，说：心烦意乱，没有精神，没有力气，不愿意干活儿，也不愿意与人说话。脉象滑弱，舌苔白稍厚。

这样的病史和脉象舌象，很难辨证。但是，我注意到患者的年龄。她已经23岁而且容貌端丽，按说应该出嫁了。于是问结婚与否。

这时母亲说：已经定亲，本来去年应该结婚，但男方经济条件不好，未能完婚。于是，问题清楚了。原来，姑娘的婆家我了解。她的对象是个比较帅而且能干的小伙子。显然是姑娘喜欢小伙儿，不愿意退婚，又怕草草结婚（没有盖好新房等）父母不高兴或惹人笑话。她进退两难，于是出现心理问题。

这种情况，药是要开的。一般开逍遥散或逍遥丸即可。但更重要的是：做好思想工作——心理治疗。

母女之间的关系一般很好，做母亲的工作很容易。于是告诉她姑娘的病因，说明如果姑娘不能如愿，则后果可能很严重。而且敢保证，未来的姑爷必然能过好日子。于是，问题解决了。数月后，小两口儿欢天喜地地来看早孕。

这样的经验有许多次。这属于比较容易解决的心理问题，但是，若非在故乡看病，各方面人情世故和语言交流都方便，也不容易一次解决。

按：本书的读者，对笔者解决上面这个问题的原理和方法，大概都不会持异议。青年读者，会更认同。不过，假如在100年前，即便这个姑娘不是自由恋爱，多数人也不会认同笔者的做法。补充这两句，是为了帮助读者进一步认识，当代医生如何看和如何做心理治疗。请继续看下面的案例。

案6：失去女友的心理危机

这是在英国时的一次经验。

目前，40岁以下的英国成年人，多半不正式结婚。不过，同居与结婚没有什么两样，并非人人朝秦暮楚，只是分手时不必履行法律手续。所以，同居的伙伴分手和离婚一样，对双方来说都是一场心理危机，只是被抛弃方受打击更大一些。

史密斯先生就是失去女友，受到精神打击就诊的。不过，一开始他的主诉是面部痤疮。由于他的痤疮比较严重，而且集中在口唇周围，最初没有想到这关系到女友。总之，对英国人情世故了解不足，以及语言不很方便等，最初忽略了心理因素。就诊次数多了，交谈逐渐深入，才知道他失去了女友，而女友就是对他的痤疮不满和他分手。女友离开后，痤疮更加严重——痤疮确实与心情有关。问题很难解决。这样的心理危机，一般要3个月左右才能平静。治疗持续了将近4个月，痤疮渐渐见好。每次就诊都要"闲聊"。没有预约病人等待时，会聊1小时以上。但是，正面讨论前女友的问题是不明智的。最好是诱导患者倾诉，而后给以同情、理解和真诚的建议。原来，史密斯先生很不幸。他生长在一个残破的家庭里，学历较低，只能做收入微薄的工作，加之不是很帅，找女友比较困难。不知道史密斯先生是否找到新女友，心理危机却渐渐过去了。痤疮也基本痊愈。

按：在英国时，几乎完全相同的经验有五六次。老年人因为丧偶就诊的就更多。我常给他们开逍遥丸——Happy Pill。我亲自试服过，此药确实有缓解恶性心态的效果。

案7：信仰危机
至此又想起在英国时的另一次经验。

患者是一位南美洲的第一代移民。她不到30岁，神情忧郁，主诉诸多不适，脉象弦滑。询问近来有无不愉快的经历，她潸然泪下。原来她是天主教徒，不久前却做了人工流产。又，她的父亲极其慈爱，该年病逝时她没有去奔丧。

那时正值科索沃事件，罗马教廷再三声称，即便是被强奸而怀孕也不能人工流产。总之，做人流是严重违犯教规——半个多世纪以前会被逐出教会，200年以前可以被处死。

她和男友生活在一起，流产是英国医生做的，但她一时没有转变文化观念。加上她没有为父亲奔丧，出现了心理障碍不难理解。

按：这种情况，药是要开的——一般用舒肝解郁、益气、安神法。但一定要做好心理治疗。

她就诊了 3 次，每次都要交谈近 1 个小时。我已经忘记具体说了哪些话——用英语解决的她的心理障碍。总之，从第二次开始，她就很满意。第三次就诊时就介绍了新病人。

案 8：可怜天下父母心

姜 XC 夫妇，邻村郭安陵人，年近七十，2003 年 12 月 10 日初诊。

粗看外表即知患者来自小康之家，而且比较练达。但是，眼下两人都情绪激动，全身不适，食不甘味，卧不安席。老太太的糖尿病加重至尿糖四个加号，血压也升高，脉象弦滑。

什么原因呢？因为是当地人，交流很方便，加之他们对我比较尊重和信赖，愿意说心里话。略做询问，原来是侄子不孝。而侄子幼年丧母，是这对没有子女的夫妇养大成人并为他成家的。病就是这样来的。

我想，假如他们去大医院找专家，专家必然会千方百计地找器质性问题。即便找心理专家，也不如和我交流方便。由于使用了许多方言俚语，举一些当地人熟悉的例子，具体说什么话，很难在这里介绍。大意是：肯定他们抚养侄子的功劳，谴责侄子的不孝。但说明当初养育侄子也是义不容辞的责任，侄子应该知恩图报，但施恩不一定图报。何况目前并无难以克服的困难呢？又说，不必担心病情会恶化，用上药就会好的。这样效果很好。第二次就诊时，XC 说：您的药和您的话真灵！俺俩回去当夜就睡着了！第二天吃饭就有味了！老太太的尿糖下降为一个加号！

附记：2006 年 8 月 16 日 XC 就诊。这次就诊主要是因为近日吃肉和吃饺子各一次都饱胀不适。自用吗丁啉口服，上腹好转，但下腹饱满，4 日不大便。患者精神矍铄、语声洪亮，但可听出呼吸困难。又见面目虚肿，于是问他，何时开始有气管炎，以及近来用过什么药。原来，他是一位支气管哮喘患者。自己给自己注射副肾素 20 年。近 15 年来，还同时注射地塞米松。就诊出门前，还注射了一次。其他市面上常见的治喘的非处方药，几乎都用过。正在用的有百喘朋、喘安、氨茶碱等。

上次就诊主要给他的妻子看病，虽然问过 XC 的上述病史，但记不清了。

还有此前不知道的是：XC 一直嗜酒，也没有戒烟，还酷好打麻将，于是，他的支气管哮喘必然越来越重而导致肺心病。

读者需知，在所有平喘的西药中，副肾素和地塞米松同时使用，对支气管哮喘作用最强。经常使用它们，再使用其他治喘药往往无效。不过，像 XC 这样用了 20 年，也很少见。至今粗看不像病人，说明他禀赋很好。按说不该那么早就使用副肾素和地塞米松。原来，他得知这两种药功效强大，是因为 20 年前一位"公社医院"的医生给他使用了几次。尽管那位医生想"保密"，还是被他这个精明的人发现了。此后，即自己使用。

肺心病患者饱食即可加重呼吸困难，肉食一般比较咸，引起的呼吸困难会更重。西药吗丁啉可以加快胃排空，却不足以"通府气"——通便。这就是为什么，他自病自医一周，越来越重，不得不就诊。看来，久病成医还是不足恃。

显然，他的病逐渐加重，是因为不能戒除不良行为，如抽烟、嗜酒、嗜赌、不注意饮食和休息等。如果不是天赋强壮，早就死了。他学来的那些治标之法，也使他受益。但是，暂时的好转却使他迟迟不能戒除不良嗜好。

他说，上次就诊时我告知他，入冬前服一段中药，气管炎很可能明显改善，至少冬天不会很严重，不必再用副肾素和地塞米松。然而，他没有遵嘱。

如何处理呢？

首先是进行行为纠正。不过，他虽然很精明，却不一定能戒除不良嗜好。但还是要讲清道理。

药物干预如下：

槟榔四消丸 6g，日 2 次（大便一通即停用）；金匮肾气丸 9g，日 3 次（大便通后再用）。

陈皮 10g，茯苓 10g，半夏 10g，川朴 10g，枳实 10g，乌药 10g，莱菔子 10g，附子 10g，桂枝 15g，川芎 10g、生三仙各 10g，五味子 10g，生甘草 5g。常规水煎。日一剂。

因为当务之急是腹胀满、大便不通，煎剂和槟榔四消丸方义略同。一般说来，最好先不用金匮肾气丸，煎剂中也不必用五味子、附子等。待大便通畅，看情况再用。不过，同时使用不是大问题。

XC 还说：上次就诊之后，妻子的糖尿病基本上好了——每天只服 1 片降糖灵，尿糖阴性。如果不是他有意恭维，这也是很少见的。虽然如此，他的妻子还是有口干症状，问我有什么好办法。我给他开了一个简化的方子如下：

麦冬35g，生地35g，沙参35g，五味子35g，天花粉35g。

上五味，放入热水瓶，用滚开水浸泡代茶饮。每次开水约1500ml，浸泡三次即弃去药渣，3～4日服完。可以长期服用。

案8：严重心理障碍

2008年2月15日清晨，我还没有起床，邻人某（74岁）的儿子慌忙来叫，说其父突然倒地，情况危急。于是，立即起床去看。这时，患者已经被搀扶到沙发上。他面色苍白，垂头不语。问他有何不适，迟迟不答。切其脉弦滑有力，于是让家属把他抬到炕上——他双下肢无力。脱掉上衣测血压时，患者突然躁动不止。他的儿子和孙子两个大壮汉还按他不住。于是，急性脑血管病大体可以除外，但不能完全排除冠心病。这时，患者又说全身不适，叹息不止，认出他的儿子后欲哭无泪。他的妻子问我是什么病。我说，大概是冲撞了什么，但不是很肯定，最好去县医院看看。

这时，患者的妻子说："肯定是冲撞了什么。昨天他放羊回来说：今天羊吃得很饱，吃了不少坟上的点心。"

按：春节刚过，故乡传统是正月初五去坟上上供、烧纸。近年，生活水平普遍提高，很有些人家放在坟前的贡品是不少高级食品。患者终年放着一群羊，吃庄稼也常常难免，冬天地里无遮掩，坟上的贡品更容易发现——很可能是他拿来喂的羊。

不过，由于不能完全排除冠心病，我还是建议打120。患者的妻子问我：去"神家"那里看看行不行。我说：也可以试试。

一小时后，患者回到家，可以自己吃饭，已无明显不适。看来，他确实是一时精神异常——严重的心理障碍所致。原因就是他把坟上的贡品喂了羊，事后成了大心病。

或问：这个病可否在家使用针灸同时做心理疏导？

答：可以。但目前条件下，最好去看看急诊。又，我知道患者最不喜欢看病——特别是舍不得花钱。于是出门时说：到县医院做做检查，花几百块钱就好了！果然，他还没有走到医院就自己说好了。

按：该患者可以诊为歇斯底里。

案9：儿童抽动症

马HX，女，8岁，邱县人，2007年11月11日初诊。

家长说，患儿5岁时一次被狗咬之后发生四肢抽动，先以下肢为主。当时曾经针刺治疗，但针刺中抽动益加严重且波及上肢。去年底又见双眼抽动（即不时用力挤眼）和下颌抽动（不能控制的咀嚼动作）。曾经多方求治。今年曾经去北京儿童医院就诊两次，诊为儿童抽动症。已经服用盐酸硫必利半年多，曾经短时间缓解，但近来加重。于是，对北京丧失信心。其父在网上查找，说是湖南长沙有人善治此证，准备前往就诊，其姨父介绍其就诊于我。

患儿发育、营养可。思路清晰，回话迅速且准确。但明显发胖且面色略见苍白。她的父亲说，服西药之前，患儿相当瘦，发胖肯定是服药所致。又，2年前曾经服用某中医配制的丸药，也迅速发胖，停药后不久恢复。脉舌象大体正常。饮食、二便、睡眠可。正在读小学一年级，成绩较差。处理如下：

柴胡5g，当归8g，白芍10g，白术8g，茯苓10g，生甘草3g，党参10g，黄芪10g，五味子8g，生龙骨粉10g，生牡蛎粉10g，桂枝12g，远志6g，生枣仁10g，陈皮10g，半夏6g，生姜10g，大枣5枚。水煎，日一剂。

人参归脾丸9克，日2次；补中益气丸9克，日2次。

按：此证的西医诊断，只是对症状的文字表达，对认识该病没有帮助。病史明确提示，此案是精神心理疾病。发病因狗咬受惊吓。随即去做针刺，加重了惊吓。故治此证不能完全靠药物。可惜，患儿是外县人，语言交流又不是很方便。故下次就诊时要向家属说明如何配合做心理治疗。家长也有错觉：认为只有药物或医生才能治好此病。

又，患儿的父亲在网上查得一方，与上述拙拟之方略同。其中多全虫、地龙，我看不必要。还有羚羊角粉，不但禁用，也不必要。

又，患儿两次因服药迅速发胖，应该是药物的类皮质素作用。皮质素很容易引起中枢紊乱，故使用此类药物是错误的。拙方以补中气、健心脾为主兼顾舒肝气。疗效如何，尚待观察。

11月19日再诊：患儿面色红润，虚胖明显减轻，精神状态大好。挤眼动作明显减少。就诊中未见四肢抽动。详细告知病家，患儿乃精神因素致病，一定要注意使她感到温暖。并且直接与小姑娘亲切交流，她面露笑容，相信病一定能好。其余处理如前。

11月26日患儿的父亲又带她来咨询。这次是因为患儿的脚趾头有点发红。本来电话中已经告诉说是脚气——实际上是鞋太小。前几天患儿感冒，家属也很紧张——怀疑中药有副作用。故此案比较顽固与家长太紧张有关。即他们反复暗示患儿的抽动是难治之证。看来，彻底解决此问题，还需要下几次就诊时仔细说明这是心因性疾病。只有取得家长的配合，疗效才有保证。

12月1日三诊：病情大好。近5天没有抽动，就诊时间约40分钟，没有发现不自主的挤眼、咀嚼或四肢抽动。这次患儿的弟弟一块来玩，姐弟俩说笑、打闹，颇自然。继续服药如上。告诉其父，孩子的病就是吓出来的。此前的治疗不恰当。今后一定不要暗示孩子有难治之症。孩子的病已经大好了。

按：此案初诊后就发到了网上，下面附上网友的重要提问和我的答复。

孙曼之问：病机辨证不明白，楼主是否可以介绍一下？

洪钧答：惊则气乱，四肢、双眼、口，不能控制的抽动，就是气乱的结果。故需补益的同时收敛肝气和心气。其实，常识都知道这是惊吓过度。

思玥问：守方隅之见者，不能驰域外之观；而好高务广之辈，又往往舍近求远，趋新奇而废正道。——唐容川

自己试着去临证的时候，方知不能"知常"，何谈"达变"？方能读懂赵老师医案中的——看似平常最奇崛，成如容易却艰辛……观赵老师的用方里，暗合了日本汉方非常常用的抑肝散加陈皮半夏方，同时合桂甘龙牡汤，加上了补益之参芪、养心神之远志枣仁，并加五味子。或者说，可以看到柴胡加龙骨牡蛎汤的影子。

抑肝散加陈皮、半夏，出自《保婴撮要》但这张方在汉方医学中，出现率非常高，对相关疾病治疗多有取效报导。赵老师的病案复诊来看，效果也是非常好的。

我对这张方非常感兴趣，因为，我一直不太理解这张方子，从药物组成来看，似乎没有什么特殊之处，但对抽搐病、神经性斜颈、癔病等何以有如此好的效果？

另，请教赵老师，方中为何用五味子呢？对于五味子，赵老师一般在那些系统疾病，那种情况下用得比较多？前几日，我给一个夜间阵发性盗汗燥热的瘦小老太太（有高血压、糖尿病、腔梗、房颤病史）在方中加了五味子，效果不显，而且似乎盗汗有严重的趋势，急忙将五味子换了山栀、连翘，老太太方说服药后舒适，汗出好转。

附：《临床应用汉方处方解说》对抑肝散及抑肝散加陈皮、半夏方的

看法，供参考：

【组成】白术、茯苓各4g，当归、川芎、钩藤各3g，柴胡2g，甘草1.5g（加陈皮3g、半夏5g为加味方）

【应用】抑制因神经症而发生之严重刺激症状，镇静强烈之癫痫兴奋，故名抑肝散。

本方主要用于痫症、神经症、神经衰弱、癔病等．亦可应用于夜啼、不眠症、痛积、夜睡咬牙、癫痫、原因不明发热、更年期障碍、血脉症之神经过敏、四肢痿弱症、阴痿症、恶阻、佝偻病、抽搐病、脑肿瘤症状、脑出血后遗症、神经性斜颈等。

抑肝散证持续时间长久，出现虚证之特有腹证时，加陈皮、半夏用之。

【目标】本方出于《保婴撮要·急惊风门》，用于小儿痉挛发作。对神经过敏症之肝气亢，易怒，性情急躁，兴奋不寐，神经兴奋有镇静作用。

本方为四逆散之变方，以左胁、腹拘挛为目标，用于神经系统疾患，左腹拘挛，突眼甲状腺肿，四肢肌肉挛急等任何疾病。

洪钧答：五味子是很平和的药物，西药早就有"五味子糖浆"治疗神经衰弱，特别是调整睡眠。此案是精神因素致病，自然可以使用五味子。我还喜欢大量（南五味子15g以上）使用治尿频尿失禁，当然这不是我的特识。关于那位老太太，我看使用五味子没有不妥。换用山栀、连翘好转，也不好肯定是换用的结果，因为不知到方中还有哪些药。

此案照用经方柴胡加龙骨牡蛎汤也可以有效。

我还常用五味子治急慢性咳嗽。这是仲景常规——见咳嗽加干姜、五味子。不过，在我看来，五味子更适用于慢性咳嗽。传统上也常用五味子治肺气虚出虚汗等。至于著名的复方生脉散（饮）中用五味子更是人所共知的。总之，五味子对当代中医很重要。今中药教材中，五味子是补益药的第3味——紧接人参、党参。故自传统上看，此药的补益作用也很重要。她的效用很接近党参，在补益心肺肾方面比党参更好。又，在王清任时代，北五味子大概很珍贵——他一般只用几粒。

我用南五味子常常超过20g，一般是每剂一大把。用于治疗老人尿频、尿失禁时最好用量大一些。

案10：大悲致不能食

赵YX，男，22岁，威县莫尔寨村人，2006年7月5日初诊。

患者神情忧郁，苦笑不言。其父代述：一个月前在北京打工时发病，以恶心、呕吐、厌油、不能食为主，又乏力不能劳动。在京治疗 10 余日无效，于是回籍。先后用过吗丁啉等多种胃药，无明显效果。问从前有无此病，说上年秋天有类似发作，曾经在县医院做多种化验、检查，无特殊发现，特别是排除了肝病。体型中等，面色晦暗。脉有弦象，舌苔略厚。

这时患者的父亲问是什么病，我说很可能是心情不畅所致。他表示同意，并补充说：上年"老人"因脑出血突然病死后，患者首次发病。当时病情更重，曾经几乎不能起床。多方治疗无效，遂暂时停止治疗。病情慢慢自行好转。又补充说：此次在京打工与南方人在一起，因为语言不通，常遭呵斥。又，患者 10 岁时，曾有短时期精神异常。看来患者精神内向，很容易患精神病。此番表现以不能食为主，倘做胃镜检查，极可能诊为胃炎。然而，目前显然是较轻的精神病。好在患者睡眠尚可，否则会更加严重。处理如下：

柴胡 6g，当归 10g，白芍 15g，白术 5g，苍术 5g，茯苓 15g，党参 10g，黄芪 15g，陈皮 10g，半夏 8g，川芎 8g，香附 8g，三仙各 10g，甘草 4g，桂枝 15g，生姜 20g。常规水煎，日一剂。

逍遥丸 6 克，日 2 次；健脾丸 6 克，日 2 次；香砂养胃丸 6 克，日 2 次；奋乃静片 4mg，睡前服。

7 月 11 日再诊：患者及其父都说病情明显好转，主要是不再恶心、呕吐，食量增加，精神和体力好转。脉象接近正常，舌略红。处理如前。

7 月 17 日三诊：病情无反复，患者称有时左肋下小疼。仍守上方。这时患者的父亲问：何时可以停药？于是答复他：下次就诊即可停用煎剂，但中成药和西药最好再服 1 个月左右。

7 月 22 日：患者的父亲来取药，说患者病情明显好转，已经可以做轻体力劳动。这次补充的病史，说明我此前了解得不很准确。原来，上年患者的母亲突然脑出血去世（住院两天死亡）。患者的 3 个哥哥都已分家另住，只剩下他和父亲两个光棍汉过日子。他父亲对突然丧妻痛悔不已——总认为转往大医院会治好。他是最小的儿子，颇受母亲关爱，自然更悲痛。他的父亲说：他娘死了，无人做饭，只好我们爷儿俩自己做。但是，前两三个月当中，我一进厨房就流泪，他去做饭也常常痛哭。这就是为什么干脆爷儿俩去北京打工。初次就诊时，患者的父亲说："老人死了，他最小，常跟着老人"。我以为是患者的奶奶死了。显然是他的父亲不愿意直说妻子突然死亡，因而勾起儿子的创痛。这次患者不在场，才详细诉说。

这样的不幸，导致心理危机甚至精神病，毫不意外。只靠药物、特别是用药治"胃"是治不好的。上方的中药治则是疏肝解郁、理气、健脾胃，西药是抗抑郁。应该比单用中药或西药效果好。

案 11：重症焦虑症

闫 BS，男，36 岁，2008 年 1 月 9 日就诊。

他看上去仍然体型魁伟、满面红光、精神饱满、说话语速很快且思路清晰。但是，他断续就诊服中药已经将近 6 个月。目前他的主要症状是：睡眠不佳、心悸、心烦、怕乱、紧张或劳累时心前区紧缩感。其实，半年前他就诊时主要也是这些症状。当然，初诊之前他已经多方求治——包括服中药数十付，从无明显疗效。在县、地市和省医院做过多种检查，从无明确诊断。

其实，他的病因非常明显。

他是个比较精明的人，常赶集、看会做布匹零售。这个生意相当辛苦，但不是主要病因。主要病因是：两年前因为宅基地和邻里发生了纠纷。矛盾和过程虽然不很严重，爱面子的他却长期不能释怀。不久，他农药中毒治疗不恰当——一般是过用阿托品（有机磷中毒首选药）——于是症状加重。

他也知道自己的病和"生气"有关，但他还是怀疑有什么器质性问题，而且希望或者认为有高明的医生能够用物质手段迅速解决他的问题。

总之，他有些恐惧因而对医生颇多依赖心理。

然而，他又不注意收敛精神。

自己家里的活儿他总是急急忙忙要干完。别人家求他帮忙他也努力往前赶。加之他这样的年龄——正当年、正是过日子的时候，家庭内外都要尽到责任（包括作为丈夫要满足妻子的性要求），于是，他的精神和体力总是经常透支。再加上他有些过分追求完美，必然经常身心交困。

我给他用的中药煎剂一直是人参归脾与逍遥散合剂。成药也是逍遥丸和人参归脾丸（或天王补心丸）。

西药安定和多虑平也一直没有停。（按：自西医看他的症状是焦虑症，这两种药相当有效，一般不宜过早停用）

然而，病情还是不断反复。

可想而知，他是很遵信我的。可是，还是不能很快地接受我的看法并按我的嘱咐生活。其中有客观条件方面的原因——如上所说他正当盛年、是一家之主、上有老、下有小。也有主观或性格方面的不足——如追求完美却自信心不很强。

将近半年的接触，自然每次都要交谈。他相当健谈，也有较丰富的阅历和知识。交谈的内容包括古今中外，却都是围绕着他的病。总的目的是让他理解他的病就是心因性问题，药物治疗只是辅助性的，要想彻底好，必须调整好他的心理状态。

他能坚持服药这么长时间，自然是因为治疗（心理和中西药物同时治疗）有效。他曾经多次大好，但因为不能完全遵医嘱，又多次复发。10天前他停药（中药煎剂）20多天，原因大概是他觉得我对他的病失去了信心或者是我不想给他治了。其实，这是他的过虑——心因性病人常多疑。

停了20多天，病情加重。

5天前他来看时精神憔悴、面色发黄（他是个红脸人，故不很黄），说话有气无力。自觉心悸、气不足息。

今天是恢复服药5天，如上所说看上去完全不象病人。他也自觉再次大好。不过，不能认为，他的病情缓解完全是中药的作用。我觉得中药的作用最多一半。故再次示意他设法调整心理状态。

曾经建议过他练气功、打太极拳等，因为正在农忙，他没有功夫和环境。

今天他说，他去了县城内的基督教堂。

我是无神论者，但也曾经建议有的患者去信神。不过，该患者不是按照我的建议去的。

对那些在俗世中完全无法得到解脱的人，没有更好的办法。

他说：他不信神，但对教堂里的气氛很满意。

本县教会会长亲自接待他，态度十分友好。其他人员自然也态度很好。教堂还免费供应午餐。

他说：和去乡政府、公安局办事得到的印象完全两样。

我相信他说的是实情。我们的官员——公务员？——人民公仆？——给人印象好的确实很少很少。

希望我们的医生不要让病人觉得你是居高临下，或者你总盯着他口袋里的钱。

案12：重症神经官能症

段 GY，女，57 岁，住威县城内，2008 年 1 月 9 日初诊。

患者满面愁容而且焦躁，说话紧张，进入诊室坐下就伸手让切脉。我说：请先告诉我哪里不舒服，越详细越好。她说：经常发作心悸将近一年。目前白天终日心悸不止，夜间自己可以听到怦怦响的心跳。又食少纳差，胸胁胀满。隔几天就要严重心慌不支一次，需要紧急治疗，甚至住院抢救。曾经在县医院、邢台市三院住院，又去省医院做过多项检查，从无明确诊断。曾经按神经官能症、冠心病、更年期综合征、慢性胃炎等治疗无效。服药之外，还曾经多次按摩，亦无效果。正在服用多种治疗冠心病的药物。

当然，患者说的话还要多得多而且无条理。

她基本说完后，我问：是否记得确切的发病时间？自己是否知道最可能的原因？

答：记得很清楚。第一次发病是在去年腊月十六。当天和儿子生了点气。约 2 小时后，突然感到严重四肢无力、心慌气短、眼看不支。于是急症住县医院按冠心病抢救了 3 天好转出院。

问：您和儿子真生大气了吗？

答：和孩子不是真生大气，但那之前不久和别人生了大气。

看来，病因很清楚。好在她睡眠尚可，否则会更加严重而且难治。

她还说：近一年来，她多次急性发作，家属一直紧张而且要紧急应对，加之多方求医，又没有明确的诊断，家属也开始麻木了。特别是她的丈夫，甚至有些烦。这次就诊就是女婿带她来的。

查其脉象沉弦，舌暗苔白略厚。血压 126/86mmHg。

处理如下：

柴胡 6g，当归 10g，白芍 15g，党参 10g，陈皮 20g，茯苓 10g，半夏 10g，五味子 10g，川芎 8g，怀牛膝 15g，香附 8g，生龙骨粉 15g，生牡蛎 20g，生枣仁 15g，远志 6g，钩藤 20g，乌药 8g，生三仙各 10g，生甘草 5g。水煎，日一剂。

逍遥丸 6 克，日 2 次；香砂养胃丸 6 克，日 2 次；谷维素、刺五加片各 3 片，日 2 次。

取药的同时，继续和她交谈，总之让她理解她的病就是心理问题所致，不会有生命危险，要想好，必须不再生气而且不要过于担心自己的病。甚至告诉她：只要从郁闷和恐惧中解脱了，病自己就会好。

患者在一定程度上放下了包袱——愁容消退，面有喜色。她说，下次来会详细告诉我最初是怎么生的气。

医生看病不是为了听故事或者好奇，患者不愿意告诉你的情节不必问。若愿意告诉你，则耐心听。患者的不良感受得以倾诉，而且被理解、支持、安慰，就是心理治疗。

自中医看，该患者目前有心脾两虚和脾胃气滞。

结果一诊大好。

案13：气郁贲门炎、慢性咽炎

张CL，女，24岁，威县东关人，2008年2月11日就诊。

食后（包括饮水）后不久即吐10余日，无痛痒。半年前曾有一次类似发作。曾经在县市医院诊为贲门炎和慢性咽炎。结婚10个月，末次月经1月8日。月经一向不正常。周期大约2月，经期一周左右。体型中等，神情忧郁，面色苍白。脉滑而有生机。舌淡嫩苔少。

处理如下：

陈皮20g，半夏8g，茯苓10g，苍术10g，香附8g，川芎8g，乌药8g，党参10g，黄芪15g，当归10g，桂枝20g，生三仙各10g，生甘草5g，生姜30g。水煎，日一剂。

香砂养胃丸6克，日2次。

开完方子抓药时，问患者上次发作在何处就诊。原来，2007年7月25日曾经就诊一次，一诊即愈。于是查出旧方，与上方几乎一味不差。相信此次仍会效果很好。

按：这样的患者，如此表现，首先会想到早孕反应。但是，患者一向月经不正常，故早孕的可能性不大。特别是患者舌淡嫩苔少，再联系到上次就诊表现略同，早孕的可能性就更小。不过，即便是早孕，也是照用上方即效。

案14：非药物可治的病

董BF，男，44岁，威县石庄人，2010年5月10日初诊。

主诉长期乏力、失眠、多梦，每晚需服安定4片方能入睡已经一年多。又腰痛、全身僵硬、食欲不振、精神不佳。曾经多方治疗，不效。其人体型中等，精神忧郁，面色大体正常。右脉沉濡。左脉滑弱。舌略瘦，苔白。处理如下：

党参 12g，黄芪 20g，当归 10g，白芍 12g，川芎 8g，熟地 15g，香附 6g，五味子 8g，茯苓 12g，半夏 10g，双钩 15g，生龙骨 20g，生牡蛎 20g，陈皮 12g，桂枝 12g，生甘草 4g。水煎，日一剂。

人参归脾丸 9 克，日 2 次；天王补心丹 9 克，日 2 次

5 月 14 日再诊：自觉好转。但这次患者补充的病史出乎我的意料之外，而且很少见。

原来，他有很严重的酒癖。在过去 10 年中，一般必须每天喝白酒 2 斤左右，一天 3 斤的时候也不罕见。问他不喝会怎样。他说：到时候就头痛、头晕、心慌、乏力、四肢憋胀，全身不适难忍。有时甚至全身大汗淋漓，别人以为他将死。于是，给他一瓶白酒嘴对瓶喝下去就好了。总之，他一般一昼夜需大量饮酒 4 次左右，每次不少于半斤。他自己知道饮酒有害，家人也对他百般劝告，但 10 年中未能戒断。3 个月前，有人介绍他信奉基督教。约两个月前，戒了酒。

但是，他还是自觉不适。又担心身体有了大问题。于是来要求吃中药。

按：人们常说，酒为百药之长。于是，酒癖是一种药物依赖。我见过很多酒精依赖患者，但像此案每日饮酒如此之多的还是第一次见。特别是，一般望诊看不出他是酒客——按说早就有了比较典型的面容。至今为止，是信仰帮助他戒了酒。今后，他还是需要信仰支持继续戒酒。我开的药物只是有帮助作用，其中也有他对我的信仰起作用，因为他的亲友多次给我很高的评价，希望他来求助于我。

又该患者显然也有了安定依赖，这也不是可以一下子戒断的。除了中药之外，还必须鼓励他改变不良生活习惯。特别是一定要积极参加田间劳动并且多和周围的劳动者接触——包括劳动和娱乐。

（八）八字至嘱——切忌滥用抗菌西药

1. 理法传心

抗生素是上世纪 30 年代末以来西医的重大发明，在治疗感染性疾病方面，曾经有过极大的贡献。目前，抗生素仍然是治疗某些感染性疾病所必需的。不过，笔者估计，近年我国的抗生素 80% 以上被滥用。

青霉素类（青霉素钠、氨苄、先锋、菌必治等）被滥用最为严重。

滥用到什么程度呢？

1929 年，青霉素被英国医学家佛来明在实验室首次发现，但被冷落了10 年。1939 年被再次发现。小规模工业生产于 1940 年代初。二战后期，盟军校级以上军官受重伤或患重病才有可能使用它。那时一次用 4 万单位就效果很好。1970 年代，笔者主要作西医临床。那时，一次用 80 万单位就是大剂量。近年来，从大医院到个体医生都经常一次使用 1000 万单位左右。如果说，皮质激素的滥用在较大的医院相对少见的活，滥用抗生素则始于大医院而且至今不比基层好。

读者或问：病人有感染，为什么不能大量使用抗感染药呢？

答：须知，目前最常见的急性感染性疾病是感冒和流感。抗生素对它们是无效的。绝大多数此类患者可以不药而愈。即便服药，只须很简便、经济的非处方药即可。少数患者可以继发化脓性感染，其中比较严重的最好使用青霉素等，但绝对不需要大量。问题是：很多人把化脓性感染等同于发热，于是，见感冒发热立即大量使用青霉素等。甚至没有发热也大量使用"预防感染"。滥用就这样成为风气。怀疑其他感染的疾病（大多以发热为根据）更是大量使用一切"新"而"贵"的抗菌药轮番轰炸。他们认为，用药种类多、剂量大病就会好。况且，医生还要创收呢！

造成此种现象，有客观条件，更有主观或制度原因。

客观方面，直到上世纪 70～80 年代，国内常用抗生素还有时供应紧张，所以，那时没有普遍滥用抗生素的客观条件。

大约从上世纪 80 年代末，我国的抗生素种类和产量都达到世界一流水平。这给滥用抗生素提供了物质条件。

其间，群众收入水平不断提高，对医疗高消费有一定的承受能力，这也是滥用抗生素的客观条件。

主观方面，自从我国把医疗推向市场，"医"和"药"都迅速搞活了。市场化的医疗必然以追求利润为主要目的。滥用药物——特别是比较贵重的药物必然成为风气。这是滥用抗生素的制度和主观原因。

笔者略感欣慰的是，最近出台了监管抗生素使用的文件，尽管很难说此种管理手段效果如何。

滥用抗生素是我国严重浪费卫生资源的现象之一。此类浪费还包括滥用其它药物和滥做各种检查、化验等。不过，滥做各种检查、化验，主要是增加医疗消费或资源浪费。滥用药物则还要产生许多严重的副作用。

目前，以滥用皮质激素危害最大，其次就是滥用抗生素。

滥用抗生素与滥用皮质激素密切相关。从纯医学角度看，后者危害更大，是我国医界最严重的技术问题。从卫生经济和医学科学双方同时看问题，滥用抗生素的危害更大，因为它严重地浪费资源的同时又产生许多毒副作用。

新抗生素上市之初，一般都非常昂贵。医生可能认为"新药"疗效更好，而且又增加收益，何乐而不为呢！病人受风气的影响，也认为"新"而贵的药物应该疗效更好，致使不想用这些贵重抗生素的医生也常常不得不用。于是滥用很难遏制。

滥用中药清解制剂也和滥用抗生素有关。其中最常用的是静脉注射剂双黄连、清开灵等。中西医都认为它们相当于抗生素，往往和抗生素同时使用。同样造成严重的资源浪费并产生严重的副作用。

笔者没有参加过医疗事故鉴定，却听说过因为滥用抗生素和清解制剂突然致死的事故。

至于滥用没有突然致死而产生的副作用，很多同行可能至今不很清楚。关于资源浪费方面，不必再说。下面主要从医理方面说一下滥用的害处。

先从中医角度说：

清解制剂是经过现代炮炼的苦寒清热解毒复方。滥用它们，必然伤阳。患者表现为面色苍白或萎黄，舌淡，神倦，乏力，食欲不佳等。不及时纠正，这些症状都会长时间不愈。由于它们用于治热病，不适当地或过用清解法还会造成热退不尽，迁延不愈。抗生素几乎没有一种不苦，确实很接近中药清解制剂。自中医看，滥用抗生素也必然产生类似滥用清解法的副作用。

从西医角度看，危害如下：

①严重过敏——可以突然死亡；

②产生菌群交替现象——致病菌可能被杀灭，却导致其它细菌、特别是非致病菌致病，而且很难控制；

③产生耐药菌株；

④机体免疫力降低；

⑤其它说明书上就有的或未提及的副作用。

以下举例说明。

2. 举案说法

案1：滥用抗生素和清解法热病迁延不愈

张 ML 之父，威县张禾寨人，1997 年 12 月请出诊。

患者 80 岁，有不太严重的老慢支。一个月前，因感冒发烧，老慢支加重。先是请本家的村医治疗。吃药、扎针、输液 10 多天，病情加重。于是让同样是村医（不是本村）的女婿来治。治了 10 多天，还是越治越重。病情垂危，已经预备后事，请我看一看免免后悔。女婿正在病家，我详细问了一下所用药物。大约凡是县里能够买到的抗生素和其它抗菌药都用了，青霉素类更是用的超大剂量——每天 10 克以上。清开灵、双黄连也多次大用——比说明书用量大一倍。同时还用地塞米松每天 40mg 左右。

患者的情况是：卧床不起 20 多天，近两天一阵阵昏迷，完全不能进食，每天低热，咳吐大量稀白痰，全身虚肿，腹部胀满。脉象细弱，舌质淡胖、苔白厚水滑。其它就是典型的老慢支和肺心病体征。

我嘱咐继续输液，不要再用抗生素和清开灵、双黄连等，皮质激素在 4 日内逐渐停用。还嘱咐以后像这种情况尽量不用激素，抗生素也不必用这么多种而且都用量太大。

中药处方如下：

陈皮 15g，茯苓 15g，半夏 10g，桂枝 20g，干姜 8g，党参 10g，五味子 15g，附子 10g，生甘草 5g，生姜 20g，川朴 5g。常规水煎，日一剂。

送我回家的路上，恰好有一家中药店，于是，让病家取药 3 剂回去以便尽快煎服。

3 日后没有消息，我以为病人已故。

岂知，1998 年 2 月，患者的儿子又来请。他说：去年患者服药一剂就可以进食，服完三剂基本恢复，所以没有再来请。这次病情与去年相同，已经治了 10 多天，还是越治越重，务请再次临诊。

到了病家一问，前医的治疗还是从前那一套。患者的表现也略同上一次。

开的方子自然还是略同上方。结果还是一周内痊愈。

2000 年 9 月 21 日，再次出现上述情况，处理如前迅速大好。

2001 年 4 月 26 日，再请出诊。这次感冒才 4 天，但已经用了大剂量抗生素、清开灵和皮质激素 3 天。患者脉象洪滑，舌干而瘦，咳嗽痰少，神志不清。这次的中药处方如下：

党参 10g，白术 10g，陈皮 10g，茯苓 10g，半夏 8g，五味子 10g，桂枝 20g，白芍 12g，川朴 6g，甘草 7g，连翘 12g，葛根 10g，生三仙各 10g，川芎 6g，生姜 20g。常规水煎，日一剂。

服上方 3 剂，病情大好。但是，后来略有反复。断续治疗至 5 月 8 日方告痊愈。后来患者曾出现"轰热"，这也是激素的副作用所致。中药煎剂无大改动，加用金匮肾气丸和补中益气丸。

2001 年初冬，我回省城赶写《中西医结合二十讲》。大约腊月中旬，患者的儿子打电话说，他父亲的老毛病又犯了，已经请村医和妹丈治疗一个月，越治越重，问我如何处理。我告诉他可以去请我的门人，但终于未能挽回。

案 2：滥用抗生素和清解法热病迁延不愈

2004 年 11 月 29 日，张 ML——即上案的儿子——又来请。这次是她的母亲病重。老太太 81 岁，也有不很严重的老慢支。大约 2 周前感冒起病，口服西药 2 天无效，注射西药 2 天又无效，即开始输液，共输了 10 天，病情益加严重。由于明亮还记着我的嘱咐，提醒医生不要轻易使用皮质激素，这次输液只在开始用了 2 天。用量不详。但是，氨苄青霉素、菌必治、清开灵等一直大量使用。由于患者出现明显心动过速和频发早跳，前医不敢再治。

其实，老太太的情况比当年她的老伴儿要好。她还可以平卧，只是稍一动就气短。还可以进食，也没有昏迷。脉象细数，频见结代，舌淡苔少。血压 120/60mmHg。双肺可闻呼气末粗湿罗音。桶状胸比较典型，但无明显颈静脉怒张。无明显水肿，虚汗不断，夜间需服安定才能入睡。前几天大便不通，服缓泻药后，大体正常。

西医辨病：慢性阻塞性肺病，肺心病，心衰。

中医辨证：老年外感痰喘，伤寒表虚证。处方如下：

中药煎剂：桂枝加附子汤、二陈汤合剂加减：

陈皮 10g，茯苓 10g，半夏 8g，五味子 10g，桂枝 20g，附子 8g，白芍 10g，干姜 5g，川朴 5g，生甘草 5g，生姜 20g。常规水煎，日一剂。

地高辛半片（0.125mg），日 2 次。

金匮肾气丸 9 克，日 3 次；补中益气丸 9 克，日 3 次。

12 月 5 日：ML 来取药，说病情大好。患者可以自由翻身起坐，进食较前多。出汗停止。睡眠改善。脉象仍见结代。地高辛改为每天半片。其余同上方 5 日量以巩固疗效。

案 3：滥用红霉素致不能进食

戚 XZ，女，52 岁，威县第十营人，1997 年 4 月 25 日初诊。

右乳房下部肿块 4 年，近来有小痛。半月前在县医院做活检后肿块增大疼痛严重。在家输液用红霉素，肿痛不减反而不能食。一般情况可，肿块约 6cm×10cm×5cm。脉沉滑略数，舌暗红，苔黄厚暗绿。体温 36.9℃。

患者目前的病是"治"出来的。

肿块肿大痛重是活检做得不好：活检切口小而深，特别是在组织疏松的乳房取活检，经验不足者很容易形成较大的血肿。

不能进食是因为滥用抗生素：即便静脉给药，红霉素也有明显的胃肠反应。常常出现食欲不佳甚至恶心呕吐不能食。患者输液使用红霉素之前，是可以进食的。所以，不能进食完全是滥用红霉素的缘故。

上述治疗不当若不能及时纠正，对患者的打击将很大。因为活检关乎下一步大手术，关乎是否癌瘤，也就是关乎到生死。处在这种境地，即便是医生，也会惶恐。开始治疗就如此不顺利，病人的心理压力可想而知。

或谓：这只是红霉素的副作用所致，不应该算滥用。

答：活检是无菌手术，术后肿痛不是感染所致，不必用抗生素。不必用而大量用就是滥用。况且，即便预防感染，也不应该首选红霉素。

于是嘱咐继续支持输液 2~3 天，停用红霉素，不再使用任何抗菌药。

乳房肿块湿热敷，每日三次以上，每次 20 分钟以上。

中药服用下方。

当归 10g，白芍 10g，川芎 10g，黄芪 15g，红花 5g，贝母 5g，桔梗 8g，陈皮 10g，半夏 10g，连翘 20g，白芷 10g，木香 5g，生姜 20g，生三仙各 10g，甘草 5g。常规水煎，日一剂。

5 月 1 日：家属来诉，病情大好，继续服上方 3 剂善后。

案 4：滥用抗生素等低热不退

石 RP，男，57 岁，威县时庄村人，2006 年 8 月 1 日初诊。

感冒后低热、全身不适、乏力等反复不愈一个多月。近 20 天来不超过 37.8℃。先后在不同的地方输液共约 10 天，曾经大量使用青霉素、菌必治、清开灵、地塞米松等。一般只能缓解一两天。即便这一两天，也常常自觉恶风寒。其间照胸片 2 次，做 CT1 次，验血多次。胸片有典型的老慢支表现，血沉略高，县医院想按结核病治疗，但痰检结核菌阴性。又怀疑风湿，要他继续输液如上，患者感到无望来诊。

其实，一听患者说话，就知道他有不太重的呼吸困难———一般是肺心病，尽管没有典型的颈静脉怒张等。他一伸手让切脉，就看出明显的肝掌。于是问他有无老慢支、是否嗜酒。（按：肝掌明显而没有腹水和肝病面容，即可断定是嗜酒的结果）果然无一不对。他说，3、4年前曾经就诊，当时我力劝他戒烟酒，但他两年前才戒烟。嗜酒如前。

患者的病史、体征和胸片、CT结果如此典型，肝掌又如此明显，前医没有做出肺心病的诊断，更没有发现肝掌，却死抓住略高的血沉做文章，真是不可思议。况且，大量使用多种抗生素和皮质激素就能治愈血沉略高么！

一般情况可，静坐时微喘，食欲可，大便日2~4次。脉滑略数，舌淡苔白厚。处理如下：

附子10g，干姜3g，桂枝15g，陈皮10g，茯苓10g，半夏8g，五味子10g，当归10g，白芍15g，川芎8g，党参10g，黄芪15g，白术5g，苍术5g，生甘草5g。常规水煎，日一剂。

金匮肾气丸、补中益气丸各9克，日2次。

8月6日再诊：服上方次日，体温正常，未再反复。静坐时不见喘，脉象大体正常，舌象略如前。

8月11日三诊：诸症未再反复。患者已经戒酒，希望改善肺心病。嘱继续服用上方。并告诉他，不便服用中药煎剂时，服用上述成药也有效。

8月17日四诊：今天去县医院查血沉、做胸透，报告称肺部炎症消失，血沉正常。患者愿意继续服上方一两周。

案5：该用抗生素不用

赵素芬，女，50岁，威县管安陵村人，2005年11月19日初诊。

25天前忙于摘棉花时，左腋下疼痛并冷热发烧。服药、肌注热退后又劳动2日加重。输液用青霉素1天，即改用菌必治、环丙沙星。这时他医怀疑乳癌。径去省四院（肿瘤医院）诊治。排除乳癌后，继续输液至今。患者仍自觉疼痛，并惶恐、纳差。二便可，口干。起初体温曾达40℃，最近37.5℃左右。一般情况可。脉象略见洪数。舌红，苔黄白厚腻。左腋窝正中可及边沿不清的包块，有轻压痛，无波动感。处理如下：

柴胡6g，黄芩15g，连翘15g，当归8g，川芎8g，红花5g，陈皮10g，生石膏15g，怀牛膝10g，丹皮8g，知母8g，生三仙各10g，生甘草5g。水煎，日一剂。

增效联磺片 2 片，日 2 次；

腋窝湿热敷，每天至少 4 次，每次 30 分钟以上；

静脉点滴青霉素 0.8 克，日 1 次。

按：此案是典型的腋下淋巴结炎，因为手臂创口感染所致，不是复杂、危重情况。这时，除使用抗生素外，患者必须休息。炎性包块伴发烧数日，却怀疑乳癌，毫无道理。就诊时患者仍然惶恐。为了让发炎的淋巴结尽快消散，上方中抗菌药用量偏大。

案 6：老抗生素疗效仍然可靠——我的切身经验

自 1970 年正式做医生以来，我工作过的单位有：县以下医疗单位、县医院、地区医院和省级医疗单位。自己因病用过各种比较老的抗生素：如青霉素、链霉素、氯霉素、地霉素、四环素、洁霉素、庆大霉素、新霉素、红霉素等。由于工作关系，更是经常接触抗生素和非抗生素的抗菌药。按照很多同行的逻辑，老抗生素在我身上效果不会好。如果我患了感染性疾病，应该使用最新一代的抗生素或抗菌药，而且应该使用大剂量或超大剂量。其实，完全不是这样。

目前最常见的细菌性感染，是感冒或流感后继发化脓性感染。

出现了这种情况，青霉素至今对我和我的至亲疗效很好。

目前最老的青霉素是青霉素 G 钠。它和 20 多年前最常用的青霉素 G 钾分子结构基本相同。只是后者是钾盐，肌肉注射时很疼，至少理论上不宜于静脉注射。由于青霉素钠盐可以静脉滴注，超大剂量使用抗生素，就是从青霉素钠盐普遍使用之后开始的。我从来没有给至亲使用过超大剂量的青霉素，尽管和 20 多年前相比，用量也比较大了。我给自己试用过一次大剂量，没有明显效果。

比如，我也有轻度的老慢支，却不很在意。熬夜写东西时，抽烟比较多。于是，冬天流感局部小流行时，总要感冒两次。不过，感冒之初从来不用抗菌药，而是在咳嗽、发烧 2 日还不好才使用。一般是自己给自己肌肉注射青霉素钠 160 万单位，日 2 次。有时再口服增效联磺 2 片日 2 次。一般用一次就病情缓解，故没有连续用过 4 天以上。

再如，犬子的犬子 2001 年出生。他早产 1 个月，出生时体重只有2200 克，体质不算好。对他我也从来不积极或大量使用抗生素。近 2 年，他也发生过比较重的感冒后呼吸道化脓性感染 3、4 次，我的处理原则都是至少高热两天之后才用抗生素——也是青霉素钠盐。用量和用法是：80万单位肌内注射日2次，一般不超过4天。总是疗效满意。因此，嘱咐他的父母，我不在石家庄时，孩子发热之初不要使用任何抗生素。中等热以上2日不退再使用。就用青霉素钠80万单位，肌肉注射日2次。然而，他们还是有时不听话。2005年冬天，孩子感冒发烧竟然输液8、9天，青霉素用量很大，还用了菌必治、清开灵等。结果，咳嗽、低热迁延不愈两个月，体重下降3、4斤，我回石后给他服用中药并注意保养1个月才好。

总之，青霉素钠在我本人和至亲身上的疗效足以证明，它至今疗效好。我相信，其它青霉素类新药，都不如它。对一般化脓性球菌感染，头孢菌素也不比它效果好。

又须知道，当感染性疾病以正气不足为主要矛盾时，抗生素和其他抗菌药都效果不好。

比如，由于赶写书稿过于劳累，2007年2、3月我的身体不大好。一次感冒之后，咳嗽、痰多、低热10多天不好。为了体验一下大剂量的抗生素效果如何，我给自己用了一次大剂量：静脉滴注头孢菌素1克、青霉素钠800万单位。然而，效果不明显，还是改服中药才逐渐好转。

（九）九字箴言——滥用皮质素贻害无穷

1. 理法精要

问：九字箴言是哪九个字呢？

答：就是：滥用皮质素贻害无穷！

问：先给我们扼要讲一下激素的概念好吗？

答：从字面上即可看出，"激素"是一类作用非常强大的精微物质。教材上定义激素说：激素指由内分泌细胞所分泌，可传递信息的高效能生物活性性物质。

总之，一定要知道激素是高效生物活性物质——很厉害的药物。

其余关于内分泌机能的拙见，请参看《医学中西结合录》内分泌系统疾病概说。

问：高效不是很难得的品质吗？为什么要慎重使用呢？

答：任何高效手段，都是非常锐利的两刃剑。换言之，恰当使用，得到的是高效——即疗效显著；使用不当，得到的是高毒——毒副作用严重。

换言之，越是高效，越要求慎重使用。

总之，使用任何激素都要认识到，它们是极有力的直接干预人体调节的手段，要严格掌握适应症和用量等。

为说明这一点，举个极端的例子类比。

比如，原子弹是最高效的武器，于是，全世界没有几个人有机会触及发射原子弹的按钮。

问：皮质激素是什么意思呢？

答：就是肾上腺皮质分泌的激素。皮质激素都是类固醇。我们讲的主要是其中的糖皮质激素。天然糖皮质素主要有：可的松（考的松）和氢化可的松。按氢化可地松计，正常成年人每天分泌大约20mg。

注意！这个皮质激素的生理分泌剂量，效价只相当于每天口服泼尼松5mg，或地塞米松1mg。

问：肾上腺皮质激素也非常高效吗？

答：它们不如肾上腺髓质激素、胰岛素、垂体后叶素、甲状腺素那样起效迅速而且专一。比如，治疗量的副肾素进入静脉一两秒钟就反映强烈；甲状腺素专门促进代谢的异化过程；胰岛素专门控制高血糖。皮质素不像副肾素那样起效迅速，也不像胰岛素等那样作用专一。但是，相对于很多常用药物如维生素、抗生素而言，皮质激素还是非常高效。

糖皮质激素有以下各种毒副作用：

①对胃肠道有不良影响，可出现上腹部不适、疼痛、反酸、呕吐，诱发或加重胃及十二指肠溃疡，甚至导致溃疡出血，穿孔；

②在心血管系统方面可使患者血压升高，或发生血管炎，动脉粥样硬化，出现心悸，甚至心肌梗死，而危及生命；

③在内分泌系统方面，长期应用肾上腺皮质激素可导致肾上腺皮质功能减退，甲状腺功能减退，皮脂腺萎缩；

④在代谢方面，长期应用肾上腺皮质激素，可导致体内脂肪、糖、离子等的代谢紊乱。出现满月脸，水牛背，向心性肥胖，水钠潴留而水肿，性欲减退，月经不调，血糖高，还可能导致糖尿病的发生；

⑤长期应用肾上腺皮质激素会使体内免疫功能降低，抵抗力下降，易使原有的结核病复发，并易发生细菌、霉菌、病毒感染，而反复出现上呼吸道感染、皮肤疖肿、口腔炎、肺炎，甚至出现菌血症、败血症；

⑥长期应用肾上腺皮质激素可使皮肤发生萎缩，毛细血管扩张，而使

皮肤发生皲裂、痤疮、疖肿，还可影响伤口愈合；

⑦在神经系统方面可有中枢抑制症状，可诱发神经精神症状，甚至发生精神失常；

⑧在眼睛，应用皮质激素可诱发白内障，可使眼压升高而发生青光眼。

总之，不可盲目应用这类药物，要全面衡量其预期效果和不良反应的利弊，严格掌握应用指征。

问：目前滥用的是何种皮质激素呢？

答：目前滥用的是糖皮质激素中的地塞米松（氟美松）和强地松（泼尼松），特别是地塞米松。此药非常便宜，供应充足，既有片剂，又有针剂，可以口服，可以肌内注射、静脉注射，还可以用于封闭，使用非常方便，已经被滥用到无以复加的程度。

这两种激素都是人工或半人工合成的。

问：为什么要人工合成呢？

答：人工合成皮质激素，主要是因为从动物肾上腺中提取产量很小、成本很高，产量和价格限制不可能广泛使用。其次是为了克服天然糖皮质素钠水潴留作用强而抗炎、抗过敏（抑制免疫）等作用较弱的缺点。没有料到，这给滥用提供了物质条件。

顾名思义，糖皮质激素必然能调控糖代谢。不过，它对盐和水代谢也有相当强大的作用。主要是潴钠、潴水、排钾。目前常用的皮质激素中，地塞米松差不多钠水潴留作用最小、抗炎等作用最强。但还是有明显的钠水潴留作用。它的常用量是每天 1 ~ 2mg（前些年的范围是每日 1 ~ 20mg）。但是，即便每天服用 1 片（0.75mg 或 1mg），多数人一周之后就会出现钠水潴留所致的全身虚肿。

除了替代疗法，使用它们都造成体内皮质素过高。于是，除了导致钠水潴留，还抑制蛋白合成、促进蛋白分解和其它糖元异生、提高血糖等。由此应该明白，为什么手术后或严重外伤后要禁用皮质激素——它会严重妨碍切口、伤口、骨折愈合。糖尿病患者使用皮质激素也要十分审慎。

钠水潴留的同时又促进排钾。这是加速糖元异生、促进蛋白分解，因而机体组织被分解的必然结果。不少人使用小剂量皮质激素后就有食欲亢进，主要是因为糖的生物燃烧被抑制。

不过，地塞米松等到底如何干预糖代谢（和神经—体液调节），目前的理论有矛盾。药物学说它常引起失眠、多饥。但生理、病理和药理书上都说皮质素提高血糖，这可以解释诱发糖尿病，那么，多饥就无法解释，因为不大会初用激素就出现糖尿病多饥。这个问题还有待研究。但外源激素干预机体调节的强大作用常常是副作用，是无疑问的。使用任何激素都要充分注意。

临床上，皮质激素主要用于四个目的：

一是替代疗法：体内皮质激素分泌太少时，需要外源性激素补充。这是它的最佳用途或适应症。目前最常见的病种是腺脑垂体机能低下导致的皮质激素分泌不足。不过，这时不宜用地塞米松。以目前市场供应情况而言，最好用强地松。一般每天 5mg 即可。

二是抗炎、抗过敏：皮质激素抗炎、抗过敏确实有效。但须知，这是严重抑制机体免疫能力或机体反应性的结果。机体的免疫力下降、反应性低下，意味着已有的感染扩散、加重，并且容易出现新的感染而且不容易控制。所以，除非不得已，不宜使用。用而有效，要尽快撤下来。但是，一用大剂量，往往很难迅速撤下来。

三是解热：皮质激素用于高热持续不退，确实有迅速退热的作用。这是导致目前滥用激素的主要原因。一开始是"医生"们"知道"激素原来可以迅速退热。于是见发热就用，后来干脆凡是可能发烧的病——如最常见的感冒——就用。再后来就加大剂量。他们认为疗效和剂量成正比。滥用就这样不可收拾了。

问：激素能够迅速退热，多用些有什么不好呢？

答：简单说是因为：免疫是机体抗病的主要手段，发热是机体对抗绝大多数感染必须有的免疫反应。皮质激素严重抑制免疫，除非免疫反应过于剧烈，感染性疾病使用皮质素都是错误的。即便免疫反应过于剧烈，用皮质素也只是权宜之计。

如果举例类比，感染而使用皮质素——特别是大量滥用，就象国家被侵略而让她的军队休眠，后果如何不言而喻。或者说，滥用皮质素，就像给一个国家强行安置大批贪官污吏和奸商。于是，发生政治危机的同时，又发生了金融或经济危机。总之，整个国家立刻乱了套。

问：多用几种效强的抗感染药不是可以对抗入侵的病菌吗？

答：再好的抗菌药也不能完全代替机体的"防务"。抗菌药杀灭病菌，同样要以机体的免疫机能为主导。况且，抗菌药不但有副作用，它的所谓抗菌作用还会破坏与人体共生的细菌群落平衡而出现菌群交替——即非致病菌或条件致病菌又致了病。结果完全帮倒忙。

所以，即便是持续高热不退也不应该反复大量使用。解决不了发热的原因，一味退热，只能坏事。高热病人初用激素，会迅速大量出汗，因之暂时热退。热退后病人面色苍白或发黄。这是过汗导致阳虚。如果发热的原因不能控制，再用激素可以无效。更多的情况是，患者不再发热或只发低热。病情被掩盖，一旦反复（反复很多见），就很难处理。问题是，很多"医生"这时继续大量使用，病情就变得更复杂。上面说的副作用更严重。免疫力低下、感染扩散、钠水潴留、低血钾、内环境其它条件严重紊乱和中医说的阳虚、阴虚、阳气外越等都会随着激素用量增大、持续时间长而加重。加之，这些副作用之间互相加重，病情就会更加复杂难治。总之，出现一系列很难纠正的问题。

四是解毒：皮质激素是否能解毒（致病微生物的毒性产物），没有充分的理论根据。重度感染时使用它有效，主要还是因为它的抑制免疫和退热（也是抑制免疫的结果）作用。虽然有的教科书上有解毒之说，笔者持保留态度。

长期（按：超过一周即可视为长期）使用皮质激素，即便不是大剂量，也必然导致钠水潴留、低血钾、免疫低下、感染扩散、类克兴氏综合征、骨质疏松、肌肉萎缩等，还常常诱发或加重糖尿病、癫痫、高血压、脑意外、冠心病、消化性溃疡、长期低热、性功能障碍、精神病、月经紊乱、不孕不育和畸胎等。

大剂量或超大剂量使用，可以短时间内导致死亡。

还须指出，大剂量皮质激素一般是和大剂量抗生素（也常常是滥用）同时使用的。抗生素不能完全对抗激素使感染恶化的副作用，反而会因为加剧滥用抗生素出现更多的耐药菌株或菌群交替现象。

因此，笔者已经多次大声疾呼：滥用皮质激素已经成为我国医界的一大问题。除了对所有执业医师进行有关理论再教育之外，主管部门有必要进行监管。

为充分证明拙见从而引起医界足够重视，下面附上较多的典型病例。

2. 举案说法

案 1：滥用激素致死

庞 XC，男，65 岁，威县李家寨村人，1996 年 12 月 1 日初诊。

病情危重，亲属请我出诊。

患者不能自述病史。他人代述的病史大体如下：

大约两周前，患者感冒发烧。他和邻村的某业余"医生"关系很好，于是多次到他那里扎针吃药。烧退之后，没有严重的恶心呕吐，却不能进食。近8、9天来，持续昏睡，完全不能进食水。4天前在县医院做CT、心电图等检查化验无异常，于是回家输液。大便可，小便混而粘稠。再三呼叫，患者偶尔呻吟而不能回话。脉象弦迟，舌淡而干。无明显巩膜黄染，腹部平坦，稍微柔韧，左肺呼吸音弱。血压170/70mmHg。体温36.8℃。

近日一直在输液，每天不超过1000ml，其中大量使用清开灵、氨苄青霉素和地塞米松。

病情如此严重，按说应该让患者住院。但患者去过医院，花钱不少，没有闹清什么病。家属执意不再去。我曾经多次给患者的亲戚看过重病。家属的意思是请我来断死期的。只好勉强在家治。但说明已经很危险，24小时内无明显好转，即属不治。

我知道，患者的朋友"医生"，治感冒的常规是大量使用解热药和皮质激素，所以敢断言这是滥用激素的结果。

西医辨病：皮质激素导致严重内环境紊乱、昏迷、中度高渗脱水、一期高血压

中医辨证：阴阳虚竭、清窍失养、中气大坏

西医处理：停用地塞米松，继续输液，争取每天输2500ml以上。其中盐水500ml，糖250g，钾4~5g，氨苄青霉素8g。

中药：估计患者不能服药，但还是取下方一剂。

熟地30g，生地20g，桂枝15g，白芍15g，山芋肉15g，生姜15g，附子10g，生甘草5g，川朴6g。水煎，不拘次数服。

12月3日：家属来诉，昨天下午5时患者寒战，半昏迷，尿急，心律慢。中药勉强服了三分之一，输液只能坚持到1500ml。

看来患者早已有败血症，前几天不发烧是大量激素掩盖了病情。于是再次说明病危。没有开中药，嘱咐继续输液。次日，患者死亡。

或问：像12月1日那样，患者还有无希望呢？

答：如果一切抢救措施充分而又及时，最多还有一半希望。但是，这时即便住院也不一定能按我的医嘱输液。其中既有家属的耐心，也有医护

人员的责任心。在家抢救，不能随时监督用药，及时掌握治疗情况，基本上没有希望。

案2：滥用激素致死

张某，威县时家庄人，男，55岁，1997年12月10日初诊。

患者的姐姐嫁在我村，他没有子女，因为病重由外甥接来请我看。

体温、脉搏、呼吸、血压都在正常范围，心肺和腹部体检大体正常。但患者精神淡漠，极其乏力，语声低微，自觉心慌不支。此外就是毫无食欲而且恶心。

这种表现使我非常吃惊。一个多月前，我还见他来帮助姐姐家秋收秋种。那时身体相当好。仔细询问病史才知道是滥用激素所致。

大约10天前，患者感冒发烧，先是在本村买药。他住的村子没有村医，杂货铺里就卖常用药。买卖双方都"知道"用非处方感冒药和皮质激素治感冒。结果是吃药几天不好，反而加重——反复高烧且完全不能进食。于是请邻村的医生输液。

这位医生更是喜欢大剂量使用激素，同时大量使用抗生素，还好莫名其妙的大量使用碳酸氢钠。其理论是：食欲不好，多输点苏打，改善食欲。真是令人哭笑不得。故请读者注意，滥用激素导致内环境紊乱之后，要慎重使用碱性药。大剂量的激素可以造成酸中毒，但是，这种酸中毒不是用碱性药的适应症。大量使用碳酸氢钠会进一步加重紊乱，特别是加重低钾。其中原理从略。

从中医角度看，只有舌苔灰黑粗厚而糙预后不良。

患者的姐丈希望我尽力挽回。我说：抢救两天也可以，但是，病人最多只有一半可能性抢救过来。如果不怕病人最后死在你家，我就试一试。

病家终于选择住院治疗。大约36小时后，患者死亡。

案3：滥用激素病危

1991年4月一个周末，我回乡探亲。晚上大约10点钟，村民某慌忙来找，说兄长病危，刚才听说我回家，请我去看。

患者赵XT，当时大约65岁。我进屋时见好几个人在炕上围着他，敛服就放在旁边。患者全身虚肿，呻吟不止，频频嘱咐后事。询问病史大体如下：

约10天前，患者感冒发烧。先是请本村的医生扎针吃药不好。又请邻村一位名声相当大的医生治疗。这位医生最拿手的是：输液中超大剂量使用激素和抗生素。他治疗三天，越治越重。病家还保存着药盒和药瓶。我看了看，地塞米松从每天40mg增加到100mg。患者不但全身虚肿，还有严重腹部胀满。自觉心慌气短，严重濒危感，一阵阵昏迷。已经三天未进食水，一天没有小便。

这时患者不发烧，脉象沉弱稍数，舌淡苔白厚水滑。

病家再三请我尽力。可是，那时只休息星期天，周一要授课。必须黎明赶早车回省城备课。只好破釜沉舟一试。开的方子如下：

附子15g，干姜10g，桂枝30g，白芍15g，五味子20g，陈皮10g，茯苓20g，半夏10g，生姜30g，生甘草5g。

嘱咐病家立即抓药，立即煎服。到凌晨2时不见大好，即去住院。结果，天快亮时病家来报喜。说：服药后病人大好，喝了一大碗稀粥，自觉舒适，您放心走吧。

按：上面这个方子，那时只值7毛5分钱。至今还有人说7毛5分钱救了一条命。

或问：为什么这个病人抢救恢复这么快，上面那两个病人终于死了呢？

简单说就是：这个病人虽然因为滥用激素导致内环境紊乱，但是输液量充足，当时以钠水潴留为主。自中医看，以阳虚水泛为主。其它病理变化不很严重，也没有菌血症。所以，使用温阳利水的治法可以迅速纠正。如果再像以前那样治几天，特别是输液不当，抗生素使用不当，就不仅仅是钠水潴留了。输液不足会在细胞外钠水潴留的同时又细胞内脱水。补钾不足，会造成严重低血钾。给糖不足会因为多器官营养缺乏而功能紊乱、衰退。抗生素使用不当，会造成菌群失调进而导致败血症。那样就很难挽回。

案4：皮质激素导致脓胸

1974年春天，我处理过8例小儿脓胸，至今难忘。

那时麻疹还隔数年大流行一次，那年正值麻疹大流行。8例脓胸患者都是麻疹合并肺炎引起的，而且都使用过皮质激素。

由于普遍接种，目前麻疹接近消灭。偶尔见到，也很轻。那时的麻疹则病情严重。一般要高烧7~10天，大约1/3的患儿合并肺炎。抗生素发明之前，麻疹的死亡率常常高达25%，多数死于肺炎（当年王清任观看内脏，就是当地麻疹患儿大量死亡）。一旦合并肺炎，发烧会持续更久。患儿长期发烧，进食水很少，必然迅速虚弱。抗生素广泛使用之后，肺炎大多可以迅速控制，死亡率下降至3%以下（目前可控制在0.2%以下）。然而，1970年代，激素使用逐渐增多。那时主要使用氢化可的松（酒精溶剂，必需静脉给药）和强地松（口服）。如上文所说，激素可以迅速退热，病家和部分医生往往因此认为病情大好而停止用药。于是暂时掩盖的感染暗中扩散，病情必然反复，而且很难控制。脓胸就是这样引起的。

这8例脓胸都抢救过来了，也给我很深的印象。那时不是大剂量使用激素，还出现如此严重的后果。大剂量或超大剂量使用的后果可想而知。

犬子那年2岁多，也患了麻疹。起初我坚持不用抗生素，更不用激素。发烧一周后，疹子出齐、热退。2日后，再次发烧咳嗽，合并肺炎。起初我还是坚持没有用抗生素。后来表里大热，舌红苔少，用犀角地黄汤后热退，但不尽。终于还是加用青霉素才迅速退尽，不再反复。看来还是中西医结合更好。

至此，又想到母亲多次讲过三哥死于麻疹。

三哥大约死于1940年，死时3、4岁。那年也是麻疹流行。当时贫苦人家是不可能请医生看病的。但母亲知道，只要孩子能喝水，一般不会死。三个孩子同时患麻疹，她老人家几乎昼夜不休息，随时让孩子喝温开水。本来，三哥的病情也大好了，开始下床活动。这时爷爷偏要给三哥剃头。剃头之后，三哥再没有起床。他一直拿着母亲给的三个铜板在被窝里玩，直到高热昏迷而死。麻疹在冬春流行，天气寒冷。旧时没有任何取暖条件，热病初愈是不能剃头的。爷爷是个明白人，不知道为什么犯了那样的错误。事过多年，母亲不再很悲痛，但是多次讲这个故事，总是旧痛难忘，对爷爷也有些不满。

抗生素对麻疹本身无效。但是，1970年代，抗生素供应已经比较充足，别的医生早已常规使用抗生素预防麻疹合并肺炎。作为医生，我不会找不到青、链霉素。只是，我还是认为母亲的经验自中西医看都有道理。犬子患麻疹之初，一直能够进食水，没有性命之虞，不给他用抗生素。后来终于用了3天，但相信比早用好。使用抗生素"预防"感染，不是明智之举。

至于使用激素，我至今非常谨慎。

案5：滥用激素导致消化道出血和幽门梗阻

赵 HT，男，62岁，威县马塘寨村人，1994年2月15日初诊。

患者无胃病史，近来因为感冒发烧，西医治疗一周，致上腹胀满大量呕吐。查患者一般情况可，脉沉、舌淡，上腹饱满，明显振水声。血压160/100mmHg。详细询问得知，西医治疗口服药和输液中都用过较大剂量的地塞米松。又，患者清楚地记得，1993年11月8日曾经大量便血一次，也是在治疗感冒发烧之后，而且便血前有上腹胀满、烧心。

故基本上可以断定，这两次都是滥用激素诱发的上消化道溃疡并且出现合并症。患者没有高血压史，目前血压高至少和滥用激素有关。

处理：

①禁食水；

②支持输液；

③口服甲氰咪胍、盖胃平；

④中药煎剂处方如下：

党参15g，黄芪15g，桂枝20g，白芍15g，香附10g，吴茱萸4g，茯苓10g，半夏10g，厚朴5g，云木香5g，甘草5g，生姜15g。常规水煎，日一剂。

这是黄芪桂枝五物汤加味，加的是补气、温胃、理气药。

2月16日：家属来诉，未再大呕吐，亦未便血或黑便。继续处理如上。

2月17日：患者就诊，自称大好，可以进食，面色转红。血压130/90mmHg。取中药3剂善后。

这样的经验很多，下面再举一例。

案6：滥用激素导致幽门梗阻

本村村民赵JZ，2004年83岁。他鳏居近30年，仍然可以自己照顾承包土地，按说身体相当好。只是，他从年轻时就有典型的消化性溃疡。近5年中两次出现幽门梗阻，都是滥用激素引起。第一次是2000年感冒后扎针吃药都用不算很大量的激素所致。那次，禁食水、胃肠减压、输液（无人给他煎中药，故很难让他服中药煎剂）十多天才缓解。所以，他注意感冒时尽量不用药，用药也找我用中成药。可是，2003年秋天，再次出现幽门梗阻。这次是好心的朋友送给他两种药片，治疗他的肩膀痛所致。这两种药片是消炎痛和地塞米松。服用的当天就引起上腹不适，4天后即上腹胀满、大量呕吐，不能进食。结果，再次禁食、输液，总算挽回了。

患者高年鳏居，还能自力更生，说明他的胃病不很重，身体底子相当好。但我相信，两次幽门梗阻得不到及时而恰当的处理都会致命。

所以，给有胃病的患者使用皮质激素，要更加小心（消炎痛也忌用）。

案7：滥用激素病情危重且复杂

姜YX，女，53岁，威县东郭庄人，2005年1月25日初诊。

10天前感冒起病，并无发烧。先在本村扎针用青霉素等，病情加重。主要是自觉多饥、失眠、心慌、乏力、气短、全身虚肿。又到某诊所输液用清开灵、双黄连等2天，上述症状更加严重，几乎不能下床。继续服该诊所开的西药3天，病情不见改善，又出现手指尖发麻，几乎不支，前来求治。

患者面色紫红，明显虚肿。静坐时微喘，语声低微。脉象弦细，舌红苔少。血压110/80mmHg。

按：病情至此，不能说已经很危重，却已经很复杂难治。如果继续上述误治，数日后即有性命之虞。

患者的全部症状都是典型的地塞米松副作用。我已经记不清碰到多少这样的情况了。

患者的丈夫同时感冒，同时扎针，也出现了失眠、多饥、心慌。但他的身体很强壮，过了几天渐渐好了。

总之，虽然患者不知道除青霉素、清开灵、双黄连外，其余用的什么药，但即便我不知道他医凡感冒就大量用激素，也可以肯定这是滥用激素的结果。

显然，患者开始根本不需要使用激素，也根本不需要使用青霉素。任何教科书上都没有说过感冒之初应该使用这两种药，但是，这种毫无理论根据的滥用风气竟然愈演愈烈。

先说一下滥用地塞米松为什么会出现上述症状；

失眠、多饥是神经功能紊乱和糖代谢紊乱的结果；

水肿是钠水潴留的结果；

乏力是低血钾的表现；

心慌气短是钠水潴留和低血钾，导致心脏收缩无力并血容量增加的结果；

面色发红是肾阳之气外越的表现、舌红苔少是肾阴虚的表现。

大剂量使用激素退热，最初表现为阳虚的居多。较长时期使用，多数会出现阳气外越，即西医说的克兴氏综合征表现之一。

患者没有慢性气管炎病史，感冒之初咳嗽也不重，现在的气短主要是激素的副作用所致。

患者同时有水肿、心慌气短和舌红苔少（阴虚的指征）和阳气外越，中医治疗有些困难，因为不宜完全使用温阳利水法，既温阳又滋阴需要照顾周到。

处方如下：

山芋肉15g，五味子15g，麦冬15g，茯苓15g，熟地15g，生山药15g，党参10g，黄芪10g，白芍15g，丹皮8g，桂枝15g，陈皮10g，川朴5g，生甘草5g。常规水煎，日一剂。

金匮肾气丸、补中益气丸各9克，日3次。

安定片0.5mg睡前服。

1月30日二诊：自述服上方1付即无濒危感。目前面色紫红、全身虚肿、心慌、气短、乏力、不眠、多饥、手麻等症状均好转，唯自觉右眉棱骨痛。脉象、舌象大体正常，右眼眶明显压痛。看来目前主要是额窦炎。考虑到滥用激素导致的紊乱不会完全恢复，继续使用上方。同时使用负压滴鼻的方法将氯霉素滴入额窦，具体操作从略。

2月4日：介绍他人就诊。来人说YX头痛痊愈，此前诸症悉退。

案8：滥用激素发烧迁延不愈

姜CZ，男，24岁，威县王家陵人，2004年9月11日初诊。

35天前因为受凉发烧，输液一周，同时用青霉素、安灭菌、清开灵、病毒唑、地塞米松等。但至今热退不尽。体温在37.5℃左右，自觉头沉、背酸，不能做重体力劳动。其余无大不适。脉大而弦，舌红苔白厚。血压正常。

西医辨病：滥用激素后遗症；

中医辨证：表未解兼内热。

治疗：

柴胡5g，连翘8g，葛根10g，菊花10g，白芍15g，生石膏粉15g，生甘草5g。常规水煎，日一剂。

疗效：服上方5剂，诸症悉退。

按：这是比较典型的清表里热的方子。只说明一下为什么生石膏用如此小量。

目前虽然还常见生石膏块，但也常见机器加工的极细粉。这种细粉的清热作用大约是人工捣碎石膏块的 10 倍。所以，不能再像张锡纯先生那样经常用一两甚或半斤以上。同样，目前的龙骨、牡蛎也常常加工为极细粉，用量可以减至旧时的 1/10～1/5。不过，龙骨、牡蛎用旧时的分量问题不大。生石膏细粉，则要慎重。原则上是，只要见一次大便不实，即需减量或停用。这也是锡纯先生经常告诫的。

若再问为什么。道理很简单。凡石质药物——比如一块赭石，不粉碎很难煎出有效成分。粉碎越细，用量越小。

案9：滥用激素致长期低热

患者李秀萍，女，21 岁，威县油坊村人，1994 年 8 月 6 日初诊。

低热伴前头痛一年，经中西医多次治疗不效。体温偶尔可至 37.5℃，一般不超过 37.3℃。终日头痛不止，此外无特殊不适。身体消瘦，面色㿠白，食欲稍差，睡眠偶尔不好。二便、月经大体正常。脉细弱而数，舌淡胖，苔白稍厚。血压 100/80mmHg，体温 36.9℃。

不详细询问病史，也可以疏方。但是，近年来我每年大约治疗上百例这样的长期低热，有的反复低热 2 年以上，绝大部分是滥用激素引起的。问之，果然是发病前不久曾经因感冒发烧输液数日，几次大汗后遗留此症。

西医辨病：滥用激素致体温调节紊乱；

中医辨证：过汗伤阳、伤气，清阳不升，气虚头痛。

处方：

党参 15g，黄芪 15g，五味子 15g，桂枝 15g，柴胡 5g，升麻 5g，当归 10g，白术 10g，桔梗 10g，川芎 10g，甘草 5g，生姜 20g。常规水煎，日一剂。

补中益气丸 9 克，日 3 次。

服上方 5 日后，头痛减轻，血压 110/80mmHg，体温未再超过 37℃。又 2 日后，脉象正常，头痛大减，血压 110/75mmHg，续服 3 日痊愈。

按：滥用激素导致长期低热是很常见的一种不良后果。不及时恰当处理，常常迁延数月，有的会数年。这种低热一般不超过 37.5℃，有的甚至在正常范围。这是由于有的人基础体温低，接近 37℃ 的体温对他来说就算高了。体温略高，患者却很难受。头痛、头晕、乏力、全身酸痛冷热感等，就像总在感冒。

为什么会出现这种情况呢？

从西医药理角度看，这是因为滥用皮质激素导致的调节紊乱，形成病态的调节周期。体温调节紊乱只是神经—体液调节紊乱的一个方面，只不过是体温容易测出来而已。

从中医角度看，这是典型的阴阳平衡紊乱。实验研究已经证明，皮质激素严重干扰阴阳平衡。最多见的是导致肾阳虚，也可以导致肾阴虚。更准确一点说，这是肾气阴阳失衡在体温上的表现。

所以，治疗上既要补肾阳，也要滋肾阴，既要补气，也要补血，既要解表，也要和里。总的来说要偏重补益，给体内阴阳平衡增加物质基础。除非有明显的内热，开始照用桂枝汤也是正确的，因为这是滋阴和阳、补中固表第一法。

这种低热，虽然不是危重情况，却不是很容易治。下面再附一例。

案10：滥用激素致长期低热

李XX，女，40岁，威县东郭庄人，1996年7月12日初诊。

自春节开始头痛、头晕、乏力、低热不退至今。体温最高只有37.5℃。曾在县医院诊为鼻窦炎，但是，中西医治疗不效。最初服止痛片有暂效，不久亦无效。自称病初全身虚胖，至今仍明显发胖。此次病前不好出汗，近数月容易着凉，且全身憋胀出汗。饮食、二便、睡眠可。脉象沉细而弦，舌暗红苔略厚。血压100/80mmHg，体温36.8℃。

仔细询问病史，原来春节前夕患者曾经感冒发烧输液数日。当时即出现全身虚肿。勉强过完春节，头痛等症状即明显。所以，可以肯定，身体发胖和各种不适都是激素的副作用所致。

目前患者的脉象、舌象和血压都提示虽有内热但正气不足。

处理如下：

桂枝15g，白芍15g，菊花10g，川芎10g，柴胡10g，葛根15g，党参10g，黄芪15g，丹皮10g，当归10g，茯苓15g，五味子15g。常规水煎，日一剂。

补中益气丸9克，日2次；龙胆泻肝丸3克，日2次。

7月14日再诊：自觉好转，体温36.9℃，脉舌象均好转，血压110/80mmHg。处理同前。

7月16日三诊：自觉继续好转，脉舌象接近正常，血压110/70mmHg，仍偶有不适。改方如下：

柴胡10g，黄芩10g，半夏8g，党参10g，白芍15g，桂枝15g，葛根

20g，连翘 15g，丹皮 6g，茯苓 10g，竹茹 12g，陈皮 10g，川朴 5g。常规水煎，日一剂。

藿香正气水 10ml，日 2 次。

7 月 22 日 4 诊：近日体温最高 37.1℃，无明显不适。继续服上方 4 日善后。

按：此案虚实寒热夹杂，故治疗温清补泻兼施。好在患者食欲、睡眠均好，否则很难处理。

案 11：滥用激素致奔豚证

李香廷，女，40 岁，威县吴王目村人，2004 年 8 月 21 日初诊。

近半年常犯上腹部抽泣样动悸，近十多天来发作频繁。卧位时尤多犯，并有乏力、多困。近日头疼，此外无大不适。发作似与劳累、气恼有关。曾经针刺，无明显疗效。又曾多次服用中西药物，无效。其人瘦弱，神志清楚，面色黧黑，脉象滑弱，尺脉不可及，舌象大致正常，血压 110/70mmHg。

根据上述脉证，已经可以疏方。但是，这样奇怪的主诉似乎不能满足于劳累、气恼所致的神经官能症来解释。于是进一步询问病史。

原来，患者于春节后不久曾因发烧输液多日。首次动悸就发生在输液中。当时还发现血压略高。此后每次感冒服药后，血压就略高。患者又补充说，常感心悸。

看来，此病首先应该怀疑滥用激素所致，因为见发烧就大量使用激素已经是"常规"。患者的主要表现很接近于仲景所说的"奔豚"证。此证主要因为过汗所致，而滥用激素常常导致过汗。再联系每次感冒服药后就有轻度血压升高，更应该怀疑滥用激素所致，因为时下凡感冒就给激素很流行。总之，滥用激素可以解释所有症状。

乏力、多睡、头疼是脾虚的表现。滥用激素之前患者可能有脾虚，但是，滥用激素会使之加重。心悸是近半年才有的。这是脾虚变为心脾两虚。

西医辨病：滥用皮质激素致神经官能症；

中医辨证：心脾两虚奔豚证。

处方：

柴胡 5g，当归 10g，白芍 15g，白术 10g，茯苓 15g，生甘草 5g，薄荷 3g，川芎 6g，桂枝 15g，陈皮 10g，半夏 6g，党参 10g，黄芪 10g，龙骨粉

10g。常规水煎，日一剂。

逍遥丸 6g，日 2 次；补中益气丸 9g，日 2 次；人参归脾丸 9g，日 2 次。

疗效：服上方之后再未发生动悸。五日后再诊，乏力、多困也明显好转。惟略有头疼。继续服上方五日，诸症悉退。

按：处方的煎剂和成药用意相同，似乎可以不用舒肝法，因为疗效满意，终于未改。

案 12：滥用激素加重高血压

刚 CF，女，51 岁，威县东街人，1997 年 3 月 27 日初诊。

2 月余前，感冒用药后终日头晕、严重乏力至今不愈。此外尚感心下满闷，夜间多梦。体型中等，精神可，脉象沉弦有力，舌稍胖有裂纹。血压 200/100mmHg。

患者此前不知道有高血压，前医也没有给她测过血压。我知道患者有明显的高血压家族史——其成人血亲曾经就诊的几乎都有高血压——故可以断定患者不是最近才患的此病。但时下治疗感冒流行滥用激素，必然加重高血压。处理如下：

复方降压片 1 片，日 3 次；心痛定 10mg，日 3 次。

脉通丸 1 丸，日 3 次；朱砂安神丸 9 克，日 2 次。

川芎 12g，怀牛膝 15g，茯苓 15g，木香 5g，黄芪 15g，五味子 15g，白芍 15g，当归 12g，菊花 15g，丹参 10g，丹皮 10g，川朴 5g，生甘草 5g。常规水煎，日一剂。

4 月 4 日再诊：诸症略减，脉象见缓和，血压 180/100mmHg，守上方。

4 月 9 日 3 诊：又有感冒。血压 200/100mmHg，脉舌象如前。复方降压片改为 2 片，日 2 次。

4 月 17 日 4 诊：血压 160/90mmHg，诸症悉减。嘱继续服上方五天，而后坚持服用降压西药。

案 13：滥用激素病危

王 QH 之母，63 岁，威县东关人，1988 年 11 月 26 日请出诊。

已经县城内几个名医治疗约一周，诊为急性肾衰，宣布不治，让病家准备后事。这时必须通知娘家人，是娘家人请我看一下免免后悔。岂知一看大谬不然。

病人已经不能自述病史，亲属代述简况如下：

患者有高血压约十年，一直坚持服药。虽然身体不很好，老夫妇俩还可以独立生活。大约 10 天前，感冒发热，先在附近诊所诊治无效，即请城内比较有名的医生诊治，但是越治越重。开始患者可以下床，也可以少量进食。输液 3 天之后，即不能下床，进食也越来越少。近 3 日无翻身之力，几乎持续昏睡，完全不能进食水，尿量很少。

看了看昏睡中的病人，眼睑水肿严重，同时有明显的全身水肿。脉象弦细略数，叫醒后勉强可以探舌。舌质略胖而淡，苔白略厚。体温不高，血压 200/100mmHg。心肺听诊无明显异常，腹胀明显。

于是查看前医开的输液单子。原来，近一周来一直大量使用地塞米松（30mg 左右），同时还几乎用遍了城内可以买到的各种抗生素，而且无不大量使用。还多次使用清开灵、双黄连等中药清解制剂。给的液体以盐为主，包括碳酸氢钠。

曾去县医院作过多种检查、化验，均无明显异常。

患者还在吊着瓶子，其中输的就是盐水加地塞米松、菌必治、清开灵等。于是立即换上 10% 的葡萄糖加氯化钾（病家邻近一个大药房，买药很方便）。

这时患者的子女和娘家人问我病情如何。

我说：急性肾衰完全可以排除，目前情况是治疗不当所致。虽然比较重，但按我的办法治，至少有八成把握可以在一周内基本恢复。病家将信将疑。

急性肾衰为什么可以排除呢？

前医诊为肾衰，根据大概就是水肿、尿少和呕恶不能进食。但是病人此前没有任何可以出现急性肾衰的原因。水肿、尿少和呕恶不能进食，显然是大量使用激素导致钠水潴留和低血钾的结果。特别是患者有比较严重的高血压，大量使用激素更是错误的。加之给盐过多，水肿就更加严重。至于各种抗生素和清开灵等，都没有使用的必要，无必要就是滥用而且会有害处（具体害处从略）。

西医处理原则是：停用激素和一切抗生素、清开灵等，迅速纠正钠水潴留和低血钾，同时尽快把血压控制在安全范围。具体方法从略。

中药煎剂处方如下：

附子 10g，桂枝 15g，茯苓 15g，泽泻 8g，陈皮 10g，半夏 10g，党参 10g，黄芪 10g，五味子 10g，川芎 10g，怀牛膝 15g，川朴 5g，生甘草 5g，

生姜30g。常规水煎，日一剂。

关于中药方义也不再细说。

结果是患者24小时后就明显好转，一周后即可下床。此后又活了12年。

案14：滥用激素诱发消化道大出血

侄子WP，2005年40岁，于2月2日突然消化道大出血。

他于2001年夏天，首次出现轻度腹水和下肢水肿，黄疸可疑，且有典型肝病面容和蜘蛛痣。按重症肝炎中西医结合治疗迅速好转。因为劳累等原因，2004年11月再次出现腹水，而且比上一次严重。经过中西医结合综合治疗，病情迅速再次缓解。除腹水未完全消除外，几乎没有任何自觉症状。因为曾经再三嘱咐他一定要注意休息，坚持服药，他也从没有腹壁静脉怒张和脾大，此前连黑便也没有过，我很纳闷为什么会大出血。问他最近有什么异常。原来，1月30日他自觉感冒，在附近买了几包感冒药。服药当晚几乎整夜不能入睡，却没有其它不适。这是他从来没有过的，即睡眠一向很好。此后两天睡眠仍然不好。终于在2月2日凌晨呕血两口，天亮前便血两次。看了看剩下的一包"感冒药"，其中有3片地塞米松，其他10来片不能明确辨认。所以，基本上可以断定，大出血是滥用地塞米松所致。至于出血是诱发了消化性溃疡（有肝硬化者，更容易诱发溃疡）还是加重门脉高压所致，都有可能。这时他的腹水加重，全身轻度水肿，一般情况明显恶化。虽然没有出现休克，却要紧急处理。好在出血经过中西医结合处理迅速停止，但腹水很难控制。一周内给白蛋白9支（10克1支），腹水仍然比较明显。

此前都是我在家给他治疗的，连一次肝功也没有作过。准备近日去省城住最好的医院，请专家尽力。其实，专家也没有什么好办法。两年多前我就明确告诉他的父亲，自腹水出现开始，肝硬化患者平均存活5年左右，要说服侄子一定要清心寡欲，不要劳累，不要生气，坚持治疗，就有可能存活10年以上。尽管侄子不很听话，这次突然大出血使病情危重，却是滥用激素给我的切肤之痛。

案15：滥用皮质激素诱发精神病

张YG，男，17岁，威县张王目村人，2005年，9月4日初诊。

一月前发烧起病，先在本村服药、扎针、输液，热未全退而精神异常。于是住县医院治疗。县医院仍然输液，治疗8天，病情益加严重。遂转往临清聊城地区第二人民医院治疗，临清继续输液6天，不惟热退不尽，精神益加错乱。于是就诊于我。

目前体温在37.2℃左右，但患者终日哭笑不休。其人瘦弱，神情烦躁。回话无条理。自称有多种不适，且怀疑多种疾病。目前其他症状以恐惧、烧心、胃纳不佳为主。脉象滑弱，舌大并大面积剥苔。

问此前输液情况，家属称用了许多贵药，已经花费5、6千元。再问是否用过地塞米松，家属称从未停止使用过，最多每天用过5支。

显然，这是滥用地塞米松的恶果。患者虽然瘦弱，但生命力正旺，感冒发热，原可不药而愈。治疗至此，岂非医家之耻！

患者从无精神病史。家族史中，我知道他的外祖母晚年曾患不严重的精神病。总之，若非滥用激素，必不会此时患精神病。

又，长期低热和剥苔是很常见的滥用皮质激素反应，总之，此证因滥用皮质激素所致毫无疑问。

治疗如下：

党参10g，黄芪15g，五味子10g，桂枝20g，当归10g，白芍15g，川芎10g，陈皮10g，茯苓15g，柴胡5g，川朴6g，龙骨粉10g，生甘草5g，生姜15g。常规水煎，日一剂。

逍遥丸6克，日1次；香砂养胃丸6克，日3次；补中益气丸9克，日3次。

安定片每晚5mg，奋乃静片每晚2mg。

9月10日再诊：渚症悉减，但不尽。仍守前方。

患者未再就诊。约2月后，他的叔父就诊，说患者2诊后即愈。

或问：可否完全不用西药。

答：就此案而言，应该可以。但是，若躁狂明显，则非用不可，而且一般要用较大剂量。上面这个剂量对非精神病而言，也是较小剂量，况且只在睡前服。我看还是同时使用为好。

案16：滥用皮质激素感冒迁延不愈

董FC，男，26岁，威县王王目村人，2006年6月30日初诊。

一个多月前，感冒起病，在家输液8天，用清开灵、病毒唑、青霉素、地塞米松等热退却出现诸多不适。近一个月来以头痛、头晕、极其乏力、多困、低热、食少为主。所谓低热，只是在37℃左右。曾在县医院检查血、尿、脑电图等，均无特殊发现。按鼻炎治无效。曾经血压偏低。他医准备再次给他输液，前来求治。体型略瘦，面色㿠白，精神倦怠。脉大而滑，舌苔略厚而润。血压 110/70mmHg。

处理如下：

柴胡 6g，当归 10g，白芍 15g，白术 8g，茯苓 10g，菊花 10g，桂枝 15g，党参 10g，黄芪 15g，五味子 10g，陈皮 10g，川朴 5g，半夏 8g，川芎 6g，生三仙各 10g，生甘草 4g。常规水煎，日一剂。

逍遥丸 6 克，日 3 次；补中益气丸 6 克，日 3 次。

7 月 10 日二诊：曾经大好，停药 4 日又有小不适。查其气色大好，脉舌象接近正常，继续服用上方。

案 17：滥用激素诱发可疑癫痫

陈 JH，女，24 岁，威县吴庄村人，2004 年 10 月 29 日初诊。

约 40 天前，夜间突然抽风急症住县医院。当时诊为病毒性脑炎，但住院后从未发烧，于是，10 天后出院。抽风前，患者曾因发烧服药、肌内注射、输液 2 周左右。其间大量使用多种抗生素和地塞米松。患者至今自觉发热、干呕、头痛、腹胀、不眠、不欲食。体型消瘦，神倦而躁。近来体温没有超过 37.2℃。双下肢有难以形容的不适。脉象弦数，舌淡胖多齿痕。处理如下：

陈皮 12g，茯苓 10g，半夏 8g，桂枝 15g，白芍 15g，川芎 8g，五味子 8g，当归 8g，柴胡 5g，党参 10g，黄芪 10g，生三仙各 10g，生甘草 4g，生姜 25g，大枣 6 枚，附子 10g，龙骨粉 10g，川朴 6g。常规水煎，日一剂。

补中益气丸 9 克，日 2 次；香砂养胃丸 6 克，日 2 次。

患者没有因此再诊。

2006 年 11 月 15 日：患者来看皮肤病，称服上方 5 日诸症悉退。

按：为什么怀疑患者的抽风是癫痫呢？因为皮质激素可以诱癫痫见于一切药理书。病毒性脑炎的诊断几乎没有依据。就诊时的其它表现都可以用皮质素的副作用来解释，抽风也只能这样解释。

案 18：滥用激素出现孕纹

郭文娜，女，17 岁，威县郭庄人，2005 年 7 月 19 日初诊。

2 月余前先有高烧，而后低热反复至今。常胸腹满闷、打嗝。曾照胸片，做 CT，无特殊发现。又曾怀疑结核病。一直治疗无效。一般情况可，脉舌象大体正常。右大腿可见多数典型孕纹样皮损。

处理如下：

柴胡 5g，当归 10g，白芍 15g，茯苓 10g，薄荷 5g，陈皮 10g，半夏 8g，党参 10g，黄芪 10g，川芎 8g，桂枝 10g，五味子 8g，生三仙各 10g，生甘草 5g，生姜 20g。常规水煎，日一剂。

逍遥丸 6 克，日 2 次；补中益气丸 9 克，日 2 次。

7 月 23 日再诊：体温仍在 37℃ 左右。一般情况可。脉可，舌苔略厚腐。煎剂去柴胡、薄荷，加附子 6g，苍术 8g，五味子 8g。成药去逍遥丸，加香砂养胃丸 6 克，日 2 次。

此后，体温再没有超过 37℃。但是，至 8 月 27 日最后就诊，孕纹仍未完全消退。

按：孕纹样皮损是钠水潴留迅速发胖且皮肤松脆的结果。在长期使用皮质激素者，不是很少见。有的人使用常用量一个月，就可以出现。刚成年的姑娘，没有大病，治成这样，是很坏的后果。

案 19：大胆使用皮质素的开业医

2007 年 2 月 4 日夜间，正在整理上述病案，中医学院体育教师的丈夫登门求治。他是另一学院的退休体育老师，身材魁梧，虽然已经 65 岁，平时仍然活动敏捷、精神矍铄。起病因多食冷硬不易消化的食物而腹内不适，2 日后发热 38℃ 度左右。因为学校已放假，去附近某诊所治疗。开业医为他输液 3 日，发热反复。当天上午输液中，又发热至 38.5℃。开业医说：若输完液发烧不退，我就关门停业！果然，迅速出大汗热退。不料，患者出汗不止，半天换内衣 3 次。自觉心慌，故夜间求治。切脉感寸口皮肤黏腻（按：这时才问出汗出不止，半天换内衣 3 次），脉象弦滑略数，血压 160/100mmHg。上午他要求开业医把输液用药写在病历本上。其中载氟美松用量 0.5g。照此记录，应该是用了 5mg1 支的地塞米松 100 支——不大可能。应该是开业医不知道如何写 50mg。即便如此，也是大剂量。故患者已经汗出不止，心慌气短，严重恶风寒，几乎无食欲。处理如下：

陈皮 10g，茯苓 10g，半夏 8g，桂枝 20，白芍 15g，附子 10g，党参 10g，五味子 8g，防风 10g，生三仙各 10g，生甘草 5g，生姜 30g。常规水煎。日一剂。

这位开业医确实该关门了，只是患者不愿意因此打官司。

患者只服用我开的中药一服，心慌、出汗、恶风等好转，但热退不尽。2 月 5 日，他去某省级医院就诊，那里怀疑他肝脓肿。真是病越治越重又越治越多。后来的情况不清楚。

按：目前，在很多西医同道看来，一次使用地塞米松50mg（0.05g），不算离谱。不少大医院的资深大夫也这样用。这位开业医大概是他们的学生。这样的用法毫无理论依据。该患者更完全没有使用激素的指征。为加深印象，下面再介绍一个因为滥用激素也怀疑肝脓肿的病案。

案20：滥用激素致可疑肝脓肿

孔QH，女，45岁，威县时庄村人，1994年腊月请出诊。

患者还住在县医院里，他的丈夫请我出诊去那里看——我就去了。这种情况不是没有过，确实不多。之所去得比较积极，是因为患者是我的孤寡舅母的侄女。她对我的舅母很照顾，也是舅母的唯一的娘家人。那时舅母还在世，我这个做外甥的不如她这个做侄女的照顾老人更方便。这是我的一点私心，说出来不怕见笑。

更有意思的是，患者的主治医生是我的从初中到大学时的同学，又是我的金兰之交。这位同学也脱产学过中医。我则从来没有脱产学习过中医——只有做研究生时是例外，但我做研究生时不是研究临床。坦率地说，我的这位学兄不是真懂中医。尽管我们关系很好，我去医院时却没有和他见面。

患者的病相当危重。简单病史如下：

大约两周前，感冒高热起病。在本村吃药、肌注数日不效。又请邻村一位小有医名的人输液等3日发烧反复更加严重。于是住进县医院。在县医院已经住了8天，发烧反复如前。那时，县医院里还没有CT，其他能做的辅助检查做遍了。而且大多不止作了一次。但是，除了白细胞计数特高之外，没有其他有价值的发现，也找不到病灶。

看了看医院使用的药物，输液之外，就是当时县里有的抗生素、抗菌药和皮质激素。

这时患者已经消耗得很厉害。不能吃、不能睡、全身虚肿、恶心胀满、心慌乏力，不能下床一周。脉滑数无力，舌淡胖苔白厚。予中药处方如下：

陈皮15g，茯苓15g，半夏8g，党参15g，当归10g，白芍15g，川芎10g，熟地15g，桂枝15g，连翘15g，白术6g，苍术6g，生三仙各10g，生甘草5g，生姜30g。常规水煎，日一剂。

服上方次日，高热持续不退数小时。我告知病家会这样，却使我那位学兄很紧张。

就这样，我这边添柴——甘温扶正，他那边泼水——更大量使用抗生素和激素，我们僵持3天，病家自动出院。出院的前一天，我的学兄不甘心，按肝脓肿给患者作了肝穿刺——因为患者说有肋下胀满。

出院后，中医处理大致如上。西医就是支持输液，其中加青霉素480万单位，日1次。另肌内注射链霉素1.0g，日1次。

如此处理，3日后体温接近正常，1周后大体痊愈。

数月之后，我的这位表妹专门设宴致谢。席间她提出要在县电视台上颂扬我并同时遣责县医院。我只好告诉她我和那位县医院的主治医生的关系，而且说明他已经非常尽力。

读者须知，该患者只靠西医不是不能好。关键就是停用激素——抗生素用量已经很大，不必增加。可惜，当今多数西医同行不明白这一层。他们总认为：大量使用皮质激素控制体温，再大量使用抗生素和其他抗菌药就会解决问题。

按：典型的肝脓疡大多是阿米巴性的。这样的脓肿很典型——脓肿很大，于是肝肿大也很大。穿刺脓疡并同时使用依米定效果常常很好。西医就是这样治。但自中医看，出现阿米巴肝脓疡也是正夺之过。只是脓肿很大时，穿刺抽出脓液还是必须。同时使用中药会效果更好。其他化脓性感染也可以出现肝脓肿，但很难穿刺抽出而且穿刺有一定的危险。中西医结合处理如上，是最佳选择。但无论如何，一定要停用皮质激素。

案21：感冒后遗症痛苦莫名

郭ML，女，27岁，威县白伏村人，2011年2月23日初诊。

约20天前感冒、发热、咳嗽在他处服西药2日，又肌内注射4日。经治发热、咳嗽好转，但当时食欲极差而且烧心吐酸水并上腹胀满。近10余日食欲等稍好，但是自觉痛苦莫名。时时头晕、迷糊之外，又心烦意乱，终日不知道如何是好。又好遗忘且乏力并全身不适。自称一向血压偏低，日前测血压仍较低。如此10多日不见恢复，就诊要求服中药。患者认为这是西药治疗不当或西药的副作用所致。目前一般扫描，其人一般情况相当好。脉有虚象，舌苔略见灰黑而厚。处理如下：

党参12g，黄芪15g，当归8g，白芍12g，川芎8g，熟地15g，五味子8g，柴胡8g，香附6g，陈皮12g，桂枝15g，生甘草4g，生姜20g，大枣6枚（掰）。常规水煎，日一剂。

逍遥丸6克，日2次；补中益气丸9克，日2次。

按：患者刚刚（2011年2月23日，12：00）走，但可断言上方疗效很好。我已经告诉她，服上方一日即会明显好转，但一定要坚持服完。

或问：这是什么病呢？

我看最可能是皮质激素的副作用所致。盖初用皮质激素即可出现食欲极差而且烧心吐酸水并上腹胀满。后来（即就诊前数日）则出现了神经或精神症状。

不经恰当处理，这样的情况可以持续数月，也可以发展成为较严重的精神病。故希望道友们切忌滥用皮质激素——目前最常见的是地塞米松（氟美松）和强的松。

自中医看，患者有清阳不升——即西医说的脑供血不足，故上方略同补中益气加味。

二、临床示范

问：理法传心中——特别是"五字示范"中，已经有很多临床案例，它们不足以示范吗？

答：自然可以示范，但那里的示范主要是为了举案说法。即主要为了说明我在理法方面的心得。

问：这里将怎样示范呢？

答：以下分内科摘要、外科举隅和女科略例三个题目，就目前最常见的病种介绍我的经验和心得。

（一）内科摘要

此前本书所列验案大多属于内科病。这里再就几种目前最常见的病种各介绍数案。其中有时也就各有关疾病略述我的一般看法供参考。

1. 高血压病 13 案

案1：怪病？

屈 GJ，女，53 岁，威县胡屯村人，2011 年 3 月 8 日初诊。

患者身材中等、丰满，面色略见苍白，精神可。只是她穿得很厚，显得有些臃肿，否则，一眼望去她是一个身体不错的人。这是进入诊室之前患者给我的印象。然而，她诉说的不适却很多。最突出的是，不能受一点儿凉。否则轻的是立即上腹不适，胀满之外，还要频繁地打嗝。稍重则全身憋胀难忍，还有游走性疼痛。果然，她的怕冷，立即见效——她穿着很厚的棉裤在诊室我对面椅子上坐了大约 20 秒，便说椅子太凉了，连忙站起来。就这样，她的全身不适还是很想出现。其实，那把椅子上带有椅套，只是没有棉垫子而已。加之近日天气转暖，室外气温在 14 度左右，诊室内温度接近 20 度，常人即便赤身坐在上面也不会很冷。

她之所以今天急不可耐地就诊，是因为昨夜睡觉前不慎小着凉，因而一夜胸腹并全身不适，几乎没有睡觉。恰好一位亲戚上午给她介绍我，于是立即赶来了。

问她此病有多长时间了，说加重已 3 年有余，较轻大约 10 年。很可能从年轻时坐月子开始，那样至少有 30 年了。她还说，年轻时夏天也怕冷，并且白带多。5 年前断经后，白带消失。

再问发病后可否自愈，说受凉后再受热即可迅速好转。

再问夏天是否很少犯病，说：犯病主要在初冬和开春。

再问体力情况，说可以参加劳动。

平时食欲不错，食量不小。近来食欲很差，食量大减。大便日一次，较稀。小便可。睡眠可。

问她曾经在何处就诊，说多次在县医院和县中医院就诊，做过多种检查化验，没有明确诊断。还至少找过四位个体中医诊治，服药不下百裹，不见寸功。

于是我给他切脉——弦滑有力——比较典型的高血压脉像。立即测血压 176/96mmHg。

问她是否知道血压高，说去年 8 月犯病时首次测出血压高，但从未服用降压药。其他医生也有的给她侧过血压，但都说不高——绝大多数医生不给她测血压。他们说他的病和高血压无关，也不认为她的血压可能高。

显然，至此已经可以肯定该患者的病以高血压为主。

她的上腹和全身症状，也主要因为高血压所致——可以用高血压解释。

如此说来，患者血压高的主要原因就是受凉吗？

答案是：受凉肯定能加重高血压，当然这不排除她的寒性体质和胃肠道偏寒，于是受凉后消化道症状最突出。

当然，自中医看来，患者已经是典型的寒证。

再参看其舌大而稍淡，更足以诊为脾肾虚寒。

于是处理如下：

附子 8g，吴茱萸 2g，干姜 4g，生姜 30g，大枣 6 枚（掰），陈皮 15g，桂枝 15g，茯苓 12g，半夏 8g，当归 8g，白芍 12g，川芎 12g，怀牛膝 20g，熟地 20g，五味子 8g，香附 5g，乌药 5g，党参 15g，黄芪 20g，生甘草 5g。常规水煎，日一剂。

金匮肾气丸9克，日2次；补中益气丸9克，日2次；香砂养胃丸6克，日2次；复方利血平1片，日2次；心痛定片10mg，日2次。

按：病了10年，加重3年，就诊中西医不下数十次，也曾经发现血压高，却没有一个人认为她的病主要是原发性缓进型高血压，真是令人悲哀。

又，此案的寒证表现非常典型，按说中医疗效也应该相当满意，可惜从无效果。看来此前患者就诊的中西医都是庸医——辨证大方向不对或者完全胡乱用药。

自信以上处理必有满意的疗效——告诉她：没有显效不必再诊。

患者似乎也信心充足——她第一次见到医生一切脉就知道血压高。

2011年3月12日再诊：病好大半。食欲和食量接近正常，上腹胀满、打嗝基本消失。比别人穿得厚，但不很怕冷了。脉象正常。血压：120/80mmHg。守方如前。

2011年3月25日三诊：停药数日，又见畏寒。脉见沉滑有力。血压：174/100mmHg。问她是否停了降压西药，说因为前几天自觉大好，中西药都停了。于是仍守前方，并告诉他一定要坚持服西药。

2011年4月16日四诊：除畏寒外，无他不适。穿着仍比常人厚。面色转红润。脉象仍见弦滑有力。血压：160/96mmHg。问患者服药情况，说：有意停用西药，看看是否真的血压高。于是，再次给她说理：她的各种不适都应该归罪于血压高。高血压是她的最危险的敌人。这次她更加信服。不过，这次她补充的病史，说明她的病有明显的心理因素。她说：19岁出嫁，20岁第一胎生女，产后丈夫和婆婆不高兴，不给她做饭，还让她睡凉炕。她至今对男人和婆婆难以释怀。看来，她的高血压又有长期郁怒的原因。

再次告诉她要坚持服西药，并说明利害。

中药仍守前方。

再按：至此我想重复按语所说：

一是呼吁一切临床大夫重视高血压；

二是医家一定要重视血压计；

三是中西医都有必要掌握脉诊在诊断高血压方面的意义。

再次提醒一切同行：无论您是什么专科专家，也无论您的地位和声望多么高，都要随时想到高血压。绝大多数患者首先找基层医生就诊，基层同行更要重视高血压。

为什么要掌握脉诊对高血压的诊断意义呢？因为：

①诊脉最简便易行，医生不应该忽视这一举手之劳的诊法；

②脉诊确实对诊断高血压有重要意义；

③脉诊是中医四诊之一，中医更应该深研脉诊对高血压的诊断意义。

案 2：特高的血压

在我的经验中，他的血压不算最高的，但他这样的年龄和很好的一般情况，很少见如此高的。2010 年 1 月 24 日晚 8 点多他第一次找我，说：我有点头痛，给我测测血压看看高不高。已经是夜间，天又很冷，加之我也有些不舒服，于是说：先拿三片我吃的复方降压片去吃吧！明天早饭后再来看！

赵 KZ，男，43 岁，威县白伏村人，2010 年 1 月 25 日初诊。

前年发现高血压，没有坚持服药和复查。近日自觉头痛——以前头夹痛为主。同时有头晕。患者体型高大，无明显肥胖。一般情况好。舌可。脉象洪滑有力。血压：220/150mmHg。处理如下：

1. 告诉他血压很高、随时有危险，要积极治疗、注意休息、戒除烟酒等；

2. 复方降压片 1 片，日 3 次；

3. 心痛定片 10mg，日 3 次；

4. 脉通丸 1 粒，日三次；

5. 龙胆泻肝丸 6 克，日 2 次；

6. 中药煎剂：川芎 15g，怀牛膝 20g，双勾 20g，香附 8g，红花 5g，黄芪 20g，陈皮 15g，桂枝 15g，生甘草 5g，莱菔子 15g，决明子 10g，菊花 15g，当归 10g，白芍 15g。常规水煎，日一剂。

按：假如前一天晚上没有给他复方降压片，次日的血压可能更高——次日就诊时他已经服了 3 次复方降压片，说自觉头痛明显好转。这样的血压，这样的年龄，发生急性心脑血管病已经不算意外。故再三叮嘱他：一定要重视自己的病。

1 月 29 日再诊：自觉症状基本消失。脉象仍略见洪大。血压 180/110mmHg。继续服用上方。

按：到 2 月 8 日停用中药为止，血压仍在 166/100mmHg。看来他的血压很难降到正常，只能控制到这样的安全范围。

附注：2015 年该患者因严重脑出血，开颅手术无效死亡。

案 3：典型高血压

陈 YQ，男，45 岁，广宗王胡寨村人，2009 年 3 月 30 日初诊。

自上年 8 月开始颈后两侧攻痛木胀、头痛并烦躁。当地医生怀疑颈椎病。但是，上年 8 月 28 日做的颈椎片和 10 月 11 日做的头颅 CT 均未见异常。上年 9 月 6 日做的脑电图大致正常。同日做的血流变多项异常，但不很严重。报告单上附的当日血压 170/90mmHg。发病后一直治疗，效果不满意。患者一直不能劳动。正在服用卡托普利、尼莫地平、芦丁片、丹参片、银杏叶片等。患者称不能略为紧张或心情不快，否则血压升高且病情加重。去年之前无高血压史，无其他重病史。患者一般情况可。饮食、二便、睡眠可。体型中等，精神可。脉大而有力，舌大而红。血压：150/80mmHg。处理如下：

1. 明确告诉患者，他的病就是高血压——没有颈椎病。一定要坚持抗高血压治疗。他正在服用的西药都继续服用。

2. 中药煎剂：川芎 15g，怀牛膝 20g，决明子 10g，莱菔子 6g，双勾 20g，葛根 20g，丹皮 8g，白芍 15g，菊花 10g，茵陈 10g，生龙骨 20g，生牡蛎 20g。常规水煎，日一剂。

3. 中成药：龙胆泻肝丸 6g，日 2 次。

按：不少医生总想把病弄复杂。他们不往常见因而容易诊断的病上想，甚至常见病已经摆在那里，他们还是设想患者有少见病，于是想方设法做各种检查化验。该患者的血压高就摆在那里，在广宗乡、县两级医院就诊多次却不诊断为原发性高血压病，而是反复做各种检查排除颈椎病等，毫无道理。

或问：患者总觉得颈部不舒服，为什么不能怀疑颈椎病呢？

答：患者的颈部不适是典型的高血压表现，颈椎病的典型表现倒不是如此。是否如此，请读者自己查书。

再问：既然是高血压病，正在服用降压西药和辅助药，为什么效果不好呢？

答：患者初病时大概没有服用降压药，目前虽然正在服用，血压控制却不满意，这是效果不好的原因之一。此外是医生总提示患者有所谓颈椎病或其他更严重的病（否则不会做头颅 CT）对患者造成压力。再就是不少患者单用降压西药症状控制不满意，最好同时服用中药。

案 4：高血压危象待死

苏 SH 之母，82 岁，威县吴王目村人，2003 年 11 月 26 日请出诊。

患高血压 10 余年，17 天前，突然头痛、头晕、颈强、恶心呕吐，自觉不支，急诊住县医院。住院 14 天，仍然头痛、头晕、干呕、不能食。院方告病危，家属也以为不治，遂出院待死。出院 2 天，病情不见进退，请出诊。

患者瘦弱多病，却极勤勉，如此高年还能照顾比她年轻 3 岁的丈夫。不但做日常家务，还熬夜帮助子女剥棉花。突然病重即因过度操劳所致。

她身材矮小、极消瘦，面色苍白，精神淡漠。二便可，腹凹陷，心肺听诊无明显异常，脉象弦滑，舌苔稍厚。血压 190～180/70mmHg。正在服心痛定、卡托普利。

住院期间治疗情况不详，但急症住院应该是按高血压危象或高血压脑病抢救的。然而效果不好。

处理如下：

1. 支持输液 3 天，每天用刺五加注射液 60ml，黄芪注射液 10ml；

2. 继续服用降压药；

3. 煎剂处方如下：

川芎 10g，怀牛膝 15g，五味子 10g，白芍 10g，西洋参 10g，党参 10g，黄芪 15g，桂枝 15g，陈皮 10g，茯苓 10g，半夏 10g，甘草 5g，生三仙各 10g。常规水煎，日一剂。水煎每天可进 2 剂。

此后月余无消息，我以为患者已经谢世。

2004 年 1 月 13 日家属来诉，上次服药 3 剂病情大好。不久患者即可照常做家务。近日出现双下肢水肿、麻木，请再开药。于是照用上方并加用金匮肾气丸 9 克，日 3 次，双氢双氢克尿塞 25mg，日 2 次。

数月后，其丈夫不能食，令其子来求方。说患者仍然可以照料家务。

2007 年 5 月 24 日：患者的儿子和媳妇就诊，说患者 86 岁，仍然可以自理生活，还收拾得干净利落。又说患者虽然瘦小，劳动能力却一向非常人可比。

2010 年 2 月 4 日附记：患者近来又创造了奇迹。情况如下：

六天前，她的孙子来请出诊。那是上午，我很忙。于是说：你奶奶的情况我了解。告诉我一下病情拿药走即可。

原来，老太太患了感冒。低热咳嗽之外，主要是不能进食。邻村的一位"名医"已经给她输液 5 天。她一直昏睡不醒。偶尔醒来，就是咳嗽吐黏痰。自称胸腹满闷不能食。处方如下：

川芎 10g，怀牛膝 15g，五味子 10g，白芍 10g，红参 10g，党参 10g，黄芪 15g，桂枝 15g，陈皮 10g，茯苓 10g，半夏 10g，甘草 5g，生三仙各10g，生姜 25g。常规水煎，日一剂。

注意！上方和 8 年前的方子几乎完全相同。

服上方后，患者排稀便两三次，不再昏睡。次日即可自己穿衣服并坐起。

2010 年 2 月 10 日：她的孙子带着她的重孙来诊。小孩子当面告诉我：老奶奶偷偷地自己去茅厕（室外露天茅房）了。

案 5：临界高血压发生危象

本村村民冯 CX，女，57 岁，2006 年 10 月 21 日就诊。

患者是我的近邻，正在地里摘棉花，自觉不支，直接就诊。

她是一位精明且耐力好的人，但近年家庭不幸。最早是大儿子受伤致残，3 年前大儿媳患胃癌病死，不久长孙因车祸死亡。上年曾经出现一次高血压危象，我已经忘记了。近两个月正是最忙的摘棉季节，他家还种着葡萄，又要照顾大儿子，于是更忙。昨天出村吊唁，即感不支。今天又挣扎着去摘棉花，到地里不久就觉得头痛、头晕、颈强、心慌、乏力、恶心欲呕、视物不清、自觉不支。她满带着憔悴和疲倦的神情，我一时没有想到高血压。脉象略见弦滑，舌尖红。血压 140/90mmHg。这样的血压按说不会出现危象，但患者告诉我，上年危重时血压也是这么高。她一向血压偏低，50 岁之后还在 90/60mmHg 左右。

总之，尽管患者的劳累、紧张因素很明显，目前还是应该诊为较轻的高血压危象。

处理如下：

1. 复方利血平 1 片，日 2 次；安定片 2.5mg，日 2 次；

2. 逍遥丸 6g，日 3 次；人参归脾丸 9g，日 3 次。

10 月 22 日再诊：自称除略感疲劳外无大不适，脉象如前，血压 140/90mmHg。上方去安定。

10 月 25 日三诊：病情稳定，脉舌象大体正常。血压 120/80mmHg。嘱坚持服用复方利血平，血压正常也每天服一次。人参归脾丸可间断服用，劳累、心慌时立即服用。

2010年3月31日：今天患者再次发生高血压危象，症状比上次还要严重。头痛、头晕、颈强、心慌、乏力、恶心欲呕、视物不清、自觉不支之外，还有呕吐和大小便失禁。发病时家里没有人，她想去厕所，却摔倒在院子里。花了多半个小时，才自己爬到屋里。家人发现后请我去看时，见她面色苍白，尺肤湿冷（曾经全身出汗之故）脉象沉弦。血压140/90mmHg。处理如下：

川芎10g，怀牛膝15g，柴胡5g，当归10g，白芍10g，双钩15g，茯苓10g，半夏8g，香附6g，陈皮12g，桂枝12g，生甘草4g，党参10g，黄芪15g，生姜20g，大枣6枚（掰）。水煎，日一剂。

复方利血平1片，日2次；逍遥丸6g，日3次；人参归脾丸9g，日3次。

服上方后很快好转，但断续服用20天后才自觉完全恢复。4月20日的血压100/66mmHg，这才是她平时的血压。此前她三次就诊脉象洪大且略数，此次脉象转为缓和。这次她病重也是因为剧烈的家庭冲突数月，且结果完全违背她的意愿所致。

案6：临界高血压出现危象

本村村民高某，女，42岁，2010年4月22日初诊。

自称头痛、头晕、心慌、乏力、恶心欲呕逐渐加重三天，今天尤其严重。刚刚在家呕吐一次，自觉不支。其人一般情况可，但神情焦悴。脉象略见弦滑有力，血压150/96mmHg。她没有高血压病史，一向血压偏低。于是按高血压危象处理如下：

复方利血平1片，日2次；逍遥丸6g，日3次；人参归脾丸9g，日3次。

服上方不久自觉大好。2010年4月23日复查血压为110/70mmHg，脉象亦见缓和。她发病因为近数月家庭多事且不幸，加之近日繁忙，于是加重。

案7：奇怪的高血压

李JL，男，60岁，威县五马坊村人，2009年3月18日初诊。

自称常犯"肠炎"数年。2009年1月5日在威县县医院做结肠镜诊为结肠炎。已经连续服用他医开的治结肠炎的中药70付，近三日复发。主要表现是：全腹严重胀满、不能食、不出虚恭、里急后重、频频大便但只能解出少量稀便或粘液——数年来每发作大体如此。自称常服用"消炎药"。

既往发作时可以经灌肠好转。此次灌肠无效。体型中等，精神好。脉弦滑，舌苔白厚水滑。处理如下：

陈皮 15g，茯苓 10g，半夏 10g，香附 8g，川芎 10g，木香 5g，乌药 8g，苍术 6g，黄柏 15g，连翘 15g，红花 5g，枳实 8g，生三仙各 10g。常规水煎日一剂。

香砂养胃丸 6 克，日 3 次。

3 月 23 日再诊：自称腹胀满等减轻。患者活动敏捷，说话神采飞扬。一切脉却见弦滑且特有力。于是立即测血压为 220/130mmHg。问他是否曾患高血压，说数年前曾经测出血压高，但是从来没有坚持服降压药——是否用过也记不清了。问他腹部情况，说仍然胀满。于是立即做腹部检查见严重腹胀，全腹膨隆且有张力。可闻及高调肠鸣。

显然，第一次就诊时我也漏掉了高血压。

目前的情况较复杂：如此高的血压可随时出现高血压危象和其他危重情况，需紧急处理，而腹部情况不能完全排除外科病。于是问患者是否愿意去县医院住院进一步诊治。患者坚执不去。处理如下：

1. 禁食水。

2. 支持输液每天 2500ml。（开好处方后去乡卫生所输液）

3. 中药煎剂：

川芎 15g，怀牛膝 20g，香附子 10g，红花 6g，双勾 20g，决明子 12g，莱菔子 6g，云木香 5g，川朴 6g，乌药 8g，陈皮 15g，桂枝 15g。常规水煎，日一剂。

4. 口服降压西药：复方降压片 1 片，日 3 次、心痛定片 10mg，日 3 次。

3 月 25 日三诊：患者来咨询是否继续禁食水、输液。问他感觉如何，说症状基本消失。脉象大体正常。血压 120/80mmHg。腹部大体正常。他又说，23 日到乡卫生所输液时，测血压为 230/130mmHg。那里的医生立即给了他两片降压药——大概是消心痛。嘱降压西药改为每日 1 次。继续禁食输液 2 日再就诊。

按：此案对我来说也很奇怪——高血压极少在我手里漏诊。大概主要是因为，患者首次就诊时的主诉和前医的治疗，完全集中在结肠炎上，我竟然一时没有想到高血压。加之患者活动敏捷，说话神采飞扬，我甚至没有发现病情危重。二诊时切脉提示高血压，但还是没有想到血压那么高。

目前疗效满意，但是患者的高血压和"结肠炎"到底是一个病还是密切相关的两种病，却难以确诊。我的看法是，假如坚持治疗高血压，结肠炎的症状不再发作，那么，腹部严重胀满、大便频数、里急后重等表现，就是高血压的合并症——非常少见的情况。

此案的高血压很容易漏诊。显然，此前他的血压高已经很久，但前医根本没有考虑此病。做结肠镜等不不可能发现高血压。

案8：头痛25年一诊大好

孙LF，男，56岁，威县芦台村人，2009年6月2日初诊。

头顶疼25年，严重时如刀绞难忍。近来加重，几乎昼夜痛。曾经服用多种西药，基本无效。又曾经服用中药、偏方等，从无明显效果。饮食、二便可。睡眠因疼痛影响而不佳。可劳动。曾做头颅CT，无异常。血压不高。曾经做颈椎X光照片正常。一周前做心电图正常。体型中等，神倦。脉沉弦，重按有力。血压140/90mmHg。处理如下：

川芎15g，怀牛膝20g，葛根20g，双勾20g，当归8g，红花5g，五味子10g，白芍15g，陈皮15g，桂枝15g，茯苓15g，菊花10g，香附6g，生甘草4g。常规水煎，日一剂。

复方降压片1片，日2次；逍遥丸6g，日3次；龙胆泻肝丸6g，日3次。

6月13日再诊：头痛大轻，不再影响睡眠。脉不再沉，仍弦滑大而有力。血压140/80mmHg。上方加心痛定片10mg，日2次。

6月30日三诊：自觉症状消失。血压120/80mmHg。

按：自西医看，此案还是应该诊为原发性、缓进性高血压——虽然只是边沿性的高血压。自中医看应属于肝阳上亢。

由于患者觉得疗效出奇地好（实际上毫不奇怪），他在本村和附近到处宣扬，此后多人因为他的宣传或介绍就诊。

案9：高血压脑病

吴QL，男，28岁，威县吴庄村人，2000年10月12日初诊。

发作性头痛第二次发作10余日。上次为1998年，就诊两次服中药痊愈。发作时疼如刀绞、电钻、头痛难忍、全身大汗、极其乏力、恶心呕吐，多困。近10日疼痛无定时，但一般下午不痛。疼痛以左侧为主。疼轻时服止痛西药有效，重时完全无效。无高血压史。发病有劳累及熬夜因素。睡眠可，但长期多梦。食欲极差。二便可。一般情况可。脉弱而数。

舌暗红，苔白厚润。血压 150/100mmHg。处理如下：

川芎 10g，怀牛膝 15g，五味子 10g，陈皮 10g，半夏 10g，茯苓 10g，白芍 15g，知母 6g，菊花 10g，黄芪 20g，钩藤 15g，生三仙各 10g，生甘草 5g。常规水煎，日一剂。

天王补心丸 9g，日 2 次；人参归脾丸 9g，日 2 次。

复方降压片 1 片，日 3 次；卡马西平 0.1g，日 2 次。

2002 年 8 月 24 日再诊：上次就诊一次即愈。此次复发一周。血压 160/100mmHg。处理如前。

2004 年 10 月 12 日三诊：再次复发。血压 140/100mmHg。处理如前并告知要坚持服用降压西药。

按：患者的症状颇如偏头痛。但是，三次复发就诊都有血压高，而且都是中西医结合抗高血压治疗一诊大好，故还是应该诊为高血压脑病。此后至今七年多没有就诊，应该是常服降压药有效。

案 10：高血压漏诊

吴 SE，女，42 岁，威县吴王母村人，2011 年 3 月 29 日初诊。

主诉头痛、头晕、多困而难睡、多梦、乏力、心悸、怔忡 3、4 天。此前有类似发作，从无明确诊断。日前在本村村医处测血压 2 次，说大体正常，但服药无效。上年曾经因此在他处服中药有效，但未曾告知她血压高。其人一般情况可。脉沉滑有力。立即测血压 156/100mmHg。舌可。处理如下：

川芎 12g，怀牛膝 20g，香附 6g，党参 15g，黄芪 20g，当归 12g，白芍 12g，熟地 20g，决明子 8g，茯苓 15g，桂枝 15g，陈皮 15g，半夏 8g，生姜 20g，大枣 8 枚（掰）。常规水煎，日一剂。

人参归脾丸 9g，日 2 次。

复方利血平片 1 片日 3 次；心痛定片 10mg，日 3 次。

2011 年 4 月 3 日再诊：她说：怪不得您上次说三天内大好！真的！我吃药第二天就见轻，第三天就没事儿了。我愿意多用几天中药除除根儿。我只好告诉她，高血压很难除根儿。如其愿给上方 5 日巩固，同时嘱咐她坚持服西药并经常检测血压。

按：对我来说，此案一上手切脉即大体可断定有高血压，加之主诉之痛苦也支持此证，再测血压不过是例行公事。我多次说过，高血压本质上是虚证，故虽然脉象沉滑有力（注意！不能说"脉实"），却不能断为实证。上方也是补益为主，加之中西结合，敢断言疗效满意。当然，已经嘱咐患者，她有了高血压病，要坚持服药。日后有病首先排除高血压加重。

案 11：严重高血压漏诊

这是刚刚（2011 年 2 月 22 日，12：00）走的病人。他的高血压相当典型而且相当严重，却在几年中多次就诊于乡、县医院根本没有发现。这实在是当代医家的耻辱。故虽然还不知道我诊治的疗效如何，就立即将今天的诊疗情况上博客。

吴 RL，男，39 岁，威县沙河辛村人，2011 年 2 月 22 日初诊。

自称常常心慌，在乡医院和县医院做心电图诊为心动过速一年余。此前至少五年就有严重失眠，至今需要每晚服用安定片 3 片以上。问他失眠的起因，说是有过严重的恶性精神刺激。据此，他的血压高也很可能早在 6 年前就有，可惜前医从来没有发现。

注意！我一开始也没有确认他患有高血压，因为他自己说的主诉就是"心率快"——甚至每分钟 110 次左右他都知道。

这时我自然要切脉。不知道道友们见此种情况是否常规切脉。结果，一上手就发现是典型的高血压脉：弦滑有力——脉数不言而喻。

立即测血压 184/120mmHg——我没有想到这么高。

显然，他的问题主要不是"心率快"，而是很高的血压——舒张压尤其高。换言之，高血压是"心率快"的原因。当然，高血压的病因是那次严重的恶性精神刺激。后来的长期漏诊、误治也是造成现状的重要原因。

其人体形较胖，精神倦怠。夏天病情较轻——注意！高血压大多夏天较轻——还可以做不很重的体力劳动。饮食、二便可。舌可。

处理如下：

复方利血平 1 片，日 3 次；心痛定片 10mg，日 3 次。

安神补心丸 9g，日 2 次；刺五加片 3 片，日 2 次。

川芎 12g，怀牛膝 20g，当归 10g，白芍 15g，熟地 15g，五味子 8g，茯苓 12g，钩藤 15g，决明子 10g，山茱萸 8g，葛根 20g，生龙、牡各 20g，党参 12g，黄芪 15g，陈皮 12g，桂枝 12g，生甘草 4g，生姜 20g，大枣 6 枚（掰）。常规水煎，日一剂。

一周后患者大好，因而介绍多人就诊。

按：严重睡眠不好 5、6 年，常常心慌，自然是正夺之体：心气、心血均不足。其他脏腑也会受累。故治则必须补益。上方就是降血压、补心气、养心血为主。不过，这样的严重睡眠不佳很难迅速大好。更重要的是，患者一定要注意清心寡欲——不能再奋斗，更不能再生气。否则，一切措施都无效或只能有暂时疗效——我面对患者和他的父亲详细且反复说明了这一点。又，一般说来近期还不能停用镇静西药。

案 12：高血压一诊大好

董 FC，男，56 岁，威县董李庄村人，2010 年 5 月 4 日初诊。

上年 4 月首次发现高血压，输液 3 天即停药。一个月前再次发现高血压并心中难受、颈部板硬，立即治疗。最高血压 190/90mmHg。已经并正在服用西药多种无效。还先后在乡、县医院输液 9 天，花费千余元完全无效。不得已听他人介绍就诊。体型中等，神躁。脉见虚象，舌苔白腻。血压：156/96mmHg。处理如下：

川芎 12g，怀牛膝 15g，党参 12g，黄芪 20g，当归 10g，白芍 20g，决明子 10g，葛根 20g，菊花 15g，香附 6g，五味子 8g，陈皮 12g，茯苓 12g，桂枝 12g，生甘草 4g，生姜 30g，大枣 7 枚（掰）。常规水煎，日一剂。

逍遥丸 6g，日 3 次；人参健脾丸 12g，日 3 次。

7 月 21 日：陪同妻子就诊，称服上方一日自觉大好，二日症状完全消失，至今无反复。

按：西医控制高血压的方法很多，效果也比较好。但是，凡是脉有虚象者，西药大多不能缓解症状——甚且加重。此案首次发现高血压就输液，是目前医界的坏风气所致，而且，给他输液者也不知道如何输液降压。输液可以较快降压并缓解症状，但一般没有必要。首次发现高血压竟然花了一千多元完全无效，可见单靠西医常常疗效不满意。此案的中医辨证是：心脾气虚、风热入精明之腑。故治则是：补心健脾、清头目。

总之，中西医治高血压，一般都是治的证，而不是病因。

案 13：顽固头痛一诊即愈

董 YZ，女，60 岁，威县朱庄人，2009 年 8 月 20 日初诊。

自上年 10 月头痛，至今不愈。曾经多方就诊。乡、县医院之外，曾在邢台人民医院作头颅 CT、MR 各一次，诊为陈旧性脑梗死，但那里的治疗无效。最近服西药止痛，导致不能食。头痛以前头和两颞部为主，耳门处（即太阳穴周围）尤重，基本上每天痛，也几乎是全天痛，有时难忍。饮食、二便可，睡眠可，一般情况可。面色苍白，脉滑而有力，舌可。血压 140/90mmHg。处理如下：

川芎15g，怀牛膝20g，双勾20g，五味子10g，决明子10g，莱菔子6g，香附8g，陈皮15g，桂枝20g，茯苓12g，茵陈20g，生甘草5g。常规水煎，日一剂。

龙胆泻肝丸6g，日2次；复方利血平1片，日2次。

8月27日：家属来取药，称诸症悉退。取药如前巩固。

按：2009年10月14日，一老者因为顽固腿痛就诊。他说：到处看看不好，这回可有希望了。问他通过什么途径找到我，他说通过上面这个病人——和他是亲戚。

我已经完全忘记此案了，若非患者介绍亲戚来看病，不会把它找出来做为验案介绍。显然是2个月内患者的头痛没有复发，否则他的亲戚不会积极就诊。

问：患者的头痛是什么病呢？

答：我看就是高血压——尽管患者的血压在临界水平。故请读者注意，凡顽固的头痛，一定要排除高血压。换言之，高血压是最常引起头痛的原因。假如患者年过30，就更要想到高血压。

问：单用西药——比如上方中的复方利血平——效果如何呢？

答：一般说来，效果也会较好，但不如同时服用上方中药好。

问：为什么给龙胆泻肝丸呢？

答：患者脉象有力，故最好略泻肝胆之火。煎剂中使用了茵陈，也是此意。我常用茵陈代替龙胆草。

2. 感冒或流感12案

按：感冒和流感是目前最常见的外感病。

公元2003年，中国人经历了一大劫难——"非典"（非典型性肺炎之简称）。虽然全国总共只死了几百个人，估计经济损失却不下数千亿元。加之全民动员，全国持续紧急状态半年多，很像经历了一场不大不小的战争。

其实，准确地说，"非典"只是流感流行时相当少见的一个症型。

把这个症型和流感混同，不但在医界引起混乱，还导致全民紧张。

数十年前，西医把"感冒"分为"普通感冒"和"流行性感冒"。近20多年来，西医把"普通感冒"称为"其他呼吸道病毒性疾病"。

其实，"其他呼吸道病毒性疾病"也不是完全不传染。其病因、临床表现、合并症、治疗和预后等，与流感也不是截然不同。

当代医学把病毒视为感冒和流感的病因，有其正确的一面。但是，即便对流感来说也不能认为完全正确。

普通感冒无疑是人体与病毒和平共处的状态被破坏。

导致这种平衡破坏的因素主要是受寒。

流感病毒开始不是寄生在人体之内，却应该认为是生物链的组成部分。

所以，从理论上讲，不能认为病毒这一构造最简单的物种是人类的克星。

应该说：人类不可能消灭病毒，病毒也不可能消灭人类。

于是，普通感冒和流感，将是医界经常面临的挑战，人类永远不可能彻底消灭它。

预防固然是重要的，但一般医家面临的问题——即日常保健——是治疗。

如上所说，感冒和流感的治疗原则没有区别。

能否恰当处理感冒和流感，是考验中西医基本功的试金石，而且，中西医结合治疗是比较好的选择。

以下结合比较典型的病案说明感冒和流感治疗要点。

案1. 感冒误治病危

2005年1月底2月初，感冒流行，我每天处理他医误治而迁延不愈或病情复杂危重的病人。下面介绍一个因为误治而危重的典型病例，但愿读者不要犯这样严重的错误。

郭某，男，71岁，威县东郭庄村人，2005年1月20日初诊。

上午，门人和亲戚陪同患者的亲属来请，说患者住在县医院已经15天，越治越重，院方没有明确诊断，只是告病危，希望我去看一下再让病人出院。我说：去看一下是可以的，但是，我不能让病人出院，因为没有那样的情理。

结果是病家自动出院，傍晚请我去家里诊视。

病情十分危重。

患者昏迷，大小便失禁，极其消瘦，轻度呼吸困难，全身中度僵硬，腹部凹陷，双眼不能闭合，瞳孔略大正圆，对光反应存在。出院时体温38℃，目前37.5℃。没有典型的肺气肿体征，左胸听不到心音，右胸心音较强。左上肺呈管状呼吸音，全肺均可闻及呼气末粗啰音。叩诊心界缩小，全肺均无叩实。血压 140/90mmHg。脉象弦滑略数。因为不能张口伸舌，只见舌尖干瘦苔白而糙。

病家已经准备好后事。询问病史却使我大吃一惊。

原来，15 天前患者去医院就诊时，还可以自己上下 3 层楼做各种检查、化验。当时是按心衰收住院的。然而，还可以上下 3 层楼的人，即便有心衰也不必住院。住了 15 天，治成这样，病家不满可想而知。

于是查看医院的检查化验结果。

照了 1 次胸片，做了 2 次 CT、2 次彩超、多次心电、多次血常规、一次血流变、多次尿常规、1 次肝功能等。除胸片显示肺纹理增重外，其余没有有价值的发现。由于患者一直不能进食，近两天院方又怀疑胃癌，还想做消化道造影或胃镜，但患者已经不能坐起，又半昏迷，只好作罢。

看来，目前很多同行离开仪器不会治病了。可惜，做了这么多检查、化验却把简单问题弄得很复杂，治疗基本上是错误的。

其实，患者入院前的病史很简单：原有轻度老慢支，正值感冒流行，感冒 4 天，轻度发烧、咳嗽、食欲不佳。

年高体弱，有轻度老慢支，感冒 4 天未愈没有什么奇怪。没想到就这样按心衰住院了。

怎么治的呢？

由于每天有微机打出的逐项收费单，用药情况很清楚。大体是：

常用的抗生素和双黄连、清开灵、甲硝唑、环丙沙星等都用过，每天都要用三种以上。

皮质激素每天用，但不是每天超大剂量。

强心药几乎每天用。

速尿几乎每天用。

令人不解的是，还多次静脉使用硝酸甘油、高渗盐水、碳酸氢钠和硫酸镁等。

更为错误的是：虽然昼夜吊着瓶子，每天输液却不超过 1200ml，而且其中只给 5% 葡萄糖 500ml，其余都是盐。

可能有人说：心衰病人不能多给液体。那么，为什么给那么多盐呢？况且又给高渗盐水、碳酸氢钠等？病人长期进食很少，不给糖，能量从哪里来呢？

家属确认，住院 15 天，患者体重减轻 5kg 以上。显然是错误的治疗导致严重消耗。

问题还不仅造成严重消耗。上述误治都可以导致病人昏迷，但最主要的是给液体量和给糖严重不足，却同时使用强利尿药，再加上皮质激素的副作用导致严重的内环境紊乱——包括脱水，全身僵硬也是结果之一。病人尚未死亡已经是万幸了。

上述治疗毫无章法，任何疾病都会被治得越来越重。所幸尚无休克、惊厥，还不是毫无希望。

怎样抢救呢？

按照上述拙见，自然应该大量输液，特别是多给糖，多给钾，最好同时静脉给补益中药的同时服中药煎剂。

于是，立即连夜输液，争取 24 小时内给液体 6000ml，其中 10% 的糖 5000ml，每 500ml 糖中加氯化钾 1g，维生素 C 0.5g，刺五加注射液 20ml，黄芪注射液 2.5ml。1000ml 盐水中也加入 50% 的葡萄糖 120ml，氯化钾 1g。

中药煎剂处方如下：

党参 30g，黄芪 30g，当归 20g，白芍 30g，元参 20g，生地黄 20g，熟地黄 20g，五味子 20g，麦冬 20g，生山药 30g，甘草 10g，生三仙各 20g，生姜 20g。常规水煎，日一剂。

两煎剩一大碗，首煎后即开始灌服，每服不拘量，尽量多服。

如上处理至次日黎明，患者基本清醒。虽然烦躁，但嘱咐后事滴水不漏，并且拒绝再服药。

下午再次请出诊：液体输入大约 5000ml，因为跑针暂停。患者已经很清醒。我跟他不熟，第一次出诊时认不出他来，这时他却知道我是长辈（邻村又有亲戚关系），而且听从我的劝告，继续服药。脉象略如前，舌质仍瘦，大部苔白厚，但中心无苔且干裂出血。自中医看这是胃气严重受损，属于比较难纠正的情况。呼吸困难好转，心前区心音仍然较弱，左肺管状呼吸音基本消失。

但是，体温升高至 39℃。嘱咐继续输液大体如前，静滴青霉素钠 480 万单位，肌注链霉素 1g。体温超过 39℃时，给地塞米松 1～2mg。

中药煎剂上方各药均减半，加桂枝 15g。

输液量大体减半，其他原则如前，原因已如上述。这里说一下为什么还要用激素。

长期用激素后，由于体内长期存在大量的外源性激素，肾上腺皮质功能被抑制，不可骤然完全停用激素。那样可以出现肾上腺危象，表现之一是高热。所以，尽管该患者的发烧反复不一定是停用激素的缘故，却需要继续小量使用激素——逐渐减量至皮质功能恢复。

骤停激素即便不出现危象，患者也常常自觉全身不适，心慌乏力，毫无食欲，精神淡漠等。这种表现很像大量使用激素的副作用。鉴别要点是：再用小量激素，症状即明显缓解。

由于病情改善，可以进流食，自 2 月 25 日起，输液量减至 1500ml，其中包括复方氨基酸 250ml。

2005 年 2 月 3 日第 3 次去看（据理应该每天看，但病家不请不便去），患者精神相当好，可以自己在床上大小便，心肺听诊已经大体正常，但舌心干裂仍未全好，食欲不佳。

煎剂中加西洋参 10g，山茱萸 15g，输白蛋白 10g。其余处理大体如前。

这个患者治疗很费力，到 2005 年 2 月 4 日为止，治疗 15 天。中间曾经试用辛凉清热中药，但体温仍然可达 38℃，没有继续用。所以，尽管总地看来逐渐好转，却没有脱离危险。这时我不得不回省城与家人过春节，只能通过电话了解病情，指导治疗。当晚来电话说，患者自觉全身酸楚，食欲不佳，嘱咐次日加用小量激素。

2 月 6 日：上午肌注地塞米松 1mg，口服强地松 5mg。其余处理大体同前。下午回电说，患者自觉好转，全身不适明显减轻，体温接近正常，食欲好转。

2 月 7 日：上午 10 时来电话说，昨天下午至今没有明显不适，体温最高 37℃，曾有全身小汗，出汗后自觉舒适。食欲改善，精神好，舌心干裂消失，无苔处欲长舌苔。看来患者基本痊愈，嘱咐继续处理如昨天，不必再肌注地塞米松。8 日是除夕，暂停输液 3 日。

2 月 12 日：来电话说，过去 5 天中，病情稳定，只输液一天，给糖 1000ml。体温基本正常，精神、食欲可，二便可。还每天口服强地松 5mg，嘱 4 日内逐渐减量停用。暂停中药，注意将息。

按：此案住院期间的处理没有一项是正确的，不再一一点评。

案 2. 虚人感冒表虚多汗

本村人赵某之母，74 岁，1988 年隆冬发病。

患者有不很严重的老慢支 10 多年，生活尚可自理。主诉感冒 3、4 天来，不断全身出汗，因而更加怕冷（恶寒）、怕风（恶风）——有老慢支者本来怕冷、怕风。脉象滑弱略数，舌质淡紫——缺氧所致，不是瘀血。

最初我不很相信患者多汗，因为她怕烟火，没有生火取暖，屋里很冷，据常理不应该汗出不止。但仔细看面部，的确满布小汗。摸摸身上，也略有潮湿感。看来有汗恶风毫无疑问，于是治以伤寒法。

单纯太阳伤寒表虚证，正治使用桂枝汤。患者有老慢支，属于喘家，按仲景法加用厚朴、杏仁。若漏汗不止，需用桂枝加附子汤。

患者虽然不是大汗不止，我给患者用的还是桂枝加附子汤再加厚朴、杏仁。结果一剂汗止，三剂病愈。

按：这个患者，不是很严重，但是，单用西药——包括大量输液并大量使用抗生素，肯定疗效不好。再用激素，病情会急转直下而难以收拾。

老太太 2003 年逝世，享寿 89 岁。看来，只要注意调摄，老慢支患者也可以高寿。

案 3. 普通感冒病危

邻人赵某，男，73 岁，2007 年 3 月 7 日初诊。

患者为彪形大汉，天赋强壮。他 9 岁丧父，11 岁就能独立耕种土地，16 岁就成为全村有名的壮汉。他经常说，从 11 岁至 72 岁，从未吃药扎针，也从未患过大病。偶尔感冒，喝两大碗加姜的面条，盖上被子出点汗就好。近年来仍有兼人的饭量，故一直放着一大群羊。无论严寒酷暑，阴晴雨雪，每天都要放羊 6 个小时以上。自诩体力不比一般青年人差。然而，近来却因为感冒治疗不当，病情危重复杂。

简单病史如下：

2006 年 12 月底，他患了感冒。主要症状是：头痛，身痛，恶寒，乏力。他原有腰肌劳损，故腰痛较重。还有阵发性脐周隐痛。自治（即进热流食、多加姜并温覆）十数日不好，即请某医生肌注 4 次。肌注有效——病若失。但停药次日，突然冷热高烧。于是，又请某医生输液约一周。输液也有效——病若失。可是，停止输液次日，病情再次反复，而且较前更重。体温曾经高达近 40℃。于是去县医院就诊，CT 报告为椎间盘脱出。又做封闭、针灸、按摩并同时服中药约 10 日益重。恰好这时我回籍。

他还勉强可以下床，但食量大减——相当常人一半。恶寒、乏力、腰痛、腹痛、下半身酸沉严重。双手颤抖，昼夜全身不适，夜间难以入睡。自称体重下降 10kg 以上。

脉象滑数无根，舌可。体温 38℃。处理如下：

附子 12g，桂枝 20g，党参 12g，黄芪 15g，川芎 10g，香附 8g，当归 10g，白芍 15g，熟地 15g，半夏 8g，陈皮 10g，乌药 10g，山萸肉 15g，五味子 10g，生三仙各 10g，生甘草 5g，生姜 30g。常规水煎，日一剂。

金匮肾气丸 9g，日 3 次；藿香正气水 5ml，日 3 次；香砂养胃丸 6g，日 3 次；布洛芬片 0.1g，日 3 次。

3月9日再诊：自觉大好。睡眠大体正常。体温正常。近 2 日大便 5 次，不稀，自觉腹内舒适，食量增加。脉见洪数无根。上方煎剂去乌药。另加干晒参 30g 单煎即服。暂停香砂养胃、布洛芬、藿香正气水。

3月11日再诊：仍偶有阵发性脐周不很严重的腹痛，再加香砂养胃、布洛芬、藿香正气水。并另加干晒参 30g，丹参 15g 单煎即服。

3月13日再诊：食量接近常人，仍偶有阵发性脐周不很严重的腹痛。

3月15日再诊：除腰部酸沉外，无特殊不适。但食量、体力仍不如前。仍守第一方。

按：患者的病情反复、加重并且复杂、危重，不完全是前医的责任。若患者注意调摄，好转后彻底休息保养一周以上，可能不反复。但是，感冒之初即用地塞米松，常常反复。如果大量使用一周以上，体质强壮的患者也会长时间不能恢复。该患者的众多症状——特别是食少、乏力、难眠、体重大减、严重虚弱，主要是激素的副作用所致。假如再误治一次，即有性命之虞。

案 4：严重表虚

刘某，男，40 岁，城内干部，2002 年 7 月 15 日就诊。

感冒四五天，经西医治疗——包括输液，益重。自觉头晕、心烦，开空调即头痛、欲呕并呃逆。二便可，饮食减少，睡眠不实，气不舒，好叹息。身形略胖，脉象细弱，舌苔略厚。血压 126/100mmHg。

正值酷暑，如此怕凉，可见表虚严重。处方如下：

桂枝 20g，白芍 15g，党参 10g，黄芪 10g，五味子 10g，甘草 5g，生姜 15g，陈皮 10g，茯苓 10g，半夏 10g，川芎 10g，龙骨粉 10g。常规水煎，日一剂。

人参健脾丸 9g，日 3 次。

藿香正气水 5 支，加入煎剂药液中服，每剂加一支。

服上方一剂，诸症悉退。

按：当时不知道疗效如何。2004 年 4 月 13 日，患者来看车祸后遗症，主动提及上次的疗效，记述如上。

案5：凉热并用治感冒

传统上治温病初起，用桑菊饮和银翘散（虽然不少古今医家批评吴鞠通用桂枝汤治温病初起，拙见以为并非大误），我更喜欢重用葛根和连翘，特别是连翘。张锡纯先生说用它之后患者常常比较长时期地遍身小汗，随之热退不再反复。因此，对热重的温病型感冒我常重用连翘。前几年，连翘很便宜，质量也很好，我常用15~30g。注意！最好用青连翘！

案6：真是神水

患者是一位十七八岁的青年男子，有肝炎家族史，本人也因曾患肝炎而比较瘦弱。1995年夏天，因比较严重的呕吐、腹泻就诊。进诊室前还呕吐一次，量比较大，为所进食物。立即让他口服藿香正气水1支。3天后，他的叔父就诊时说：您给我侄子喝的真是神水！前天他到家就觉饿，喝了一大碗面，再没有吐泻。患者及其父亲的肝炎都曾经我治疗，是邻村王王目人，记不清姓名了。

案7：感冒后心脾两虚

郭YP，男，12岁，广宗人，2009年5月3日初诊。

约一个月前感冒、发热，经西医治疗后热退，但至今经常心慌、乏力、食少、多困。一般情况可。脉见不足。舌可。处理如下：

党参12g，黄芪15g，当归8g，白芍12g，川芎8g，熟地15g，五味子8g，山萸肉8g，茯苓10g，陈皮12g，桂枝12g，生三仙各10g，生甘草3g。常规水煎，日一剂。

人参健脾丸6g，日2次

服上方15日后一切大好如常人。

案8：暑湿头痛一诊即愈

今天（2010年1月8日）下午患者某就诊。已经给她开好方子就要取药，陪同她前来的母亲说：不到这儿来好不了。夏天（按：农历还在2009年）她的头痛在家越治越重，来了一趟就好了。于是找出那次记录如下：

蒋JG，女，23岁，威县吴王母村人，2009年8月25日初诊。

结婚近2年，有一子8个月。约一周前，不明原因突然头痛、发热、腹泻、呕吐。在邻村输液5天，头痛益重，且仍然呕恶不能食。又去县医院做脑电图等排除脑炎，结果不确定。又严重失眠，服西药无效。又常感胸中有气上逆并咽部不适。体瘦，面苍白。脉滑弱略数。舌苔略厚。处理如下：

陈皮 15g，茯苓 10g，半夏 8g，香附 8g，苍术 5g，川芎 8g，五味子 8g，桂枝 15g，党参 15g，生甘草 5g，生姜 25g。常规水煎服。

香砂养胃丸 6g，日 2 次；藿香正气水 1 支，日 2 次。

患者补充说：那时俺问你几天好，你说第二天好一半，三天大好，真是一点不差！

何以用上方？可否使用其他方药或稍微简单一些，不再说。

今天她的毛病很小，却比较顽固。原来是，左乳头上长了一个黄豆粒大小的炎性包块，已经一个多月，反复破溃 4、5 次。平时不很疼。但她的孩子还在吃奶，吃奶时比较疼。他医让她断奶（只断左侧），但憋胀难受。口服西药无效。村医又要给她输液，她害了怕。于是就诊于我。

患者一般情况同前。脉见不足。舌可。近日有感冒。恶寒、咳嗽、不欲食。已经在家服西药无效。处理如下：

黄芪 20g，当归 10g，白芍 12g，川芎 10g，熟地 15g，红花 5g，陈皮 15g，桂枝 15g，香附 8g，怀牛膝 15g，生甘草 5g，生三仙各 10g，生姜 30g，大枣 5 枚。水煎，日一剂。

补中益气丸 9g，日 3 次；藿香正气水 1 支，日 3 次。

另每天局部湿热敷至少 3 次，每次半小时左右。

数月后患者就诊，得知此炎性包块已经消失。

案 9：六万元的感冒

王 XJ，男，13 个月，威县徐古寨村人，2011 年 2 月 24 日初诊。

家长称，3 个月来患儿因发烧、咳嗽、吐痰先后在乡、县、市医院和省会某医院住院治疗。最后在省会某医院住院月余，仍不见大好。那里先是诊断为肺不张，后来又说是麻疹合并肺炎。总之没有治好，而且院方说很难治好。不得已出院来诊。各家医院的治法就是输液，其中加的药物之多已经记不清了，但是各家都一直使用地塞米松是记得的。近日患儿还是不断咳嗽、吐痰、发烧，只是发烧轻了一些，一般不超过 38C°。查患儿一般情况尚可，但可以看出脸特别大而且紫红。其父母说，两三个月前患儿的脸色不是这样。问患儿食欲如何，说食量明显较大——比发病前大。胸部听诊可闻气管内痰鸣，但双肺没有罗音。心音大体正常。体温 37.3C°。处理如下：

人参 2g，党参 8g，黄芪 15g，当归 8g，白芍 10g，川芎 8g，熟地 15g，

五味子8g，陈皮12g，茯苓10g，半夏6g，桂枝12g，生姜20g，大枣5枚（掰）。常规水煎，2～3日1剂。每日不拘次数，即小量多服。可以加糖。

嘱咐家长不要怕孩子发烧，一定不要再输液，不要使用退热西药。

如上处理很顺利，患儿于服第一剂中药期间曾经一次发烧到39C°，家长遵嘱没有使用西药——自行出汗热退，此后再没有超过37.3C°。10日后一切大好，共服上方10剂（即服药1个月）完全康复。

按：病初没有亲自看到患儿，但是显然没有3个月内多次发作的麻疹合并肺炎。简言之，此案完全可以用感冒继发呼吸道感染解释——即本来是感冒或流感。骇人听闻的是，患儿就诊于我之前，已经花费接近6万元。

患儿就诊于我时，主要的毛病是滥用皮质激素导致的钠水潴留和其他调节紊乱。当然，最初的病——感冒合并气管炎也没有全好。

本来可以不药而愈的最常见的病，却如此大费周折，花了那么多钱，大概是世界少见的中国国情。

3. 慢性胃炎3案

患者面色苍白，严重消瘦，两肩耸起，瘦削的脸上，眼睛显得特别大。这是患者给我的第一眼印象。好在精神尚可，面色不是毫无生机，否则就是恶病质了。问其病史，自称近十四个月来只能进流食，而且每餐不能超过一小碗。即便如此，仍然经常感到上腹烧灼感，但不反酸。若稍微多食，甚至多饮几口水，立即严重饱胀不适。在省市县医院多次做胃镜，曾经诊为糜烂性或浅表性胃炎，还曾诊为胆道结石等，故多方求治。曾经两次住院治疗，服用中西药物不计其数，不但无效，多数反而使病情加重。患者极其焦虑，自以为不治——患了癌症。曾经数月严重精神异常。已经花费二万余元，所服中药最贵每付30元，大多无效，甚或加重，故常常服用2、3剂就将其余丢掉。曾购买"防癌抗癌药"，一次花费上千元，毫无疗效。

脉象沉细而弦，舌淡多裂，苔长。处方如下：

陈皮10g，当归10g，白芍10g，茯苓10g，半夏8g，苍术5g，白术5g，党参10g，黄芪12g，川芎10g，桂枝20g，香附6g，厚朴6g，甘草5g，生三仙各10g，生姜20g。常规水煎，日一剂。

香砂养胃丸6g，日2次；人参健脾丸12g，日2次。

多酶片3片，日3次。

8月12日再诊：食欲好转，但不能多食，仍不能进食馒头。脉象仍见沉细，已无弦象。舌上裂纹消失，舌质接近正常，舌苔略长。

仍守上方，并嘱注意节劳——过劳每使病情加重。

此次患者补充说：前年秋天在威县县医院诊断为胆道结石，院方介绍她去邢台市人民医院住院。住了几天，做过多项检查，说她的病不是胆道结石，让她出院了。市人民医院否定胆道结石是正确的，但是，让出院却引起患者误解——以为是不治之症。于是，出院不久，患者精神崩溃。将近半年时间精神恍惚，食少不睡，痛苦莫名。曾经长期输液支持，同时做按摩等治疗，渐渐精神好转。可见，医生否定某种诊断时，也要详细解释。

又，凡利胆药，无不苦寒，患者的寒象，应该和服用利胆药有关，因为利胆药一般不会只服几次。

2006 年 3 月 16 日 3 诊：上年就诊两次即大好，可正常进食，甚且食量超过常人。近 10 日来，因为不慎强食旧病欲复发，但比上年轻。服用丽珠得乐无效。脉稍弱，舌苔白。仍守上方。

3 月 25 日 4 诊：病情缓解。

患者又曾两次就诊，均一诊即效，不再记述。但应该说明，此类患者想 2、3 次就彻底治愈是不可能的。该患者两次就诊即大好，却停止治疗，其中有各种原因。主要原因大概有二。一是病久不愈，长期治疗花费很多，经济上会有些困难——尽管在我这儿的花费是微不足道的。二是病大好时恰逢摘棉季节，患者不但停止了治疗，还勉力劳动，没有短时间内严重复发就不错了。故虽然已经嘱咐患者要节劳，却未能做到。

案 1：慢性胃炎一诊大好

王 FZ，女，60 岁，威县胡庄人，2009 年 10 月 14 日初诊。

自 2005 年开始胃不好。2006 年在省医院做胃镜诊为浅表性胃炎。当时还做了钡灌肠无特殊发现。4 年来的主要症状是脐左发作性疼痛。有时隐痛，有时绞痛。进食后常感上腹胀满，切腹内常有发泡样声响和感觉。有时腹痛腹泻，偶尔大便有粘液。又常感气不足息。体型极瘦，面色苍白萎黄。右脉略大。舌多瘀点。处理如下：

陈皮 12g，茯苓 10g，半夏 6g，香附 6g，党参 12g，川芎 10g，生三仙各 12g，生甘草 4g，桂枝 12g，苍术 6g，当归 8g，乌药 6g，生姜 30g，大枣 6 枚（掰）。水煎，日一剂。

香砂养胃丸 6g，日 2 次；补中益气丸 9g，日 2 次。

食母生 10 片, 日 3 次; 多酶片 3 片, 日 3 次。

10 月 9 日再诊: 症大减。守前方。

2010 年 8 月 28 日: FZ 的丈夫、儿子和儿媳就诊, 称她还在断续服用上方成药和西药。病情无反复, 体重明显增加。

案 2: 慢性胃炎并糖尿病

王 TL, 男, 37 岁, 威县孙家寨人, 2007 年 10 月 27 日初诊。

上腹和两肋胀满不适反复发作、逐渐加重一年多。曾做胃镜多次——包括在解放军总医院一次——诊为浅表性或糜烂性胃炎。又曾发现有轻度脂肪肝。又, 发现糖尿病 2 年, 正在服用二甲双胍等。最近去地市医院就诊多次未见尿糖。但患者还是自觉压力很大, 自己知道上腹和两肋不适与发愁、紧张有关。已经在他处服中药月余, 无效。形神可。饮食、二便、睡眠可。脉稍弱, 舌稍淡润。处理如下:

陈皮 15g, 茯苓 10g, 半夏 8g, 香附 8g, 五味子 10g, 党参 12g, 黄芪 15g, 白术 5g, 苍术 5g, 桂枝 15g, 川芎 8g, 当归 g, 白芍 10g, 熟地 15g, 生三仙各 10g, 生甘草 4g, 生姜 20g。常规水煎, 日一剂。

香砂养胃丸 6g, 日 2 次; 人参健脾丸 12g, 日 2 次。

11 月 1 日再诊: 症大减, 仅偶有轻微不适。守上方。

11 月 6 日三诊: 诸症悉退。

按: 患者这样的年龄病这么多, 必然有不良行为因素——主要是大吃大喝、嗜酒、嗜赌等。他的心理素质也不好, 故虽然糖尿病相当轻, 他的压力却很大。所谓慢性胃炎主要是忧愁、恐惧所致。就诊于我疗效满意, 不完全是药物的作用。对这样的患者, 我都要详细解释病因。解除了思想负担, 纠正了不良行为, 就能速效。

4. 心脏病 4 案

案 1: 没有病?

本村老太太某, 78 岁, 很少找我看病。前天早饭后由儿女车载就诊。

问她哪里不舒服, 她说: 不能费一点劲儿, 也不能着一点事儿。连去抱一把柴禾也不行——胸闷、憋胀、心慌、气短。夏天还好点儿, 最近很重。就是稳稳当当地坐着也有时上来一阵儿——胸闷、攻前心和后心、心慌不稳。

问她, 犯病时难受多长时间。说: 一般不超过 5 分钟, 心慌、胸闷、憋胀有时只有一分钟左右。

问她曾经在什么地方看过病，吃过什么药，她说：哎！去年秋天和今年春天去县医院检查3次，那里的医生说没有病。给的药吃了也不管一点事儿。于是，常推拿按摩（按：她的侄子是业余按摩师）。推拿按摩后自觉舒服一些，但还是照样犯。最近犯得很勤——一天二、三十次。

问她别的，说：吃得很少，一顿半个馒头、半碗汤。大便秘，小便勤，非常乏力。

我知道老太太不是一个强壮人，而且自奉甚俭。她体形瘦小，满现苍老。尽管意识还相当清楚，却记忆力不好了，再学什么知识和技能已经很困难——但人们还不认为她糊涂。肢体运动还可以——尽管快步走也不行了。拿针线做衣服更不用说。感觉器官还没有明显的障碍——眼花、耳聋是有的，只是还不算瞎，也不是完全耳聋，故自己和别人认为还属于"正常"。

脉象滑而略数，舌可。血压：110/80mmHg。

这时她和她的家人问我是什么病。

我说，就是心脏不好。书上叫做：冠心病，心绞痛，心力衰竭。

她的儿女问：咋那些仪器检查不出来呢？

我说：这用不着仪器检查。你们看不出她老了吗？她的脸、眼睛、牙口儿、手脚、走路的样子等等还和20年前一样吗？更不要说和50年前相比了——28岁正当盛年。单单看她脸上、手上的皮肤——干糙、皱缩、薄硬而脆、满布黑褐斑块，颜色晦暗——也知道她老了。（当然，我没有列举她的乳房、生殖器等——早就老得无功能了——对一般人不言而喻）

可想而知，她的内脏——特别是其中的心脏——也老了。心脏从一个人在母腹中受孕不久开始咚咚咚地跳。每分钟咚咚七八十次，一直跳了快八十年了。铁打的心脏也要出毛病了。

总之，她的病是多脏器高年衰退。目前以心脏为主。其他的还没有低于衰竭临界线。离得也很近了。

应该按虚证治是没有疑问的。于是处理如下。

人参5g，党参10g，黄芪20g，当归8g，白芍10g，川芎10g，熟地15g，陈皮12g，桂枝12g，五味子8g，茯苓10g，生甘草4g，生姜20g，大枣6枚（掰）。常规水煎，日一剂。

人参健脾丸12g，日2次；金匮肾气丸9g，日2次。

今天（2011年1月17日）她的儿子刚刚（11：30）来取药走，说服上方后她一次也没有犯病。吃得也多一点儿了。大便也不困难了。小便也不那么勤了。

继续用药 3 日后，她恢复到勉强可以做饭。

按：我看此案最好诊为老年性多脏器衰退，可惜书上没有这个病名。当然，也可以如上文所说诊为：冠心病，心绞痛，心力衰竭。但是，我觉得不准确也不全面。因为她显然不是只有心脏不好，也不能说她的心脏病完全是冠状动脉供血不全所致。如上诊断不过是眼下她的症状主要是心脏不好造成的。

自中医看，此案属于大虚无疑，而且是心脾肾三脏俱虚。

如上处理，显然疗效不错，但是不能保证老是（比如三年内）疗效满意——衰老最后到死，是不可避免的。总是有无效的时候。

总之，不要认为仪器检查不出异常，就等于没有病。

这个患者的"异常"是一眼就能看出的，莫非还必须仪器说话么。

现在，很多人离开仪器就不会看病了。

仪器说了才算，还要医生干什么！

案 2：频发室性早搏

王 K，男，47 岁，威县白伏村人，2009 年 6 月 24 日初诊。

一向身体强壮，近半年来常感心悸。多次做心电图为室性早搏。服西药无效。一般情况好。无高血压病史。血压 126/80mmHg。脉律不齐，约 10 次一代。舌可。处理如下：

川芎 15g，怀牛膝 20g，五味子 10g，香附 8g，当归 10g，白芍 15g，党参 15g，黄芪 20g，陈皮 15g，桂枝 15g，生甘草 5g，生三仙各 10g。常规水煎，日一剂。

人参归脾丸 9g，日 2 次；天王补心丸 9g，日 2 次。

服上方 10 日之后，症状消失。患者又服了 10 多付巩固。至今（2019 年 3 月 14 日）10 年多未复发。

案 3：老慢支、肺心病一诊大好

杨 RZ，女，42 岁，威县徐古寨村人，2008 年 11 月 26 日初诊。

自述 20 年前第一胎产后遗留慢性咳嗽，至今不愈。夏天一般不发作，冬天则每年发作。服西药偶有暂效。病情有逐渐加重趋势。有二子女。一般情况可。饮食、二便、睡眠大体正常。脉舌像无大异常。曾经发现高血压。现血压 120/90mmHg。处理如下：

陈皮 12g，茯苓 12g，半夏 8g，桂枝 15g，川芎 8g，桔梗 10g，当归 10g，白芍 12g，党参 12g，黄芪 20g，五味子 10g，附子 10g，熟地 20g，生甘草 5g，生姜 30g，大枣 6 枚（掰）。常规水煎，日一剂。

补中益气丸 9g，日 3 次；金匮肾气丸 9g，日 3 次。

增效联黄片 2 片，日 2 次。

12 月 2 日再诊：病大好。几乎不再咳嗽，全身感觉亦好。上方去增效联黄加地霉素 05，日 3 次。

按：老慢支首先是虚证应该没有疑问。当然第一是肺气虚。病了 20 年，脾肾也应该受损。故上方是肺脾肾三藏同补。用了常用量的老抗菌药。也可以用青霉素，因为近来习惯静脉给药——需要输液，故病情不很严重时尽量不用。此案完全不用西药也没有问题。

很多医生见此类患者会使用贝母、紫草、桔梗、南星等止咳祛痰药，甚至使用蛤蚧、海马等。我认为，贝母（最好研末冲服）、桔梗可以加上，其余无必要。

案 4：老慢支肺心病

李 BL，男，75 岁，威县王王母村人，2009 年 12 月 31 日初诊。

患者是老病人，他自慢性支气管炎，到肺气肿，到肺心病已经 10 年左右。多次就诊均疗效较佳。因为病情缓解，近 3 年没有就诊。此次发病于一个月之前，原因除天气大寒之外，还有郁怒。他下车困难，坐在那里还明显呼吸困难。略活动即气短不支。平卧最多半小时，即因呼吸困难坐起。体型中等，全身可见浮肿。已经在乡医院输液 7、8 天，且同时口服西药，但是病情日益加重。脉象沉滑而数，舌胖苔厚而腐。处理如下：

陈皮 15g，茯苓 12g，半夏 8g，桂枝 15g，五味子 10g，附子 10g，黄芪 20g，当归 10g，生甘草 6g，生三仙各 10g，生姜 30g，大枣 6 枚（掰）。水煎，日一剂。

金匮肾气丸、补中益气丸各 9g，日 2 次。

1 月 6 日家属来取药，称病情明显好转。不但气短缓解，食量也明显增加。已经可以下床慢慢散步。患者又服上方 20 日，家属称身体比去年夏天还好。

按：慢性气管炎引起的肺心病，是目前最常见的慢性阻塞性肺病导致的肺心病。病理非常清楚——慢性气管炎是罪魁祸首。但是，导致慢性气管炎的病因——吸烟以及感冒咳嗽后带病工作——却非常难以控制。多数烟民，不到实在顶不住烟气儿，不会戒烟。而这时为时已晚。当然，还是比不戒烟好得多。

吸烟或感冒导致的慢性气管炎都有继发性气管支气管感染，抗感染西药对此有一定的疗效。

不过，最好的办法是中西医结合治疗。中药就是补肾纳气、温阳利水为主。燥湿化痰也要同时用，但不如补肾纳气等更重要。

又，肾上腺皮质激素对此证可有暂时明显疗效，但是久用常常不但无效还会引起很难收拾的不良后果。

5. 结核病3案

按：1950年代之前，结核病比现在的艾滋病甚至癌瘤还要可怕。

古代中医说的"骨蒸"，"传尸"，"痨"，"痨病"或"痨瘵"，多数是结核病，那时常常可以灭门。二战结束时，结核病在美国居于国民死亡原因第7位。但是，在15~45岁的人群中，除了意外伤害，结核病居死亡原因之首。所以，那时的结核病人人闻之色变。不少读者可能知道，白求恩大夫几乎因肺结核英年早逝。蔡锷将军39岁死于喉结核。鲁迅先生死于肺结核。在我看来，他的父亲死于结核性腹膜炎。

单用中药能够治好某些结核病。有兴趣的读者，可以参看《医学衷中参西录》，治疗慢性咳嗽吐痰带血并且发烧的几个病例。明代人薛己的医案中也有比较典型的病例。目前则需要发挥中西医结合治疗结核病的优势。

近年来，世界卫生组织很重视结核病，此病还是相对很少见了。从2003年开始，我国对结核病、特别是其中的肺结核实行免费治疗，故可断言，此病很快就要基本绝迹。

下面是我认为比较有意义的几个病案，重点介绍结核病的中西医结合治疗经验，供读者参考。

案1：混合型结核性腹膜炎

谷YE之妻，威县赵七里村人，32岁，1987年6月初诊。

患者病情严重，不能下床，丈夫把她抱到我的检查床上。简单病史如下：

她有3个孩子，3年前第三胎生产后患肺结核，经治一度缓解。但抗结核治疗不够充分，加之过度劳累、饮食不周等原因，不久复发。再次经过将近一年的治疗，肺部病变不再活动，但病情益加复杂。继续抗结核治疗无效。患者持续低热，心慌，自汗，胸部满闷，腹痛腹胀，食少乏力，大便溏泻，日见消瘦。曾经多位中西医诊治，越治越重。不得已请神、卜卦无所不求。最后皈依天主教，仍然日渐加重（请神、卜卦和奉教等是数年之后了解患者的人就诊时告诉我的）。

察其面色苍白萎黄，十分消瘦，身高175cm左右，体重大约40kg。语声低微，不断微喘，不能自述病史。脉象细数，舌淡苔白。体温37.7℃。心肺听诊无大异常。腹部稍膨隆，全腹柔韧，有轻度压痛。可闻高调肠鸣。

显然，患者有结核性腹膜炎，而且属于粘连和腹水混合型。

病史不很典型时，诊断结核性腹膜炎不是很容易。那时的实验室辅助物理和化学诊查手段，无助于诊断此病。笔者曾经亲见，某大医院把结核性腹膜炎误诊为慢性阑尾炎手术致死。看来，做医生还是需要经验。没有见过结核性腹膜炎的同道，对此病腹部触诊的典型表现可能难以掌握。教科书上称之为"揉面感"，不知道这样形容是否容易掌握。

不过，这个患者有确切的结核病史，诊断无疑问。

中医怎样认识此病呢？

笔者在旧著《伤寒论新解》中曾经指出：仲景说的"脏结"，有的很可能是结核性腹膜炎，目前西医或简称此病为"结腹"。所以，我认为古代中医可能做过病理解剖。可惜，此后的中医书中再找不到类似证。我们只能说这是虚实夹杂，以虚为主，几乎所有脏腑都有虚损的疾病。此证之实，以腹内积聚、胃腑气郁为主，此外均属虚证。治疗的要点是平补气血、健脾理气并略加活血化瘀药。若一味理气化瘀，必然破气，而越治越重。又，此证虽有腹水型，但施治不能重在利水。看了患者此前用过的几个方子，没有一个是重补的，难怪疗效不好。拙拟处方如下：

党参10g，黄芪15g，当归10g，白芍15g，川芎10g，熟地20g，红花5g，白术10g，茯苓10g，生山药20g，乳香3g，没药3g，桃仁10g，生三仙各10g，川朴10g，生甘草5g。常规水煎，日一剂。

这个方子患者连续服了一年，接着又断续服了2年。在我的病人中，她是坚持服中药煎剂时间最久的。甚至，我说可以停服了，病人还是服了一段儿。她能这样坚持治疗，原因有二：

一是见轻虽慢，但一直见好。一年中，患者从完全卧床到能够坐起，再到能够下床，再到可以做简单家务，最后可以做较轻的田间劳动。

二是患者的丈夫是一个意志坚强，身体强壮又明白事理的人。妻子病重时，他的母亲也卧病在床。他要种地，还喂着牲口，加上三个孩子，负担之重可想而知。但是，他却能坚持让妻子充分治疗。没有这样的丈夫，医生不可能治好她的病。

为了减轻病家的经济负担，服上方一个月，病情稳定之后，就把方子给了病家。这样可以直接去中药批发点购药，少花些钱。

停服煎剂之后，我让患者继续服用人参健脾丸、逍遥丸或补中益气丸。（按：现在看来，加用金匮肾气丸效果更好）

2003年，他的丈夫带着已经结婚的儿子来看病，说她仍在断续服用成药。

患者至2019年健在。

案2：结核性胸膜炎

姜涛，男，7岁，威县五里台村人，2010年4月28日初诊。

约30天前，患儿先有感冒、发热、咳嗽，在某处就医肌注2日，用药不详。同时服用咳特灵、炎敌、利君沙等。数日后，发热、咳嗽等逐渐减轻。又数日后，患儿诉左胸酸疼不能仰卧，同时每下午2时左右发热37℃~38℃，服退热药不久即退。偶有隔日不烧。10天前，在县某医院就诊并住院治疗。先按肺炎治。输液一日后又怀疑胸膜炎。再次日即动员患儿转院——怀疑结核。于是，一周前转入邢台市某医院（即原结核病防治所）。在那里住院6天。其间照胸部X光片一次，做胸部CT一次，开始诊为胸腔积液（按：这只是模糊的病理诊断，既不知道有多少胸水，胸水的性质如何，更不知道什么原因导致的），予输液的同时口服西药治疗。曾经怀疑结核但始终没有确诊。那里说穿刺抽胸水困难，动员病家转院。又说可能是脓胸，最后可能需要开胸手术，家属十分恐慌。加之没有财力转省级医院，于28日下午出院就诊于我。

就诊时患儿已经不发烧。精神可。可自由活动，粗看与正常儿童无异。食量小。二便可。睡眠可。面部略见虚胖、苍白。不时轻咳。查胸部左侧塌陷，左前下部轻度叩清，呼吸音减弱，左后下部叩实并管状呼吸音。心音大体正常，律齐。脉滑稍大，舌质暗红，苔略白厚。处理如下：

党参10g，黄芪15g，当归8g，白芍10g，川芎8g，熟地15g，五味子6g，陈皮10g，茯苓10g，半夏5g，桂枝10g，生姜20g，生甘草3g，大枣6枚（掰）。水煎，日一剂。

补中益气丸9g，日2次。

雷米封片0.1g，日1次；比嗪酰胺片0.25g，日1次。

4月30日再诊：病情稳定，再没有发烧。患儿精神、进食均较前好。面色也略转红润。左肺呼吸音较前好。脉象接近正常。舌后半有浮黄苔。守前方。

5月11日4诊：病情继续好转。左胸塌陷明显好转。胸部听诊、叩诊已经正常。唯一不满意处是食欲和食量没有完全恢复。处理如前。

按：患儿的胸膜炎是没有疑问的。胸膜炎而有胸腔积液，诊断很容易。如果胸腔积液较多——比如超过300ml——有经验的医生往往一做胸部叩诊立即就能确认。这一检查一般只需要几秒钟。加上胸部听诊，一般也不超过2分钟。

有的人可能说：那样不是太省事而显得草率吗？为什么不做胸部X光检查、超声检查，特别是再做CT作为依据呢？

答：就确认胸腔积液或胸膜有严重问题而言，胸部叩诊和听诊的价值一点也不比胸部X光检查、超声检查以及CT检查小。如果一定要拿个医技查验报告做依据，则胸部X光照片最好——也足够了。注意！做这么多检查（包括胸部超声、CT等）只足以确认胸膜有大问题。优先考虑结核性胸膜炎，是结合其他情况判断的。比如，该患儿急性发病，有发热病史，显然首先怀疑胸膜的问题是感染性的，即感染性胸膜炎。由于85%以上的感染性胸膜炎是结核性的，于是患儿的第一诊断就是结核性胸膜炎。

问：何种手段足以100%地确认有胸腔积液呢？

答：就是做胸腔穿刺而抽出胸水。

问：抽出胸水仅仅足以确认胸腔积液吗？

答：意义远远大于确认胸腔积液。对于胸水较多而有呼吸困难的病人，抽胸水是最有效的缓解呼吸困难的手段。肉眼看一下胸水，常常可以判断胸膜炎的性质。把胸水拿去化验，会更进一步帮助确诊。总之，胸腔穿刺的意义不仅仅限于确认胸腔积液。

问：两家医院给这个患儿穿刺抽胸水了吗？

答：没有。

问：为什么呢？是因为胸腔穿刺很复杂而且危险吗？

答：我想这是因为目前不少医生看到病人，首先是看他有多少钱，其次是看会不会冒什么风险，最后才是看什么病、如何治。于是，除非收费很高而且预先让病家签署医生免责文件，他们不愿意但当一点点责任——有风险才有责任。

问：胸穿真的没有什么危险吗？

答：给这个患儿做诊断性胸穿，给点局部麻醉，用6号针头即可。操作熟练的话，不用2分钟即可完成。安全系数在0.99999以上。换言之，几乎几乎没有危险。只是，这样的诊治不大可能让病家签署医生免责文件。于是，目前的医生对此都很保守。

问：还有什么手段可以确诊结核性胸膜炎呢？

答：详情请看书。简单说来，最有力的依据是：胸水中查出结核分枝杆菌。然而，即便确是结核性胸膜炎，查出杆菌的可能性也不足30%。

问：医院里给这个患儿做过哪些检查呢？

答：我看到的有：4月21日在县医院查：结核抗体阴性，血沉92mm/h，胸部彩超诊为左胸腔积液，胸片诊为左下肺炎。

问：如此说来，不是不能肯定结核吗？你为什么诊为结核性胸膜炎呢？

答：主要是因为，是结核而不做抗结核治疗，危险相当大。不是结核在抗一般感染的同时抗结核治疗，虽然有些害处，但危险很小。加之，85%以上的胸膜炎是结核性的，还是中西医结合地抗结核治疗一段好。

问：多长时间呢？

答：假如确诊为结核，按纯西医常规，要抗结核治疗一年左右。我打算在服中药的同时，抗结核2月。

问：医院里完全没有抗结核治疗吗？

答：县某医院完全没有抗结核治疗。邢台市某医院则使用了头孢哌酮钠/舒巴坦、利福平、比嗪酰胺片、异烟肼片、丹香冠心注射液。中间三种都是抗结核的。

问：头孢哌酮钠/舒巴坦对结核有效吗？

答：药理书上没有说它们抗结核。但是，不要忘记头孢类被称作"菌必治"——抗菌谱很广。加之和舒巴坦同用（厂家制剂）抗菌谱就更广，因而很可能对结核杆菌感染有效。这大概是为什么不少分支杆菌感染者糊里糊涂的治好了——但又不除根儿。

问：7岁的小孩子为什么也用了丹香冠心注射液呢？

答：这说明医生完全心中无数。目前很多医生就这样莫明其妙的用药。病人到了他们手里，真是没有办法。

问：还有什么值得介绍的吗？

答：这个患儿的表弟去年12月也得了胸膜炎而且很严重。那个病例曾经上了中国中医药论坛，也见于本博。有必要追查一下他们有无共同的传染源。近期也准备给那个患儿做一下2个月左右的中西医结合抗结核治疗。

案3：高年胸水

苏GZ之母，85岁，威县苏庄村人，2010年5月15日初诊。

一向体健，去年冬天多次感冒咳嗽，在当地就诊没有彻底痊愈。今年2月28日开始有轻度呼吸困难，后逐渐加重。约3月15日在县医院就诊后无明显好转。4月25日在邢台市人民医院首次发现右胸大量积液，于是住院治疗。当天持续胸腔穿刺引流，引流管保持至今。最初3天每天引流约1000ml，此后约每天250ml。胸水一直呈浅黄色，无明显混浊。引流胸水前，患者有逐渐加重的呼吸困难。穿刺引流后，迅速缓解。目前，除明显消瘦外，尚偶有咳嗽、吐痰（不多），此外无痛苦。近3个月来，体温从来不高，饮食、睡眠、大小便均正常，可以自己上下3层楼。查患者为精干身材，但明显消瘦，家属称体重较年初下降10斤以上。耳聋较重。右胸稍膨隆，轻度叩实。右中上肺呼吸音较弱，右下肺呼吸音消失。据家属称，住院之初曾经按结核治疗（查看收费单没有抗痨药），而后按一般感染性炎症处理。曾经两次在胸水中查癌细胞，阴性。市人民医院建议放疗和化疗，家属拒绝。出院后，除持续胸腔引流外，停用一切西医手段。在邢台某中医处服中药8剂无明显疗效，经他人介绍就诊。脉象大体正常。舌干、苔少。嘱停用此前一切药物。处理如下：

人参8g，党参10g，黄芪20g，当归10g，白芍12g，川芎8g，熟地12g，生地12g，陈皮12g，桂枝12g，五味子8g，山萸肉8g，茯苓10g，黄芩10g，香附6g，生三仙各10g。水煎，日一剂。

异烟肼片0.1g、比嗪酰胺0.25g、维生素B6片0.1g各日3次。

按：这时家属问我：老太太到底是什么病？

我说：已知病史提示癌性胸水，故很可能预后不佳。但是，结核性胸膜炎的可能性也有大约40%左右。即便是癌性胸水，你们拒绝放疗并化疗也是正确的，因为那样治不但无效，还会加速死亡，特别是会使患者很痛苦。我的处理是服用补益中药的同时使用小剂量抗结核药。初拟抗结核药试用40天左右——不见大好即停用。

疗效满意的指征很简单：引流胸水迅速减少直至不再长胸水。

如果胸水消失且体重增加，癌瘤即可排除。

5月22日再诊：病情稳定好转。主要是胸水引流明显减少——从服药之初的每天300～400ml减少至近2日每天100ml。其他如饮食、睡眠、二便、精神、体力均无异常。患者仍可轻松地上下3层楼。她仍见消瘦，但气色、精神明显较前好。守前方。

6月14日：家属来取药，称病情继续稳步好转。体重略有增加。患者又就诊于邢台市第二医院（即原结核病院），那里给她做了较充分抵抗结核治疗。于是，嘱咐病家停用我开的抗结核药，继续服中药如上。

6月25日：其女来取药，称病情继续稳定好转。无特殊不适。闭式胸腔引流针已经脱落4天，照片示胸腔积液未见增加——早已很少很少。气胸基本吸收。体重已经恢复到首次住院之前的水平。家属均认为患者的全身情况已经接近发病前。继续服中药如前，抗结核西药最好减量。

7月6日电话随访：家属称一切情况大好。特别是胸腔积液以及因为引流导致的轻度气胸都完全消失，只遗留胸膜肥厚。患者不愿意再吃药，故暂停一切治疗观察。

8月7日电话随访：家属称仍然一切大好。

11月20日电话随访，家属称患者无任何不适。

按：至此，该患者的病显然应该诊为结核性胸膜炎，而完全可以排除癌瘤。她的病也基本上痊愈。按常规，她应该再接受抗结核治疗数月并最好间断服用中药如上。但是，如此高年，她不愿意继续治疗，也不必勉强。就治疗过程看，复发的可能性很小。

显然，假如当初接受放疗和化疗且不用中药，患者肯定迅速死亡。

总之，对此类患者，最好的选择就是如上中西医结合处理。

6. 哮喘2案

按：哮喘是比较常见的急症或顽症。最好中西医结合治疗。试举2案

案1：支气管哮喘半年余

司YL，女，30岁，威县杨庄村人，2009年2月6日初诊。

自上年6月份感冒起病。感冒不利落而咳嗽气短逐渐加重。当时在邢台打工，即在邢台治疗。治疗中病情不断加重，上年10月曾经在邢台人民医院住院约20天，诊为支气管哮喘。出院时喘缓解，但仍然见冷风即感冒

而流清涕、咳嗽等。出院后一直在服土米芬、茶碱缓释片、沙美特罗替卡松吸入剂，但仍然逐渐加重。近来白天多咳嗽吐痰，稍劳即喘。夜间常因喘重而不能平卧。一直食少，二便可。体型中等，精神可。面色苍白。对面坐即可闻及哮鸣音。脉滑数有力，舌嫩润。胸部听诊双肺均可闻及哮鸣。血压 140/90mmHg。处理如下：

陈皮 20g，茯苓 10g，半夏 10g，桂枝 20g，麻黄 5g，细辛 3g，五味子 10g，白芍 15g，川朴 5g，干姜 6g，生姜 30g，生甘草 4g，川芎 10g，怀牛膝 20g。常规水煎，日一剂。

金匮肾气丸 9g，日 3 次；复方茶碱麻黄素片 1 片，日 2 次 g，地塞米松片 075mg，日 2 次。

2 月 9 日再诊：自觉大好，不活动无气短。对面坐听不到哮鸣音。胸部听诊亦无哮鸣音。脉象仍见滑数有力。血压 130/80mmHg。上方煎剂加人参 15g，党参 10g，山萸肉 10g。成药加服补中益气丸 9g，日 3 次。西药减半。

2 月 18 日家属来取药：患者已经回邢台。称近来只有较轻的咳嗽。仍守前方。嘱西药渐减。

按：初诊时的煎剂就是小青龙汤加味。中医治哮喘的主方就是小青龙。至于为什么加上川芎、怀牛膝，二诊时又加上党参、人参、山萸肉等，从略。

西药的吸入剂音译了那么长的名字，真是怪事。近年吸入剂有多种且不断花样翻新，但是比较重且日久的哮喘单靠西医还是效果不好。

案 2：哮喘并便溏

黄 gq，女，60 岁，威县黄街人，2005 年 8 月 23 日初诊。

上年曾经发作哮喘，近日加重。又腹泻反复近三年，经治好转。有轻度贫血，正在服补血药。近来每感上腹不适并头痛。常感乏力，每饭后多困。脉微弦，舌暗紫，苔不厚。血压：110/80mmHg。处理如下：

陈皮 15g，茯苓 10g，半夏 10g，党参 12g，黄芪 20g，五味子 10g，附子 8g，桂枝 15g，麻黄 6g，细辛 2g，生姜 25g，生甘草 5g，生三仙各 10g。常规水煎，日一剂。

金匮肾气丸 9g，日 2 次；补中益气丸 9g，日 2 次。

2008 年 8 月 14 日再诊：2005 年一诊即愈。近来复发。哮喘之外，大便每日 3～4 次。右脉沉弦略迟，左脉略大。舌嫩暗，苔黄略厚。血压：

120/80mmHg。仍守 2005 年方。

2008 年 12 月 3 日三诊：上次一诊大好。不但哮喘缓解，大便也接近正常。近日感冒，有脐周隐痛。恐旧病复发，求治。一般情况可，六脉皆大。仍守前方。

洪钧按：自西医看，该患者既有消化道慢性炎症，又有呼吸道慢性炎症。这在中医都属于痰饮。二陈汤对它们都有效。故上方前三味就是二陈。但是，如此久病，必有正夺，故予参、芪、五味补益。常感乏力，每饭后多困是很典型的气虚或脾虚表现。实际上，上方煎剂是小青龙、二陈合剂加参芪。我治久喘基本上用此方。

7. 再生障碍性贫血治验 1 案

王 LC，男，56 岁，威县黑柳村人，2009 年 11 月 30 日初诊。

患高血压 10 年，基本上一直在服降压西药。近一年血压偏低，已经停用降压西药。约 2 月余之前，开始自觉乏力、心慌、气短，并逐渐加重。一个月前，在临清聊城地区第二人民医院做骨髓穿刺检查诊为再生障碍性贫血。7 天前又做血细胞分析呈全血细胞减少。5 天前在县医院连续输血 2 次，出院时血红蛋白：60g/L。正在服用康立龙、再造生血片等。目前仍以心慌乏力、稍活动即加重为主。又一直食欲不佳。患者体形高大而胖，面色苍白呈重度贫血面容。脉大而豁，略有数像。舌大稍嫩，苔白稍腻。处理如下：

人参 10g，党参 10g，黄芪 25g，当归 10g，白芍 10g，川芎 10g，熟地 20g，五味子 8g，怀牛膝 15g，补骨脂 10g，菟丝子 8g，鹿角胶 10g（烊），陈皮 12g，桂枝 15g，生甘草 5g，生姜 20g，大枣 6 枚（掰）。常规水煎，日一剂。

金匮肾气丸、补中益气丸各 9g，日 2 次。

复方肝铁浸膏片 4 片，日 3 次。

此前的西药用不用均可。

12 月 15 日再诊：脉象仍见弦滑而大，至数大体正常。面色、精神略见好转。12 月 10 日查血各项指标略见升高。期间再未输血，血红蛋白：62g/L。

2010 年 2 月 4 日三诊：血红蛋白：7.6/L。守上方。

4 月 4 日四诊：今天查血，血红蛋白：100g/L。其余各项有形成分亦接近正常。继续治疗如前。

2010年9月1日五诊：5天前查血血红蛋白：95g/L。其余有形成分接近正常。但患者的村医（一向对我执弟子礼，患者就诊间期即由他遵嘱处理）说：一个月前血红蛋白曾经达到108g/L。患者见下降颇焦急。我告诉他不必为这样的波动焦急。目前患者口唇和手掌红润。基本上不再见贫血面容。其余气色、精神也大体正常。一般而言，此病已经基本治愈。可以断续服用上方，煎剂中可加干漆3g。

按：自中医看此证，属于严重血虚无疑。实际上，血虚较重者无不有较重的气虚。故上方一派大补气血。就再障的治疗而言，此案效果比较满意。

8. 神经症3案

案1：脏躁一诊大好

郭YH，女，29岁，威县时庄人，2010年12月21日初诊。

多怒、多恐惧、失眠、多梦、多烦躁、常欲哭泣5、6年，在他处多次诊治不效，近来加重。又常有全身紧张感、劳累感或气不足息。体形中等，肥瘦适当，面色红润，精神可。饮食、二便可。月经正常。舌略暗红，脉象大致正常。处理如下：

柴胡5g，当归8g，白芍12g，白术5g，茯苓12g，甘草4g，党参12g，黄芪15g，川芎8g，五味子8g，生龙、牡各20g，双勾10g，陈皮12g，桂枝12g，半夏8g，生姜20g，大枣6枚（掰）。

逍遥丸6g，日2次；刺五加片3片，日2次；谷维素片20mg，日2次。

12月30日再诊：自觉大好。睡眠好，不再多梦。全身轻松，不再多怒、烦躁、多恐惧等。总之，诸证悉去。停药3日无反复，患者欲再服以便巩固。于是照取前方。

按：自西医看此案属于神经症。由于一诊大好，患者二诊时很高兴，说话较多。原来，她自9岁时一次单独上学路上被大雨淋着，随即常常感到恐惧无助，甚至感到无生趣。后来逐渐好转。但是，随着19岁月经初潮，她感到不知所措。于是旧病复发且增加了后来的症状。看来她的病有遗传或体质因素，当然也和生活中的应激事件有关。小孩子一个人处在在旷野又恰值暴雨来临，确实会恐惧，但一般不会像她这样吓成病。月经初潮也是这样。神经素质不很好的人就会如此发病。

我本来以为她是因为家庭、婚姻等人事多不顺心所致。她确认夫妻、家庭等都很好。特别是丈夫、婆婆都很体贴、关心她，孩子也比较听话且健康。这是为什么她的神经症多年没有加重，也是为什么疗效如此之好。

上方中药煎剂和成药都是疏肝解郁并同时补益心脾。故此案的辨证是肝郁并心脾两虚。

《金匮要略》有妇人脏躁病，治以甘麦大枣汤。此方对该患者也会有效，但可能不如上方好。

至于，上方不用西药谷维素（刺五加属于中药——补心）是否还能效果如此之好。我不能完全肯定或否定。只有等待再次发作时看看不用中药效果如何。

案 2：心脾两虚型神经症

魏 SW，女，39 岁，威县油坊村人，2008 年 2 月 18 日初诊。

食后不下，脊梁沉，不断发作数年，多处就医从无显效。又好心悸如受惊样。饮食可，二便可。睡眠不佳。体瘦，神可。脉滑弱。舌多裂纹而苔少。处理如下：

党参 15g，黄芪 20g，五味子 10g，陈皮 15g，茯苓 10g，桂枝 15g，龙骨 20g，苍术 5g，白术 5g，当归 8g，白芍 10g，川芎 8g，生三仙各 10g，生甘草 5g，生姜 20g，大枣 5 枚。常规水煎，日一剂。

人参健脾丸 12g，日 2 次；香砂养胃丸 6g，日 2 次。

2009 年 2 月 7 日再诊：称上年一诊即愈，现旧病复发。除胸满、心悸、睡眠不佳之外，又有头痛。她还补充说，数年前因为腰痛就诊，一诊即愈，且没有复发。处理如上年。

2010 年 1 月 13 日下午 2：30，患者一进门就说：老毛病又犯了，在你这儿一治就好，又来了。于是仍照 2008 年方取药。

按：案名中已有我的诊断。读者如何看此症呢？显然这不是危急大证。去找西医的话，可能作出神经官能症之类的诊断，但疗效一般不好。我的方子也不敢说疗效如神——患者对我的信任有一定的作用。但即便是生人见此证开此方，也应该疗效比较好。

又，中药煎剂可以简化。如生姜、大枣、三仙、龙骨、白术、苍术等都可以不用或减量。当然，使用它们也有充足的根据。

当然，只用成药亦可。但我的习惯是，成药和煎剂同时使用。病大减后，即只用成药——让病家自购。

案 3：心脾两虚型神经症

蒋 WG，女，28 岁，威县赵七里村人，2010 年 7 月 5 日就诊。

自称两年多前因失眠、多困就诊服中成药等一诊即愈。近日因生气复发。已经服用心肝宝等多日无效，就诊求治。一般情况可，脉舌像无大异常。查旧年记录脉证略同。仍按旧方取药如下：

人参归脾丸 9g，日 2 次；人参健脾丸 6g，日 2 次 g；天王补心丸 9g，日 2 次。

谷维素、刺五加各 3 片，日 2 次。

按：患者发病有明显的生气因素，为什么也诊为心脾两虚呢？这是因为按脉证推理如此。另需牢记，恶性精神刺激——特别是生气不是只能引起肝气不舒，即同样可以导致心脾两虚。当然，此案去掉人参健脾和天王补心，加上逍遥丸也可以。只是须知，逍遥丸也有补气健脾作用。

案 4：心脾两虚型神经症

贾 LQ，女，54 岁，威县十里村人，2010 年 2 月 22 日初诊。

自上年 4、5 月份开始至今常常好心悸，又每下午乏力。其余无大不适。饮食、二便可。睡眠可。仍可劳动。脉沉细而短。舌稍大。血压：120/80mmHg。处理如下：

党参 12g，黄芪 20g，当归 8g，白芍 12g，川芎 8g，熟地 15g，香附 5g，五味子 8g，茯苓 10g，附子 10g，陈皮 12g，桂枝 12g，生甘草 3g，生姜 20g，大枣 6 枚。水煎，日一剂。

人参健脾丸 12g，日 2 次；人参归脾丸 9g，日 2 次。

服上方 5 日心悸大好。这时又说有足底痛，继续服上方共 20 剂，一切大好。

按：脾主肌肉，故乏力首先责之脾虚。心主神明、又主血，故心悸、失眠为心虚——一般而言心气、心血均不足。成药人参归脾丸即主治心脾两虚，人参健脾丸主治以脾虚为主。故以上两案用药大体相同，疗效也都比较满意。

注意！心脾两虚是最常见的脏腑虚证。

9. 尿潴留 2 案

案 1：高年男子尿潴留

王 GX，男，64 岁，威县马安岭人，2009 年 1 月 15 日初诊。

当日凌晨突然尿潴留难忍，已经他医导尿并保留尿管，又近日咳嗽吐痰。原有高血压，不重，现血压：130/80mmHg，一般情况可，脉大而有力，舌可。大便常稀，先天性视力不佳，余无大不适。处理如下：

川芎10g，怀牛膝15g，五味子10g，山萸肉8g，党参15g，黄芪20g，陈皮12g，桂枝15g，金樱子10g，当归8g，白芍10g，熟地20g，生甘草5g。水煎，日一剂。

补中益气丸、金匮肾气丸各9g，日2次。

1月18日再诊：近日发热，在家经他人输液不见大好。嘱继续输液使用头孢曲松和左氧佛沙星。继续服上方。

1月24日三诊：病大好。已经停止输液2天。拔除尿管，无排尿困难。

2月3日四诊：除大便略频、略稀外无不适。服上方5日后停药。

按：此案就是目前很常见的西医说的前列腺肥大所致的尿潴留。拙见以为，前列腺肥大不是此证的唯一病因，甚至不是主要病因。主要病因是泌尿系统——特别是膀胱和尿道括约肌——功能衰败。自中医看来是肾气大虚之故。故上方一派补肾补气而效果很好。

附：友人李庆禄记述邢台民政医院中医吕志红主任医师用中草药治疗前列腺疾病疗效颇佳。其方颇接近拙拟之方，录如下：

生地30g，山药15g，山芋肉15g，丹皮10g，茯苓10g，泽泻10g，肉桂3g，苍术（炒）10g，大黄6g，川牛膝10g，车煎子10g，益母草10g。庆录的小便不畅服两剂见效，10剂痊愈。技术监督局李局长亦患此证，他服5剂，效果很好，由每晚小便5、6次，变为3次。

案2：前列腺炎?

于BC，28岁，威县北方营人，2008年5月22日初诊。

主诉尿频且便意不尽约一年，久治不效。自称无尿痛、无少腹不适，但每次尿量较少。另有较轻的早泄。曾经在邢台市人民医院诊为前列腺炎。体形高瘦，面白神倦。吸烟、饮酒不多。嗜辣。夜尿不勤。白天约2小时尿一次。患者为长途货运汽车司机。不开车时病情较轻。脉舌象大体正常。处理如下：

人参6g，党参15g，黄芪25g，五味子8g，山萸肉8g，金樱子10g，熟地20g，生山药20g，白术6g，苍术6g，黄柏15g，桂枝15g，陈皮12g，茯苓10g，怀牛膝20g，川芎10g，生三仙各10g，生甘草5g。水煎，日一剂。

金匮肾气丸、补中益气丸各9g，日3次。

服上方一周见轻，两周大好，三周症状消失，至2010年9月未复发。

按：此案发病显然和职业有关，故即便前列腺有炎症，感染也不是首要病因。参看患者体形高瘦，面白神倦，还是补益为主治疗。疗效也比较满意。

案3：古人医案一则——石淋奇证

族子年方舞勺，初时小便欠利，不以为意。后每溺，茎中涩痛。医作淋治，溺更点滴不通。少腹胀硬，卧床号叫，昼夜靡安。延予至家，其母手拈一物，与予视之。云病者连日小便全无，昨夕努挣多时，突然溺出此物，当觉通快，喜为疾却，今又复闭，岂尿管内尚有此物塞住耶？予视其形如豆，色苍而坚，置臼中捣之不碎。考方书虽有石淋一证，即予平素目睹患此者，亦不过如盐沙之细，今此石形大如豆，从未之见，初以为妄，试取簪柄探入茎中拨之，嗝然有声，方信溺之不通，竟由于此。思将此石取出，特古无是法，不敢妄出意见，辞不与治。闻后石不得出，茎根烂开一孔，溲又彼泄，迁延而殁。越数年道出庐江，遇吕墨从先生言，彼邑昔有徐姓老医，能治此证。亲见其治愈数人。其术用刀将阴茎剖开，取出石子，敷以末药，旬日即愈。予心异之，欲求其方。其人已物故矣。因并志之，倘后有患此者，须求巧手剖之可也。（《程杏轩医案》）

按：这是一个典型的尿路结石病案。不像程氏说的那么罕见。他听说的治法，颇如古典型膀胱、尿道结石手术。足见中西医原无二理。又须知，手术是不得已的选择。一般说来，术后仍宜服用溶解结石的方药。

10. 其他19案

案1：心脾两虚型虚损

李SL，女，38岁，威县四马坊村人，2008年1月14日初诊。

上腹胀满，食后不适，全身乏力，睡眠不佳反复发作四五年，服药从无明显效果。体型中等，精神倦怠。脉沉细，舌润嫩前半苔少。处理如下：

党参15g，黄芪20g，陈皮15g，茯苓10g，半夏8g，五味子10g，香附8g，乌药8g，桂枝15g，生三仙各10g，苍术6g，川芎10g，生甘草4g，生姜30g。常规水煎，日一剂。

香砂养胃丸6g，日2次；人参健脾丸12g，日2次。

患者服上方一日即自觉大好，但是由于病史太长，又难得休息（家务和家庭经营的手工业活儿很多）还是不断反复。此后断续服药至 7 月中旬，共服药 40 多剂才最后稳定。

患者对上述处理很满意。她说：你的药真是效果如神，只是我总不能注意休息。要不早好了！

案 2：眩晕一诊大好

陈 EQ，女，54 岁，威县董李庄村人，2010 年 4 月 12 日初诊。

7 天前突然眩晕，随即在本村输液治疗，用药不详。发作时天旋地转，但无恶心呕吐。此前无类似发作。3 日后不见大好，遂就诊于县医院。在那里做头颅 CT 等无异常发现。于是按县医院医生的处方输液。输液 3 日，仍无明显改善。于是就诊于我——她的同事曾经因类似情况一诊大好。此病每晨起容易发作。患者体型中等，精神疲惫。近日食少，二便可，睡眠可。知道有高血压 5 年以上，不经常监测血压，也不经常坚持服药。脉象沉滑有力。舌胖嫩。血压：156/90mmHg。处理如下：

川芎 12g，怀牛膝 20g，五味子 10g，香附 5g，当归 8g，白芍 12g，双钩 15g，葛根 20g，菊花 8g，决明子 10g，茯苓 10g，党参 10g，黄芪 15g，生甘草 4g，生姜 20g，大枣 6 枚（掰）。水煎，日一剂。

逍遥丸 6g，日 2 次；龙胆泻肝丸 3g，日 2 次。

降压西药自备。

4 月 17 日再诊：病大好。又诉两肋小不适。大便略稀，但不频。守前方。

按：患者的眩晕是小脑性的，不算严重。之所以发生小脑缺血，就是高血压、动脉硬化没有得到及时、恰当的治疗。故再三叮嘱患者一定要重视高血压，坚持服降压药。恰当输液治此证可以有效，但毕竟不方便，花钱也多。此前输液 6 天无效，说明前医不知道什么病，也不知道应该如何治疗。患者叙述病史没有提及高血压，早就有高血压是仔细问出来的。前医大概都没有重视她的血压高。

案 3：答问逍遥散案

2010 年 2 月 14 日是农历 2010 年元旦，有弟子来拜年相见甚欢。席间弟子某问及下案。他说：

一位老病人介绍他的妻妹就诊。这位妻妹在邢台上班，患病已经 3、4 个月。开始主要症状是腹痛、乏力。在邢台看中西医多次，曾经在市人民医院做心电图、胸部 X 光照片、纤维胃镜、肝功能等检查没有明确诊断。

3、4个月来中西药物从未间断，不但毫无疗效，反而腹痛加重、食欲益差，特别是又添上了头晕、心慌、失眠多梦。其人体型中等，面色略黄，精神忧郁。脉见不足，舌淡苔薄黄。于是我想给她开中药，没想到她拒绝服煎剂，说服煎剂太多了，闻到药味就想吐。想给她开西药，她也拒绝，说服了那么多西药总是加重。不得已给她开了逍遥散颗粒。她当即尝了尝口感不错，于是一下子取了一个月的药。此后数月没有再诊。不久前他的姐丈来诊，才知道疗效出奇：她服药一周症状消失，又服药两周一切大好。还剩了一周的药她很宝贝，送给了她病情略同的母亲。老太太服药后也迅速大好。怎么这种不起眼的成药有这么好的疗效呢？

这时我问：据你所知逍遥散的功效是什么呢？

答：当代方剂教科书上说它：疏肝解郁，健脾养血。属于调和肝脾之剂。

我：教材所说大体不错，但和古人的认识还是有些差距。你知道此方的出处和最初方义吗？

答：不清楚。清先生讲解。

我：此方最早见于《局方》。其中说此方：

治血虚劳倦，五心烦热，肢体疼痛，头目昏重，口燥咽干，减食嗜卧，及血热相搏，月水不调，脐腹疼痛，寒热如疟。又疗室女血弱阴虚，荣卫不和，咳嗽潮热，肌体羸瘦，渐成骨蒸。

总之是治血虚所致诸症，即它主要是补益之剂。它对食少、乏力、脐腹疼痛也有效更是古人就肯定的——当归、白芍都对腹痛有效。

你认为此案有虚证吗？

答：由其脉象可以肯定属虚。又，久病多虚，加之她长期食少、不眠自然以虚为主。不过，当初我只是从脉象判断她有虚象，又见她神情忧郁，就想到用此方给她解郁，没有想到逍遥散原来也是补益之剂。莫非郁证多虚吗？

我：是的。所谓肝郁自西医看大多是心情不畅。此案没有述及不良精神刺激，但她久病不愈本身就会精神抑郁。我相信她的发病原因就以不良精神刺激为主。至于此类患者基本上都有虚证，你已经结合此案认识很好了。

现在对此方治此案为什么疗效很好还有疑问吗？

答：大体上涣然冰释。但还是不很明白为什么此方治好了患者的头晕、心慌、失眠等。

我：上已述及，此方是养血之剂。盖养血就是养心。心即西医所谓大脑。头晕就是脑缺血所致。大脑营养不足，自然可以失眠多梦。此所以此方同时治好了患者的头晕、心慌、失眠多梦。

答：谢谢先生的解答。

案4：复杂甲亢

赵 ZY，女，43 岁，威县郭安陵村人，2005 年 11 月 4 日初诊。

自述两个月前，首次因心慌晕厥在田间，急诊住院一周未能确诊。出院后按心脏病治疗，服用多种药物。此后多次发作心慌不支，服西药（大约是心得安等）可减轻，但从未完全缓解。一周前病情加重，严重心慌不支，去县医院做心电图，为窦性心动过速，心率：152 次/分，同时发现高血糖，尿糖（＋＋）。县医院按心脏病合并糖尿病治疗无效。由于天气转冷，患者穿衣较厚，看不出明显消瘦，但精神萎靡，语声低微，面色晦暗，似有汗。脉沉细滑数，脉率：130 次/分。切脉即可知全身多汗（寸口上下明显潮湿），且似有气短，自觉也有气短感。舌淡苔白厚。虽然脉象沉细，但血压：146/90mmHg。

这样的病史和已有检查结果，至少不能完全用糖尿病解释——患者没有其它糖尿病表现，如此之快的心率也不能用糖尿病解释。同样，也不能用相当轻的高血压解释。又，心电图不支持冠心病。况且，若冠心病心律如此之快，患者必然病危不能亲自就诊。还应该考虑什么病呢？

其实，患者一进门就发现她有点突眼。后来问其丈夫，他说看不出眼睛有变化，故医生的观察应该比家属准确。望闻问切之后，检查甲状腺完全不见肿大，心脏听诊发现明显吹风样杂音。于是再问患者是否有体重明显减轻、多饥、恶热（除恶热外，体温可超过 37℃，但不会超过 37.5℃，如果接近 38℃，就意味着即将出现甲状腺危象）、手颤、大便次数多（心慌、多汗已经发现），结果是上述症状都有。自称体重比春天下降约 10kg，于是甲亢的诊断基本成立。她家离县医院不到 2 公里，那里可以做 T3、T4 等化验，嘱咐她服用下方的同时去作检查，下次就诊带结果来。处方是：

山芋肉 15g，五味子 10g，党参 10g，黄芪 20g，麦冬 10g，茯苓 10g，当归 10g，白芍 15g，桂枝 20g，生山药 15g，熟地 15g，龙骨粉 15g，牡蛎粉 15g，生甘草 5g。常规水煎，2 日 3 剂。

天王补心丸 9g，日 3 次；人参归脾丸 9g，日 3 次。

11 月 7 日再诊：上方已经服完，自觉心慌明显好转，不再出虚汗。化验结果为：T3：4.22，T4：266。总之，血清甲状腺素明显升高。脉象仍略见沉细，脉率 110 次/分。舌质偏淡，苔白不厚。血压：130/86mmHg。医院的医生已经给他开了他巴唑、心得安和甲状腺粉片。嘱其服用西药的同时继续服上方。

或问：高血糖而且有尿糖，就置之不理了吗？

答：由于我略有虚名，加之化验结果很支持甲亢，医院的医生知道是我让病人去查甲亢，不再怀疑她有糖尿病。不过，我知道患者的哥哥患糖尿病多年（这次就诊我才知道她的娘家，她的哥哥也是老病人）。对她还需要严密观察血糖和尿糖。目前用的中药，显然对糖尿病有利。但读者须知，甲亢可以出现尿糖，也可以伴有糖尿病。

再问：患者为什么有气短感呢？

答：这主要是心动过速的结果，因为呼吸频率与心跳频率大体为 1：4。即心跳快呼吸就快。不过，自中医角度看，心动过速和伴随的呼吸加快并自觉气短是因为严重气虚（心脾肺肾俱虚，心气虚为主）。注意，多数甲亢自中医看都有气虚。换言之，西医所谓机能亢进，大多不属于实证。又，患者已经有了甲亢性心脏病。

再问：患者的高血压怎样认识和处理呢？

答：此患者的高血压和甲亢发病原因应该相同，这样不太高的血压也可能是甲亢的伴随症状。故先不针对高血压用药，看能否随着甲亢缓解而好转。今天的血压已经在正常范围。

再问：为什么还要用大队补气药，而且大量用桂枝呢？

答：何以要补气，上面已经说过。大量使用桂枝，是因为患者的舌象非常淡。况且脉象沉细而数，又有虚汗，重用桂枝有经方依据。读者可参看《伤寒论》桂枝甘草汤证。桂枝虽然性温，但除非像过去常见的典型肺结核那样的阴虚劳热，特别是兼有咳血，是不需禁忌的，况且上方用桂枝是与萸肉、五味子、麦冬等滋肝肾的药物同用，更不必顾忌。

再问：为什么他医会漏诊此病呢？

答：如果有严重的突眼，又有明显的弥漫性或结节性甲状腺肿大，大概实习大夫也不会漏诊。一旦完全没有甲状腺肿大，突眼又很不明显，即便其它甲亢症状相当明显，漏诊的机会也比较大。经验少的医生，这时往往想不到仔细询问是否体重减轻、食欲亢进、多汗、怕热、大便次数多等。至于手指震颤，尽管很容易查出，不少医生却想不到做。目前许多医生热衷的心电图、CT、磁共振和多数血液生化检验，几乎完全无助于甲亢的诊断。

再问：怎样看这个患者的病因呢？

答：如上所述，患者的内分泌紊乱有家族病史。不过，这不是唯一发病因素，甚至也不是最重要的。患者是一位不大健壮的人，但是性躁急又过于勤劳。她家种了十亩棉花，管理、采摘完全靠她一个人。加之中年妇女家务繁多，需要应酬的俗务也多，性躁急的人，常常不如意。多年如此，必然出现严重全身调节紊乱或虚劳。只不过在她更容易表现为甲亢、糖尿病等内分泌紊乱性疾病。总之，这是多因素疾病。在她身上同时出现了甲亢、疑似糖尿病和高血压。这个年龄出现这么多病，充分治疗固然是必要的，然而，患者能否从此注意调养，尤为重要。每次就诊时都要给她讲解养生要点。

11月13日3诊：患者面有喜色，且由晦暗转白而光润。自称精神体力好转。脉率仍接近110次/分，血压：130/80mmHg。昨天自己查尿糖阴性（患者的丈夫有糖尿病，备有试纸）。惟仍有轻微心悸和气短感。又，近2日睡眠不佳。

虽然明显好转，我觉得不大满意。但想不到什么原因。于是多方询问。原来，患者操之过急，自作主张加大西药用量。近2日甲状腺粉片每天服用3片。于是找到了原因。甲亢患者再服这么大剂量的甲状腺粉片，相当危险。若非中药支持，很可能会出现危象。患者及其丈夫也说，2日前本来自觉更好，症状几乎完全消失。看来，对病人的嘱咐要无微不至。至此，再问其它西药服用情况，才知道原来没有服用心得安。这是她丈夫自作主张的结果。他认为，家里有那么多治心脏的药物，就没有买心得安。此药虽然不是很重要，目前还是最好服用。于是再三嘱咐立即服用。

又，患者问多长时间才能劳动（近3日她已经能做饭和料理其它轻微家务）。我说：最好全休半年，即便自觉完全好转，也不要再下地劳动。患者闻听此话竟然泪下。于是，再详细说明道理并予安慰。

或问：此患者可否考虑放疗。

答：可以。再诊时我已经她建议去地区放疗中心就诊，看是否宜于放疗。但患者坚执不去，说：吃过您的药，觉得好多了，哪里也不去。是否再次建议，看情况再说。甲亢患者大多急躁而固执。教科书上明确说，此病可以出现躁狂症。即便没有躁狂症，大多也很不听话。我曾经亲自陪同毒性甲状腺肿的患者（有亚躁狂症）去医科大学专科就诊，就没有说服她住院手术。

或再问：为什么甲亢还要使用甲状腺粉片？

答：详细机理请看书。简言之，对突眼明显的患者，可以使用小剂量甲状腺粉制剂。目前市场上的甲状腺粉片就是此种干制剂。多数教科书或内科书都有明确论述。但是，一定要嘱咐患者严格按医嘱使用。此例患者是不必使用的，由于已经服用大剂量，不可骤停。

或再问：可否使用碘制剂？

答：详说请参看教科书或专著。此患者已在食用海带，不必考虑使用其它碘制剂。

11月18日四诊：自觉大好，喜于形色，精神、体力、饮食、睡眠均可。已经停用甲状腺粉片。脉率：98次/分，血压：126/80mmHg，舌质转红，舌苔正常。但今日查尿糖（＋＋＋），问其前几天的情况，答曰没有做。看来，患者还是有些不听话。于是，再次嘱咐每天两次测试尿糖。这次患者又补充说，此前一直口渴而且喜欢喝凉水，近3日不再口渴。故病史较长，病情复杂的患者，一次就诊往往诉说不全。医家应该随时追问病史。

看来，糖尿病不能排除。

又，患者服成药困难，除第一次外，没有服用。

于是，继续服煎剂。西药如前。

案5：中风先兆一诊大好

陈LX，男，61岁，威县麦子乌营人，2002年9月18日初诊。

近20日常常头痛头晕，走路不稳。近7日左侧肢体肌力差并右侧口角阵阵麻木，在县医院做头颅CT无明显异常，但血脂和血液流变学指标明显异常。已经在家按县医院的处方输液5天，不见缓解，于是就诊要求服中药。一般情况可，无中风家族史，偶有很轻的高血压2年，没有坚持服西药。其余饮食、二便、睡眠均可，略感乏力，面色、精神可。脉象略见弦滑，舌可。血压：136/84mmHg。处理如下：

川芎12g，怀牛膝15g，党参10g，黄芪15g，当归10g，白芍15g，香附6g，决明子10g，葛根20g，五味子8g，山萸肉6g，茯苓12g，半夏8g，陈皮12g，桂枝12g，生甘草4g。常规水煎，日一剂。

逍遥丸6g，日2次；龙胆泻肝丸6g，日2次。

9月23日再诊：自觉大好，诸症悉退。脉舌象大体正常。血压：120/80mmHg。守上方。患者连续服上方30剂，此后8年没有再诊。

2011年2月21日再诊：自称近8年多来身体一直相当好。不但饮食、睡眠一直很好，体力也相当好——还在一直耕种着承包的土地。他说，当年和他同时发病的两位同村患者一个早已逝世4年，另一个则已经瘫痪在床约3年。他很庆幸自己当初服中药治疗的选择。最近似乎体力略差，又小便不很痛快——尿不远，有时滴在鞋上。又担心多年没有治疗保养，想再次服用中药改善排尿、体质并预防中风。扫瞄其人一般情况颇好。脉象大体正常，舌嫩红苔少。血压：126/82mmHg。处理如下：

川芎12g，怀牛膝15g，党参10g，黄芪15g，当归10g，白芍15g，香附6g，葛根20g，五味子8g，山萸肉6g，茯苓12g，女贞子10g，陈皮12g，桂枝12g，生甘草4g。常规水煎，日一剂。

补中益气丸、金匮肾气丸各9g，日2次。

按：当年患者的中风先兆不严重，但疗效如此之好且持续这么长时间很难得。其中的原因之一是：患者心理素质和心理环境很好。他很明白且清心寡欲。加之一直坚持劳动，特别是睡眠很好，更使他能够保持疗效。尽管如此，他还是老迈了。尿不畅就是已经有中气、特别是肾气不足，故此次处理如上。

案6：中风后遗症

陈LF，女，78岁，威县徐古寨人，2010年4月29日请出诊。

该年3月1日突然出现右侧肢体轻瘫并欲呕吐，立即急诊入县医院。住院16天，诊为脑梗死、脑干出血，但越治越重。于是出院回家输液等。此后曾经反复发热，用药无效。停药后反而自行好转。一直食少，并一直保留尿管，又大便不畅。患者半昏迷，吞咽困难，不会讲话。体形消瘦。表情淡漠。脉细弱，不能探舌。时有咳嗽。血压：140/80mmHg。处理如下：

人参8g，党参12g，黄芪25g，当归10g，白芍12g，川芎10g，熟地20g，香附5g，怀牛膝20g，茯苓10g，五味子8g，山萸肉8g，陈皮12g，桂枝12g，生甘草4g，生姜20g，大枣6枚（掰）。水煎不拘量不拘次数，争取每日一剂。

同时输液：每日液体总量1500ml，其中盐水250ml，余均给10%葡萄糖，内加黄芪注射液 30ml、参麦注射液 30ml、刺五加注射液 60ml、氯化钾 2g。

如上处理 3 日病情明显好转。她不但清醒，可以简单回话，进食也明显增加。至 5 月 11 日，可以下床由一人扶持行走。

可叹的是，患者的儿子常常不按时取药。取药时更明言他们（患者有 2 子 4 女）早已不堪忍受伺候母亲之劳苦。此后再未取药。

按：当初请我出诊的是老太太的丈夫。病情大好后，子女的态度实出意外。人情之浇薄，由此可见一斑。当然，由此亦可知，重症中风后遗症对家庭和社会都是严重负担。此证之治疗，不完全是医学问题。

案 7、中气下陷

本村村民杨 XF，女，42 岁，2008 年 12 月 10 日初诊。

尿频、尿急伴大便下坠，需频繁上厕所约 1 个月，已经服用西药和中成药多次，偶有暂效。但是，单服西药每干呕不能食。又食少乏力，常感气不足息、语怯、头晕、心慌并少腹酸痛。体高瘦，面色黄白。脉弱，舌淡苔白。处理如下：

党参 12g，黄芪 20g，当归 8g，白芍 8g，川芎 8g，熟地 20g，陈皮 12g，柴胡 6g，升麻 6g，香附 6g，桂枝 12g，生山药 20g，生姜 30g，大枣 6 枚（掰）生甘草 5g。水煎，日一剂。

金匮肾气丸、补中益气丸各 9g，日 2 次。

12 月 15 日再诊：症减近半。脉沉。血压：120/80mmHg。上方加附子 10g，干姜 8g。

12 月 19 日三诊：尿频消失，偶有肛门下坠，但可以不上厕所。脉象仍见不足。上方加地霉素 2 片，日 2 次。

12 月 22 日：诸症悉退。原方 5 日巩固。

按：此案去看西医必然诊为尿路感染而使用抗生素等为主治疗，那样治必然效果不好甚且加重干呕不能食等。上方一派补益——五脏皆补，重在补脾肾，疗效尚好。

或问：中气下陷或中气不足不是肺脾之气不足吗？又或如张寿甫先生所谓乃包举肺外之大气吗？不是补中益气法或升陷汤最好吗？为什么本案治法乃五脏皆补呢？

答：中气之本意就是五脏六腑之气，与在外之头颈四肢相对也。在此案，表现尤其典型：长期尿频，肾虚也；肛门下坠、食少乏力，脾虚也；

气不足息、语怯，肺虚也；头晕、心慌心虚也！四脏皆虚，肝无不虚之理。故概以中气不足也。凡中气不足，无不下陷，唯先后轻重有别耳！

案8、二便失禁一诊大好

郭WW，男，65岁，住城内休干，2010年9月7日初诊。

11年前因下海经商赔钱导致轻度躁狂性精神病，8年前出现左腿不完全僵瘫。一直在服药治疗，躁狂控制尚可，僵瘫逐渐加重，仍可自己慢走。近9个月来，经常二便失禁。大约半数大小便要拉在床上或裤子里，因为常常一有便意，即不能控制：白天走不到厕所，夜间来不及起床。因为情绪还有时失控，未能戒烟。体型中等，神情烦躁。说话和持物时有不能控制的颤抖。脉见沉滑稍弱，舌黏。血压：140/90mmHg。处理如下：

人参8g，党参12g，黄芪20g，白术6g，五味子8g，山萸肉8g，生山药20g，怀牛膝20g，补骨脂10g，川芎12g，熟地20g，陈皮12g，桂枝15g，附子8g，生甘草5g，生姜30g，大枣6枚（掰）。水煎，日一剂。

金匮肾气丸、补中益气丸各9g，日3次。

9月14日二诊：其妻子称，服上方一日病大好。近三日再无大小便失禁。言谈之间对疗效甚满意。患者的神情不再见烦躁，亦不再见颤抖。脉沉滑，舌可。仍守上方。

按：大小便同时失禁，是多脏腑衰败所致。自西医看此前的病史，患者的心脑肾都已经有了不可逆转的问题。自中医看则是脏腑皆虚，以脾肾虚为主。故上方是五脏皆补，重在补脾肾。尽管近期疗效相当好，让该患者彻底康复已经不可能了。另可断言，西医对此案没有可靠疗法。

案9：尿频急一补而愈

村民某女，30岁，刚刚（2011年2月25日，10：00）第二次取药走。四日前她来就诊时，症状是尿频、尿急、尿裤子，同时有轻微的恶寒。其余无大不适。其人一般情况尚可，脉稍弱，舌稍嫩。于是给她补中益气、金匮肾气大蜜丸各一丸，日3次。今天说症状基本消失，愿意再服几天巩固。于是又给她取药3日量。

按：在西医看来，此案就是尿路感染——膀胱、尿道炎，在妇女很常见——因容易逆行感染故也。较严重的多有寒战高热，尿血。西医一般治以抗感染药和解痉药。这种情况在伤寒家属于太阳病膀胱蓄血症，治疗不宜补益为先。如果像本案这样，全身急性发热反应不重，甚至完全不见发热，就应该以补为治。成药补中益气和金匮肾气是最好的选择。

案 10：高年多渴多饮多尿

罗 XQ，女，79 岁，威县南里村人，2010 年 3 月 8 日初诊。

发作性多渴、多饮、多尿 2、3 年。严重时一夜需喝水 6 升左右，尿量大体相当。平时即尿频，发作时尿频更重。又腹部胀满，白天起床后尤其严重，但夜间较好。食欲、食量可，睡眠不佳，体型中等，神情倦怠，面色萎黄、虚肿。脉象略见洪数。舌红嫩无苔。

处理如下：

人参 8g，党参 10g，黄芪 20g，生山药 20g，五味子 8g，山萸肉 8g，金樱子 10g，陈皮 10g，桂枝 10g，当归 8g，白芍 10g，生姜 20g，生甘草 4g。常规水煎，日一剂。

金匮肾气丸、补中益气丸各 9g，日 2 次。

3 月 5 日：家属来取药，称服上方一日多渴、多饮、多尿即大好，但起床后腹胀满仍无明显好转。

3 月 24 日：患者的儿子来取药，说再没有出现多渴、多饮、多尿。

案 11：肺癌？

贾 JS，男，82 岁，威县罗安岭村人，2010 年 7 月 28 日初诊。

一向体健，两年前还在自己照顾承包的土地并喂着两头牛。病始于不严重的右胸痛，疼痛呈游走性约 20 天。起初服西药有效，但停药即犯。于是去县医院检查。那里照胸片可疑肺癌，建议住院手术。于是又去邢台市人民医院检查，诊为慢性气管炎。于是，回来在乡医院输液。已经输液 10 天，自觉好转——仍偶有疼痛。又咳嗽气短，稍活动即加重。患者说话声音洪亮，但可听出气力不足——即有气短。大量吸烟、饮酒数十年，两年前戒掉。一般情况可。轻度桶状胸和颈静脉怒张。心肺听诊无大异常。饮食、二便、睡眠好。一向血压不高。现血压：130/80mmHg。处理如下：

陈皮 15g，茯苓 12g，半夏 7g，党参 15g，黄芪 20g，当归 10g，白芍 12g，川芎 15g，熟地 20g，五味子 8g，香附 6g，生甘草 5g，生三仙各 10g，生姜 30g，大枣 6 枚（掰）。水煎，日一剂。

金匮肾气丸、补中益气丸各 9g，日 2 次。

服上方 2 日诸症大好，至 8 月 7 日三诊，诸症悉退。于是给上方 5 日巩固。至今月余无反复。

按：患者是我的侄子的岳丈，虽然比较熟悉，却从未找我看过病。在县医院检查的次日，侄媳拿着片子哭哭啼啼来找我。其实，胸片上不过是纹理增重。我当时说：诊为肺癌毫无道理，这就是吸烟引起的气管炎，因为感冒加重了。但是，病人还是去了邢台市人民医院，这是人情使然——不到大医院多花些钱心理不安。输液 10 日可能有效，但一般说来，不如服用上述中药。中药治则就是肺脾肾三藏同补。

又，患者是一个很开朗的人。他很乐观，不但对疾病无恐惧，对目前生活状态也很满意。他说，自己有 3 万元存款，村里的土地被征用了，老两口每年可领取补助 8000 多元。他任村支书近 40 年，还给他补助每年约 1000 元。故他完全没有后顾之忧。一般人不会当着子女和很多外人这样亮家底。他能做得到是因为他的积蓄来路光明正大。本来他的家庭条件不好，70 岁之后才给小儿子盖房子、娶媳妇。那时拉下窟窿，但是，80 岁之前他愣是靠几亩地和喂牛还清了债务，还有了积蓄。

他身材高大，精神状态很好。不过，长时期劳累和吸烟、饮酒毕竟对他不利。他的病除了吸烟引起的气管炎、肺心病，就是劳损。比他小 10 岁的妻子两次中风已经不能完全生活自理。这在很多人，也是较重的心理负担。但是他没有压力，认为自己应该把妻子照顾好。

假如，当初住进县医院并且按肺癌手术，不良后果可想而知。我很不明白为什么那里的人很愿意给他手术，因为，即便是肺癌，这样的年龄，也不宜手术了。

案 12：劳伤虚损

这是今天（2010 年 9 月 9 日）刚刚就诊拿药走的人。

我从来没有见过如此不要命的工作狂，也很难相信他那瘦弱的身体能长期耐受那么大的工作量，尽管他还是累得要趴下了。绝大多数人，也不会见过这么玩命干活的人。于是，有必要介绍这个病例。

张 DP，男，41 岁，威县东方营人，2010 年 9 月 9 日初诊。

自述头晕、乏力、食少、全身酸懒 20 多天，逐渐加重。昨天去厕所时瘫倒在地。终日不想起床。又大便次数多，每天 2～4 次，不稀。可以强食，小便可。睡眠时好时坏，经常多梦。体型瘦弱，面色灰暗。神情倦怠、忧郁。身高约 162cm，体重约 50kg。脉稍大而略数。舌极淡嫩、苔白厚润。

处理如下：

人参 8g，党参 12g，黄芪 20g，当归 10g，川芎 19g，熟地 20g，五味子8g，白术 5g，苍术 5g，香附 5g，乌药 5g，生三仙各 12g，生甘草 5g，生姜

20g，大枣 6 枚（掰）。水煎，日一剂。

香砂养胃丸 6g，日 2 次；补中益气丸 9g，日 2 次；附子理中丸 9g，日 2 次；人参归脾丸 9g，日 2 次。

开完方子后，患者问我他是什么病。我说最大的可能就是太过劳累导致的全身虚损。他表示赞同，但是我还是没有料到他下面说的情况。

原来，他一家种了 22 亩地，全部是棉花。这么多地，一般要 3 个强劳动力全力以赴才能种好，而他一个人要干这些活的 80%，因为他的妻子瘦弱多病，很少下地。

他怎么干完这么多活呢？

他说：春天浇地时，我一般是连续四天四夜不睡觉。一气把地浇完。打药（给棉花用治虫害、病害、控制生长等农药），我一晌打 20 桶（我知道的强壮人，也很少能打 15 桶）。修理棉花，我一晌弄三亩（一般快手，很少弄二亩）。摘棉花时节，我几乎一个半月不睡觉——白天摘棉花，晚上去看棉花（防止有人偷盗）。全部采摘棉花 12000 斤左右，最多请人采摘 3000 斤。常常白天摘棉花时跪在地上手扶着棉花杆就睡着了——太累了、太困了，但最多三分钟打个盹儿就会继续打起精神快点干。

于是从前年开始，春天浇完地他就要病倒休息、治疗几天。秋天摘完棉花，他更要休息、治疗几天。不过，那时都比较轻。这一次，则怎么也好不了，而是越治越重。他已经服用中西药物 10 多天，还连续输液 9 天，只有很小的疗效——输完液最多两个小时感到有些力气。

他身高约 162cm，体重约 50kg，不能算很瘦弱，但显然是较差的体质。我很难想象他承受过那么大的工作量。但是，他显然没有必要欺骗我。

我只好告诉他：和机器长期过度超负荷一样，人体长期超负荷必然损害一切器官和组织。这样的超负荷必然出现劳伤虚损，还可以并发或罹患目前常见的任何疾病，如高血压、心脏病、糖尿病、精神病、中风、癌瘤等。过度劳累猝死也不算意外。你的病就是这样，希望你明白，这不是完全靠药物就能治好的。我相信我给你的药相当有效，但今后不减少劳动量，必然复发，还很可能迅速加重或者并发其他疾病。

2010 年 9 月 15 日再诊：患者面带喜色，自称服上方一日病好大半，二日病若失。头晕、乏力、全身酸懒、大便频数等症状均消失。近三日已经在做轻体力劳动。唯一突出的表现是多困且容易入睡。于是告知他，劳伤虚损不可能如此快地完全恢复，多困且能多睡是好现象——能睡就多睡。今后还要注意节劳。药物处理如前。

按：此案就是严重的劳伤虚损，治疗就是大补气血是没有疑问的。这里我想谈几句似乎与临床没有关系的问题。

改革开放解放了人的思想——靠劳动发财致富得到大力鼓励。故虽然目前社会有很不如意处，但像该患者这样拼命致富不会受到打击。问题是这样的第一产业的第一线劳动者收入相当低。该患者如此拼命，全年全家（可以算一个半劳动力）的纯收入却不足 2 万元。当然这比集体化时代已经有天壤之别了——那时三口之家一年很难收入一千元——包括实物。

所以，无论城乡很多人都在拼命致富，于是这样的劳伤虚损和高血压、中风等相关疾病很常见。

毫无疑问，这些疾病首先是虚证。

总之，近 40 年中国崛起，首先是劳动者干出来的。

案 13：补益脾胃癫痫大好

王 MZ，女，34 岁，威县十里村人，2008 年 1 月 12 日初诊。

自述胃不好多年，近半年加重。主要症状是：上腹胀满疼痛，多打嗝，不能多食。无烧心、吞酸。曾经诊为胃下垂、慢性胃炎等，但治疗无效。有 2 子女，小者 10 个月，还在哺乳。7 个多月前做了绝育手术，术后未见月经。又，自幼患癫痫，每年发作 5 次左右，据描述不是典型的大发作。一直在服用抗癫痫西药卡马西平。又常失眠。其人面色青黄，体形瘦弱，精神可。脉象大体正常，舌嫩红，苔少。处理如下：

党参 12g，黄芪 15g，五味子 6g，白术 5g，苍术 5g，陈皮 12g，香附 5g，桂枝 15g，茯苓 12g，当归 8g，川芎 8g，乌药 5g，生三仙各 12g，生甘草 3g，生姜 20g，大枣 6 枚（掰）。常规水煎，日一剂。

香砂养胃丸 6g，日 2 次；人参健脾丸 12g，日 2 次。

1 月 18 日再诊：病大好。不再上腹胀满，睡眠也有改善。

此后，曾有一两次小反复，但总的来说她的脾胃一直见好。至今（2010 年 11 月 2 日）她比较频繁的就诊快 3 年了。总就诊次数约 30 多次，多数情况下只取上方成药。其间，她的营养、面色、精神状况一次比一次好。2 年多来她的体重增加约 10 公斤（但没有超重）。然而，由于她不很聪慧——长期癫痫患者大多智力受影响——尽管每次就诊都很高兴，却很少主动补充病史等，我甚至忘记了她有癫痫病。直到 2010 年 10 月 10 日她再次主动要求服煎剂，我再次仔细询问她的病情，她才说近 2 年癫痫没有发作。

按：不能据此说她的癫痫已经治愈，但体质明显改善又近 2 年没有癫痫发作，显然是加服中药治疗的结果，也是 2 年多她积极就诊的主要原因。她自幼患癫痫，人才最多算是中等，家庭经济条件不会好——她很难嫁到条件好的人家。近 3 年来，从来没有人陪同她就诊（抱着孩子除外），也能看出她的家庭条件不好。就是这样的条件，由于长期坚持治疗，她的身体还是越来越好。

或问：补益脾胃莫非可以治好癫痫吗？

答：据此案可以断言，患者的癫痫长期缓解，就是补益脾胃的结果。其实，道理很清楚：脾胃壮旺改善了全身情况，任何疾病都应该因而好转。反之，如果继续损伤她的脾胃，导致她的全身情况不断恶化，不但她的癫痫会加重，还可能出现其他难治的疾病，甚至病危。这就是为什么补益脾胃为主的全身调理，几乎可以治百病。

又，患者今天（2010 年 11 月 2 日）就诊时问我姓什么。这也说明她智力还是不好。她住邻村，不应该不知道我的姓名，况且近一年多来她一向是以老病人（接近熟人的意思）就诊的。

案 14：地图舌一诊大好

王 TY，男，11 个月，住威县城内，2009 年 10 月 23 日初诊。

发现舌右侧大片剥苔数月，呈地图舌。其母以为是"口疮"（口腔溃疡）求治。患儿发育、营养良好，精神亦好。正在母乳喂养。只是略见虚胖，面色略见苍白，多流口水。其余均未见异常。其母面色也略见晦暗而苍白，脉象滑弱，舌嫩。处理如下：

党参 12g，黄芪 15g，当归 10g，白芍 12g，川芎 8g，熟地 15g，生地 15g，五味子 8g，白术 5g，苍术 5g，茯苓 10g，陈皮 12g，桂枝 12g，生甘草 4g。水煎，日一剂，母亲服 80%，患儿服 20%。

2010 年 6 月 14 日再诊：其母称服上方 3 日，地图舌大好，最近复发。查患儿及其母亲一般情况仍如前。此次剥苔在舌前半的两侧。仍处理如上。

按：地图舌不一定视为病态。该患儿略见虚胖、面色略见苍白、多流口水，总有先天脾气不足。故治以补气血、健脾胃，母子同服。可以说疗效如神——3 日大好且疗效维持 8 个月。

案 15：肝郁气滞一诊大好

张 XJ，女，53 岁，威县石庄村人，2008 年 7 月 8 日就诊。

约 10 天前因故生气不解，旋即胸胁胀满不适。他医给开胸顺气丸，服药 2 日又感气不足息。一般情况可，神情忧郁。饮食、二便、睡眠等无大异常。脉见不足，舌可。处理如下：

柴胡 7g，当归 10g，白芍 12g，白术 5g，苍术 5g，茯苓 10g，生甘草 4g，薄荷 3g，香附 6g，川芎 8g，党参 10g，黄芪 15g，桔梗 5g，五味子 8g，陈皮 12g，桂枝 12g，生三仙各 10g。常规水煎，日一剂。

2010 年 11 月 20 日：陪同丈夫来看贲门癌术后肝郁气滞，称 2008 年服上方 1 剂自觉大好。服完 3 剂至今未复发。

按：此案不是危重症，调理上却要仔细。一般用逍遥散疗效均好。开胸顺气丸不宜于治此证——开破之力过大，且完全不照顾正夺。服开胸顺气导致气不足息者比较常见。故须牢记即便是气郁食滞较重（开胸顺气的适应症）者服此药也要中病即止。拙拟之方是疏肝理气并补气健脾。盖肝郁日久者大多有正夺。当然，其中有的药如桔梗、生三仙、五味子等可有可无。

案 16：心脾两虚一诊即愈

红 JY，女，49 岁，威县王庄村人，2008 年 11 月 25 日初诊。

上腹胀满不适且心悸 10 余日，同时有腿酸、乏力、全身游走不适等。服西药数日无效。体型中等，精神可。脉舌象大体正常。月经多后期半年。处理如下：

党参 12g，黄芪 20g，当归 10g，白芍 12g，川芎 10g，熟地 20g，陈皮 12g，茯苓 12g，半夏 6g，桂枝 15g，香附 6g，生三仙各 10g，生甘草 4g，生姜 20g，大枣 6 枚（掰）。水煎，日一剂。

人参归脾丸 9g，日 2 次；逍遥丸 6g，日 2 次。

2010 年 8 月 23 日再诊：前年一诊大好。约半月前复发，症状略如前。在家服西药一周无效。脉见沉弱，舌可。断经半年。守前方。

按：西医很难给此证一个明确诊断。自中医看来则属于心脾两虚，可能还兼有较轻的肝气不舒。2008 年一诊大好持续近 2 年复发，说明疗效满意。西医朋友可以诊此案有更年期综合征，实际上那也是气血虚弱并有肝气不舒的表现。故治疗更年期综合征也可以大体照用上方。

案 17：久泻一诊即效

李 LZ，男，41 岁，威县五里台村人，2010 年 11 月 27 日初诊。

反复发作腹痛、腹泻约 2 年。或饮冷，或全身受凉，或坐卧湿凉地方即犯病。自称饮食作息等非常注意，还是频繁发作。常服西药多种，可有暂效。但是，每服西药之后，即感上腹不适并渐渐食少，甚至饱胀不能食。白天常有便意，但一般每天只能解出稀便 1～2 次。有时稀便如水。每次大便都有下坠（按：即里急后重）。此次发病自前天夜间开始，夜间需起床大便一次。量不多。体形略瘦。精神稍差。睡眠可。脉沉弱，舌苔黄略厚腻。处理如下：

党参 12g，黄芪 15g，当归 8g，川芎 8g，香附 5g，五味子 8g，生山药 20g，附子 8g，陈皮 12g，茯苓 12g，白术 6g，桂枝 12g，生甘草 4g，生姜 30g，大枣 6 枚（掰）。常规水煎，日一剂。

附子理中丸 9g，日 2 次；补中益气丸 9g，日 2 次；参苓白术散 6g，日 2 次。

连续服上方至 12 月 6 日，病情大好。不但大便已经成形，不再终日有便意和里急后重，自觉腹内也很舒适。脉舌象大体正常。患者比较满意，决心坚持服中药以求彻底治愈。

按：此案应属脾肾虚寒无疑。中药煎剂处方略同参苓白术、补中益气和附子理中合剂。

案 18：待死之证

卧病 10 年，久治不愈，患者完全失去了信心，且不堪忍受痛苦，坚决不就诊——在家待死。于是，她的女婿前来诉说病情看能否取药。扼要病史如下：

王 QL，女，60 岁，临西太平庄村人，2010 年 10 月 21 日家属咨询。

50 岁之前一向少病且颇可劳动。10 年前因感冒发烧，服药后引起严重腹泻并严重心慌气短，从此即卧床不起。曾先后在临西、临清、邢台、石家庄等多家医院诊治。曾经诊为慢性胃炎、慢性肠炎等，但治疗从无显效。终年很少起床，更不能做家务。即便如此，还是常感恶心、食少、心慌、乏力、气不足息、全身不适等。其间中西药物、推拿按摩、针灸等无所不施，最长曾经连续输液 70 天，基本无效，有时越治越重。因此渐渐不再积极治疗。此次发病因感冒引起：感冒后服西药又导致腹泻。病已一周，逐渐加重，特别是服某西药后出现严重的口腔溃疡和口唇肿胀、外翻，进食益加困难。患者自觉无望，拒绝就诊。家属恳请尽力。处方如下：

党参10g，人参5g，黄芪20g，当归10g，白芍10g，生山药30g，五味子8g，山萸肉8g，川芎8g，陈皮12g，桂枝12g，生甘草4g，生姜20g，大枣6枚（掰）。常规水煎，日一剂。

香砂养胃丸丸6g，日2次；参健脾丸12g，日2次；复方鸡内金片3片，日3次；多酶片3片，日3次。

10月30日就诊：服上方后病情大好，患者亲自就诊。查患者可以自己勉强走进诊室。但一眼望去见她面色苍白，身形瘦弱，精神萎靡，颇显苍老。总之呈典型的慢性病容、消耗状态。不过，若非病家提醒，已经看不出她的口唇肿胀痕迹。口腔溃疡已基本消失。但是她语声低微，自称仍有气不足息——较前大好。已经可以进食，虽然量少，但进食后无大不适。大小便基本正常。又口臭明显，脉象弦滑，舌苔略厚而秽。感冒症状基本消失。患者不能久坐，切脉、查舌之后就要求蹲踞。于是，让她回到车上平卧。

按：此案离治愈还很远，但不妨介绍。

10年前患者到底是怎么回事，已经很难说清。我的看法是：先是口服滥用抗菌素导致二重感染，而后是输液滥用激素和抗菌素造成严重内环境紊乱、免疫能力低下和严重消耗。目前她的主要问题是多器官、多系统虚弱。用中医的话说是：气血两虚，气虚为主；五脏俱虚，脾胃不足为先。故继续处理如前。

案19：顽固头晕、失眠、震颤等一诊大好

刘DM，女，68岁，威县赵七里村人 2011年2月21日初诊。

自幼体弱，一向食少。10多年前开始出现头晕、失眠、说话不清、全身震颤（四肢为主）、气不足息且逐渐加重。食欲越来越差，食量越来越少。她的胞弟从医40年，现为乡医院院长，曾经多方给她诊治——包括去县市医院就诊，均无明确诊断且疗效不佳。目前，患者尤其不能受刺激，否则诸证立即加重，特别是全身颤抖加重明显以至于几乎不能自理生活。查其人体形瘦弱，面色黧黑，头发全白，表情呆滞，左手震颤较重，说话也语声低微且颤抖。患者说：家庭很好，没有任何困难，很想安享晚年，可惜如此多病。言下之意是恳切求治。脉见细弱，舌淡。处理如下：

党参12g，黄芪20g，当归10g，白芍12g，川芎10g，熟地15g，五味

子8g，茯苓12g，钩藤15g，生龙骨10g，生牡蛎10g，桂枝12g，半夏6g，生三仙各12g，生甘草4g，生姜20g，大枣8枚（掰）。常规水煎，日一剂。

人参健脾丸12g，日2次；天王补心丸9g，日2次；刺五加片3片，日2次；谷维素20mg，日2次。

2011年2月25日再诊：诸症大好。食欲明显改善，食量增多。睡眠可。胸闷、头晕等均明显减轻。可以料理简单家务。守前方。

按：该患者的胞弟与我有师徒的名分，但他从来没有介绍他的这位姐姐找我看过病。显然，这是虚证而且至少有心脾两虚，又不但有气虚，也有血虚。上方无何特殊，不过是气血两补，重在补气；脾肾同补，重在健脾。看看刺五加的说明书，也是益气健脾，补肾安神，故颇对证。疗效如此之好，毫不奇怪。

（二）外科举隅

举隅者，望读者以三隅反也。下文基本上节选自拙作《医学中西结合录》。有心者可与旧作互参。

1. 软组织化脓性感染7案

按：软组织化脓性感染，属于中医所谓疮疡。中西医对某些疮疡都有过不同的名字，中医的名字更多，如疖子、脓包、痈、疽、疔、天疱疮等，更有恶指、蛇头疔、对口、搭背等以疮疡部位取名。凡是有专用病名者，都比较常见或严重。目前很少见严重疮疡。有了西医知识，不必命名很繁琐。总之都是皮肤和（或）皮下组织化脓性感染。最轻的如痱子，也是感染。

自然，感染越大、越深或在要害部位就越严重。

古代中医自然要处理这些问题，中医外科主要处理疮疡，因而也称为疡科。

据笔者读书所知，古人处理疮疡的办法相当高明。

只是那时缺少两种手段。一是缺乏疗效卓著的抗菌药；二是手术处理不方便。

所以，那时不但严重的疮疡相当常见（与皮肤卫生和其他生活条件不好关系密切），更有许多疗效不好的。

目前之所以少见严重疮疡，除了生活条件改善外，主要是高效抗菌药的普遍应用，使大多数小的疮疡迅速治愈因而不会发展到严重地步。

绝大多数同行都知道治疮疡使用抗菌药和中医清热解毒法，不过，很多人生疏了其他处理。有关要点是：①争取不化脓而消散；②不能消散则有控制地促使化脓；③恰当切开引流。

为此举几个验案。

案1：热敷促使化脓排尽或消散

一位十五六岁的小姑娘，正当鼻尖上长了一个小疖子，反复数月不愈。她自然很介意，常常哭哭啼啼。家长带她就诊。我告诉她，不必内服、外用任何药物，只需每天多次热敷。原则是不至于烫伤即可。如此大约半月，不再复发，瘢痕和色素沉着也几乎消失。数月后见到她，一米之外，看不出鼻尖上有个小凹陷。

注意，这样的情况外用药（比如那时常用的鱼石脂软膏）效果不好，最好的办法就是湿热敷。

当然，让她同时服用中西医治疮疡的药物也无不可，但是，这样很小的疮疡不必服药。外用药膏也大都不必要。湿热敷是最有效而且最简便经济的办法。

比较大一些的慢性炎症包块，最好在热敷的同时使用中药。

比如，下面这例乳房慢性炎症。

案2：乳头反复发作性炎症包块

郑某，女，53岁，威县谭庄人，2003年11月22日初诊。

左乳头处反复发作性炎症包块约3年。每年肿胀破溃二三次，每次先肿胀如大枣，而后破溃，而后愈合。患者体瘦，脉略滑数。局部不见包块或硬结。

这种情况可以考虑乳房全切或部分切除，但是，患者不愿意手术。处理如下：

当归10g，白芍15g，川芎8g，怀牛膝10g，熟地15g，红花5g，桂枝15g，黄芪10g，生三仙各10g，生甘草6g。常规水煎，日一剂。

补中益气丸9g，日3次。

局部湿热敷，每天4次共3小时左右。

按：患者共服药36剂。乳房的炎症包块完全消散。不敢保证不再复发，但须知，上述处理是为了促使炎症组织彻底化脓排尽。大剂量使用抗菌药，达不到这一目的。（2008年5月，见到患着的丈夫，他说妻子乳房

的毛病再未复发）

案3：股深部脓肿

在软组织感染中，股深部脓肿常常是脓液量最大的。这种脓肿也始于皮肤感染，只是由于股部有很大的腔隙，才会形成很大的脓肿。我做过一例排脓量大约1500ml的股深部脓肿。记在这里是因为术后出现了多数当代同道可能不大熟悉的情况。

1976年，一位中年妇女患此病。她的发育、营养情况相当好，是比较高大的人。单看面色等不像重病人。她还在发高烧，在家也使用了那时的较大量的抗生素。但是，因为使用晚了，左大腿严重肿胀有右大腿的一个半粗。

手术是在全麻（那时常用开放乙醚）下做的，术后回到病房大约一小时，突然出现了比较危重的情况。主要是患者自觉心慌不支，心率达到每分钟130多次。血压也开始下降，一度在100/80mmHg左右。

大量的脓液切开引流出来，为什么会出现这种情况呢？

古代医家有这样的经验：很大的脓肿突然溃破，脓液大量流出，可以出现"虚脱"。

如何解释呢？

这是由于，切开或突然破溃之前，脓腔内的张力虽然很大，脓壁却适应了这种情况——脓壁的组织和聚集在那里的免疫细胞形成比较稳固的屏障。于是，脓腔内的毒素不会吸收很多。当然，这种病理平衡不会总是有效，一旦免疫屏障被破坏，脓液又无法排除，就是更危险的情况。

手术切开，脓腔突然变小，破坏了原来的平衡，会导致短时内大量的毒素吸收。上述表现就是较轻的感染中毒性休克。

一般说来，这种情况不会发展到很危险，因为毕竟大量脓液出来了。不会持续大量吸收毒素。这个患者也没有采取紧急抗休克处理，只是输液加快了一些。大约2小后慢慢恢复。

案4：严重臀部化脓性感染

本村村民赵某，1994年农历11月因臀部肌内注射严重感染。

我于农历12月9日回乡，次日被请去看。因为肿胀严重，他的右侧臀部看上去比左侧大一倍。仍有高热，局部波动不明显，先服下方。

金银花15g，连翘30g，生大黄15g，乳香5g，没药5g，红花10g，川芎10g，当归15g，桃仁（捣如泥）10g，白芍15g，丹皮15g，地龙10g，延胡索 6g，生甘草 10g。首煎 20 分钟，二煎 40 分钟，剩 400ml，分 2~4 次服完。

　　按：上方可以加用山甲、皂刺、桔梗等，但非必须。

　　静脉滴注氨苄青霉素，每天 3g。

　　服上方 2 日，波动明显。脓包直径大约 30cm，于是切开引流。手术的要点是：切口要大一些，以保证引流通畅。但是，切口也不宜过长。于是，给他做了两个切口，分别在脓包的内上沿和外下沿。方向都是自内上向外下，大体在一条直线上，各约 5cm，而后用比较粗的橡胶管，从上口穿入，下口引出。注意！虽然做了两个切口，也不宜太小。因为这样大的脓包，虽然已经熟了，还是有些组织没有完全变成脓液。结缔组织还有的成条、成块，需要用镊子或钳子夹出来。

　　患者已经卧床将近一个月，愿意快好。问我：过年时能不能起来拜年？我说：跑遍村子是不行的，在附近拜年没有问题。

　　这样大的脓肿切开，前几天会渗出很多。更换敷料最多时每天 20 多次。但我没有给他更换敷料，也不是用的纱布，而是用的卫生纸，让他的妻子给他换。其实就是把吸满脓液的拿下来，换上干的。只是，每天湿热敷 3~4 次。

　　又继续静脉滴注氨苄青霉素每天 3g。3 天后停用西药，只服煎剂如下。

　　当归 15g，白芍 20g，川芎 12g，黄芪 20g，红花 5g，连翘 20g，陈皮 15g，生甘草 5g。常规水煎，日一剂。

　　果然，10 天之后，他下了床。20 天头儿上——即除夕——切口愈合。大年五更，他能够在附近拜年。

案 5：肛门周围脓肿

　　肛门和附近感觉敏锐，故肛门周围脓肿比较痛苦。患者因为这个地方不雅而很在意，一般求治迫切。

　　肛瘘几乎是此病的必然后果。主要是因为脓肿大多内通直肠，而直肠内不可能保持干净。肛瘘虽然不是大病，却必然反复化脓破溃，而且极少有自愈的。肛瘘挂线等不是大手术，却比一般腹部手术还要费时费力，而且痛苦。我做过几例肛门周围脓肿切开没有形成肛瘘。下面结合一个病例说一下手术要点。

　　1995 年，一位毫不相识的威县农民专程到省会找我。他的病就是肛门周围脓肿。在家已经做了充分的抗感染治疗。但须知，一旦症状明显，抗感染治疗不可能阻止化脓。他的肛门周围脓肿在尾骨侧，大小如小鸡蛋。波动感已经很明显。我给他切开了。要点是：①以肛门为中心的放射方向切口；②切口内端尽量靠近肛门。他迅速痊愈，数月后去故乡我的故居复查，没有形成肛瘘。

案6：复杂肛瘘

患者的肛瘘有 3 个瘘口，分别离肛门大约 3 cm、8 cm、15cm，而且不在一条直线上——即瘘管出现了分支。最初只有离肛门最近的那个瘘口。已经作过两次手术，不但手术完全失败，病情更加复杂了。可否一次解决他的问题呢？

由于他的一般情况很好。我采取了比较大胆的方案。

挂线手术从离肛门最近的那个瘘口做。具体怎样做，请看外科手术图谱。

同时把通向另外两个瘘口的瘘管完全切开。注意！这么长的瘘管不宜切除，更不要企图缝合。

患者没有住院。他家又在 40km 之外，不便每日就诊。于是教会他自己更换敷料。其实也很简单。敷料就用卫生纸，但每天洗净并热敷伤口 3 ~4 次。支持输液的同时使用一般剂量的青链霉素，也回家靠村医。

同时服中药如下：

当归 15g，白芍 20g，川芎 12g，熟地 15g，黄芪 20g，薏苡仁 20g，桃仁 10g，红花 5g，连翘 20g，陈皮 15g，生甘草 5g。常规水煎，日一剂。

如上处理 20 天，痊愈。

案7：少见的突然严重寒性肿胀

本村村民赵某，男，45 岁，2002 年 8 月 14 日初诊。

左臀和左大腿突然严重肿胀、疼痛 2 小时。

此案颇奇怪，我去看时，离患者所说发病时间只有大约 2 小时。

但是，见左臀部肿胀严重，坚硬如石，又苍白发凉，还波及右大腿外上部。虽然不是剧痛难忍，左髋关节却完全不能动。患者此前略有腰痛。无外伤史。患者也否认受伤。立即处理如下：

①中成药：藿香正气水 1 支，日 3 次；香砂养胃丸 6g，日 3 次。

②中药煎剂：川芎 10g，怀牛膝 15g，红花 5g，独活 8g，羌活 8g，防风 10g，桂枝 20g，当归 10g，白芍 20g，熟地 15g，麻黄 5g，乌药 6g，陈皮 10g，半夏 10g，生三仙各 10g，生甘草 5g。急煎即服，24 小时内进 2

剂。

③输液：培他啶盐水 500ml；盐水 250ml＋50％葡萄糖 40ml＋青霉素钠 5g；10％葡萄糖 500ml＋维生素 C1g＋10％氯化钾 10ml。

④链霉素 1g 肌注日 1 次。0.5％利多卡因 10ml＋地塞米松 4mg 局部封闭。

⑤局部湿热敷每天 3~4 次，每次 1 小时左右。

8 月 15 日：自觉大好。左髋可半屈。肿胀硬度减半。压痛不明显。仍然发凉。左足背动脉好。脉象略见洪滑，舌苔白略厚。中药煎剂改为日一付。不再封闭。其余处理如前。

如上处理共输液 9 天，服中药 16 剂，完全恢复。

按：至此想起另一个病例。

一位中年妇女隆冬发病。主要是一侧下肢大部分皮肤和皮下组织肿胀。治了两天不见大好，怀疑静脉炎，让她去做辅助检查，患者没有再诊。一年后见到她，完全恢复。我反复思考恍然大悟——患者应该是冻伤。因为她和丈夫每天出门做生意。丈夫开三轮车，她就毫无遮掩地坐在车上。下身也穿得不厚。请我看了一次，没有想得这么周全。但是，上面这个患者在盛夏发病，显然不会是冻伤。按中医辨证，治则应该无误。患者发病也许没有那么快，但也不可能在半天以上而毫无感觉。

2. 切口感染 11 案

按：切口感染是比较常见的外科问题。

无菌手术发生术后感染，一般是医生的责任。有污染的手术切口感染则不是很意外。

有的术后感染后果是严重的。如：开放性骨折术后感染意味着慢性骨髓炎因而肢体残废；手外科术后感染意味着手术完全失败并致残；内眼手术感染意味着要摘除眼球；开胸、开颅手术感染常常意味着死亡。

除外上述情况，多数切口感染不是很严重的问题，不会危及生命，也不会致残，处理得当，一般都能迅速愈合。

不过，对患者来说，切口感染总是很严重的问题。只要切口还有一点愈合不好，患者就会战战兢兢。所以，恰当处理感染切口，应该是医生、特别是外科医生的基本功。

但是，笔者常见感染切口数月或数年不愈。长时期治疗加之有的多次手术，给患者造成的身心伤害和经济负担都非常严重。所以，这里结合自己处理的例子，讲一下感染切口的中西医结合处理。

清创缝合后感染的处理原则略同，顺便附上两个病案。

处理原则或要点

1. 保证引流通畅

与处理非切口的软组织感染一样，处理切口感染第一原则就是保证引流通畅。当切口裂开比较宽、又不太深时，不必使用引流物，敷料也不要包扎太紧，因为这样的切口引流本来通畅，包扎太紧或填塞引流物过多反而妨碍引流。如果裂口比较小，又比较深——即形成窦道，最好使用引流物。但引流物不能填塞太紧，太紧就是妨碍引流。如果窦道不太深，比如不超过 5cm，也可以不用引流物。每次都紧塞引流物，常因脓液引流不畅导致发烧，而且窦道永远不会愈合。

2. 不妨碍局部血液供应

肉芽增生、坏死组织脱落和正常化脓的首要条件，都是局部血液供应正常。所以，包扎和填塞引流物不要太紧，不仅是为了保证引流通畅，还为了不妨碍局部血供。此外，凡是妨碍局部血液供应的处理都是错误的。

3. 改善局部血液供应

专门提出这一条，是因为不少同道常常不重视。具体办法有三：

一是局部热敷：创面比较大、脓液和渗出比较多时，我常使用大块厚纱布（全棉毛巾也可以，纱布和毛巾都可以多次使用）湿热敷。厚纱布先在自制热生理盐水（1% 的食盐水，煮沸 5 分钟，凉至不太热）内浸泡，稍拧一下即可敷上，热度是不致出现烫伤，凉后重复。每次半小时左右，每天 3 次左右。创面不大或渗出不多时，在上述厚纱布上用热水袋等热敷即可。天气寒冷，不便长时间暴露热敷时，也这样做。若创面很小，渗出很少，也可以直接在普通敷料上热敷。但最好是湿热敷。

二是红外线局部照射：就热效应改善局部血液供应而言，红外线局部照射和热敷原理完全相同，效果也不相上下。但是，此法需要专门设备，不那么简便易行。当脓液或渗出很多时，此法不如湿热敷好。

三是内服中药：中药可以在改善全身情况的同时，改善局部血液供应。处方见下。

四是保持创面干净，不要追求无菌

感染切口不可能再无菌，有菌也不妨碍愈合。只有脓液或渗出过多，可以使创面外的正常皮肤感染而且有碍肉芽增生。上述湿热敷，是保证创面干净的最简便易行的可靠办法。大块坏死组织，最好剪除，细微坏死组织一般不必剪除，因为在血液供应良好的情况下，它们会迅速化脓、脱落。

一定不要为了追求无菌，在创面上使用抗生素或其他杀菌药。这种追求不仅是徒劳的，还会因为药物刺激而抑制肉芽生长。这是目前最常见的偏差之一。

5. 改善全身情况

创面愈合靠肉芽增生，肉芽增生靠血液供应。血液内营养成分不足对创面愈合自然不利。所以，还要改善全身情况，增加血液内的营养成分，促进再生。

西医的办法是输液补充能量、补充维生素，必要时还可以输血、输蛋白或给以目前比较先进的静脉营养等。不过，血和蛋白很不经济又可能出现某些不良反应，静脉营养需要特殊设备和专用药物。除非情况很不好，不必使用。患者能进食时，最好使用中药改善全身情况。下面给出一个大体可以通用的煎剂处方：

当归 10g，芍药 10g，川芎 10g，熟地 15g，红花 10g，党参 10g，黄芪 10g，白术 10g，桂枝 20g，陈皮 10g，厚朴 5g，阿胶 10~15g，生三仙各 10g。

很陈旧的感染切口可以加上麻黄 5g。

6. 不要轻易再次手术

这里说的再次手术，不是指更换敷料、剪除坏死组织等，而是指切除窦道、瘢痕、老肉芽等再次缝合。

按照上述原则处理，绝大多数感染切口都能较快愈合（有骨髓炎者常会反复破溃，若骨髓炎不严重也可能慢慢不再破溃）。再次手术不但是不必要的，还常常使问题更复杂。

一般而言，只有腹壁全层裂开，内脏（最常见的是肠管）脱出时才需要立即再次手术，全层缝合切口。至于慢性骨髓炎，上述原则也适用，只是还有的需要专科处理，从略。

案 1：胃切除术后切口感染 2 年余不愈

褚某，男，56 岁，威县褚家庄人，2003 年 2 月 24 日初诊。

2 年多前，胃切除术后切口感染一直不愈。7 个月前，再次切开缝合，结果再次感染，至今不愈。患者面色萎黄苍白，身体消瘦，神情恐惧。脉象细弱略数，舌淡苔白略厚。切口在剑突下正中，局部瘢痕凹陷，周围皮肤变黑，组织僵硬范围约两侧各8cm。上端有一窦道，塞着塑料管。自称近数月来，每天用溶有庆大霉素的生理盐水溶液冲洗。又，因为反复发烧，2年多来已经记不清多少次静脉滴注大量各种昂贵的抗生素，但毫无疗效。最近去医院就诊，经治医生提出第三次手术。他十分恐惧，听说笔者善治疑难病症，专程就诊，恳请救治。

这是个相当简单的感染切口。但是，由于处理不当，如此长期不愈合，给患者造成的肉体、精神痛苦以及经济负担相当惊人。

患者是一个颇善经营的人，2年多来花去了大部积蓄——总花费超过5万元，而且生意完全停止。同时，不但自己无一日不担心病情恶化，而且举家恐慌。由于压力很大，寝食不安，日见消瘦。他以为必然还要大费周折，对下述处理将信将疑。处理是：

①立即拔出引流管，不再做任何引流，更不必冲洗，只需坚持局部热敷。盛满烫水的输液瓶外裹上湿毛巾可以热敷半小时以上。每天至少3次。

②口服中药煎剂下方，日一剂：

黄芪15g，党参10g，当归15g，白芍10g，川芎10g，熟地15g，茯苓10g，白术6g，陈皮10g，半夏10g，桂枝15g，红花5g，甘草5g。常规水煎，日一剂。

③口服补中益气丸9g，日3次。

如上处理10日，切口周围硬化组织范围明显缩小，窦道仍有少量稀薄脓液流出，但再没有发烧，食欲明显改善，精神体力好转。一个月后，窦道愈合，硬化组织完全变软，皮肤色泽接近正常。

不久，患者先后丧母、丧兄。因悲痛、操劳和暂停治疗，窦道再次破溃。仍然处理如前，迅速愈合。又2月后，他陪同其他患者就诊时，已经神清气爽，面色光泽，窦道再没有破溃。

或问：此前什么处理不当？

答：一是感染之初，前医必然填塞过紧，否则不会最后形成窦道。二是长期局部使用抗生素，致使肉芽老化。三是总是塞紧窦道，脓液引流不畅，致使反复高烧。四是很可能全身和局部都用过皮质激素，这不但对切口不利，溃疡病患者尤其不宜使用。

总之，此前的一切处理都是错误的。当初不作任何处理，感染切口也早就愈合了。

案 2：剖宫产再次切开缝合切口裂开

王某，女，23 岁，威县郭安陵村人，1994 年 11 月 20 日初诊。

首次手术是小剖宫加绝育，术后切口感染 3 个多月不愈合。一周前再次切除瘢痕和窦道缝合。3 天前切口裂开，大量渗血。院方为打腹带，但渗血不止，病家十分恐慌，准备次日赴省城住院。恰好 19 日下午我回乡，村人见我下车，告诉病家，20 日清晨患者即来求治。处理如下：

①暂时保留腹带，不必去医院或找我更换敷料。渗血只须自己更换卫生纸。

②坚持局部热敷。

③服中药煎剂下方：

黄芪 15g，党参 10g，当归 10g，白芍 10g，川芎 10g，熟地 15g、陈皮 10g、茯苓 10g，生三仙各 10g，生甘草 5g。常规水煎，日一剂。

3 周之后，切口完全愈合。

2005 年 12 月 5 日：患者陪同丈夫就诊，主动提起上述病史，记录在此。

案 3：肠梗阻术后切口感染

韩某，男，79 岁，威县王王目村人，1994 年 8 月 11 日初诊。

患者的肠梗阻是我出诊诊断的。病家听取我的意见急症住院。院方的医生见患者年高，对手术犹豫不决。我书面告知主管医生，患者是低位梗阻，可以肯定没有肠管坏死。患者已经服用自备的峻攻丸药三次无效，再保守治疗不大可能有效。终于手术。

术中发现梗阻是回盲部肿瘤所致，只做了捷径吻合。由于肠管内还存有部分峻攻的丸药，术后 24 小时即腹泻 3 次。但是，术后第 7 天发生切口感染。由于高度怀疑肿瘤是恶性的。这时院方和病家都对继续治疗失去信心。又住了 3 天就出院了。再次请我出诊（即 11 日）。

切口已经拆线，除腹膜外，全部因感染裂开。病家和患者都很恐慌。我说问题不大，照我说的做，可保 20 天左右愈合。

局部处理就是上文说的大块纱布盐水湿热敷。每天 3~4 次，每次 30 分钟左右。我当场示范如何做，以后都是病家自己做的。

全身处理方面，由于患者可以进食，没有再输液。只服上面提到的那个通用的中药方。

如上处理 3 周，感染切口果然愈合。

患者又活了3年，其间还可以做轻体力劳动。

案4：阑尾炎切口感染

王某，男，78岁，威县北关人，2001年9月1日初诊。

30多年前，我在县医院工作时，患者曾在那里做杂役。约1个月前，他在县医院做阑尾切除术。术后切口感染，治疗20多天不见好转。患者年轻时很强壮，目前却因为年高和久病消瘦且面色苍白。

嘱咐他如上热敷，自己更换敷料并服下方：

川芎10g，当归10g，白芍12g，熟地15g，党参10g，黄芪15g，桂枝10g，陈皮10g，茯苓10g，枳实5g，连翘12g，生三仙各10g，生甘草5g。常规水煎，日一剂。

补中益气丸9g，日2次。

9月5日再诊：感染切口明显变小、变浅。一般情况好。守前方。

9月14日三诊：切口接近愈合。守前方。

案5：胃穿孔术后切口感染

患者董某，女，57岁，威县董李庄人，2002年3月11日初诊。

患者有"老胃病"，50天前因为胃穿孔在县医院手术。术后切口感染，住院处理约3周无效。经他人介绍就诊。

患者面黄肌瘦，脉象洪大，舌苔稍黄厚，舌质色淡。伤口肉芽老化。血压：140/80mmHg。

嘱伤口湿热敷，不必请人换药。同时服下方。

黄芪15g，当归12g，川芎10g，怀牛膝15g，白芍10g，茯苓10g，党参10g，陈皮10g，红花5g，生三仙各10g，三棱5g，莪术5g，枳实5g，生甘草5g。常规水煎，日一剂。

病家似乎经济困难，上方只间断服，至3月27日，共服7剂，伤口肉芽增生旺盛，面色、精神好转。至4月19日，又断续服13剂，伤口痊愈。

案6：清创缝合感染1月不愈

王某，男，18岁，威县赵七里人，2001年9月18日初诊。

右大腿内侧伤口月余不愈。现伤口约5cm×10cm大小，为皮肤缺损，原皮肤已经坏死切除。一般情况好，肉芽较新鲜。脉舌象大体正常。处方如下：

当归10g，白芍12g，川芎10g，熟地15g，党参10g，黄芪15g，生三仙各10g，陈皮10g，生甘草6g，怀牛膝15g。常规水煎，日一剂。

补中益气丸9g，日三次。

共服上方12天，伤口完全愈合。

这个病例我已经完全忘记。2004年8月2日，患者的母亲带着女婿来看乙肝，对上面的治疗表示特别满意，我才查出上述简单记录来。

据患者的母亲补充说，伤口是断裂木头戳伤的。这样的伤口有污染，天气还比较热，清创缝合失败不算很意外。但是，感染后的处理是错误的——持续往伤口上滴溶有抗生素的盐水。此外患者还多次输液、肌注。

我相信，停止局部使用抗生素，改用湿热敷，不用上述中药也会比较快的愈合。服用中药则愈合更快。中药也不一定完全照上方，原则上是补益气血就好。当归、黄芪两味最好不变，其他均可加减。患者的母亲说，服上方之前10多天，伤口没有什么变化。服上方后，"伤口一天一个样"，肉芽长得很快，创面很快缩小愈合。

案7：链锯伤清创感染

李某，男，35岁，威县西柳疃村人，2004年9月6日初诊。

34天前，右足背被链锯锯伤，清创缝合后感染，至今不愈。查伤口部分愈合，部分感染裂开处糜烂渗出。四趾屈伸受限，足背明显肿胀。脉舌象可。

处理如下：

①内服方：当归10g，白芍10g，川芎10g，黄芪10g，桂枝15g，陈皮10g，茯苓10g，半夏10g，生三仙各10g，甘草5g。常规水煎，日一剂。

补中益气丸9g，日3次。

②外洗方：菊花15g，连翘15g，茵陈15g。煎水1000ml，洗泡伤足，每天2~3次，每次30分钟。

如上处理2周，伤口完全愈合。

附：孙某，男，36岁，威县东柳疃村人，2005年1月14日初诊。一个多月前眼看自己开的三轮车要翻车，他赶快跳车致右足2、3、4趾骨骨折。一周后骨折处破溃，至今渗出不止。多方治疗不效。肿胀仍比较明显。足趾屈伸严重受限。一般情况可。处理如下：

①内服方：陈皮10g，茯苓10g，半夏8g，党参10g，黄芪15g，当归10g，白芍15g，川芎10g，怀牛膝15g，红花5g，桔梗10g，生甘草4g。常规水煎，日一剂。

②外洗方：黄芪30g，红花10g，菊花15g，川芎10g，当归10g，生大

黄 15g。加水 1000ml 煎一两沸泡洗伤脚，每天 3 次，2 日后弃去。

如上处理至 1 月 26 日，破溃处愈合。

案 8：大腿外伤术后感染 3 年不愈

苏某，女，28 岁，威县王家陵村人，2001 年 6 月 11 日初诊。

就诊前一天，她的丈夫开车接送我出诊给别人看病，便中说，妻子大腿外伤后感染近 3 年不愈，有无好办法。我说：几乎没见过不能治愈的。次日，患者就诊。

原来，3 年前，夫妇俩一起因车祸受伤。患者主要是右大腿外侧严重挫伤。皮肤愈合后，大腿外侧形成较大的囊肿样病变——脂肪、瘀血等坏死组织机化的结果。不久，切开引流，却形成窦道 2 年不愈合。2 月前，在临清某医院第 3 次手术，术后愈合不全。大腿外下三分之一处形成窦道。其中插着细塑料管，用于每天多次用庆大霉素盐水溶液冲洗。每天冲洗数次，已经连续冲洗半个多月。整个大腿外侧瘢痕较多。手术切口几乎和股骨一样长。大腿肌肉明显萎缩。窦道比较深，大约有 10cm。处理是：立即拔出塑料管，并嘱不要再插入；切除窦口的瘢痕并沿窦道切开约 3cm。其余局部处理就是坚持每天热敷至少 2 次，每次 20 分钟以上。中药处方如下：

当归 10g，白芍 12g，川芎 10g，熟地 15g，桃仁 10g，红花 5g，丹参 10g，党参 10g，黄芪 15g，生三仙各 10g，陈皮 10g，生甘草 6g，怀牛膝 15g，连翘 15g。常规水煎，日一剂。

补中益气丸 9g，日 3 次。

上方煎剂断续服用一个半月，此后即只服补中益气丸和人参健脾丸。中间窦道有时再次破溃或须抽取积液，但热敷坚持不断。3 个月以后，不再破溃。

附：2007 年 6 月 24 日，患者的丈夫陪同岳母来看甲亢，再次核实了上述病史和治疗经过。他还提及同村的患者王某外伤后就诊治愈。查出记录如下：

王某，男，34 岁，威县王家陵村人，2004 年 2 月 15 日初诊。

半月前右下肢严重扭伤。照片无骨折。近来步行大腿疼痛且发现右股前用力时明显异常隆起。查无压痛，有明显波动。一般情况可，脉可，舌暗胖水滑。处理如下：

陈皮 10g，茯苓 10g，半夏 8g，川芎 10g，当归 10g，红花 5g，白芍

10g，怀牛膝 15g，熟地 15g，黄芪 15g，桂枝 15g，香附 8g。常规水煎，日一剂。

补中益气丸 9g，日 3 次；金匮肾气丸 9g，日 3 次。

如上处理至 2 月 24 日，疼痛基本消失，可以快步行。至 3 月 8 日，不再疼痛，隆起明显缩小，步行如常人。

按：患者的股前隆起是机化的死血变成积液。上方是活血化瘀促进吸收的同时加速损伤组织的修复。

案 9：跟腱术后 4 个月切口不愈

王某，女，34 岁，广宗人，2006 年 7 月 16 日就诊。

4 个月前摔伤后双跟腱断裂。据说左侧全断，次日手术，切口一直愈合不全。目前有 3 个小窦道不断流脓水且瘢痕增生。全身虚肿，下肢尤重。用西药利尿有暂效。曾服中药效不佳。饮食、二便、睡眠可。间断腹胀。体略丰，神可。脉象大致正常，舌质略暗。血压：136/88mmHg。处理如下：

川芎 10g，怀牛膝 15g，附子 10g，茯苓 10g，五味子 10g，生山药 20g，红花 5g，桂枝 20g，陈皮 15g，半夏 8g，泽泻 8g，当归 10g，白芍 15g，熟地 15g，党参 10g，黄芪 15g，生甘草 4g。常规水煎，日一剂。

金匮肾气丸 9g，日 3 次；补中益气丸 9g，日 3 次。

局部湿热敷每天 3～4 次，每次半小时。

按：患者没有再诊。2007 年 6 月 10 日，她的丈夫就诊时说，她的切口迅速愈合。又，患者是在平地上摔倒，没有磕绊。按说不应该跟腱断裂。之所以如此，应该和此前因为跟腱疼痛两次局部封闭有关。这样的封闭无不使用皮质激素，于是使跟腱脆弱。她还很可能长期口服皮质激素，故有全身虚肿。

案 10：轻度创伤误治病危

最后，讲一下自己做医生之前的一次经验。

1960 年，家兄于作业时被炽热的铁块击伤小腿，当即住县医院治疗。

那时的医疗消费很低，又正值困难时期。一般住院病人总花费超过 200 元就是比较多的。家兄住院 3 个多月，共花费 2 万多元，这在当时是天大的花费，相当于现在花数十万元。他工作的那个小修配厂无力再支付，只好出院。出院时伤口不但没有好，比受伤时还要严重得多。出院后请中医看，使用煎汤外洗，20 来天就好了。

当时我在县城读中学，常去看他并且曾亲自煎药，所以知道伤情。后来多次闲谈提到此事，基本上清楚治疗情况。

西医治疗除了清创之后的换药外，就是全身使用抗生素和皮质激素。家兄是过敏体质，住院期间，多次因为抗生素过敏，曾发生严重的剥脱性皮炎而告病危。最后，除四环素之外，他不能使用任何抗生素。当时皮质激素只有进口的，一片强地松四块钱，几乎是天价。按现在收费标准，换一次药要几十元或更多。渗出严重时，每天要换三次。就这样还是治不好。出院时伤肢的整个小腿和大腿大部严重溃疡糜烂。

中药外洗方子，大概是清热解毒、活血化瘀的。因为糜烂溃疡面很大，一剂药有1kg多，要用大铁锅煎，剩半脸盆药液洗伤肢。这样洗了20来天，就完全好了。

现在怎样看这个问题呢？我的看法如下：

①家兄伤口并不大，几乎无污染，不一定清创缝合，也不必全身大量使用抗生素。按上述拙见，单用湿热敷也会很快好的。

②当时没有滥用激素的客观条件，所以没有滥用。对他来说，激素是为了对付过敏，不过，这对创面愈合不利。

③出院时那么大的创面，单用湿热敷也有可能较快愈合，但可能不如使用中药外洗效果好。现在看来，两种外治法交替使用，再加上口服上文提及的中药方子，效果会更好。

3. 四肢血管病5案

按：四肢血管病中最常见的是大隐静脉曲张，其次是血栓性动脉炎。中医称前者为臁疮——出现溃疡之后才认为是病态。血栓性动脉炎属于中医的"脱骨疽"，但须知，脱骨疽还包括其他原因，特别是高血压、动脉硬化和糖尿病等引起的不同程度的肢端坏死。

大隐静脉曲张的病因以体质性或遗传性为主，与长期站立的职业也有一定的关系。患者大多肌肉发达，强壮有力（若不是很强壮则不至于发展到臁疮），故男性多于女性。下肢肌肉运动本来有利于静脉回流，不过，肌肉过于发达，反而可以妨碍回流。一旦造成静脉瓣关闭不全，特别是腹股沟处的股静脉瓣关闭不全，病情即渐渐加重。患者自觉患肢沉重，自远端开始的肿胀，一般自踝内向上逐渐发展的静脉曲张、皮肤和皮下组织僵硬，皮肤色素沉着，由轻到重的难愈溃疡——即臁疮，局部静脉炎等都是静脉血回流受阻造成的。此病一眼就能认出，不存在诊断问题。绝大多数患者，手术效果很好，但是，由于此病不大疼痛，早期对患肢功能影响也不严重，多数人不愿意早期手术。

血栓性动脉炎，也不是很少见。此病疼痛非常剧烈。患者也大多知道它的严重后果——肢体坏死，故大多求治迫切。只是此证非常难治。曾见有的病人，数年中四肢先后交替发病，指趾都有坏死脱落。

案1：大隐静脉曲张静脉炎

石XL，女，51岁，威县徐古寨人，2005年3月27日就诊。

4年前曾因大隐静脉曲张静脉炎就诊，因疗效甚好，患者颇遵信我。此次补充说，4年来静脉炎没有复发。更使她满意的是：原有的手足常凉，冬天冻手冻脚再没有出现。近年来，虽寒冬手足常温暖。上次就诊前，患者先去省中医院就诊服中药，亦有疗效，但不满意。那时，她的大隐静脉曲张并不严重，静脉炎却比较严重，而且出现了小面积臁疮。此次就诊并无静脉炎，亦无臁疮，唯局部色素沉着及皮肤僵硬比上次面积大。患者身体比较强壮，肌肉发达。脉象洪大有力，舌象正常。血压：170/80mmHg。处理如下：

①复方降压片1片，日3次。

②龙胆泻肝丸9克，日2次。

③中药煎剂：

川芎10g，怀牛膝15g，钩藤15g，丹皮8g，连翘10g，知母10g，黄柏10g，菊花10g，红花5g，生三仙各10g，生甘草5g。常规水煎，日一剂。

除降压药外，处理与4年前大体相同。全方偏于苦寒。但是显然改善了末梢循环。此种效果颇感意外。应该是川芎、牛膝、红花等活血药的作用。

患者仍然不愿意手术，但及时发现高血压是一件好事。于是告诉患者，腿的毛病虽然也需要治，但此病不至于残废，危及生命的情况也极少。高血压则不但可以突然偏瘫，也可以突然死亡，一定要重视。

4月1日再诊：脉象已不见洪大，仍有力。处理同前。

4月6日再诊：脉象接近正常，血压：130/70mmHg。

11月21日再诊：近来血压升高，曾达200/110mmHg，当时头痛、头晕严重。本村医生给复方利血平、心痛定，但血压仍不稳定。自觉视物昏花。一般情况好，脉象略见洪大有力，舌象正常。血压：146/90mmHg。嘱服用降压西药的同时服煎剂原方。

按：大约自立冬前后至来年谷雨，多数高血压患者加重。部分轻症高血压，夏天一直不高。看来，寒冷是影响血压的因素之一。此患者整个夏天没有服药。于是，再次嘱咐坚持服药，特别是紧张、劳累或心绪不佳时，更要坚持服药。

至于为什么基本上服用前方，是因为前方的煎剂和成药都适用于有热象的高血压。

案2：大隐静脉曲张严重臁疮

这是1998年在英国看的一个病人。英国实行全民公费医疗，大隐静脉切除术疗效很好，是西医治疗此病的强项，按说应该得到及时且恰当的处理。然而，大约由于患者未能早期手术和基层医生素质等原因，病情十分严重。

患者布赖顿先生，66岁，退休前为一家细木家具厂的技工。因为右小腿下三分之一和足背大部严重糜烂溃疡，西医处理日重就诊。大隐静脉曲张导致溃疡——臁疮，是略有经验的医生一眼就能看出来的。西医处理的原则也很清楚，这个患者却一再耽误。就诊时，整个小腿包扎着厚厚的纱布。溃疡出现一年多，因为日渐加重，近两个多月英国医生每天派护士上门换药。然而，溃疡还是逐渐扩大，渗出增多。患者血压：190/100mmHg，这也是溃疡加重的一个原因。其脉象洪大弦硬，一切脉就知道血压高，英国医生却漏诊了。又，溃疡不很严重时，也可以手术，但公费手术要等很长时间，这是大锅饭制度常有的弊病。除行动困难外，尚无其它危重情况。处理如下：

①嘱白天多卧位并抬高患肢。

②口服降压中成药。在英国不准中医使用西药，当时恰好有一种中成药浓缩丸就叫降压丸，每服10粒，日3次。

③中药煎剂：

川芎15g，怀牛膝20g，菊花15g，龙胆草5g，白芍15g，丹皮10g，苦参10g，黄柏10g，黄芩10g，茯苓15g，车前子10g，黄芪20g，当归10g，生甘草5g，滑石粉10g。常规水煎，日一剂。

此方以降压、清热祛湿为主。黄芪也有降压作用，与当归同用，则为了促进溃疡愈合。

如上处理不足一个月，溃疡基本上愈合，血压也基本上正常。自觉各方面大好。患者及其家属非常感谢，而且介绍了一位病情相似老太太就诊。

老太太的年龄也是 60 多岁。下肢溃疡渗出不很严重，但面积略大，时间也更久。老太太没有高血压，故没有给她降压药，其余处理如上。使我惊讶的是：当我嘱咐她多抬高患肢时，她说她的英国医生曾嘱咐她避免抬高。看来英国普通医生水平也很不能令人满意。老太太的病情也迅速好转。

按：英国妇女的下肢静脉曲张比较常见。原因是：①因为气候原因，英国人无论冬夏不睡午觉。白天上班者都是连续工作 8 小时（含吃饭时间半小时左右），家庭妇女一般也不睡午觉。于是连续站立时间比中国人多。②英国人没有蹲踞工作的习惯，需要弯腰的工作，则长跪操作。休息时更不见蹲踞者，这对下肢静脉回流也不利。③英国妇女没有"坐月子"的风俗。上午生产，下午就可能上大街。尽管体质强壮，还是对产后下半身静脉恢复不利。④英国妇女的传统服装是下身穿裙子，虽然寒冬也如此，近20 年来才多穿裤子。双腿受寒较多，不利于静脉回流。故虽然大多不很重，英国老年妇女的下肢静脉曲张远比中国人多见。

案 3：可疑锁骨下动脉炎

说此案的动脉炎可疑，是因为没有辅助诊断依据。患者于 1988 年就诊，当时省以下还没有很方便显示血管影像的磁共振。

患者孙 FZ，男，57 岁，威县孙家陵村人，1988 年 9 月 8 日初诊。

头晕、目眩、心烦、乏力、右耳聋 1 个月，在附近治疗无效。患者一向体健，发病无明显自知的原因。体型比较高大，不肥胖且肌肉比较发达。神志清楚，精神倦怠。右脉沉弦芤迟，左脉沉濡似无。血压：150/100mmHg。舌苔黄腻。

这样的脉证无论自中医还是自西医看都很少见。单看头晕、目眩、耳聋、舌苔黄腻，完全可以照用小柴胡汤。参考脉象，则不宜照用。血压高却有上述脉象，自西医看也不便用常见病解释。故高度怀疑锁骨下动脉炎。加之我知道患者是一个柳条编匠，多年冬天在潮湿的地下（挖一个相当大而深的坑，上面封顶，其中比较暖和而潮湿）作业。这种环境很可能使他受潮。又，患者抽烟、喝酒都相当厉害，这也是可能出现动脉炎的重要原因。总之，他患动脉炎并非意外。于是疏方如下：

川芎 10g，怀牛膝 15g，柴胡 12g，茯苓 10g，菊花 15g，连翘 15g，葛根 30g，黄连 5g，陈皮 10g，半夏 10g，川朴 10g，枳实 10g，党参 15g。常

规水煎，日一剂。

继续服用前医开的脑复康和潘生丁。

9月10日再诊：耳聋好转，其余略如前。舌象好转，脉象略如前。血压：140/90mmHg。上方加桔梗10g，杏仁10g。

9月12日三诊：耳聋完全恢复，头晕好转，其余脉证略如前。上方加红花5g，丹参15g。

大体按上方治疗一个多月，由于血压一度升高至160/110mmHg，于11月3日加用复方降压片1片日三次、降压灵2片日3次。成药加用人参归脾丸。血压迅速降至120/90mmHg。但是，右脉沉濡，左脉完全不可及，左肱动脉搏动也很弱。于是停用复方降压片和降压灵，只用地巴唑1片日3次。

此后开始同时测双上臂血压。12月24日的结果是：左臂100/80mmHg，右臂120/80mmHg；1989年1月18日的结果是：左臂80/70mmHg，右臂110/80mmHg。2月17日的结果是：左臂70/60mmHg，右臂100/70mmHg。断续服药至1989年5月，左臂血压升至100/80mmHg，左脉象仍然微细。自觉症状基本消失。此后10多年中，患者曾经因为它病就诊，脉象一直沉弱无力。2006年8月8日，她的姑娘就诊，说他2年前发生一次脑意外，基本上没有后遗症。上次病重时已经戒烟，近2年完全戒酒。距第一次就诊已经18年，他75岁，应该是第一次长时期治疗有效。

案4：大隐静脉曲张静脉炎

赵WE，女，57岁，广宗刁营村人，2008年8月24日初诊。

原有高血压多年，近2年血压不常高但血糖高。近两三个月双下肢出现瘀块样红肿疼热，逐渐加重。已经输液3次各7天，使用青霉素等，似有小效，但不能持久。体型中等，神可。脉象略见洪数。舌质红。血压：140/80mmHg。早起口干。查下肢局部红肿为曲张的大隐静脉团块，即病属静脉炎。处理如下：

黄芪20g，党参10g，川芎10g，怀牛膝20g，黄柏15g，丹皮12g，白芍25g，茵陈15g，菊花15g，生地20g，茯苓10g，生甘草5g。常规水煎，日一剂。

六味地黄丸9g，日2次；龙胆泻肝丸6g，日2次。

8月29日再诊：病减。下肢炎性肿块基本消失。

此后患者又就诊多次，曾经出现较轻的脉结代。至10月11日就诊才

大体痊愈。此后 3 年没有复发

案 5：血栓闭塞性脉管炎

本村村民张 XF，女，54 岁，2004 年 6 月 3 日初诊。

发现不很典型的肢端疼痛、间歇跛行约 1 周。患者有高血压 4、5 年，不重。但仔细检查左足背动脉博动消失，左踇趾色淡紫。左股动脉搏动较右侧弱。面白体胖，脉沉细，舌淡嫩。

处理如下：

川芎 10g，怀牛膝 15g，桂枝 20g，麻黄 6g，熟地 15g，白芍 10g，当归 10g，红花 5g，五味子 5g，茯苓 10g，陈皮 10g，半夏 8g，生三仙各 10g，生甘草 5g。常规水煎，日一剂。

金匮肾气丸 9g，日 3 次；脉通丸 1 粒，日 3 次。

地巴唑片 10mg，日 3 次；烟酸片 0.1g，日 3 次。

6 月 10 日再诊：不劳动、不走路只有左踇趾轻度憋胀。脉舌象略如前。上方加黄芪 10g。

此后连续服药至 8 月中旬，症状消失，但左足背动脉仍不可及。

附：顽固肌肉痉挛

刘 XK，女，66 岁，住威县城内，2001 年 10 月 28 日初诊。

双大腿内侧、足部抽筋十七八年。脱衣服时，肘后、臀部、腰部也常抽筋，有时痛不可忍。几乎每天发作，但无规律，每次 10 分钟左右，曾服钙剂及偏方无效。其余无大不适，饮食、睡眠、二便可。血压不稳，最高 180/110mmHg，最低 80/50mmHg，未曾服用降压药。一般情况可。脉沉滑有力，舌淡苔黄略厚。刻下血压：110/70mmHg。

处理如下：

川芎 10g，怀牛膝 15g，当归 10g，白芍 30g，熟地 15g，茯苓 10g，生甘草 10g，丹参 8g，丹皮 8g，五味子 10g，香附 8g，陈皮 15g，半夏 8g，生三仙各 10g。常规水煎，日一剂。

逍遥丸 6g，日 3 次。

11 月 4 日再诊：一周来只有 2 日发作抽筋。脉象不再沉滑有力。舌嫩苔干。守前方。

11 月 8 日三诊：近五日只有一次小抽筋。血压：120/80mmHg。仍守前方。

按：重用白芍、甘草治肌肉痉挛是《伤寒论》成书之前古代中医已有的经验。本案中拙拟之方，又增加了补血、活血等药物。现在看来，再加上桂枝、龙骨、牡蛎等可能更好。

（三）女科略例

女子异于男人者，主要是她们有不同于男人的生殖器官和生育功能。这些器官的构造或功能异常，就是女科病。其中最常见且中西医结合处理效果较好的病种是：月经紊乱、不孕和胎前产后异常。

以下结合验案进一步讲解。

1. 月经紊乱8案

案1：室女停经

赵ZM，21岁，威县白伏村人，2009年6月8日初诊。

停经16个月。此前月经也不正常，大约3~5个月一次，但量不少，亦无不适。最近常乏力、浑身酸懒。饮食、二便、睡眠可。体型、精神好。面色苍白。已服成药一周无效。脉弦弱。舌淡嫩。处理如下：

党参15g，黄芪20g，当归10g，白芍15g，川芎10g，熟地15g，红花5g，香附8g，陈皮15g，桂枝15g，白术5g，苍术5g，益母草15g，生甘草4g。常规水煎，日一剂。

金匮肾气丸9g，日2次；补中益气丸9g，日2次；力勃隆3片，日3次。

7月3日4诊：7天前见月经，经期6天。即服上方18天月经即至。

洪钧按：此案并非一派大虚，但脉证均属虚证无疑，故上方一派大补略加活血理气药而效佳。

案2：停经

刘HY，26岁，威县西古城村人，2009年4月8日初诊。

已婚，有一子4个月。产后月经正常。近日因家庭矛盾正在闹离婚，但月经40天不见，深恐怀孕。已经早孕试纸检验阴性。但自觉头痛、头晕、全腹憋胀、手足颤抖。又失眠、腹泻。不得已求治。体形中等，面色萎黄。脉滑略数，舌略淡。处理如下：

柴胡6g，当归10g，白芍12g，陈皮12g，茯苓12g，半夏8g，香附8g，益母草12g，川芎10g，党参12g，乌药5g，桂枝12g，五味子8g，生甘草4g，生姜20g。水煎，日一剂。

逍遥丸、香砂养胃丸各6g，日2次。

4月18日：HY的母亲就诊，称HY服上方2日月经即至，且诸症悉退。

按：民间或称此症为"气裹经"。这里"气"乃生气之意。凡此症，停经之外，大多还伴有诸多不适。月经后期，不过是症状之一，只是它更受重视。显然，此案是剧烈恶性精神刺激导致的全身调节紊乱。逍遥散为此症的基本方。

案3：停经等一诊即愈

石JL，女，24岁，威县徐村人，2011年3月24日初诊。

有一女9个多月，产后一直无月经。因少腹痛、白带多等在县医院检查妇科说有宫颈糜烂和盆腔炎。求治服中药。一般情况好。脉舌像大体正常。处理如下：

当归10g，白芍12g，川芎12g，熟地20g，香附6g，党参12g，黄芪15g，陈皮15g，桂枝15g，生甘草5g，黄柏15g，苍术6g，生甘草5g，大枣8枚（掰）。常规水煎，日一剂。

补中益气丸9g，日2次；金匮肾气丸9g，日2次。

3月29日再诊：服上方3日后见月经，量略少g，已无不适。继续服药3日巩固。

按：产后母乳喂养，母亲可以无月经一年左右（即整个哺乳期）。故此案不一定视为病态。盖哺乳期之所以无月经，母体营养不足是原因之一——母体的营养化为乳汁之故。于是应该视为不足之证。此所以上方补益为主。加黄柏、苍术等，是为去湿，即消除宫颈糜烂、盆腔炎等。香附为女科圣药，凡经带病用之有益。陈皮、桂枝理气、温中，强化平补气血。总之一诊诸证悉去。

案4：经漏

王FQ，38岁，威县吴庄村人，2010年1月16日初诊。

50天前来月经滴沥不止至今。35天前开始治疗。先是肌内注射2、3日无效，药名不详。随即持续服用黄体酮。开始每服5片，日3次。近三日每次三片日3次。如此坚持服药可以不见阴道出血，但不能停药——停药半天即见血且严重乏力。前医称需连续服用三年，故就诊要求服中药。其余无不适。体瘦，面黄，神可。脉滑而弱，尺脉尤甚。舌淡嫩。处理如下：

党参15g，黄芪20g，当归10g，白芍15g，川芎10g，熟地15g，怀牛膝 15g，五味子 8g，香附 8g，益母草 15g，山楂 30g，陈皮 15g，桂枝 15g，生甘草 5g。常规水煎，日一剂。

人参归脾丸 9g，日 2 次；逍遥丸 6g，日 2 次。

嘱 5 日内逐步停用黄体酮。

1 月 21 日再诊：昨天完全停用黄体酮。今天阴道出血似有似无。无不适。尺脉犹不可及。舌如前。守前方。

2010 年 2 月 11 日附记：到今天为止，患者 20 天没有就诊，不知道情况如何。没有料到她介绍了一位患者（更严重的经漏）今天就诊，称她已经大好——停用黄体酮后再没有见红。

案 5：经漏一诊即愈

于 CL，女，37 岁，威县时庄人，2010 年 1 月 11 日初诊。

月经滴沥不止 20 多天，伴有偶尔少腹隐痛。一般情况好。脉舌像大体正常。处理如下：

当归 12g，白芍 15g，川芎 10g，熟地 20g，怀牛膝 20g，香附 6g，益母草 12g，陈皮 12g，桂枝 12g，五味子 8g，党参 12g，黄芪 20g，柴胡 5g，生甘草 4g，生姜 20g。常规水煎，日一剂。

人参归脾丸 9g，日 2 次；逍遥丸 6g，日 2 次。

2010 年 1 月 16 日：和 CL 同村的闫某来诊，称 CL 服上方 2 日痊愈。

2010 年 9 月 2 日再诊：旧病复发，又月经滴沥不止 10 多天。她问我发病原因，我说是太劳累。盖近来开始摘棉花，而今年雨多致使下层棉铃完全霉烂，采摘非常困难而且紧迫。她说：家里种的地多，确实劳累。为了赶时间，她是早 7 点（露水大，不能下地）来看病的。又称没有时间煎药，于是只给上方成药，另加力勃龙片 3 片，日 3 次。并嘱咐 3 日不见大好即来取煎剂。

按：注意！过劳或生气是最常见的月经紊乱病因。故此证的治疗大法就是补气血、调肝脾。

案 6：经漏并不孕

张 LM，27 岁，威县苏柳寨村人，2008 年 9 月 2 日初诊。

阴道出血滴沥不止 37 天。其中可见血块。偶有少腹痛。在县医院做 B 超称有右侧卵巢囊肿 2cm×3cm。平时月经正常，白带稍多。目前是患者的第二次婚姻婚后 7 个月。第一次婚姻因男方原因不孕。曾经人工授精一次失败。要求调理月经并促进怀孕。体型中等，精神可。面色略晦暗。脉沉弦略数。舌淡润。血压：96/62mmHg。处理如下：

党参12g，黄芪20g，当归10g，白芍15g，川芎10g，益母草15g，香附8g，怀牛膝15g，陈皮15g，茯苓10g，桂枝15g，生甘草5g，生姜20g，大枣6枚。常规水煎，日一剂。

逍遥丸6g，日2次；人参归脾丸9g，日2次。

9月7日再诊：服上方3日阴道出血停止。目前无特殊不适。处理如前。

9月11日三诊：脉象仍见不足。舌可。守前方。

2009年7月2日：陪同他人就诊，称已生一子。

案：患者应该是2009年9月，即就诊当月怀孕。应该说疗效甚好。

案7：顽固经漏一诊即效

史FM，女，40岁，威县冯庄村人，2009年8月20日初诊。

近2年严重且顽固月经紊乱。大约3~4个月行经一次，但常常阴道出血1~2个月滴沥不止。自觉常常心疲力竭和少腹不适。曾经多方检查治疗，鲜有疗效。又，服西药常感严重伤胃而影响进食。一般情况可。面色萎黄。脉象沉细。舌嫩苔少。末次月经已经15天不走。处理如下：

党参15g，黄芪20g，当归10g，白芍12g，川芎10g，熟地20g，怀牛膝20g，香附6g，陈皮12g，桂枝15g，生甘草4g，益母草12g，五味子8g，生姜20g，大枣6枚（掰）。常规水煎，日一剂。

人参归脾丸9g，日3次；补中益气丸9g，日3次。

2011年2月21日再诊：自称上次就诊后服药2日诸症悉退，且此后数月月经正常。近8个月来旧病复发，最长经漏将近2月。曾经来诊适值我出远门。其间曾经多方就诊，多次做超声等未见明显异常。此次阴道出血不止20多天，同时有少腹痛并下坠逐渐加重。曾经使用三合激素、女宝、止血药等偶有暂效。又自觉终日劳累，偶有少腹疼痛。又，这个冬天经常感冒。此次面色较前好，脉略有虚像。舌胖嫩。仍守上方。

2011年2月27日三诊：自觉大好，特别是腹痛、下坠全好。出血似有似无。脉舌像大体正常。守前方。

按：患者问我是什么病，我说是太过劳累、特别是身心交瘁的缘故。患者夫妇点头称是。他们说：自己开了一个小厂子，还有十多亩地自己种，夫妇俩都觉得把精神和力气都使完了。有时很劳累还是坚持——一切都是为了致富。其实，他们早已没有衣食之忧，只是觉得不如更富有的人。近 20 多年来，很多国人就是这样患病、病死——此患者还不算很严重。

案 8：室女经漏一诊即愈

张 M，女，18 岁，威县油坊村人，2011 年 1 月 31 日初诊。

3 年前月经初潮，一直大体正常。最近一次来潮为 21 天前，至今滴沥不断。出血量不多，偶有少腹小酸胀。其余无明显不适。一般情况好。脉象大体正常。舌嫩。处理如下：

党参 12g，黄芪 20g，当归 8g，白芍 12g，川芎 8g，熟地 15g，香附 6g，益母草 10g，陈皮 10g，桂枝 12g，怀牛膝 15g，生山楂 20g，生甘草 5g，生姜 20g，大枣 6 枚（掰）。常规水煎，日一剂。

人参归脾丸 9g，日 2 次；逍遥丸 6g，日 2 次。

4 月 2 日张 M 的母亲陪同另一位月经滴沥不断的 15 岁的姑娘就诊。她说女儿上次就诊后服药 1 日出血即止。后来又来月经两次，均无异常。

按：除了经漏，此患者几乎没有任何其它症状。然而，上方煎剂和成药，基本上用的是补益法。盖出血日久，必然有损正气。加之患者会因此心情不畅，又会因为肝郁导致气虚。于是上方还是有根据的选择。

2. 不孕不育二案

案 1：原发不孕

董 JP，27 岁，威县马厂人，2008 年 4 月 26 日初诊。

结婚一年不孕。这是患者的第二次婚姻。第一次就是因为结婚 3 年不孕而离婚。月经自初潮开始即不正常。13 岁初潮，大约 70 天左右一次，经期 5~6 天。上年曾经在他处服西药 3 个月。服药后更加不好——周期延长为 80 天左右，经期缩短为 2~3 天。刻下为末次月经第 6 天，经期仅 2 天且量少。偶有上腹满、多梦，此外无特殊不适。体型中等，面色、精神可。脉滑而弱，舌可。处理如下：

党参 12g，黄芪 20g，当归 10g，白芍 15g，川芎 10g，熟地 20g，香附 8g，五味子 10g，柴胡 6g，苍术 6g，陈皮 15g，桂枝 15g，生三仙各 10g，生甘草 5g，生姜 20g，大枣 5 枚。常规水煎，日一剂。

逍遥丸 6g，日 2 次；人参健脾丸 12g，日 2 次。

2008 年 5 月 1 日再诊：不再多梦，也不再上腹满。

患者共就诊 7 次，6 月 21 日为最后一次。没有间断共服药 48 剂。自 5 月 20 日开始，成药改服补中益气丸、金匮肾气丸。

2010年1月13日上午，患者的小姨也来看不孕，才知道患者大约8个月前已经生子。她应该是2008年7月份怀孕，2009年4月生产，到现在孩子8个月。

按：此案不是我的常规治法。我治一般女性不孕，是让患者于末次月经第3天左右开始服药。一般连服两周暂停。若此次月经周期仍不孕，下次仍于月经第3天开始服药。处方用药大体如上。最好再加补骨脂、菟丝子、怀牛膝等。此方大体十人九效。

案2：原发不孕

史JL，女，23岁，威县徐村人，2009年5月30日初诊。

结婚14个月，从未怀孕。13岁月经初潮。月经周期30天，经期4~5天。经前一周左右略有不适。经期略有腰酸并双乳憋胀。白带略多。末次月经24天前。一般情况可。脉滑而弱，舌可。处理如下：

党参12g，黄芪20g，柴胡7g，当归10g，白芍12g，川芎10g，熟地15g，香附6g，桂枝15g，陈皮15g，五味子10g，山萸肉8g，补骨脂10g，菟丝子8g，生甘草4g。常规水煎，日一剂。

逍遥丸6g，日3次；补中益气丸9g，日3次；金匮肾气丸9g，日3次。

患者又于6月12日（月经刚刚干净）和8月11日（经期第二天）就诊，分别各取药14日量。此后5个多月没有消息。

2010年1月27日再诊：已经怀孕5个月。近来自觉腹内不定时发硬——应该是轻微的宫缩。但因为诊室太冷，又有多人在场，没有给她做腹部检查。脉舌象大体正常。轻贫血貌。处理如下：

党参15g，黄芪20g，当归10g，白芍10g，川芎8g，熟地15g，香附6g，五味子8g，陈皮12g，桂枝12g，茯苓10g，生甘草4g。常规水煎，日一剂。

逍遥丸6g，日2次；力勃龙3片，日3次。

按：首次就诊时，是末次月经的第24天，那个周期已经不可能怀孕。故患者系于开始治疗的第二个周期怀孕。

又，该患者与她的丈夫同服一个处方。

她不很理解为什么。

其实，中医治男女不育不孕，补脾肾是大法，故可以男女同服一方。

案3：一诊怀孕

马 XL，25 岁，威县苏刘寨村人，2008 年 12 月 11 日初诊。

有一女 7 个月，欲速生第二胎。产后见月经 2 次，近三个月来无月经。正在亲自哺乳。一般情况可。不喜油腻。其余无大不适。体瘦、神可。右脉沉弱，尺脉尤甚。舌象大体正常。处理如下：

党参 15g，黄芪 20g，当归 10g，白芍 15g，熟地 20g，补骨脂 10g，怀牛膝 15g，菟丝子 8g，香附 6g，陈皮 15g，茯苓 10g，桂枝 15g，生甘草 5g，生三仙各 10g，生姜 30g，大枣 6 枚。常规水煎，日一剂。

金匮肾气丸、补中益气丸各 9g，日 2 次。

患者只就诊上面这一次。2009 年 7 月 2 日，她陪同姐姐就诊时称已经怀孕 2 月余。

按：不能说患者不就诊就不可能怀孕，但很可能是就诊服药促进了怀孕。她自己就是这样认识的，所以介绍并陪同她姐姐就诊。方药的治则，也和她的脉象呼应。

案4：一诊即孕

李 FQ，26 岁，威县张藿寨村人，2008 年 7 月 14 日初诊。

有一子 4 岁，欲生第二胎。摘节育环 23 天，末次月经 1 天前。平时白带多，偶有少腹痛。体瘦，神可。饮食可。自称胃不好。服西药常常不能食。月经大体正常。脉象细弱。舌略淡嫩。处理如下：

金匮肾气丸 9g，日 3 次；补中益气丸 9g，日 3 次；香砂养胃丸 6g，日三次。

2009 年 7 月 16 日三诊：70 天前生了第二胎。此次因为头痛、上腹痛、下腹憋胀就诊。

按：显然患者于上年 7～8 月那个月经周期即怀孕。即首次就诊一诊即孕。

案5：一诊即孕

刘 XY，27 岁，威县北郭庄村人，2009 年 9 月 8 日初诊。

结婚半年不孕。婚前月经不规则，婚后大体规则，但月经量少且只持续 1～2 天。好口干，乏力，常烂嘴（口腔溃疡）。多次服西药无效。体型特瘦，面色苍白。精神可。脉弱，舌淡嫩。末次月经 15 天前。处理如下：

党参 12g，黄芪 15g，当归 10g，白芍 12g，川芎 10g，熟地 15g，补骨脂 8g，香附 6g，五味子 8g，怀牛膝 15g，生甘草 4g，陈皮 12g，桂枝 12g，

生姜 20g，大枣 6 枚（掰）。常规水煎，日一剂。

金匮肾气丸 9g，日 2 次；逍遥丸 6g，日 2 次。

10 月 20 日四诊：两周前做 B 超为早孕。近半月来恶心欲呕。偶有少腹憋胀，似乎有小量见红。原方加减。

显然，患者首次就诊后数日就怀孕了。她说：吃了最后 3 剂药，就总是觉得饿。饭量比过去大多了。确实，她虽然还是瘦体型，却比初次就诊时明显变胖且面色也接近常人。

2010 年 1 月 31 日：患者陪同他人来看先兆流产，才知道她早已怀孕（约 5 个月）且当初也有过很轻的流产先兆。

按：按说本案不能诊为原发不孕。但是，她就诊的原因显然是不孕，目的也是为了怀孕。我显然不能说：你这不是病，不需要治疗。我不给你治！故本案可称做"加速怀孕"。不但如此，此后 5 个月，她的村人又共有 12 位因为同样的原因就诊，其中只有一位没有达到目的。

案 6：一诊即孕

李 HF，女，30 岁，威县马场人，2009 年 5 月 27 日初诊。

结婚 8 年，有一女 6 岁，摘节育环 2 年不孕。曾经多次治疗，中西药均曾长期使用，无效。月经正常，经前略有乳房攻胀和少腹凉。余无不适。脉象沉滑有力，舌梢嫩。自己做试纸试验，排卵不明显。末次月经 3 天前。处理如下：

党参 12g，黄芪 15g，当归 10g，白芍 12g，川芎 8g，熟地 20g，香附 6g，补骨脂 10g，菟丝子 8g，五味子 8g，陈皮 12g，桂枝 12g，生甘草 3g，生三仙各 10g。水煎，日一剂。

金匮肾气丸、补中益气丸各 9g，日 3 次。

连服上方 14 剂再未就诊。

12 月 24 日：HF 的表姐就诊，说她已经怀孕 6 个多月。

2010 年 4 月 3 日：他的姐姐 HX 也来看不孕，说她于大年初一（2 月 14 日）生了男孩双胞胎。

案：此案应该属于继发性不孕，疗效甚满意。

案 7：一诊怀孕

张 SL，28 岁，威县西古城村人，2009 年 5 月 30 日初诊。

有一女 6 岁，欲生第二胎，摘除节育环 3 个月不孕。月经大体正常。除偶有失眠外，无特殊不适。一般情况好。脉滑弱，舌略大。末次月经 2

天前。处理如下：

党参 12g，黄芪 20g，当归 10g，白芍 12g，川芎 8g，熟地 20g，香附 6g，补骨脂 10g，菟丝子 10g，五味子 8g，陈皮 12g，桂枝 12g，生甘草 4g。常规水煎，日一剂。

补中益气丸、金匮肾气丸各 9g，日 2 次。

按：患者一诊即怀孕。于是，此后西古城村陆续又有 9 名妇女就诊看不孕。10 月 15 日患者某就诊称，此前 10 位就诊者已有 9 人怀孕。唯一一位没有怀孕的是因为男方的问题。

案 8：加速怀孕

解 YZ，女，24 岁，威县西古城村人，2009 年 4 月 8 日初诊。

结婚半年不孕。无不适，月经正常，家人和本人想早些怀孕，末次月经 21 天前。体瘦，舌可，脉滑弱。处理如下：

党参 12g，黄芪 15g，当归 8g，白芍 12g，川芎 8g，熟地 15g，补骨脂 8g，五味子 8g，白术 5g，香附 8g，陈皮 15g，桂枝 15g，茯苓 10g，生甘草 4g，生三仙各 10g。常规水煎，日一剂。

人参健脾丸 6g，日 3 次。

4 月 18 日再诊：末次月经第二天。一般情况如前。照上方取药 14 日。服完暂停观察。

6 月 17 日家属来算结，称 YZ 已经怀孕。

按：就诊的那个月，已经是末次月经的第 21 天，不可能怀孕。第二次就诊后即怀孕。不能说这完全是服药的结果，但上方有效是毫无疑问的。这不能算是原发不孕，但患者和家属就诊的目的都是促进她怀孕。他们也迅速达到目的，故称之为促进怀孕。

案 9：垂体瘤术后怀孕

2010 年 1 月 29 日，患者的丈夫来给她要下奶药，我才知道她不但怀孕且已经生产——产后第六天。以下是此前的简单治疗经过。

韩 PQ，34 岁，威县时家庄人，2008 年 6 月 21 日初诊。

上年腊月在省医院做垂体瘤手术后一直乏力、睡眠不佳，特别是一直无月经。她有一女 12、3 岁，曾经因为欲生第二胎就诊。术后未做放疗、化疗。术前查激素 6 项，乳泌素高，术后仍高。一般情况可。饮食、二便可。体略丰，面白嫩，神可。脉象大体正常，舌略暗。处理如下：

党参 10g，黄芪 15g，当归 8g，白芍 15g，川芎 8g，熟地 20g，红花

4g，陈皮12g，茯苓12g，香附6g，桂枝15g，生三仙各10g，生甘草4g。水煎，日一剂。

人参健脾丸6克，日2次；香砂养胃丸6g，日2次。

患者此后又就诊11次，分别为2008年6月27日，2009年2月11日、16日、21日、26日、3月4日、11日，4月12日，5月4日、12日、21日。从2009年2月11日开始，成药改为金匮肾气丸和补中益气丸。煎剂自第2次就诊就减去红花，其余一直未改动。服药后2008年见过一次大体正常的月经。2009年也见过一次大体正常的月经。5月12日就诊时脉呈早孕。按生产时间逆推，她应该在2009年3~4月那个周期怀孕。

患者很坦白。她说自己对有无儿子不很在意，但丈夫常常因为没有儿子和她呕气。于是只好多方多次就诊。做了垂体瘤手术之后，本来更加没有希望怀孕。她还是就诊多次，终于怀孕。这是很少见的。

略感不足的是，这次生的还是千金。

案10：继发不孕

田AL，37岁，山东菏泽人，2010年7月15日初诊。

有一女13岁，欲生第二胎，未采取避孕措施5、6年，在山东多方诊治，服中西药不计其数，至今不孕。月经周期26天，经期4~5天，一向大体正常。末次月经4天前。一般情况好。饮食睡眠可。大便略稀。另，近半年来常有少腹不适，此不适与月经无关，似与肛门和阴道有关。白带略多。脉舌像大体正常。处理如下：

党参12g，黄芪20g，当归10g，白芍12g，川芎10g，熟地20g，怀牛膝15g，补骨脂10g，香附7g，五味子8g，陈皮12g，桂枝12g，生甘草5g，生姜25g，大枣6枚（掰）。水煎，日一剂。

金匮肾气丸、补中益气丸各9g，日3次。

连服上方14日，当月怀孕。

按：从脉证看，患者几乎没有什么异常。但是，她显然已经过了生育旺盛年龄。加之，采取避孕措施（一般是节育环）7、8年，子宫内膜会受到一定的不良影响。37岁的人，气血即将衰败，故补益气血的上方疗效迅速。

案11：继发不孕

张HT，27岁，威县王王母村人，2010年7月29日就诊。

第一胎已经5岁，欲生第二胎。摘节育环已经3年，不怀孕。曾经在多处就医，服中西药均无效。一般情况好。饮食、二便、睡眠均可。除白带略多外，无不适。月经大体正常。末次月经经期第二天。脉象大体正常。舌淡嫩水滑。处理如下：

党参15g，黄芪20g，当归8g，白芍12g，川芎10g，熟地20g，五味子8g，补骨脂10g，怀牛膝15g，香附6g，苍术6g，黄柏15g，茯苓10g，生甘草5g，陈皮12g，桂枝15g，生姜20g，大枣6枚（掰）。常规水煎，日一剂。

金匮肾气丸、补中益气丸各9g，日3次。

连服上方14日，患者再未就诊。2010年12月9日，HT的母亲介绍他人（摘节育环一年多不孕）就诊，来人称HT已经怀孕约3月。故可肯定，她就是就诊后的那个月经周期怀孕的。

按：煎剂中使用苍术、黄柏、茯苓是针对白带略多、舌淡嫩水滑——除湿。其余以补益气血为主，理气活血为辅——也有助于除湿。这是我治疗男女不孕不育的第一法。此法疗效颇佳。当然，像此案这样一诊即愈的比较少见。

案12：高龄继发不孕

郭AX，女，40岁，威县香花营村人，2010年1月17日初诊。

已有二女，小者11岁。做输卵管结扎10年，再通3年。此后未采取节育，从未怀孕。曾经就诊中西医服药多次无效。月经已经不规则2年，每1~2月来一次。其余无不适。一般情况好。脉有虚像，舌可。末次月经9天前。处理如下：

人参8g，党参12g，黄芪20g，当归10g，白芍12g，川芎10g，熟地20g，香附7g，补骨脂10g，陈皮12g，桂枝15g，生甘草4g，五味子8g，怀牛膝15g，生姜25g，大枣6枚（掰）。水煎，日一剂。

金匮肾气丸、补中益气丸各9g，日2次。

其夫44岁，身体胖壮脉象略见洪数。自称无不适。同时服用上述成药。

患者夫妇共服上方三个周期。第3次就诊为3月8日，月经第一天。此后暂停，至8月30日女方陪同其母亲就诊，称已经怀孕2个月。脉象典型。

按：高龄继发不孕是我对此案的诊断。显然，她做过输卵管结扎，虽然再通，还是很难怀孕。故初诊时即告诉她成功的可能比较小——主要是年龄偏大，早已过了生育旺盛的时期。即便输卵管再通完全成功，也比较难治。这样的患者一般希望生男，大多请我尽力。我都明白告诉他们，尽管古书上有此说，中医治不孕不可能保证生男或生女。

或问：此案也用大补气血之剂，道理何在？

答：高龄不孕，生机衰退之故也。生机衰退，就是气血不足的同义语。故据理言应该使用大补气血之剂。疗效比较满意，也说明拙见是对的。

3. 早孕反应或恶阻3案

案1：恶阻一诊大好

陈HX，女，26岁，威县吴庄村人，2009年8月9日初诊。

第二胎怀孕约三个月，自大约怀孕50天开始恶心、呕吐不能食且渐渐加重。近来喝一口水也常常呕出。自觉心慌、乏力，已经几乎不能起床20多天。在本村输液多次基本无效。其人体形瘦小，面色萎黄。脉滑，舌淡。处理如下：

陈皮12g，茯苓12g，半夏8g，香附6g，当归10g，白芍12g，川芎10g，熟地15g，党参12g，黄芪15g，桂枝15g，生三仙各12g，生姜25g，大枣8枚（瓣）。常规水煎，日一剂。

维生素B6片200mg，日3次。

2011年4月11日再诊：第三胎怀孕约50天，自昨天起干呕不欲食且心慌、乏力。脉舌像大体正常。患者称2009年就诊一次大好，故这次早孕反应赶快来诊。于是找出上述纪录且仍然处理如上。

按：不难看出，上方虽然是二陈打头，全方却是补益且温补为主。我想，说呕恶不能食的孕妇肯定有正气夺，大概没有什么争议。特别是2009年，一个多月进食水不足，自觉心慌、乏力，已经几乎不能起床20多天，已经属于大虚无疑。然而，习惯上传统中医——包括多数古人——不首先把早孕反应（恶阻）看做虚证。当然，仔细看一下《金匮要略》用桂枝汤、干姜人参半夏丸治此证，能够得出此证一般宜于温补的结论。我治此证敢说必效——至今没有见过无效者，而且95%以上的处方大体如本案。

案2：妊娠中毒一诊大好

郑YZ，28岁，威县五马坊村人，2010年9月1日初诊。

第二胎怀孕5个月，近两周食少、恶心、头晕、乏力、有时呕吐，不断加重。近两天因为头晕、乏力跌倒二次，幸无大碍。患者面黄体瘦，精神倦怠。脉滑利，舌可。血压：110/70mmHg。处理如下：

人参8g，党参12g，黄芪20g，当归10g，白芍12g，川芎8g，熟地15g，香附5g，五味子8g，陈皮12g，桂枝12g，茯苓12g，生三仙各12g，生甘草5g，生姜30g，大枣6枚（掰）。水煎，日一剂。

逍遥丸6克日次；补中益气丸9克日2次。

2010年9月5日：患者介绍姐姐就诊，称她服上方一日大好，3日诸证悉退。

按：过去把妊娠中毒分作早期——5个月之前——和晚期。早期所指就是中医说的恶阻——以恶心、烧心、呕吐、不能食（必然伴有食少、乏力、头晕、心慌等）为主。晚期的表现主要是高血压、水肿、蛋白尿、头痛（必然也有食少、乏力等）等。现在多简称为"妊高症"。为什么会这样呢？西医有各种解释。西医对早期妊娠中毒没有成熟的疗法，甚至认为可以不治。我则一律按虚证治。此案怀孕已经过了5个月，但表现还是以恶阻为主。一般而言，上方速效且效佳。

案3：孕妇顽固口腔溃疡

张Q，24岁，威县五马坊村人，2009年7月21日初诊。

第二胎怀孕5月余，面黄体瘦，特别是严重口腔溃疡已经2月余，百治不效。因疼痛严重影响进食。查此病以舌尖部最重，但满口均散在大小不一的溃疡。脉滑略数。处理如下：

党参12g，黄芪20g，当归10g，白芍12g，生地15g，熟地15g，五味子8g，陈皮12g，桂枝12g，香附6g，生三仙各10g，麦冬10g，生甘草5g。水煎，日一剂。

补中益气丸、金匮肾气丸各9g，日2次。

食母生10片日3次；力勃隆片4片，日3次。

7月26日再诊：病大好。口腔溃疡消除三分之二以上，比较小而浅的溃疡均已愈合。守前方。

8月2日3诊：溃疡完全消失。自觉一切大好。体型仍瘦，但面色正常。

按：怀孕5个月而口腔溃疡2月余不愈，不能说是危险情况，却要充分重视。上方中西药一派补益，其中道理甚明。盖孕妇前3个月常有恶阻，必营养不足。又严重且顽固口腔溃疡2月余，必然继续影响进食。如此则气血大虚无疑。再参看患者面黄体瘦，脉有数象（在此属虚而非属热），属虚无疑。假如按心火治以寒凉，则南辕北辙。

4. 流产3案

案1：先兆流产

吴YQ，23岁，威县东关人，2008年8月23日初诊。

结婚一年半。一年前流产一次，当时约怀孕2月。约65天前，再次怀孕，但今天下体见红并有轻度下腹痛。深恐再次流产急来就诊。又恶阻严重，进食即感饱胀，有时立呕。面白体瘦，眼周晦暗。脉见沉弱，舌苔略厚。处理如下：

陈皮12g，茯苓12g，白芍12g，川芎12g，熟地20g，香附6g，桂枝15g，党参12g，黄芪15g，生甘草4g，生姜30g，大枣6枚（掰）。水煎，日一剂。

维生素B6片0.1g日3次。

8月28日再诊：服上方一剂血止痛消，且食欲大好，食后再无不适。继续服五日巩固。

按：初诊时的脉证属虚无疑。盖恶阻较重日久，无有不虚也。流产先兆，亦因虚甚。故补益为主的上方效佳。

案2：习惯性流产

孙LJ，25岁，威县白伏村人，2010年4月12日初诊。

结婚近3年，2008和2009年各流产一次，都是在怀孕5个月左右。患者体型瘦小，面色略见萎黄。一向食欲较差。末次月经约4个月前，无明显早孕反应。脉弦滑有力，舌淡嫩。血压：120/60mmHg。宫底耻骨上可及。处理如下：

党参12g，黄芪15g，当归10g，白芍12g，川芎8g，熟地15g，怀牛膝12g，陈皮12g，桂枝12g，香附6g，生甘草4g，生姜20g，大枣6枚（掰）。水煎，日一剂。

力勃隆3片，日3次。

4月18日再诊：脉象滑利，食欲改善，面色仍略见苍白。守上方。

5月9日在县医院做B超怀孕正常。

至6月6日第八诊，一直稳定好转。面色不再苍白，宫底已在脐上三指，胎心好。至8月初，询问家属称无异常。可以认为防治习惯性流产成功。

案3：程杏轩治胎动下血

昔闻先辈云：补中益气汤，乃安胎圣药，予未深信。乾隆癸丑秋，某妇怀孕数月，腰腹俱痛，恶露行多，势欲下堕，诸药不应，投以此方，加阿胶即安，后屡用皆验。方中有参、归、术，培补气血，妙在升柴二味，升举之力，俾胎元不至下陷，然后补药得以奏功。血热加黄芩，血虚加地黄尤妙。（《程杏轩医案》）

按：我曾经说过，补中益气治百病，但自己尚无直接用之安胎。程杏轩著述颇诚实低调，绝无欺人之谈。读者当记住补中益气"乃安胎圣药"。

5. 产后奶水不足4案

按：中医治无乳或奶水不足疗效极好，笔者的经验中没有治疗无效者。西医治此病疗效不如中医。中医治疗要点如下：

1. 古谚谓：穿山甲，王不留，妇人吃了乳常流。故这两味药不必辨证，凡缺乳即用。不过，也不是非用不可。手头无此药，即着重用下述药。

2. 妇女产后——求治者大多是产后不久——即便平素是壮旺之人，也有气血不足，故平补气血之法，可以通用。

3. 产妇缺乳，大约半数因为"生气"引起。即或没有"生气"，缺乳本身也使产妇焦躁愁苦，故疏肝解郁之法大体也可通用。

案1：体弱无乳

侄孙媳刘SE，消瘦且虚弱体质，第一胎产后缺乳。当时我在远方，孩子基本上是"喂大"的——故乡称无母乳而靠奶粉或其它食物养大的孩子为"喂大"的。第二胎产后6天，完全无乳。检查乳房仅比瘦弱男子略大，脉象细弱稍数，舌瘦略淡苔白。面黄体瘦，一向食少，产后仍然涩于饮食。疏方如下：

党参10g，黄芪15g，当归15g，白芍10g，川芎10g，熟地15g，红花5g，茯苓10g，白术10g，川朴6g，桔梗10g，王不留15g，陈皮15g，桂枝15g，生三仙各10g，生甘草4g，山甲珠粉6g（冲）。

山甲珠轧细不入煎，余药共煎，两煎剩药液约400ml，分2～3次将甲珠粉冲服。并嘱咐加强营养。患者想吃肉，嘱撙节与之。

服上方3剂，奶水大见多，仍不足。再服3剂，奶水充足，即停药。2月之后，乳房大于一般哺乳妇女。

又，患者每食肉奶水即多。民间称之为"馋奶"，故食补也很重要。

其理甚明，产妇尤其需要营养也。一般都知道用猪手炖烂服用，其实只要产妇能多进高营养食物，如肉、蛋、奶等均有好处。

案 2：生气后奶水不足

本村村民李 ZQ，29 岁，2006 年 5 月 7 日初诊。

第 2 胎产后 5 个月，奶水渐少。患者好生气，虽然没有严重家庭纠纷，却常常不如意。一般情况可，脉舌象大体正常。处理如下：

柴胡 5g，当归 10g，白芍 15g，白术 5g，茯苓 10g，甘草 5g，桂枝 15g，党参 10g，黄芪 15g，川芎 8g，熟地 15g，王不留 15g，桔梗 8g，生三仙各 10g，陈皮 10g。常规水煎，日一剂。

逍遥丸 6g，日 2 次；补中益气丸 6g，日 2 次。

服上方 1 日即效，但服用 10 日后奶水方充足。

案 3：剖腹产后奶水不足

孔 WL，女，24 岁，威县东郭庄村人，2006 年 9 月 19 日初诊。

剖宫产后 11 天，乳汁不足。一般情况可。脉弦略细，舌淡苔薄黄。处理如下：

党参 15g，黄芪 15g，茯苓 10g，甘草 4g，当归 10g，白芍 15g，川芎 10g，熟地 15g，桔梗 6g，王不留行 20g，陈皮 10g，桂枝 15g，生三仙各 10g。常规水煎，日一剂。

服上方 4 日，乳汁充足。

案 4：产后缺乳

龙 H，27 岁，河北中医学院家属，2006 年 1 月 14 日初诊。

第 1 胎产后 20 多天，失眠、缺乳，不断加重。近日食欲日差，时有便秘。体型中等，发育、营养可，神可，脉弦细，舌淡胖，舌尖红，苔白。

处方如下：

黄芪 12g，党参 10g，当归 10g，白芍 10g，川芎 8g，熟地 12g，白术 10g，茯苓 10g，五味子 10g，王不留行 10g，桔梗 6g，陈皮 10g，枳壳 8g，炙甘草 5g。常规水煎，日一剂。

1 月 20 日再诊：服上方 3 剂无不良反应，乳汁明显增多，仍入睡困难、烦躁。脉舌象略如前。上方去桔梗、王不留，加柴胡 6g，桂枝 12g，炒枣仁 10g，远志 8g，熟地 15g。

1 月 26 日三诊：病情大好，失眠、缺乳、便秘均缓解。服药后略有胞胀感。上方去熟地，继续服用 5 日巩固。

6. 产后病 4 案

案 1：第一胎产褥热

产褥热指生产过程中产道被化脓性细菌感染所致的热性病。半个世纪之前，此病曾经居于产妇死亡原因之首，近年仍偶见。

罗 RH，24 岁，威县李家寨村人，1992 年 11 月 21 日初诊。

第一胎产后 2 月余，每天发烧 2 月。曾在县医院住院，并在邢台市医院做 CT（那时地市级医院刚刚有 CT，但此患者显然没有必要做）。从未间断治疗，肌注、服药之外，输液在 30 次以上，但从未停止发烧。近一个月来，发烧夜重日轻。每次均先冷后热，但不出汗（最初 10 多天有汗）。饮食、二便可。全身无疼痛处，但全身浮肿。也曾服中药，无效。乳已回。体丰，神可。面色苍白萎黄。脉象滑数，舌胖苔白。血压 110/60mmHg。体温：38.1℃。处理如下：

党参 10g，黄芪 15g，葛根 30g，白芍 15g，陈皮 15g，半夏 10g，茯苓 15g，桂枝 15g，生姜 20g，生甘草 5g。常规水煎，日一剂。

发烧至 39℃ 以上，服扑热息痛片 0.3g。

11 月 22 日：昨晚最高体温 39.5℃。血红蛋白 70g/L。煎剂加当归 10g，熟地 15g，木香 3g，生三仙各 10g。

11 月 24 日：最高体温 38.5℃。仍无汗。面目和下肢水肿基本消退。大便稍稀。饮食、小便可。体温：36.5℃。煎剂加连翘 10g，黄芩 10g，。西药加力勃隆 3 片，日 3 次，饭后服。食母生 10 片，日 3 次。成药加补中益气丸 9g，日 2 次。

11 月 28 日：以往四天中，有 2 日夜间最高体温 39℃。食欲好，大便仍略稀，时有轻咳。煎剂加桔梗 10g。

12 月 1 日：近 3 日每晚烧一次，在 37.5℃ 左右。偶有咳嗽。一般情况大好。饮食、二便好。双臀原来注射处有炎症反应。脉弦数。心肺听诊无异常。体温 36.3℃。整理前方如下：

党参 15g，黄芪 15g，白术 15g，桂枝 15g，连翘 15g，桔梗 12g，黄芩 15g，白芍 15g，半夏 12g，当归 12g，熟地 15g，川芎 12g，红花 10g，乳香 3g，没药 3g，陈皮 10g，丹参 15g，川朴 10g，生三仙各 15g，生甘草 5g，阿胶 10g（烊）。常规水煎，日一剂。

补中益气丸 9g，日 2 次。

双臀湿热敷，每日至少 4 次，每次 30 分钟以上。

如此处理至 12 月 15 日，左臀部炎症消散，右臀部形成小脓肿。切开引流后迅速痊愈。

按：本案治得相当艰苦，现在说一下其中的得失。

就诊时显然是虚人虚热，应该一直温补。故初诊处方大方向是对的，只是二诊（即次日）才加上当归、熟地。现在看来，最好一开始就用上四君、四物。葛根、连翘、黄芩等无必要。最后的方子虽然有些杂，但还是只有葛根、连翘、黄芩等非必须。去掉半夏、丹参、川朴也可以。又，除急性痢疾外，发热见大便不实，即不利于病愈。故一定不要使用泻下药。患者发病之初是否有贫血不太清楚，就诊时已经贫血较重，单用西药必然疗效不好。此案可以输血，那样会比较好。无奈前医只知道抗菌药可以杀灭细菌，退热药、特别是皮质激素可以退热，不知道消灭任何感染必须靠正气与邪战。此所以每天发烧 2 月，一直有钠水潴留且严重气血大虚。患者高热无汗，也是因为气血不足。好在食欲一直不错，否则早已病危甚至死亡。此前皮质素的用量应该不很大，也不是一直用，否则更复杂、严重。

或问：最后出现臀部化脓，不是中药治疗不当吗？

答：这正是中医治疗有效的结果。但需说明，患者的长期发热不仅仅是臀部发炎的结果。此前必有菌血症，故长期高热。局部感染连炎症反应也没有，就是正气大虚之故。终于化脓，是中医内托或托里化脓法的结果。凡正气严重不足，化脓性炎症不战不和，就要重用黄芪、当归、熟地等。这是古人很成熟的治法。

再问：是否可以同时使用抗菌素并输液给够热量呢？

答：可以的。但病情至此，补益气血必须放在首位。

再问：纯西医遇到这种情况怎么办呢？

答：一定要输血、给足热量和其他营养。禁用皮质激素。这样再选用适当、适量（并非大剂量）抗菌药才能有效。但总的说来，还是中西医结合最好。

案 2：产褥热滥用激素病危

张 LX，女，30 岁，威县宋庄人，1994 年 8 月 1 日请出诊。

第四胎产后 17 天，高烧 7 天，仍有白色恶露。曾大量使用抗菌素、激素并服中药不效。发烧 38℃～39℃，昼夜不停。原有恶心食少，昨天腹泻数次，今晨稀便一次。患者心慌、头晕、难眠、恶心、烦躁。体型略丰，面部虚肿，口唇紫暗，脉滑数无根，心率：144 次/分，齐，舌紫红，苔黑。无乳一天。自称发烧后未出大汗。血压：100/80mmHg。

西医辨病：产褥热，感染性休克早期，窦性心动过速，滥用激素副作用；

中医辨证：产后温病、气津两伤欲上脱；

显然病情危重。

嘱渐减激素，每天给液体 10% 的葡萄糖 1500～2000ml，给钾 4 克，维生素 C5 克，生理盐水 500ml。中药下方一剂：

党参20g，麦冬15g，山萸肉20g，五味子15g，连翘15g，二花15g，丹皮15g，黄连5g，知母5g，生石膏30g，陈皮10g，甘草5g。

水煎两次剩一大碗，每服一大口，见大便稀即减慢服。

8月2日：家属来诉，症大减，已出汗，体温降至37℃，不再烦躁，亦未大便。

8月3日：家属来诉，体温未再超过37.5℃，血压：110/85mmHg，心率：90 次/分，病人无不适，仍未大便。嘱停用激素，煎剂加阿胶15g。

自8月4日停用抗菌素。中药逐渐减去生石膏，共服中药 10 剂痊愈。

按：产褥热很少见了，这是新法接生和抗菌素的功劳。新法接生和抗菌素普遍使用之前，产褥热居产妇四大死亡原因之首（其余是大出血、子痫和破伤风）。该患者发生产褥热，大概因为多产，不敢去医院生产。病这么重，还是不去住院治疗，原因略同。

案3：产后脾胃虚寒

蒋某，35 岁，威县王王母村人，2004 年 5 月 6 日初诊。

第 2 胎剖宫产后 45 天，一直多汗、畏风、肠鸣、腹痛、腹泻。近日服西药腹泻略好但虚汗不断。产前最高血压 200/130mmHg。最近 130/90mmHg。体型中等，神可。饮食可，脉滑弱略数，舌淡苔白水滑。正在服用丹参滴丸和尼群地平。嘱停用西药，服中药如下：

陈皮15g，茯苓10g，半夏8g，五味子6g，桂枝15g，附子8g，干姜5g，川芎8g，怀牛膝10g，当归8g，白芍15g，党参10g，黄芪15g，白术6g，苍术6g，生三仙各10g，生甘草4g，生姜20g。常规水煎，日一剂。

藿香正气水5ml，日 2 次；补中益气丸9g，日 2 次。

5月12日再诊：虚汗减少，腹痛好转。

按：此案做剖宫产，可能因为先兆子痫。按西医原则无误。但术后的脾胃虚寒以及自汗严重最好倚重中医如上。

案4：古人医案一则

一妇素怯弱，四月生女，自乳。患疥疮年余不愈，遂至赢困。五月勉强执姑丧礼旬月，每欲眩卧。一日感气，忽患心脾高肿作痛，手不可按，而呕吐不止。六脉微细之极，医以为脉虽虚而病形则实，误认诸痛不可补气。乃用青皮、香附、吴茱萸等药而愈。继复患疟，且堕胎，又投理气行气之剂。病去，元气转脱，再投参、芪补剂，不应矣。六脉如丝欲绝，薛诊云：皆理气之剂损真之误也！连投参、芪、归、术、附子、姜、桂六剂，间用八味丸。五日眠食渐甘，六脉全复。薛云：心脾疼痛时，即当服此等药，疟亦不作矣。（《古今医案按·卷九·女科·堕胎》）

洪钧按：此案患者平素怯弱，哺乳一年，又患疥疮遂致赢困，再加劳累，几乎不能站立，显然是一派大虚——六脉微细之极与证相应。确实应该早用参芪归地。或问：何以心脾痛用行气之药而愈？答：治标之法有暂效也。然必遗后患。试观薛氏急用温补而速效，可见温补大法非薛氏之偏爱也。

致　谢

本书出版资助由河北中医学院"双一流"建设资金提供。河北中医学院中医诊断学教研室王少贤、方芳协助整理部分内容，特致谢意。对本书给予资助的还有威县友人刘安朝。门人梁小铁、毛延升、王海印、姚宇军、胡小忠、汪海升、赵卫国、谢锦锋、李峰等也给予了力所能及的资助，一并致以衷心感谢！